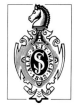

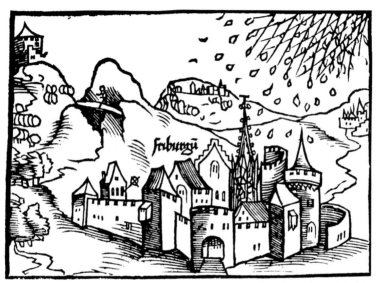

Freiburg im Breisgau 1504   Älteste bisher bekannte Darstellung nach einem Holzschnitt

H. G. Hillemanns   H. Schillinger (Hrsg.)

Das Restrisiko gegenwärtiger Geburtshilfe

Unter Mitarbeit von
L. Quaas, G. deGregorio, M. Steiner,
M. Mönig-Schuth

Mit 147 Abbildungen
und 242 Tabellen

Springer-Verlag Berlin Heidelberg New York
London Paris Tokyo Hong Kong

Professor Dr. Hans Günther Hillemanns
Professor Dr. Helmut Schillinger

Universitätsfrauenklinik
Hugstetter Straße 55, 7800 Freiburg im Breisgau
Bundesrepublik Deutschland

ISBN 3-540-50594-6 Springer-Verlag Berlin Heidelberg New York
ISBN 0-387-50594-6 Springer-Verlag New York Berlin Heidelberg

CIP-Titelaufnahme der Deutschen Bibliothek
Das Restrisiko gegenwärtiger Geburtshilfe
H.G. Hillemanns; H. Schillinger (Hrsg.). Unter Mitarb. von L. Quaas
Berlin; Heidelberg; New York; London; Paris; Tokyo; Hong Kong: Springer, 1989
ISBN 3-540-50594-6
ISBN 0-387-50594-6
NE: Hillemanns, Hans-Günther [Hrsg.]

Dieses Werk ist urheberrechtlich geschützt. Die dadurch begründeten Rechte, insbesondere die der Übersetzung, des Nachdrucks, des Vortrags, der Entnahme von Abbildungen und Tabellen, der Funksendung, der Mikroverfilmung oder der Vervielfältigung auf anderen Wegen und der Speicherung in Datenverarbeitungsanlagen, bleiben, auch bei nur auszugsweiser Verwertung, vorbehalten. Eine Vervielfältigung dieses Werkes oder von Teilen dieses Werkes ist auch im Einzelfall nur in den Grenzen der gesetzlichen Bestimmungen des Urheberrechtsgesetzes der Bundesrepublik Deutschland vom 9. September 1965 in der Fassung vom 24. Juni 1985 zulässig. Sie ist grundsätzlich vergütungspflichtig. Zuwiderhandlungen unterliegen den Strafbestimmungen des Urheberrechtsgesetzes.

© by Springer-Verlag Berlin Heidelberg 1989
Printed in Germany

Die Wiedergabe von Gebrauchsnamen, Handelsnamen, Warenbezeichnungen usw. in diesem Werk berechtigt auch ohne besondere Kennzeichnung nicht zu der Annahme, daß solche Namen im Sinne der Warenzeichen- und Markenschutz-Gesetzgebung als frei zu betrachten wären und daher von jedermann benutzt werden dürften.

Produkthaftung: Für Angaben über Dosierungsanweisungen und Applikationsformen kann vom Verlag keine Gewähr übernommen werden. Derartige Angaben müssen vom jeweiligen Anwender im Einzelfall anhand anderer Literaturstellen auf ihre Richtigkeit überprüft werden.

Satz-, Druck- und Bindearbeiten: Brühlsche Universitätsdruckerei, Gießen
2121/3145-543210 – Gedruckt auf säurefreiem Papier

Vorwort

Die Freiburger Tagungen dienen der aktuellen Standortbestimmung der Geburtshilfe. Thema des 1. Kolloquiums „Die programmierte Geburt" (1976) war die Darstellung des methodischen und technischen Fortschritts, den die Geburtsmedizin erzielt hatte. Das 2. Freiburger Kolloquium „Die humane, familienorientierte und sichere Geburt" (1981) konnte sich auf dem erreichten hohen perinatologischen Standard den Fragen von Umfeld und Organisation der Schwangerschafts- und Geburtsbetreuung zuwenden. Das 3. Kolloquium in Freiburg (1987) betraf „Das Restrisiko gegenwärtiger Geburtshilfe". Der vorliegende Band stellt eine umfassende Abhandlung dieser Problematik dar.

Die großen historischen Risiken der Geburt sind heute weitgehend beherrschbar geworden. In Ländern mit vergleichbarem sozialem Status näherte sich die Qualität der Geburtshilfe einem Standard, wie er beispielhaft durch Schweden vorgezeichnet war. Dennoch können Schwangerschaft und Geburt noch immer ein hohes individuelles Risiko bedeuten. Seine Bewältigung erfordert die Ausrichtung geburtsmedizinischer Bemühungen auf ein verändertes Spektrum perinataler Pathologie, welches die heutige Mortalität und Morbidität von Mutter und Kind bestimmt. Eine erfolgreiche Strategie zur Reduzierung dieses Restrisikos umfaßt in gleicher Weise organisatorische Maßnahmen zur Prävention, Früherkennung und Selektion von Gefahrenzuständen wie den Einsatz hochspezialisierter Diagnose- und Therapieverfahren in zentralen Versorgungseinheiten.

Es ist uns gelungen, diese Thematik durch namhafte Vertreter der Geburtshilfe und Neonatologie aus der Bundesrepublik Deutschland und benachbarten europäischen Ländern in ihren wesentlichen Aspekten darzustellen. Unser Dank gilt in gleicher Weise den Autoren, den Sponsoren und dem Verlag, durch deren Mitarbeit diese aktuelle Bestandsaufnahme möglich wurde.

Freiburg, im Frühjahr 1989　　　　　　　　　　　HANS GÜNTHER HILLEMANNS
　　　　　　　　　　　　　　　　　　　　　　　HELMUT SCHILLINGER

Inhaltsverzeichnis

1 Mütterliches Risiko

1.1 *Mütterliche Mortalität*

1.1.1 Die historischen Risiken für Kind und Mutter
(H.G. Hillemanns, M. Steiner) 2

1.1.2 Die mütterliche Mortalität – eine unbeachtete Tragödie (B. Westin) 9

1.1.3 Aktuelle Bilanz der mütterlichen Mortalität (M. Steiner) 17

1.2 *Mütterliche Erkrankungen*

1.2.1 Das mütterliche Alter (L. Quaas, G. de Gregorio) 26

1.2.2 Präexistente Nierenerkrankungen (S. Niesert, H. Günter) 31

1.2.3 Mütterliche Bedrohung durch Koagulopathien (H. Prömpeler) .. 34

1.2.4 Lösungsstörung der Plazenta, Placenta increta (R. Bons, H. Roll) . 41

1.3 *Schnittentbindung*

1.3.1 Historisches zur Sectio caesarea (W. Stoll) 46

1.3.2 Primäre, sekundäre und Resectio (G. de Gregorio) 55

1.3.3 Überlegungen zur Kaiserschnittfrequenz (W. Kleine) 63

1.3.4 Die prophylaktische Schnittentbindung (E. Hochuli) 68

1.3.5 Schnittentbindung am Kreiskrankenhaus (C.D. Constantin) ... 74

1.3.6 Geburt nach Sectio (B. Westin). 77

1.3.7 Geburtsleitung nach vorausgegangener Sectio
(D. Weisner, R.-P. Stein, U. Krieg) 83

1.3.8 Das Risiko der Anästhesie (K. Geiger) 87

2 Das kindliche Risiko

2.1 *Perinatale Mortalität*

2.1.1 Perinatale Mortalität im Vergleich (E. Hochuli) 92

2.1.2 Perinatalstudien in Deutschland (M. Steiner) 101

2.1.3 Das aktuelle kindliche Risiko (W. Künzel) 111

2.1.4 Antenatale Sterblichkeit (H. Weser) 116

2.1.5 Neonatale Sterblichkeit (H.O. Fürste, W. Pringsheim) 119

2.1.6 Pathologisch-anatomische Befunde bei peripartalem Fruchttod
(M. Orlowska, N. Böhm) 122

2.2 *Frühgeburt*

2.2.1 Die Frühgeburt – Ursachen und Behandlung
(L. Quaas, P. Wieacker) 130

2.2.2 Die unblutige Cerclage (Arabin-Pessar)
(E. Herchenhan, L. Quaas) 136

2.2.3 Isthmokorporaler Längsschnitt bei Sectio der frühen Frühgeburt
(J. Dietl, D. Dannecker, K. Goretzki, H.A. Hirsch) 140

2.2.4 Die präparative amnionerhaltende Schnittentbindung
(H.G. Hillemanns) 143

2.3 *Mehrlinge*

2.3.1 Die Mehrlingsschwangerschaft (W. Künzel) 154

2.3.2 Schwangerschaftsverlauf und Geburt bei Gemini
(A. Lagemann, D. Weisner, M. Ibrahim, H. Schindler, K. Semm) . 164

2.4 *Mangelentwicklung und Plazentainsuffizienz*

2.4.1 Die fetale Mangelentwicklung
(W. Schmidt, H.J. Hendrik, J. Gnirs) 170

2.4.2 Die Plazentainsuffizienz (N. Lang) 178

2.5 *Gestose*

2.5.1 Gestose heute (C. Goecke) 190

2.5.2 Gestose in Schweden (B. Westin) 196

2.5.3 Diagnostik der Gestose (F.J. Kaltenbach, J. Schulze-Tollert) . . . 199

2.5.4 Das HELLP-Syndrom (M. Steyer, C. Goecke) 204

2.5.5 Rheologie und Gestose (L. Heilmann) 207

2.6   *Die Übertragung*

2.6.1 Klinik der Terminüberschreitung
       (D. Weisner, P. Kunstmann, U. Krieg) 220

2.6.2 Die Funktion der Zervix bei Timingstörungen zwischen
       Mutter und Kind (H.G. Mutke) 223

2.7   *Fetopathia diabetica*

2.7.1 Schwangerschaft bei Diabetes mellitus (R. Rasenack) 228

2.8   *Morbus haemolyticus*

2.8.1 Gibt es noch ein Rh-Risiko? (R. Rasenack, J. Siebers) 234

2.9   *Morbus haemorrhagicus*

2.9.1 Aktuelle Probleme der Vitamin-K-Versorgung der Neugeborenen
       (W. Künzer) 240

2.10 *Infektionen*

2.10.1 Infektionen in der Geburtshilfe (E.E. Petersen) 244

2.10.2 Der vorzeitige Blasensprung (H. Prömpeler) 249

2.10.3 Der totale Muttermundsverschluß zur Prophylaxe von
       intrauterinen Infektionen (W. Künzel, M. Kirschbaum) 254

2.10.4 Chlamydia trachomatis und Neisseria gonorrhoeae (U.B. Hoyme) . 261

2.10.5 Streptokokken der Gruppe B (W. Peuckert) 266

2.10.6 HIV-Infektion und Schwangerschaft (A. Schäfer) 275

2.11 *Geburtsmechanische Risiken*

2.11.1 Die Beckenendlage – primäre Sectio oder vaginale Entbindung?
       (H. Mecke, H.-H. Riedel, D. Weisner, K. Semm) 282

2.11.2 Die prophylaktische äußere Wendung (H. Haefeli) 285

2.11.3 Schulterdystokien (C. Münch, G. Martius) 291

2.11.4 Zervikale Dystokie – Bedeutung der Peridualanästhesie
(H. Steiner, D. Richter, M. Dittmann, F. Renkl 297

2.12 *Psychosoziale Risiken*

2.12.1 Die psychosomatische Risikoschwangerschaft (D. Richter) 306

2.12.2 Die Risikoschwangerschaft aus psychosozialer Sicht
– heroinabhängige und HIV-positive Patientinnen (M. Stauber) . . 314

2.12.3 Kinderwunschmotive – Risiko für Mutter und Kind? (W. Schuth) . 318

3 Präventives Management

3.1 *Schwangerenvorsorge*

3.1.1 Organisation und Praxis der Geburtshilfe in europäischen Ländern
(H.G. Hillemanns) 328

3.1.2 Schwangerenvorsorge aus deutscher Sicht – der neue Mutterpaß
(D. Berg) 333

3.1.3 Schwangerenvorsorge aus schweizerischer Sicht (W. Stoll) 338

3.1.4 Schwangerenvorsorge aus österreichischer Sicht
(G.J. Gerstner, B. Gredler) 345

3.1.5 Schwangerenvorsorge aus schwedischer Sicht (B. Westin) 356

3.1.6 Schwangerschaftsvorsorge durch Sonographie (H. Schillinger) . . 360

3.1.7 Psychosoziale Aspekte der Schwangerenvorsorge
(B. Gredler, G.J. Gerstner) 367

3.1.8 Das Prinzip der prophylaktischen Hospitalisierung
(H.G. Hillemanns, L. Quaas) 371

3.2 *Pränatale Risikoerkennung*

3.2.1 Abgestufte Diagnostik des fetalen Risikos (P. Saling) 376

3.2.2 Das gepulste Doppler-Verfahren als eine neue Methode
zur Erkennung fetaler Gefahrenzustände
(W. Klosa, H. Schillinger) 379

3.2.3 Gepulste Dopplersuchung am Feten mit dem vollcomputerisierten Ultraschallgerät Acuson 128 (W. Stolz, H. Reinhard, M. Stolz, G. Bastert) 386

3.2.4 Pränatale Diagnose der Nabelschnurumschlingung mit dem gepulsten Doppler-Verfahren (W. Klosa, H. Schillinger, H.G. Hillemanns) 390

3.2.5 Intrauterine fetale Diagnostik und Therapie durch Nabelschnurpunktion (H.-U. Becker, E. Halberstadt) 395

3.2.6 Historisches und Aktuelles zur geburtshilflichen Röntgendiagnostik (R. Frischkorn). 399

3.2.7 Röntgenologische Pelvimetrie (B. Westin) 404

3.2.8 Neue Möglichkeiten der geburtshilflichen Beckenmessung (M. Bauer, K. Henne, H. Friedburg, H.-A. Ladner, R. Schultz-Wendtland, B. Windelen) 412

3.3 *Geburtseinleitung*

3.3.1 Einleitungsprogramm bei Gefahrenzuständen des Feten (P. Saling) 420

3.3.2 Prostaglandine und Geburtsinduktion (H.P. Zahradnik) 422

3.4 *Geburtsüberwachung*

3.4.1 Kreißsaalorganisation – computergestützte Risikobewältigung (D. Langnickel) 432

3.4.2 Die Messung des Sauerstoffpartialdrucks sub partu (R. Schuhmann, E. Halberstadt) 440

3.4.3 Die transkutane Messung des Kohlendioxyd-Partialdrucks sub partu (S. Schmidt) 443

3.5 *Organisation der Neonatologie*

3.5.1 Realisierbare Organisationsformen der Neonatologie in geburtshilflichen Einheiten (K. Betke). 452

3.5.2 Theorie und Praxis der Regionalisierung in der Geburtshilfe und Neonatologie (K. Riegel) 456

3.5.3 Der Neonatologe und das perinatale Risiko (H. Mentzel) 461

4 **Schlußwort** (H.G. Hillemanns) 469

Mitarbeiterverzeichnis

BASTERT, G., Prof. Dr. med.
Universitäts-Frauenklinik
Voßstraße 9
6900 Heidelberg

BAUER, M., Prof. Dr. med.
Abt. Gynäkologische Radiologie
Universitäts-Frauenklinik
Hugstetter Straße 55
7800 Freiburg

BECKER, H.U., Dr. med.
Universitäts-Frauenklinik
Theodor-Stern-Kai
6000 Frankfurt/Main

BERG, D., Prof. Dr. med.
Geb.-Gynäkologische Abteilung
Städtisches Marien-Krankenhaus
Mariahilfbergweg 7
8450 Amberg

BETKE, K., Prof. Dr. med.
Universitäts-Kinderspital
Lindwurmstraße 4
8000 München 2

BÖHM, N., Prof. Dr. med.
Pathologisches Institut der Universität
Albertstraße 19
7800 Freiburg

BONS, R., Dr. med.
Universitäts-Frauenklinik
Hugstetter Straße 55
7800 Freiburg

CONSTANTIN, C.D., Dr. med.
Geb.-Gynäkologische Abteilung
Kreiskrankenhaus Wunsiedel/Marktredwitz
Karl-Leisner-Straße 17
4280 Borken

DANNECKER, G., Prof. Dr. med.
Universitäts-Kinderklinik
Schleichstraße 4
7400 Tübingen

DIETL, J., Dr. med.
Universitäts-Frauenklinik
Schleichstraße 4
7400 Tübingen

DITTMANN, M., Priv.-Doz. Dr. med.
Abteilung für Anästhesie
Kreiskrankenhaus
Obere Flüh 2
7880 Bad Säckingen

FRIEDBURG, H., Dr. med.
Abteilung Röntgendiagnostik
Universitätsklinikum
Hugstetter Straße 55
7800 Freiburg

FRISCHKORN, R., Prof. Dr. med.
Weimarer Weg 3
3406 Bowenden

FÜRSTE, H.O., Dr. med.
Universitäts-Kinderklinik
Mathildenstraße 1
7800 Freiburg

GEIGER, K., Prof. Dr. med.
Anaesthesiologische Univ.-Klinik
Hugstetter Straße 55
7800 Freiburg

GERSTNER, G.J., Prof. Dr. med.
Krankenhaus Stockerau
Landstraße 16–18
A-2000 Stockerau, Austria

GNIRS, J., Dr. med.
Universitäts-Frauenklinik
Postfach
6650 Homburg/Saar

GOECKE, C., Prof. Dr. med.
Geb.-Gynäkologische Abteilung
Luisenhospital
Boxgraben 99
5100 Aachen

GORETZKI, K., Dr. med.
Universitäts-Frauenklinik
Schleichstraße 4
7400 Tübingen

GREDLER, B., Univ.-Doz. Dr. med.
Institut für Sozialmedizin
der Universität
Alser Straße 21
A-1080 Wien, Austria

DE GREGORIO, G., Dr. med.
Universitäts-Frauenklinik
Hugstetter Straße 55
7800 Freiburg

GÜNTER, H., Priv.-Doz. Dr. med.
Frauenklinik der Medizinischen Hochschule
Podbielskistraße 380
3000 Hannover

HAEFELI, H., Prof. Dr. med.
Geb.-Gynäkologische Klinik
Kantonspital
CH-4101 Bruderholz, Schweiz

HALBERSTADT, E., Prof. Dr. med.
Universitäts-Frauenklinik
Theodor-Stern-Kai
6000 Frankfurt

HEILMANN, L., Prof. Dr. med.
Geb.-Gynäkologische Abteilung
Stadtkrankenhaus
August-Bebel-Straße 59
6090 Rüsselsheim

HENDRIK, H.J., Dr. med.
Universitäts-Frauenklinik
Voßstraße 9
6900 Heidelberg

HENNE, K., Dr. med.
Abt. Gynäkologische Radiologie
Universitäts-Frauenklinik
Hugstetter Straße 55
7800 Freiburg

HERCHENHAN, E., Dr. med.
Universitäts-Frauenklinik
Hugstetter Straße 55
7800 Freiburg

HICKL, E.J., Prof. Dr. med.
Frauenklinik Finkenau
Finkenau 35
2000 Hamburg 76

HILLEMANNS, H.G., Prof. Dr. med.
Universitäts-Frauenklinik
Hugstetter Straße 55
7800 Freiburg

HIRSCH, H.A., Prof. Dr. med.
Universitäts-Frauenklinik
Schleichstraße 4
7400 Tübingen

HOCHULI, E., Prof. Dr. med.
Klinik und Poliklinik für Gynäkologie
Universitätsspital
Frauenklinikstraße 10
CH-8091 Zürich, Schweiz

HOYME, U., Prof. Dr. med.
Universitäts-Frauenklinik
Hufelandstraße 55
4300 Essen

IBRAHIM, M., Dr. med.
Universitäts-Frauenklinik
Michaelisstraße 16
2300 Kiel

KALTENNBACH, F.J., Prof. Dr. med.
Geb.-Gynäkologische Abteilung
Marienkrankenhaus
Rochusstraße 2
4000 Düsseldorf

KIRSCHBAUM, M., Dr. med.
Universitäts-Frauenklinik
Klinikstraße 32
6300 Gießen

KLEINE, W., Priv.-Doz. Dr. med.
Universitäts-Frauenklinik
Hugstetter Straße 55
7800 Freiburg

KLOSA, W., Dr. med.
Universitäts-Frauenklinik
Hugstetter Straße 55
7800 Freiburg

KRIEG, U., Dr. med.
Universitäts-Frauenklinik
Michaelisstraße 16
2300 Kiel

KÜNZEL, W., Prof. Dr. med.
Universitäts-Frauenklinik
Klinikstraße 32
6300 Gießen

KÜNZER, W., Prof. Dr. med.
Kirchenhölzle 8
7800 Freiburg

KUNSTMANN, P., Dr. med.
Universitäts-Frauenklinik
Michaelisstraße 16
2300 Kiel

LADNER, H.A., Prof. Dr. med.
Abt. Gynäkologische Radiologie
Universitäts-Frauenklinik
Hugstetter Straße 55
7800 Freiburg

LAGEMANN, A., Dr. med.
Universitäts-Frauenklinik
Michaelisstraße 16
2300 Kiel

LANG, N., Prof. Dr. med.
Universitäts-Frauenklinik
Universitätsstraße 21–23
8520 Erlangen

LANGNICKEL, D., Dr. med.
Frauenklinik
Zentralkrankenhaus
St.-Jürgen-Straße
2800 Bremen

MARTIUS, G., Prof. Dr. med.
Breitscheidstraße 18
3100 Celle

MECKE, H., Dr. med.
Universitäts-Frauenklinik
Michaelisstraße 16
2300 Kiel

MENTZEL, H., Prof. Dr. med.
Universitäts-Kinderklinik
Rümelinstraße 23
7400 Tübingen

MÖNIG-SCHUTH, M., Dr. med.
Universitäts-Frauenklinik
Hugstetter Straße 55
7800 Freiburg

MÜNCH, C., Dr. med.
Geb.-Gynäkologische Abteilung
Martin-Luther-Krankenhaus
Kaspar-Theiß-Straße 27
1000 Berlin

MUTKE, H.G., Dr. med.
Drygalski-Allee 117
8000 München 71

NIESERT, S., Priv.-Doz. Dr. med.
Frauenklinik der Medizinischen Hochschule
Podbielskistraße 380
3000 Hannover

ORLOWSKA, M., Dr. med.
Pathologisches Institut der Universität
Albertstraße 19
7800 Freiburg

PETERSEN, E.E., Prof. Dr. med.
Universitäts-Frauenklinik
Hugstetter Straße 55
7800 Freiburg

PEUCKERT, W., Priv.-Doz. Dr. med.
Universitäts-Kinderklinik
Mathildenstraße 1
7800 Freiburg

PRINGSHEIM, W., Dr. med.
Universitäts-Kinderklinik
Mathildenstraße 1
7800 Freiburg

PRÖMPELER, H., Dr. med.
Universitäts-Frauenklinik
Hugstetter Straße 55
7800 Freiburg

QUAAS, L., Priv.-Doz. Dr. med.
Universitäts-Frauenklinik
Hugstetter Straße 55
7800 Freiburg

RASENACK, R., Dr. med.
Universitäts-Frauenklinik
Hugstetter Straße 55
7800 Freiburg

REINHARD, H., Dr. med.
Universitäts-Frauenklinik
Postfach
6650 Homburg/Saar

RENKL, F., Dr. med.
Abteilung für Anästhesie
Kreiskrankenhaus
Obere Flüh 2
7880 Bad Säckingen

RICHTER, D., Prof. Dr. med.
Geb.-Gynäkologische Abteilung
Kreiskrankenhaus
Obere Flüh 2
7880 Bad Säckingen

RIEDEL, H.H., Dr. med.
Universitäts-Frauenklinik
Michaelisstraße 16
2300 Kiel

RIEGEL, K., Prof. Dr. med.
Abt. Neonatologie
Universitäts-Kinderklinik
Lindwurmstraße 4
8000 München 2

ROLL, H., Dr. med.
Geb.-Gynäkologische Abteilung
Kreiskrankenhaus
Schlößleweg 10
7200 Tuttlingen

SALING, P., Dr. med.
Institut für Perinatale Medizin
der Freien Universität Berlin
Mariendorfer Weg 28
1000 Berlin 44

SCHÄFER, A., Dr. med.
Frauenklinik
Freie Universität Berlin
Pulsstraße 19
1000 Berlin

SCHILLINGER, H., Prof. Dr. med.
Universitäts-Frauenklinik
Hugstetter Straße 55
7800 Freiburg

SCHINDLER, H., Dr. med.
Universitäts-Frauenklinik
Michaelisstraße 16
2300 Kiel

SCHMIDT, S., Prof. Dr. med.
Universitäts-Frauenklinik
Venusberg
5300 Bonn

SCHMIDT, W., Prof. Dr. med.
Universitäts-Frauenklinik Homburg
Postfach
6650 Homburg/Saar

SCHUMANN, R., Priv.-Doz. Dr. med.
Universitäts-Frauenklinik
Theodor-Stern-Kai
6000 Frankfurt

SCHULTZ-WENDTLAND, R., Dr. med.
Abt. Gynäkologische Radiologie
Universitäts-Frauenklinik
Hugstetter Straße 55
7800 Freiburg

SCHULZE-TOLLERT, J., Dr. med.
Geb.-Gynäkologische Abteilung
Marien-Krankenhaus
Rochusstraße 2
4000 Düsseldorf

SCHULTZ-WENDTLAND, R., Dr. med.
Abt. Gynäkologische Radiologie
Universitäts-Frauenklinik
Hugstetter Straße 55
7800 Freiburg

SCHUTH, W., Dr. med. Dipl.-Psych.
Universitäts-Frauenklinik
Hugstetter Straße 55
7800 Freiburg

SEMM, K., Prof. Dr. med.
Universitäts-Frauenklinik
Michaelisstraße 16
2300 Kiel

SIEBERS, J.W., Prof. Dr. med.
Geb.-Gynäkologische Abteilung
St. Josefs-Krankenhaus
7600 Offenburg

STAUBER, M., Prof. Dr. med.
I. Universitäts-Frauenklinik
Maistraße 11
8000 München 2

STEIN, R.P., Dr. med.
Universitäts-Frauenklinik
Michaelisstraße 16
2300 Kiel

STEINER, H., Prof. Dr. med.
Geb.-Gynäkologische Abteilung
Kreiskrankenhaus
Obere Flüh 2
7880 Bad Säckingen

STEYER, M., Priv.-Doz. Dr. med.
Geb.-Gynäkologische Abteilung
Luisenhospital
Boxgraben 99
5100 Aachen

STOLL, W., Prof. Dr. med.
Kantonspital Frauenklinik
Postfach
CH-Aarau, Schweiz

STOLZ, M.
Universitäts-Frauenklinik
Voßstraße 9
6900 Heidelberg

STOLZ, W., Dr. med.
Universitäts-Frauenklinik
Voßstraße 9
6900 Heidelberg

WEISNER, D., Dr. med.
Universitäts-Frauenklinik
Michaelisstraße 16
2300 Kiel

WESER, H., Dr. med
Frauenklinik Finkenau
Finkenau 35
2000 Hamburg

WESTIN, B., Prof. Dr. med.
Solna Kyrk-Väg 23
S-17164 Solna, Schweden

WIEACKER, P., Dr. med.
Universitäts-Frauenklinik
Hugstetter Straße 55
7800 Freiburg

WINDELEN, B.
Abteilung Röntgendiagnostik
Universitätsklinik
Hugstetter Straße 55
7800 Freiburg

ZAHRADNIK, H.P., Prof. Dr. med.
Universitäts-Frauenklinik
Hugstetter Straße 55
7800 Freiburg

1 Mütterliches Risiko

1.1 Mütterliche Mortalität

1.1.1 Die historischen Risiken für Kind und Mutter

H. G. Hillemanns, M. Steiner (Freiburg)

Die perinatale kindliche Mortalität betraf seit Menschengedenken – und heute noch in unterentwickelten Ländern – nahezu jedes zweite bis dritte Kind. Dagegen wurde die Geburtshilfe unserer Tage in einem Maße erfolgreich, wie es noch vor wenigen Jahren undenkbar war (Tabelle 1). Die Gefährdung des Kindes war bedingt vor allem durch plazentare Ursachen und Blutungen, durch Erkrankung und Erschöpfung der Mutter, durch den Rhesustod und das Geburtstrauma, immer aber auch durch Frühgeburtlichkeit und Mißbildungen (Abb. 1).

Nach dem Kriege galten alle Bemühungen der Verbesserung der Struktur und *Organisation der Geburtshilfe*, dann der Umsetzung medizinisch-theoretischer Erkenntnisse im klinischen Alltag, wie das Freiburger Beispiel zeigt (Tabellen 2 und

Tabelle 1. Perinatale Mortalität in Europa (p. M.)

	†
17.–18. Jahrhundert:	
Nur die Hälfte der Kinder erreichte den 5. Geburtstag	50%
Jeder 3. Säugling starb vor dem 1. Lebensjahr	30%
Bis ~1870 starben ~200/1000 im 1. Lebensjahr	20%
Von 1900–1977 steiler Abfall der p. M. von ~160 auf 8–15/1000	0,8–1,5%
WHO-Ziel: 5/1000	0,5%
UFK Freiburg, gereinigte p. M. 1982–1985 1/1000	0,1

Tabelle 2. Zeittafel der geburtshilflichen Organisation (UFK Freiburg)

Zerstörung der Klinik – Auslagerung	1944
Wiederaufbau der Klinik	1951
Frühgeburtenbetreuung – Austauschtransfusion	1952
Read-Lamaze-Schwangerschaftsgymnastik	1954
Mütterpaß	1966
Schwangerschafts-Risikoambulanz	1971
Paidopathologie	1971
Moderner Kreißsaal	1972
Gravidogramm	1981
Teilnahme am Bayerischen Perinatalregister	1982
Perinatalregister Baden-Württemberg	1986
Neuer Mütterpaß	1987

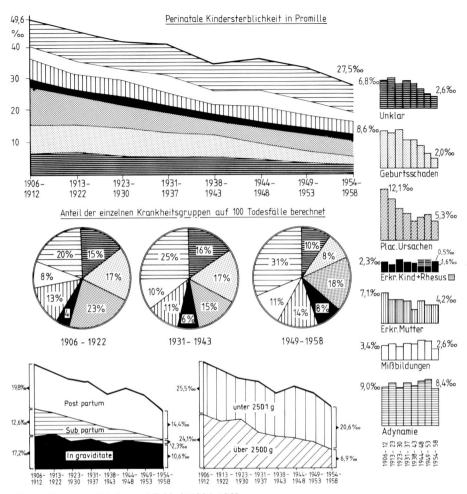

Abb. 1. Perinatale Kindersterblichkeit 1906–1958

3). Die eigentliche *Perinatalmedizin* mit ihrem hohen Technisierungsgrad stellte nach 1970 die jüngste und eigentliche Revolution unserer Geburtshilfe dar und war ganz ohne Zweifel ein entscheidender Beitrag zur weiteren Senkung der perinatalen Mortalität (Abb. 2). Bei jetzt frühzeitig erkennbarer Risikosituation und unter der erzielten Sicherheit operativer Entbindungstechnik konnte ohne wesentliche Gefährdung der Mutter die bis 1970 streng konservative Kaiserschnittfrequenz von 4–5% wesentlich angehoben werden. In geburtshilflichen Zentren mit einem über 50% hinausgehenden Risikokollektiv übersteigt die Sectiofrequenz gegenwärtig deutlich die 20%-Grenze.

Die komplexen organisatorischen Änderungen von der psychosozialen Betreuung bis zur graphischen Verlaufsdokumentation der Schwangerschaft, der hohe Technisierungsgrad und dessen zunehmende Beherrschung durch eine neue Geburtshelfergeneration sowie der häufige Einsatz des rettenden Kaiserschnitts,

Tabelle 3. Zeittafel der neonatologischen Organisation (UFK Freiburg)

Erste Austauschtransfusion in der Frauenklinik	1949
Erste Anti-D-Injektion in der Frauenklinik	1963
Pädiater in der Frauenklinik	1968
Frühgeburtenbetreuung und Austauschtransfusion in der Kinderklinik	1969
Neuropädiatrische Ambulanz in der Kinderklinik	1970
Lichttherapie in der Frauenklinik	1985
Neonatologische Einheit in der Frauenklinik	Ziel 1988

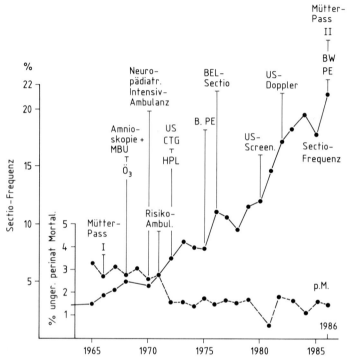

Abb. 2. Zeittafel der Entwicklung der Perinatologie an der UFK Freiburg 1965–1986

dies alles führte zu einer drastischen Senkung der unbereinigten perinatalen Mortalität unter 15‰. Auf der Basis einer nahezu lückenlosen paidopathologischen Analyse lassen sich die heutigen Ursachen der perinatalen Mortalität klar definieren. So sehen wir, daß die großen Risiken der vergangenen Jahrhunderte weitgehend eliminiert werden konnten. Ganz im Vordergrund stehen heute Mißbildungen, Mehrlinge, Gestose und Mangelentwicklung, deutlich zurücktretend die Infektion (Tabelle 4; s. a. Kap. 2.1.2, Tabelle 5).

Neben den bedeutsamen organisatorischen Faktoren der *Risikoerkennung und der Regionalisierung* kommt heute und in Zukunft der hochdifferenzierten Diagnostik – vor allem der Sonographie – eine signifikante Bedeutung zu. Nur bei optimierter Organisation und erfahrener Anwendung aller perinatalmedizini-

Tabelle 4. Todesursachen in der Perinatalstatistik der UFK Freiburg 1982–1985. Geburten $n = 4616$, Perinatale Todesfälle $n = 80$

Todesursachen	1982	1983	1984	1985	Summe	% der Todesfälle
Mißbildung	8	6	7	11	32	40,0
Mehrlinge	6	4	3	2	15	18,75
Mangelgeburt	6	5	1	2	14	17,5
Vorz. Blasensprung Infektion	2	3	1	2	8	10,0
Diabetes	–	2	2	–	4	5,0
NS-Probleme	2	2	–	–	4	5,0
Risikomutter	–	1	1	–	2	2,5
Vorz. Plazentalösung	–	–	1	–	1	1,25
Gesamt	24	23	16	17	80	100,0

Tabelle 5. Perinatalstatistik der UFK Freiburg 1982–1985, Geburten $n = 4881$, perinatale Todesfälle $n = 82$

	Bereinigte Statistik	
	n	±‰
Unbereinigt	82	1,7
Bereinigt	4	0,082
Ohne Mißbildung	(34)	
Ohne <1000 g	(20)	
Ohne IUFT extern	(16)	
Ohne sonstig unvermeidbar	(8)	

schen Möglichkeiten gelingt es, das von der WHO gesetzte Ziel einer perinatalen Mortalität von 5‰ zu erreichen. Im eigenen Beobachtungsgut ergibt die bereinigte Statistik des geburtshilflichen Zentrums eine Mortalität unter 1‰ (Tabelle 5; s. a. Kap. 2.1.2, Tabelle 7).

Die deutsche Geburtshilfe kann heute mit Stolz auf die erzielten Ergebnisse sehen, die auch im internationalen Vergleich ausgezeichnet sind.

So sicher unter günstigen Bedingungen Schwangerschaft und Geburt zu sein scheinen, so schwer ist es jedoch im individuellen Fall, das immer drohende *Restrisiko* zu beherrschen, vor allem in den Grenzbereichen des biologisch Möglichen. Hinzu kommt die gestiegene Anspruchserwartung, die das nie zu eliminierende „natürliche" Risiko von Schwangerschaft und Geburt nicht mehr akzeptieren möchte.

Zum Schluß noch einige Bemerkungen zur mütterlichen perinatalen Mortalität. Der *Tod der Mutter* in Schwangerschaft, Geburt oder Wochenbett war seit Menschengedenken ein gefürchtetes tragisches Ereignis (Abb. 3). Die großen Todesursachen (Abb. 4) konnten in den vergangenen 30 Jahren mehr und mehr erkannt, vermieden und schließlich auch beherrscht werden. Doch immer noch

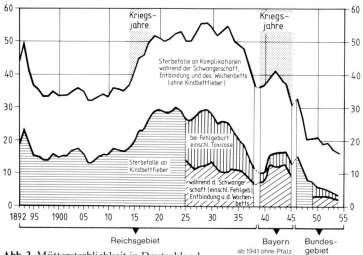

Abb. 3. Müttersterblichkeit in Deutschland

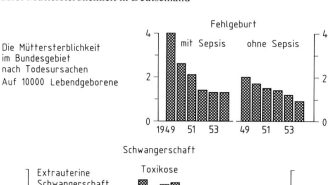

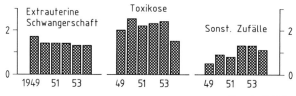

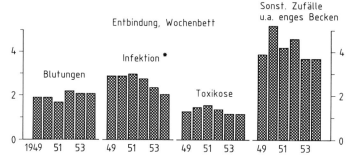

*Einschl. Infektion während der Schwangerschaft

Abb. 4. Müttersterblichkeit nach Todesursachen

Tabelle 6. Vermeidbarer Anteil der mütterlichen Sterblichkeit

Land/Bezirk	Vermeidbare, direkte geburtshilfliche Todesfälle [%]	Davon durch Arzt vermeidbar [%]	Vermeidbare, indirekte geburtshilfliche Todesfälle [%]	Davon durch Arzt vermeidbar [%]
Kanada (1961)	80	75		Keine Angaben
Ontario (1958–1961)	83	67	32	16
Chicago (1956–1960)	77,8	76,4		Keine Angaben
Kolumbien (1950–1959)	Vermeidbarer Gesamtanteil: 98,5%			
Kalifornien (1959)	74	33		Keine Angaben

droht der mütterliche Tod in erschütterndem Umfang bis in die jüngste Vergangenheit auch in der Bundesrepublik, wo Nachkriegszeit, Flüchtlings- und Gastarbeiterprobleme zusätzliche, schwer zu überwindende Risikofaktoren darstellten.

Sorgfältige Analysen jedes einzelnen mütterlichen Todesfalls haben seit langem deutlich gemacht, daß der mütterliche Tod ganz überwiegend vermeidbar sein sollte (Tabelle 6).

Bereits in den frühen 60er Jahren konnten die Erhebungen der angloamerikanischen Untersuchungskommissionen zeigen, daß ein außerordentlich hoher Anteil der maternen Letalität vermeidbar ist. Die häufigsten Gründe der ärztlich vermeidbaren Todesfälle sind verspätete und fehlerhafte Diagnostik sowie verspätete, ungenügende und falsche Behandlung. Die häufigsten Gründe der durch die Patientin selbst verschuldeten Todesfälle sind verspätete und verweigerte ärztliche Behandlung sowie damals der kriminelle Abortus.

Besondere Beachtung kommt der Gefährdung mütterlichen Lebens durch den weltweiten exzessiven Anstieg der *Kaiserschnittfrequenz* von 4% auf über 20% in den Zentren zu. In unserer Bilanz (Abb. 5) stehen die mütterlichen Todesfälle je-

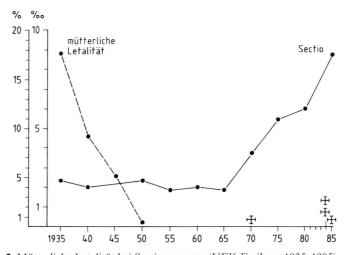

Abb. 5. Mütterliche Letalität bei Sectio caesarea (UFK Freiburg 1935–1985)

doch nicht in direktem Zusammenhang mit der Schnittentbindung, was von wesentlicher Bedeutung für die heutige Geburtsstrategie ist. Daß dennoch ständig mütterliches Leben gerade in den zunehmenden Extremsituationen bedroht ist, wird in den folgenden Darstellungen deutlich werden.

Literatur

Harris LJ, Dalziel D (1963) Experience with maternal mortality committes. Clin Obstet Gynecol 6:825

Hüter KA (1967) Mütterliche und perinatale kindliche Letalität. In: Käser O, Friedberg V, Ober KG, Thomsen K, Zander J (Hrsg) Gynäkologie und Geburtshilfe, Bd II. Thieme, Stuttgart, S 1143–1162

Maier W (1981) Perinatale Mortalität und Müttersterblichkeit. In: Käser D, Friedberg V, Ober KG, Thomsen K, Zander J (Hrsg) Gynäkologie und Geburtshilfe, Bd II/2. Thieme, Stuttgart, S 20.1–20.13

1.1.2 Die mütterliche Mortalität – eine unbeachtete Tragödie

B. Westin (Solna)

In den letzten Jahrzehnten hat die Bevölkerungsexplosion in der 3. Welt große Unruhe in den hochentwickelten Ländern verursacht. Das Interesse wurde deshalb auf Antikonzeption und Begrenzung der Familiengröße konzentriert, obwohl die Probleme viel komplizierter sind und ihre Lösung mehr erfordert als nur Geburtenkontrolle. Die hohe maternale Mortalität und die außerordentlich schlechten Aussichten für mutterlose Kleinkinder zu überleben sind nicht genügend berücksichtigt worden (Tabelle 1). In Indien z. B. sterben mehr schwangere Frauen in einer Woche als in einem Jahr in ganz Europa.

Mütterliche Mortalität in hochentwickelten Ländern und in den Entwicklungsländern

Jedes Jahr stirbt etwa 1 Million Frauen infolge von Komplikationen der Schwangerschaft und der Geburt. Ungefähr 35 Millionen krimineller Aborte werden durchgeführt, und die Mortalität ist erschreckend. Tabelle 2 zeigt, daß große Unterschiede auch zwischen den hochentwickelten Ländern bestehen. In den Ent-

Tabelle 1. Maternelle Mortalität in Entwicklungsländern. (Nach [3, 9, 16])

Mortalität	Gesamtzahl	Mortalität/100000
Schwangere Frauen	500 000	400
Kriminelle Aborte	84 000	240

Tabelle 2. Aktuelle mütterliche Mortalität je 100 000 Frauen in hoch entwickelten Ländern und in Entwicklungsländern. (Nach WHO [16])

Länder oder Sprachgebiet	Maternelle Mortalität
Schweden	3
Skandinavien	< 10
Englischsprechende Länder, Japan, Polen	11– 20
Deutschsprechende Länder, Italien, Spanien, Sozialist.- Staaten	21– 50
Kuba, Portugal, Uruguay, Venezuela, Ägypten	50–100
Chile, Mittelamerika, Rumänien	100–200
Indien, Paraguay	>200
Afrika (Krankenhäuser)	200–500
Bangladesh	800

wicklungsländern ist die mütterliche Mortalität vielfach höher und wahrscheinlich im allgemeinen größer, als in der Statistik angegeben ist.

Der negative Effekt des Verzichts auf antenatale und geburtshilfliche Pflege aus religiösen Gründen in den Vereinigten Staaten geht aus Untersuchungen von Kaunitz et al. (1984) hervor. Danach betrug die mütterliche Mortalität dieser Bevölkerungsgruppe 872 pro 100 000 in den Jahren 1975–1982.

Veränderung der mütterlichen Mortalität in Schweden

Die mütterliche Mortalität für ganz Schweden ist seit mehr als 2 Jahrhunderten (Tabellverket, 1749, Statistika Centralbyrån 1858) statistisch erfaßt (Tabelle 3). Das Studium ihrer Entwicklung kann ein größeres Verständnis für die Probleme in den Entwicklungsländern wecken [6]. Die maternale Mortalität in der Zeit von 1751–1805 war gleich hoch wie diejenige im heutigen Bangladesh (s. Tabelle 2). Die derzeitige maternale Mortalität in Schweden ist mehr als 300mal niedriger als in den Jahren 1751–1755.

Überlebenschancen für Frauen und Kinder

Vor 200 Jahren war der prozentuale Anteil der maternalen Mortalität an der Mortalität der weiblichen Gesamtpopulation erheblich, ist aber heutzutage sehr gering (s. Tabelle 3). Dies bedeutet, daß die Bekämpfung der Müttersterblichkeit verglichen mit der Reduzierung der Sterblichkeit infolge anderer, nicht schwangerschafts- oder geburtsbedingter Ursachen, erfolgreich gewesen ist. Die Aussichten für 15jährige Frauen, ein Alter von 50 Jahren zu erreichen, hat sich in den vergangenen 200 Jahren erheblich verbessert (Tabelle 4).

Auch die Überlebenschancen mutterloser Kinder waren im vergangenen Jahrhundert furchtbar schlecht (Tabelle 5). Diese entmutigenden Resultate sind heutzutage auf die Entwicklungsländer übertragbar. Sie liefern auch eine Erklärung für die hohen Reproduktionszahlen.

Tabelle 3. Mütterliche Sterblichkeit in Schweden während Schwangerschaft, Geburt und Puerperium

Zeitraum	Maternale Mortalität je 100 000 lebend geborene Kinder	Prozentuale Reduktion der Mortalität (1751–1755) = 100%	Prozentualer Anteil der mütterlichen Mortalität an der Gesamtpopulation (abgerundet)
1751–1755	950	100	13
1801–1805	800	84	8,5
1851–1855	440	46	7
1901–1905	230	24	4
1951–1955	70	7	2
1971–1975	–	–	0,2
1981–1984	3	0,3	–

Tabelle 4. Aussicht für 15jährige Frauen, ein Alter von 50 Jahren zu erreichen. (Nach [6])

Zeitraum	Überlebende Frauen im Alter von 50 Jahren [%]
1781–1785	70
1931–1935	88
1976–1980	96

Tabelle 5. Aussicht mutterloser Kinder, 5 Jahre alt zu werden (1800–1899). (Nach [6])

Alter des Kindes beim Tod der Mutter	Überlebende Kinder
Neugeborenes	1,6
Geschwister weniger als 1 Jahr	3
Geschwister 1–5 Jahre alt	13
Geschwister mehr als 5 Jahre alt	94

Tabelle 6. Einführung der Antisepsis. (Nach [1,6])

Name	Zeitpunkt und Land
P. G. Cederschjöld	1829 – Schweden
O. W. Holmes	1843 – England
I. Semmelweis	1844 – Groß-Österreich (Ungarn)

Tabelle 7. Ursachen zur Reduktion der maternalen Mortalität in Schweden. (Nach [5, 6, 13])

Zeitperiode	Präventive Maßnahmen
1829	Hebammen assistieren bei Hausgeburten und haben die Erlaubnis, Zangenoperationen auszuführen
1881	Antisepsis wird im ganzen Land eingeführt
1938–1975	Durch Liberalisierung therapeutischer Aborte wurde die maternale Mortalität (Sepsis und Luftembolien) bei kriminellen Aborten eliminiert
1939	Sulfonamide
1946	Penizillin Verbesserte Kaiserschnitt-Technik
1950	90% Krankenhausgeburten
1961–1965	>90% Schwangerenbetreuung (Beginn im Jahre 1938)
1960–1963	Röntgenpelvimetrie Partogramm
1972–1985	Antikonzeption, niedriges Alter bei der Geburt, Gravidogramm

Ursachen zur Reduzierung der maternalen Mortalität in Schweden

Der Schwede P. G. Cederschjöld war der erste in der Literatur, der die Antisepsis einführte (Tabelle 6). Es dauerte jedoch noch etwa 50 Jahre, bis sie in ganz Schweden durchgeführt wurde. Die wichtigsten anderen Ursachen zur Reduktion der mütterlichen Mortalität im vorigen und in unserem Jahrhundert sind in Tabelle 7 zusammengestellt.

Einfluß medizinischer Fortschritte

Die generelle Einführung der Antisepsis im Jahre 1881 hatte einen dramatischen Effekt auf die Müttersterblichkeit vor allem in den Krankenhäusern. Weiterhin hatte die Assistenz der Hebammen bei fast allen Hausgeburten eine erhebliche Wirkung (Tabelle 8). Durch diese beiden Maßnahmen wurden 45–50% aller mütterlichen Todesfälle verhütet.

Trotz Antisepsis und sorgfältiger Sterilität bei der Untersuchung und bei operativen Eingriffen war die Sterblichkeit der Mütter vor der Einführung der Sulfonamide und des Penizillins jedoch noch sehr hoch (Tabelle 9).

Kriminelle und therapeutische Aborte

Die Mortalität bei illegalen Aborten in den Entwicklungsländern ist 3,5- bis 6mal größer als in Schweden vor etwa 50 Jahren (Tabelle 10). Die Einführung von Sulfonamiden und Penizillin reduzierte die Mortalität erheblich. Auch die Verbesserung der Operationstechnik im letzten Jahrzehnt hat die Sterblichkeit drastisch auf nunmehr 0,7/100 000 Eingriffe reduziert. Gleichzeitig hat die Liberalisierung frühzeitiger therapeutischer Aborte die Zahl der kriminellen Aborte zurückge-

Tabelle 8. Einfluß medizinischer Fortschritte auf die maternale Mortalität in Schweden 1861–1900. (Nach [6])

Methode	Reduktion der maternalen Mortalität	Präventiver Effekt [%]
Antisepsis 1881 gegen Sepsis	Krankenhäuser 25 mal Ländliche Bezirke 2,7 mal	49
Hebammen bei Hausgeburten Effekt bei „Non-Sepsis-Fällen"	Ländliche Bezirke 5 mal	46

Tabelle 9. Maternale Mortalität bei Puerperalsepsis. (Nach [6])

Zeitperiode	Mortalität je 100 000
1931–1935	93,4
1936–1940	62,0
1941–1945	15,6
1946–1950	3,5

Tabelle 10. Maternale Mortalität bei septischen Aborten in Schweden. (Nach [6, 8])

Zeitperiode	Anzahl illegaler Aborte (geschätzt)	Mortalität je 100 000 (20–34 Jahre alt)
1931–1935	10 000	67,2
1946–1950	6 000	3,3

Tabelle 11. Maternale Mortalität je 100000 nach verschiedenen Todesursachen. (Nach [6])

Zeitperiode	Eklampsie Präeklampsie	Geburtshindernisse	Blutung
1951–1955	21.4	8,2	7,5
1956–1960	6,0	5,4	6,2
1961–1965	4,3	2,8	1,6
1966–1970	2,2	1,7	1,7
1971–1975	1,8	0,7	0,9
1976–1980	1,3	0,4	0,2

Tabelle 12. Prädisponierende Faktoren und Symptome bei Fruchtwasserembolie (FWE) 1951–1980 in Schweden. (Nach [6])

Prädisponierende Faktoren während der Schwangerschaft oder der Geburt	Zwillinge, Polyhydramnion, Makrosomie, Hypertonie, Wehenschwäche, Gebärmutterruptur, vorzeitige Plazentalösung
Prädisponierende geburtshilfliche Maßnahmen	Oxytozininfusion Druck am Fundus uteri
Maternale Hauptsymptome	Irritabilität, kardiovaskulärer Schock, Rechtsherzbelastung, Blutungen, Störung der Blutkoagulation
Fetale Frühsymptome	"Fetal distress"

drängt. Es ist heutzutage für schwangere Frauen 4mal gefährlicher, ein Kind zu gebären als einen therapeutischen Abbruch durchführen zu lassen.

Gestose, Geburtshindernisse und Blutung

Während der letzten 3 Jahrzehnte hat sich die Müttersterblichkeit bei den oben genannten Komplikationen um das 16- bis 37fache vermindert (Tabelle 11).

Fruchtwasserembolie

Die Inzidenz der Fruchtwasserembolie (FWE) ist während der letzten 3 Jahrzehnte mit 1/83000 annähernd konstant geblieben. Da sich die mütterliche Mortalität in diesem Zeitraum erheblich reduzierte, nahm die relative Bedeutung der FWE als Todesursache jedoch von 1,2 auf 16,5% zu. Sowohl die mütterliche (66%) als auch die perinatale Mortalität (54%) ist bei dieser Komplikation sehr hoch. Prädisponierende Faktoren und Symptome der FWE sind aus Tabelle 12 ersichtlich.

Verschiebung zu jüngerem Geburtsalter und niedrigerer Parität

Von diesen Faktoren ist das Alter von wesentlich größerer Bedeutung als die Parität. Hochrisikofaktoren sind das Alter ab 35 Jahren aufwärts und die Multiparität (4 Geburten und mehr).

Bedeutung des Geburtsorts

Aus Tabelle 13 geht hervor, daß Hausgeburten mit einer erheblichen Mortalität belastet waren. Durch den Wegfall der Hausgeburten (1973–1975) hat man eine dramatische Verminderung der mütterlichen Sterblichkeit erreicht. Eine weitere Senkung der Mortalität in den Krankenhäusern ohne geburtshilfliche Spezialisten setzt voraus, daß die Risikofälle einem geburtshilflichen Zentrum zugeführt werden.

Kaiserschnitt

Wie in anderen hochentwickelten Ländern hat die Kaiserschnittfrequenz mit der Zeit erheblich zugenommen (Tabelle 14). Das Risiko der Mortalität bei einer Sectio caesarea ist 10mal größer als bei Vaginalgeburten. Die operative Mortalität wurde dagegen in den letzten 30 Jahren um den Faktor 10 gesenkt.

Tabelle 13. Maternale Mortalität nach dem Geburtsort. (Nach [6])

Zeitperiode	Maternale Mortalität/100 000 lebend geborene Kinder		
	Hausgeburten	Chirurgische Krankenhäuser	Obstetrische Krankenhäuser
1951–1955	100	55	55
1956–1960	240	25	30
1961–1965	450	9	29
1973–1975	–	2	5

Tabelle 14. Maternelle Mortalität bei Kaiserschnitten in Schweden 1951–1980. (Nach [6, 11])

Zeitperiode	Inzidenz der Sectio	Risikoverhältnis Sectio/Vaginal-entbindung	Mortalität je 100000 Geburten	Mortalität je 1000 Operationen
1951–1955	1,7%	10/1	8,6	5,1
1976–1980	11%	13/1	4,4	0,4

Tabelle 15. Mortalität bei operativen Eingriffen und bei anderen Aktivitäten. (Nach [4, 6, 10])

Operation resp. Aktivität	Mortalität [‰]
Kaiserschnitt	0,4
Appendektomie	4,5
Rauchen (20 Zig./Tag)	5
Autofahren	0,2

Die Ursachen der Kaiserschnittmortalität liegen zu 50% in Komplikationen der Schwangerschaft und zu 40% im operativen Eingriff selbst. Die letztere Zahl ist gravierend und wird vielleicht in Zukunft zu einer wünschenswerten Reduktion der Kaiserschnittfrequenz führen. Allerdings haben andere, scheinbar einfachere Operationen und viele Aktivitäten des Alltagslebens oft größere Risiken als der Kaiserschnitt (Tabelle 15). Bei entsprechender Indikation sollte man deshalb nicht zögern, eine Sectio auszuführen.

Schlußbetrachtung

Maßnahmen in Entwicklungsländern

Die Probleme in den Entwicklungsländern sind, wie schon erwähnt, so umfassend und kompliziert, daß selektive Maßnahmen wie die Antikonzeption oft von der Bevölkerung wie eine Drohung gegen die Existenz und nicht als Hilfe aufgefaßt werden. Familienplanung lohnt sich nach meiner Auffassung erst, nachdem eine Reihe anderer Maßnahmen getroffen worden sind. Ein vereinfachtes Schema für Unterstützungsmaßnahmen ist in Tabelle 16 angegeben. Die Punkte 1–4 sind

Tabelle 16. Maßnahmen gegen die maternale Mortalität in Entwicklungsländern. (Nach [2, 9, 14, 15])

1. Maßnahmen für die Bevölkerung des *ganzen* Landes
2. Sozioökonomischer Aufbau unter den Bedingungen des jeweiligen Landes
3. Sichere Versorgung des alten Menschen
4. Verbesserung der Kommunikation
5. Aufbau einer Gesundheitszentrale für Information und Primärpflege
6. Integration von Hebammen in diese Zentrale mit der Aufgabe, die bekannten mütterlichen Mortalitätsrisiken aufzuspüren
7. "Traditional birth attendants" (TBA) weiterbilden und für korrektes Handeln belohnen
8. Traditionelles Stillen unterstützen (12 bis 14mal/Tag)
9. Liberalisierung des frühen therapeutischen Aborts und Information über Antikonzeption

Tabelle 17. Maßnahmen gegen die maternelle Mortalität in hochentwickelten Ländern

1. Liberalisierung der therapeutischen Aborte, um Todesfälle bei kriminellen Aborten zu vermeiden
2. Möglichkeit der Antikonzeption für alle
3. Hohes Alter und Multiparität sind Risikofaktoren für die maternelle Mortalität
4. Einheitliches System für die Schwangerenvorsorge mit Hebammen als primären Überwachern
5. Ultraschall für Geburtsterminberichtigung, Gravidogramm, Pelvimetrie
6. Zentralisierung von Geburten in Krankenhäusern. Risikofälle müssen in geburtshilfliche Kliniken überwiesen werden
7. Geburtsüberwachung mittels Partogramm. In Normalfällen können damit Hebammen betraut werden
8. Die Erkennung der Fruchtwasserembolie ist wichtig wegen ihrer zunehmenden Bedeutung als Todesursache
9. Sectio-Indikationen sollen wegen des operativen Mortalitätsrisikos eingeschränkt werden

Voraussetzungen für den Erfolg, die Punkte 5–8 sind eng damit verbunden. Erst danach lohnt es sich, über Punkt 9 zu sprechen.

Maßnahmen in hochentwickelten Ländern

Die maternale Mortalität in Schweden hat viel schneller abgenommen als andere Gesundheitsindizes. Ein entsprechender Maßnahmenkatalog ist in Tabelle 17 zusammengefaßt.

Aus religiösen Gründen können die Punkte 1 und 2 auf Widerstand stoßen. Man sollte hier das große Sterblichkeitsrisiko und die Folgen illegaler Aborte sowie das nicht unbedeutende Selbstmordrisiko bei unerwünschten Schwangerschaften, die nicht abgebrochen werden, gegeneinander abwägen.

Literatur

1. Baird D (1960) The evolution of modern obstetrics. Lancet II:557
2. Bergström S (1983) Familjeplanering i U-land, 1983. Frauenklinik, Eskilstuna
3. Complications of abortions in developing countries. Ser. F. no 7, Washington, 1980
4. Dinman BD (1980) The reality of acceptance of risk. JAMA 244:1226
5. Fernström I, Borell U (1960) Radiological pelvimetry. Acta Radiol [Suppl] 191:1960
6. Högberg U (1985) Maternal mortality in Sweden. Umeå University Medical Dissertations. New Series No 156
7. Kaunitz AM, Craig S, Danielson TS, Rochat RW, Grimes D (1984) Perinatal and maternal mortality in a religious group avoiding obstetric care. Am J Obstet Gynecol 150:826
8. Pettersson F (1968) Epidemiology of early pregnancy wastage. Thesis Uppsala
9. Rosenfield A, Maine D (1985) Maternal mortality. A neglected tragedy. Lancet II:83
10. Sava G, Bouchet P, Grenier JF (1981) La mortalité del' appendectomie. Sem Hop Paris 57:1713
11. Schwedische Medizinische Geburtenstatistik 1973–1984
12. Westin B (1964) Aktive Geburtsleitung mittels Partogramm. Med. Tagung 1963. Nord Med 72:913
13. Westin B (1972) Gravidogram, övervakningsjournal, partogram. LIC, Solna, Schweden
14. Westin B (1984) SIDA-Rapport, ADDIS Abeba
15. WHO (1978) Approach for maternal and child health care. WHO publication No 39. WHO, Geneva
16. WHO (1984) Statistics Annual. WHO, Geneva

1.1.3 Aktuelle Bilanz der mütterlichen Mortalität

M. Steiner (Freiburg)

Durch die Konzentration auf klinische Einrichtungen und die Etablierung einer effizienten Schwangerenvorsorge ist die Geburtshilfe in der Bundesrepublik Deutschland in den letzten Jahrzehnten optimiert worden. Neben der perinatalen Mortalität und der Säuglingssterblichkeit konnte auch die Müttersterblichkeit entscheidend gesenkt werden (Abb. 1).

Im Jahr 1986 starben in der Bundesrepublik Deutschland noch 50 Frauen aufgrund von Komplikationen in der Schwangerschaft, während der Geburt und des Wochenbetts (Abb. 2). Im Vergleich der einzelnen Bundesländer sind bis auf noch absolut hohe Sterbefallzahlen der Länder Nordrhein-Westfalen und Bayern die Mortalitätszahlen in den übrigen Ländern gering (Tabelle 1).

Die absolut geringen Zahlen der einzelnen Bundesländer lassen Vergleiche wenig ergiebig und sinnvoll erscheinen. Von Bedeutung ist jedoch die Frage nach den Ursachen und einer möglichen zukünftigen Vermeidung mütterlicher Todesfälle.

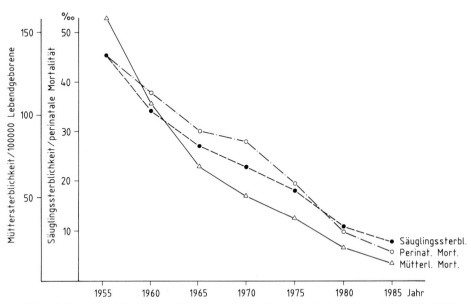

Abb. 1. Mütterliche Mortalität, Säuglingssterblichkeit und perinatale Mortalität 1955–1985 in der Bundesrepublik Deutschland

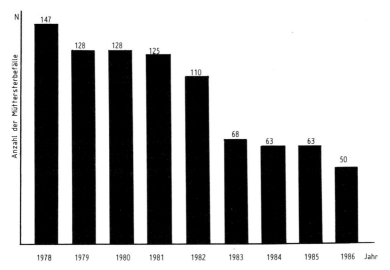

Abb. 2. Müttersterbefälle 1978–1986 in der Bundesrepublik Deutschland

Tabelle 1. Müttersterbefälle nach Ländern der Bundesrepublik Deutschland (1986)

Land	Anzahl
Schleswig-Holstein	3
Hamburg	–
Niedersachsen	6
Bremen	1
Nordrhein-Westfalen	10
Hessen	5
Rheinland-Pfalz	4
Baden-Württemberg	4
Bayern	14
Saarland	1
Berlin (West)	2
Bundesgebiet	50

Mit der 9. Revision der *Systematik der Todesfälle* wird unter Zugrundelegung des Klassifizierungsschemas über Krankheiten, Verletzungen und Todesursachen entsprechend den Empfehlungen der WHO unter einem mütterlichen Todesfall definitionsgemäß der Tod jeder Frau während der Schwangerschaft oder innerhalb von 42 Tagen nach Beendigung der Schwangerschaft, unabhängig von Dauer und Sitz der Schwangerschaft verstanden. Dabei gilt jede Ursache, die in Beziehung zur Schwangerschaft oder deren Behandlung steht oder durch diese verschlimmert wird, nicht aber Unfall und zufällige Ereignisse.

Von *unmittelbaren* Müttersterbefällen wird dann gesprochen, wenn sie von Komplikationen in Schwangerschaft, Geburt und Wochenbett, von Eingriffen,

Unterlassungen und unsachgemäßer Behandlung oder von einer Kausalkette herrühren, die auf einem dieser Tatbestände beruht. Ein *mittelbarer* Sterbefall liegt dann vor, wenn dieser bedingt ist durch Vorerkrankungen oder Erkrankungen während der Schwangerschaft, die nicht unmittelbar geburtshilfliche Ursachen hatten, die aber durch die physiologischen Wirkungen der Schwangerschaft verschlimmert wurden.

Durch diese weitgefaßte Definition kann zwar die Müttersterblichkeit statistisch besser erfaßt werden, doch ist die Aussage hinsichtlich möglicher qualitätssichernder Schlußfolgerungen begrenzt. Ein internationaler Vergleich ist aufgrund von Differenzen im Rahmen der Erfassung und Aufarbeitung der Daten und den daraus resultierenden Ergebnissen nur mit Einschränkung möglich. Ebenso sind Datenvergleiche der Statistiken vor 1979 mit den jetzigen ICD-Befunden wenig aussagefähig.

Die *amtliche Statistik* der Bundesrepublik Deutschland für das Jahr 1985 zeigt bei Aufschlüsselung nach der Altersgruppe der verstorbenen Frauen eine Zunahme der Sterbehäufigkeit ab dem 30. Lebensjahr. In den Altersgruppen von 30–35 und 35–40 Jahre liegt die Müttersterblichkeit bei 16,2 bzw. 16,3 Fälle pro 100000 Lebendgeborene. In der Altersgruppe 40–45 Jahre verdoppelt sich die Sterblichkeit. Am geringsten gefährdet sind Schwangere in der Altersgruppe 20–25 Jahre. 10,4 Fälle weist die Statistik für die Altersgruppe 15–20 Jahre auf. Absolut belasten Frauen von 25–35 Jahren mit insgesamt 40 Sterbefällen entsprechend der Geburtenhäufigkeit das Ergebnis in der Bundesrepublik Deutschland.

Entsprechend der Todesursachenstatistik 1986 starben jeweils 7 Frauen bei Risiko EPH-Gestose und infolge von Embolien, gefolgt von Blutungskomplikationen. Diabetes mellitus, Herz-Kreislauf-Erkrankungen und sonstige bestehende Affektionen der Mutter führten in 3 Fällen zum Tode. In gleicher Häufigkeit waren Komplikationen bei Extrauteringravidität bzw. Abort, Puerperalfieber und infektiöse und parasitäre Affektionen der Mutter für den Tod ursächlich. 4 Frauen starben an zerebrovaskulären Affektionen. Der Zusammenhang mit einer Schnittentbindung ist in 4 Fällen ausgewiesen (Tabelle 2).

Beim weiteren Versuch der Klärung wichtiger Fragen wie Bedeutung der Schnittentbindung, Abhängigkeit vom Entbindungsort, Häufigkeit und Ursache der mittelbaren Todesfälle mittels der amtlichen Statistik, zeigen sich rasch die Grenzen der Aussagefähigkeit. Zur Frage der Sectiomortalität existieren in der Bundesrepublik Deutschland keine exakten Zahlen. Approximativ wurde für das Jahr 1975 in der Bundesrepublik Deutschland eine Sectiomortalität von 1,5‰ als realistisch erachtet. Neuere Untersuchungen ermittelten für Österreich eine Mortalitätsrate von 1‰. Die mütterliche Mortalität in bezug auf die Sectio wird in Schweden mit 0,45‰ angegeben. Eine Beantwortung der Frage nach der Müttersterblichkeit in bezug auf den Entbindungsort läßt sich mit vorliegenden statistischen Unterlagen für den aktuellen Zeitraum nicht vornehmen. Verläßliches Zahlenmaterial basiert auf Langzeituntersuchungen in den 60er und 70er Jahren in Hamburg und Düsseldorf, in denen eine Abhängigkeit der mütterlichen Mortalität von der Geburtenzahl bzw. eine hohe Mortalität bei Entbindungskliniken mit über 2000 Geburten, bedingt durch eine entsprechende Risikoverteilung, nachgewiesen wurde.

Tabelle 2. Müttersterbefälle nach Todesursachen Bundesrepublik Deutschland (1986)

ICD/9	Todesursachen	Anzahl
633	Extrauteringravidität	2
637	N. N. bez. Fehlgeburt – Schock	1
639	Komplikation nach Fehlgeburt und Extrauterin- sowie Molenschwangerschaft – Embolie	2
641	Blutung ante partum, Abruptio Placentae, Placenta praevia – Vorzeitige Plazentalösung	1
642	Hypertonie als Komplikation während der Schwangerschaft, der Entbindung oder im Wochenbett – Leichte Präeklampsie 1 – Schwere Präeklampsie 1 – Eklampsie 5	7
646	Sonstige Schwangerschaftskomplikationen	4
647	Infektiöse und parasitäre Affektionen der Mutter	3
648	Sonstige bestehende Affektionen der Mutter – Diabetes mellitus 1 – Herz-Kreislauf 1 – Sonstige 1	3
656	Sonstige fetale und plazentare Störungen – Intrauteriner Fruchttod	1
666	Nachgeburtsblutungen – Plazentaretention 1 – Sonstige frühe Nachblutungen 2 – Koagulationsdefekt post partum 3	6
668	Komplikationen durch Anästhesie oder sonstige Sedierung bei Wehen und Entbindung – Pulmonale Komplikation	1
669	Sonstige Wehen- und Entbindungskomplikationen – Schnittentbindung	4
670	Puerperalfieber	3
671	Venöse Komplikationen in der Schwangerschaft und im Wochenbett	1
673	Lungenembolie im Entbindungszeitraum – Fruchtwasserembolie 3 Blutgerinnselembolie 1 – Pyämische und septische Embolie 1 – Sonstige Embolie 1	6
674	Sonstige und n. n. bez. Komplikationen im Wochenbett, anderweitig nicht klassifiziert – Zerebrovaskuläre Affektionen 4 – n. n. bez. Komplikationen 1	5

Die Bedeutung der indirekten mütterlichen Sterbefälle konnte durch Einzelfallanalyse im Rahmen einer bundesweit durchgeführten Erhebung in Österreich belegt werden. 21% aller dort analysierten Todesfälle basierten auf Erkrankungen, die schon während der Schwangerschaft bestanden, sich während der Schwangerschaft verschlechterten oder im Verlauf der Gravidität auftraten bzw. zum Tode führten. In ca. 50% der Fälle war die Grundkrankheit bekannt. Mit

37% waren kardiale Erkrankungen, gefolgt von 20% zerebrovaskulärer Komplikationen und 13% pulmonaler Veränderungen für den Tod ursächlich.

Aufgrund dieser Analyse erscheint es für die möglichen Schlußfolgerungen und Empfehlungen notwendig, eine entsprechende Einzelfallbetrachtung aller Sterbefälle auch in der Bundesrepublik Deutschland zu fordern.

Es hat sich in diesem Zusammenhang gezeigt, daß die landesweiten Perinatalerhebungen zur Ursachenklärung und zu daraus resultierenden qualitätssichernden Impulsen nur von beschränkter Relevanz sind.

Im Perinatalregister 1986 der Perinatalerhebung von Baden-Württemberg sind 6 mütterliche Todesfälle ausgewiesen. Fünf dieser Todesfälle stehen im Zusammenhang mit einer primären oder sekundären Schnittentbindung. Die Sectiomortalität bezogen auf 1 000 Sectiones liegt bei 0,43‰ (Tabelle 3). Weitere Aussagen sind über die Gesamtstatistik nicht möglich. Die kasuistische Aufarbeitung ist aus Tabelle 4 ersichtlich.

Tabelle 3. Perinatalerhebung in Baden-Württemberg. Auszug aus der Gesamtkurzstatistik (1986)

Mutter	Verst. n	Verlegt [%]	Morbid. [%]	Verweilzeit (median) Tage
Spontangeburt	1	0,1	1,2	6,3
Prim. Sectio	3	0,6	5,7	12,1
Sek. Sectio	2	0,4	6,7	12,2
Vakuum	0	0,2	3,1	6,8
Forzeps	0	0,2	3,6	6,8
Mehrf. oder andere Operationen	0	0,3	2,0	6,5
Gesamt	6	0,2	2,0	

Tabelle 4. Kasuistik der mütterlichen Todesfälle. Perinatalerhebung Baden-Württemberg (1986)

Fall	Kasuistik
1	EPH-Gestose, zerebrale Blutung nach Unfall, Tod 2 Tage post sectionem
2	EPH-Gestose, Leberzellnekrose, Tod 1 Tag post sectionem
3	Lungenembolie Tod 1 Tag nach sekundärer Sectio
4	Lungenembolie Tod intra sectionem
5	Meningitis, Tbc, Tod bei Atem-, Kreislaufstillstand 16 Tage post partum
6	Unbekannt

Bei der Beschäftigung mit dem Thema Müttersterblichkeit zeigen sich neben den schon angesprochenen Problemen der internationalen Vergleichbarkeit auch länderspezifische Gegebenheiten, die eine Fehl- oder Mangelerfassung der mütterlichen Todesfälle implizieren.

Dies führte in einigen Ländern zur Etablierung von Fachkommissionen zur Überprüfung aller Sterbefälle während Schwangerschaft, Geburt und Wochenbett. Für die Bundesrepublik Deutschland wurde eine solche Kommission erstmalig für das Land Bayern eingerichtet.

Es hat sich gezeigt, daß die Erfassung der mütterlichen Todesfälle in unserem Land durch eine wohnortbezogene Statistik und die unikausale Signiernotwendigkeit – d. h. die Erfassung des Todesfalls mittels Angaben der Grundkrankheit, die für den Tod ursächlich war – fehlerhafte und fehlende Meldungen bedingt. Die Zuordnung der Sterbefälle erfolgt über die aus den Todesbescheinigungen ersichtlichen Angaben. Eine amtliche Meldepflicht von Todesfällen im Verlauf der Gestation besteht im Vergleich zu einigen anderen Ländern nicht. Wie die bayerische Analyse zeigen konnte, erfolgte bei der überwiegenden Zahl der verstorbenen Frauen keine pathologisch-anatomische Nachprüfung der Todesursache oder es fehlten Angaben über die entsprechenden Sektionsbefunde.

Fehldiagnosen und eine fehlerhafte Dokumentation der mütterlichen Todesfälle erscheinen aufgrund dieser Situation unvermeidlich.

Für eine weitere Qualitätsverbesserung, d. h. Reduzierung der mütterlichen Mortalität, ist es jedoch notwendig, auf der Basis gesicherter Daten Hinweise auf Ursachen und Kausalzusammenhänge zu geben, offene Probleme aufzuzeigen und gegebenenfalls Schwachstellen zu beheben. Eine aussagefähige geburtshilfliche Situationsbeschreibung ist unabdingbar. Aufgrund der Erfahrungen in anderen Ländern ist dieses Ziel nur über eine Einzelfallanalyse aller mütterlichen Todesfälle zu erreichen.

Wenn auch quantitativ der mütterliche Tod in der Bundesrepublik Deutschland im Vergleich mit Entwicklungsländern und einigen europäischen Staaten statistisch vernachlässigbar erscheint, so ist doch der Einzelfall um so tragischer. Es bedarf daher auch in unserem Land aller Anstrengungen, den mütterlichen Tod zu vermeiden.

Literatur

Akademie für öffentliches Gesundheitswesen (1986) Mütter- und Säuglingssterblichkeit in der Bundesrepublik Deutschland. Schriftenreihe der Akademie für öffentliches Gesundheitswesen, Bd 14

Beck A, Vutuc Ch (1986) Analyse indirekter Müttersterbefälle. Geburtshilfe Frauenheilkd 46:43–47

Dietel H, Keding G (1980) Müttersterblichkeit – was brachte die Senkung. Geburtshilfe Frauenheilkd 40:487–495

Högberg U, Joelsson I (1985) The decline in maternal mortality in Sweden 1931–1980. Acta Obstet Gynecol Scand 64:583–592

Hüter J (1975) Die aktuelle mütterliche Sectio-Morbidität und -Mortalität in der BRD. Gynäkologe 8:19–27

Maier E (1975) Zur Problematik der hohen Mütter- und Säuglingssterbeziffern in der Bundesrepublik Deutschland. Fortschr Med 20:991–992

Maier W (1981) Perinatale Mortalität und Müttersterblichkeit. In: Käser O, Friedberg L (Hrsg) Handbuch Gynäkologie und Geburtshilfe, Bd II/2. Thieme, Stuttgart, S 20.10–20.13

Statistisches Bundesamt (1987) Sterbefälle nach Todesursachen (Einzelnachweis) Arbeitsunterlage des Statistischen Bundesamts Wiesbaden. Kohlhammer, Stuttgart

Welsch H, Krone HA (1986) Müttersterblichkeit heute – Erste Ergebnisse einer Einzelfallanalyse in Bayern 1983–1985. Vortrag bei der 58. Tagung der Bayerischen Gesellschaft für Geburtshilfe und Frauenheilkunde Mai 1986, Lindau

Welsch H, Krone HA (1987) Sectio-Mortalität und Sectio-Letalität in Bayern 1983–1986. Gynäkol Rundsch 27:86–90

1.2 Mütterliche Erkrankungen

1.2.1 Das mütterliche Alter

L. Quaas, G. de Gregorio (Freiburg)

Schwangerschaften bei sehr jungen und bei älteren Frauen gelten als Risikoschwangerschaften. Umstritten ist, welche Relevanz dem Alter der Schwangeren als gesondertem Risikofaktor zukommt und wie die Altersgrenzen zu ziehen sind. In der Perinatalstudie wird der Risikofaktor Alter lediglich für die ältere Schwangere berücksichtigt. Im Risikokatalog A heißt es unter der Kennziffer 09: Schwangere über 37 Jahre.

Nach den Daten der Perinatalerhebung liegt die Häufigkeit dieses Risikofaktors an der Universitäts-Frauenklinik Freiburg bei 5,8%, während diese in der Gesamtstatistik von Baden-Württemberg nur 3,2% beträgt. Geburten von über 40jährigen Frauen sind an der Universitätsklinik Freiburg mit 2,6% etwa 3mal so häufig wie im Landesdurchschnitt (Tabelle 1). Die Häufigkeit von Schwangerschaft und Geburt bei Frauen unter 18 Jahren beträgt demgegenüber in der Einzel- wie in der Gesamtstatistik 1,0%.

Im folgenden sollen die Ergebnisse von 4 Untersuchungen an der Universitäts-Frauenklinik Freiburg hinsichtlich der mütterlichen und kindlichen Risiken, der Komplikationen in Schwangerschaft, Geburt und Wochenbett bei sehr jungen und älteren Frauen zusammenfassend dargestellt werden. Die Untersuchungen beziehen sich auf verschiedene Zeiträume von 1952 bis 1985 [2, 5–7].

Junge Mütter

Die Untersuchung geburtshilflicher Risiken junger Mütter wurde auf Frauen bis zum vollendeten 17. Lebensjahr begrenzt. Dabei war die deutliche Abnahme von

Tabelle 1. Häufigkeit des Gebäralters

Alter	UFK Freiburg 1982–1986 ($n=5966$)		Baden-Württemberg Perinatalstudie 5/1985–1986 ($n=114242$)	
	n	[%]	n	[%]
≤16 Jahre	9	0,15		
<18 Jahre	61	1,0	1163	1,0
≥35 Jahre	635	10,6	7425	6,5
>37 Jahre	395	6,6	3671	3,2
≥40 Jahre	158	2,6	1075	0,9

Tabelle 2. Schwangerschaftskomplikationen bei Müttern ≤16 Jahre

	UFK Freiburg (n=250) [%]	Literaturvergleich [%]	Gesamthäufigkeit Perinatalstudie Baden-Württemberg [%]
Anämie (Hb≤24	24	23	1,2
Harnwegsinfekt	8	17	1,4
Gonorrhö	2	7	
EPH-Gestose	12	7–29	6,6
Vorzeitige Wehen	23	18–31	11,6

Tabelle 3. Geburtsrisiken und Entbindungsmodus bei Müttern ≤16 Jahre

	UFK Freiburg (n=250) [%]	Literaturvergleich [%]	Gesamthäufigkeit Perinatalstudie Baden-Württemberg [%]
Beckenendlage	4,1	3,6	4,6
Vorz. Blasensprung	7,7	9,4	19,8
Periduralanästhesie	3,8	12,9	8,8
Vakuum/Forzeps	6,3	15,8	9,4
Sectio caesarea	4,1	7,4	13,2

Geburten junger Mütter ersichtlich. Während in die ältere Untersuchung von 1952–1972 insgesamt 221 junge Frauen einbezogen werden konnten, lag die Zahl von nur 29 Geburten bei Frauen dieser Altersgruppe im Zeitraum 1975–1985 um den Faktor 4 niedriger.

In Tabelle 2 sind die Schwangerschaftsrisiken junger Mütter aufgeführt. Hierzu gehören in etwa 25% der Fälle eine behandlungsbedürftige Anämie und ein erhöhtes Infektionsrisiko, das vor allem Harnwegsinfektionen und spezifische Infektionen betrifft. Die Häufigkeit einer EPH-Gestose (12%) liegt im Vergleich zum Gesamtkollektiv etwa doppelt so hoch. Die in der Literatur angegebene Häufigkeit schwankt zwischen 7 und 29%, dies weist auf die unterschiedliche Einschätzung des Schweregrads der Spätgestosen hin. Als eine übereinstimmend häufiger auftretende Schwangerschaftskomplikation kann die drohende Frühgeburt bei 23% der adoleszenten Schwangeren angesehen werden. Diese Häufigkeit vorzeitiger Wehen weist auf die psychischen Probleme dieser Schwangeren und ihre Belastung durch das soziale Umfeld hin. Diese äußerst vielschichtige Problematik kann hier nur angedeutet werden. In diesen Zusammenhang gehört auch die weit über 50% betragende Rate spontaner oder induzierter Aborte bei Schwangeren dieser Altersgruppe.

Im Vergleich zu den vielfältigen Schwangerschaftsrisiken junger Frauen sind die Geburtsrisiken eher gering einzuschätzen (Tabelle 3). Eine medikamentöse Analgesie ist bei über 90% erforderlich. Von vielen Autoren wird die Periduralanästhesie als notwendig erachtet. Auffallend ist die vergleichsweise niedrige Frequenz der Schnittentbindungen im eigenen Kollektiv.

Tabelle 4. Kindliches Risiko bei Müttern ≤16 Jahre

	UFK Freiburg (n=250) [%]	Literaturvergleich [%]	Gesamthäufigkeit Perinatalstudie Baden-Württemberg [%]
Intraut. Fruchttod	2,1	0 –4	2,6
Frühgeburt	15,4	9 –21	9,9
Mangelentwicklung	6,3	4 – 9	10,1
Mißbildung	3,6	4 – 6	4,1
Perinatale Mortalität	1,3	1,1– 3,5	0,8

Auch die perinatalen Risiken der Kinder junger Mütter sind gering einzuschätzen (Tabelle 4). Lediglich die Frühgeburtenrate ist mit 15% erhöht, während sich die Häufigkeit einer Mangelentwicklung, Mißbildung und die perinatale Mortalität nicht von den Daten der Gesamtstatistik unterscheidet. Die Probleme dieser Kinder beginnen erst nach der Geburt. Dies betrifft Fragen der Adoption, Schwierigkeiten der Mutter-Kind-Beziehung, Unterbringung in Heimen, Erziehung durch die Großeltern. Bei der Bewältigung dieser Probleme ist auch der Geburtshelfer gefordert.

Ältere Mütter

Die Schwangerschaftsrisiken älterer Frauen (42 Jahre und älter) betreffen vor allem vorbestehende kardiovaskuläre, nephrologische und endokrinologische Erkrankungen. Aber auch andere Risikofaktoren wie ausgeprägte Varikosis, Uterus myomatosus, gynäkologische Voroperationen und lange Sterilitätsanamnese müssen hier genannt werden. Häufige Komplikationen im Schwangerschaftsverlauf sind die EPH-Gestose, vornehmlich als Pfropfgestose, und vorzeitige Wehen (Tabelle 5).

Tabelle 5. Mütterliche Risiken bei Müttern ≥42 Jahre

	UFK Freiburg 1975–1984 (n=151) [%]	Perinatalstudie Baden-Württemberg [%]
Vorerkrankungen (Varikosis, Ut. myomatodus, Schilddrüse, Herz, Diabetes)	51,4	5,3
EPH-Gestose	16,6	6,6
Vorzeitige Wehen	19,7	11,6

Tabelle 6. Geburtsrisiken und Entbindungsmodus bei Müttern ≥ 42 Jahre

	UFK Freiburg 1975–1984 ($n=151$) [%]	Perinatalstudie Baden-Württemberg Gesamthäufigkeit [%]
Beckenendlage	6,9	4,6
Querlage	3,4	0,9
Vorz. Blasensprung	19,2	19,8
Geburtseinleitung	27,2	8,9
Vakuum/Forceps	7,8	9,4
Sectio caesarea	29,2	13,3
– primär	23,2	7,6
– primär Erstpara	62,0	–
– sekundär	6,0	5,6

Tabelle 7. Kindliches Risiko bei Müttern ≥ 42 Jahre

	UFK Freiburg 1975–1984 ($n=151$) [%]	Perinatalstudie Baden-Württemberg Gesamthäufigkeit [%]
Intraut. Fruchttod	1,3	2,6
Frühgeburt	15,9	9,9
Mangelentwicklung	8,5	10,1
Mißbildung	4,0	4,1
Azidose (pH < 7,2)	5,3	6,5
Perinat. Mortalität	1,3	0,8

Im Vergleich zur jungen Frau sind die Geburtsrisiken älterer Mütter deutlich erhöht (Tabelle 6). Lageanomalien kommen in mehr als 10% der Fälle vor. In vielen Fällen ist die Geburtseinleitung vor allem wegen einer Terminüberschreitung erforderlich. Die hohe Rate der Schnittentbindungen von 30%, bei älteren Erstgebärenden über 60%, wird durch Vorerkrankungen, Lageanomalien, Plazentainsuffizienz, Myome, Zustand nach Sectio und das Alter der Mutter als zusätzliche Indikation erklärt. Die großzügige Anwendung einer primären Schnittentbindung ergibt sich damit in der überwiegenden Mehrzahl aus einer mütterlichen Indikation, denn das kindliche Risiko älterer Mütter ist nach den vorliegenden Daten nur geringfügig erhöht (Tabelle 7). Lediglich die Frühgeburtenrate ist mit 16% höher, während die Häufigkeit einer fetalen Mangelentwicklung, Mißbildung, Azidose und die perinatale Mortalität den Daten der Gesamtstatistik entspricht. Eine Chromosomenanomalie wurde nicht beobachtet, obwohl nur 66 der 151 Frauen eine Frühamniozentese hatten durchführen lassen.

Die Bewertung geburtshilflicher Risiken älterer Mütter muß die erhöhte mütterliche Morbidität nach einer Schnittentbindung und das gesteigerte postpartale Risiko berücksichtigen. Hierzu gehört neben der atonischen Nachblutung und der Endometritis puerperalis trotz genereller medikamentöser Prophylaxe vor allem die Thrombose. Die Häufigkeit anderer Wochenbettkomplikationen lag unter 5% (Tabelle 8).

Tabelle 8. Postpartale Risiken bei Müttern ≥ 45 Jahre (UFK Freiburg 1952–1984, $n = 117$)

	n	[%]
Atonische Nachblutung	12	10,3
Endometritis post partum	20	17,1
Thrombose	8	6,8
Thrombophlebitis	5	4,3
Harnwegsinfekt	5	4,3
Mastitis	3	2,6

Zusammenfassung

Die Darstellung der Schwangerschaftskomplikationen bei sehr jungen und älteren Frauen zeigt, daß die Einschätzung der untersuchten Altersgruppen als Risikogruppen zu Recht besteht. Die Schwangerschaft adoleszenter Frauen wird durch die vielschichtigen psychosozialen Probleme und eine hohe Abortrate belastet. Risiken im Schwangerschaftsverlauf sind Anämie, Infektionen, Gestosen und drohende Frühgeburt. Die erhöhten Risiken älterer Schwangerer sind durch vorbestehende Erkrankungen, Lageanomalien, Wehenschwäche, eine hohe Sectiorate und Wochenbettkomplikationen begründet. Im Hinblick auf das nicht erhöhte perinatale kindliche Risiko kann festgestellt werden, daß auch die altersbedingten mütterlichen Risiken beherrschbar sind: Bei jungen Mädchen durch eine intensive Schwangerenvorsorge, durch Beratung und persönliche Führung, die auch die postpartal entstehenden Probleme miteinbezieht; bei der älteren Frau durch die präkonzeptionelle Beratung, die Pränataldiagnostik und die interdisziplinäre Betreuung, durch die prophylaktische Hospitalisierung, eine großzügige Indikation zur Schnittentbindung und die intensive postpartale Überwachung.

Literatur

1. Elster AB (1984) The effect of maternal age, parity and prenatal care on perinatal outcome in adolescent mothers. Am J Obstet Gynecol 149:845
2. Gregorio de G, Quaas L, Hillemanns HG (1987) Geburtsverlauf bei sehr jungen und älteren Gebärenden. Z Geburtshilfe Perinat 191:60
3. Kirz DS, Dorchester W, Freeman RK (1985) Advanced maternal age: the mature gravida. Am J Obstet Gynecol 152:7
4. Kessler-Kreutner AK, Reycroft-Hollingsworth D (1978) Adolescent obstetrics and gynecology. Year Book Medical, Chicago
5. Mross F, Runge M (1977) Schwangerschaft und Geburt bei Teenagern. Arch Gynäkol 224:459
6. Quaas L, Steiner H, Hillemanns HG (1985) Schwangerschaft und Geburtsverlauf bei alten Gebärenden (≥ 45 Jahre) unter besonderer Berücksichtigung mütterlicher und fetaler Komplikationen. Oberrheinische Gesellschaft für Gynäkologie und Geburtshilfe. Baden-Baden, 1985
7. Runge M (1974) Schwangerschaft, Geburt und Wochenbett bis zum vollendeten 17. Lebensjahr. Inauguraldissertation, Freiburg

1.2.2 Präexistente Nierenerkrankungen

S. Niesert, H. Günter (Hannover)

Eine Schwangerschaft bei Frauen mit chronischen Nierenerkrankungen kann große Risiken für Mutter und Kind beinhalten, speziell wenn die Nierenfunktion eingeschränkt ist bzw. eine Proteinurie oder Hypertonie vorliegen. Zwar ist die Fertilität bei Frauen mit fortgeschrittener Niereninsuffizienz erniedrigt, dennoch treten immer wieder Graviditäten auf, und der Geburtshelfer muß zusammen mit dem Nephrologen die Patientin betreuen.

Der Einfluß einer *chronischen Glomerulonephritis* auf den Verlauf der Gravidität hängt nach Ansicht der meisten Autoren vom Aktivitätsgrad und von der Verlaufsform der Grunderkrankung ab. Als Komplikationen sind vor allem die intrauterine Wachstumsretardierung, die Frühgeburt und die hohe perinatale Mortalität zu nennen. Davison et al. (1985) und Barcelo et al. (1986) berichteten, daß bei Patientinnen mit chronischer Glomerulonephritis und gleichzeitig bestehender Hypertonie die Inzidenz der Frühgeburten und die perinatale Mortalität signifikant erhöht sind. Kontrovers wird der Einfluß der Gravidität auf den Verlauf der chronischen Glomerulonephritis beurteilt. Katz u. Lindheimer (1984) und Surian et al. (1984) erarbeiteten in retrospektiven Studien, daß die Gravidität keinen negativen Einfluß auf die Grunderkrankung hat. Dies wird auch durch die prospektive Studie von Barcelo et al. (1986) bestätigt, der 48 Frauen mit Glomerulonephritis in 66 Graviditäten betreute und mit einer Kontrollgruppe von 36 Patientinnen mit Glomerulonephritis ohne Gravidität verglich. Die Patientinnen wurden über 5 Jahre nachuntersucht, und es zeigte sich kein signifikanter Unterschied im Verlauf der Grunderkrankung zwischen den beiden Kollektiven. Die Frage, ob spezielle histologische Formen (z. B. IgA-Nephropathie, fokale Glomerulonephritis) einen besonders schlechten Verlauf während der Gravidität nehmen, kann bisher nicht abschließend beurteilt werden (Barcelo et al. 1986). Bei der Planung einer Schwangerschaft bei Frauen mit einer chronischen Glomerulonephritis kommen der Hypertonie und ebenso der Proteinurie dagegen große Bedeutung zu. Die Prognose für die Schwangerschaft kann als günstig betrachtet werden, wenn der Blutdruck normal ist (diastolisch < 100 mmHg), Plasmakreatinin und Gesamteiweiß im Normbereich liegen, keine Ödeme oder Augenhintergrundsveränderungen bestehen und nur eine leichte bzw. mittlere Proteinurie nachweisbar ist.

Zahlreiche Arbeitsgruppen haben bisher über den Schwangerschaftsverlauf nach *Nephrektomie* berichtet (Berg u. Mitarb. 1963, Kremling u. Mitarb. 1982, Schaefer u. Markham 1968). Von den meisten Autoren wird eine höhere Rate an Harnwegsinfektionen (15–24%) und Schwangerschaftshypertonien (5–16%) bei Frauen mit einer Solitärniere beobachtet, ebenso ist eine erhöhte Frühgeburtenrate (14–18%) und eine erhöhte perinatale Mortalität (1,7–13%) festzustellen. In der Frauenklinik der Medizinischen Hochschule Hannover wurden 13 Patientinnen mit einer Nephrektomie während einer Schwangerschaft betreut, 6mal zeigte sich ein Harnwegsinfekt (37%), 4mal eine Schwangerschaftshypertonie (25%) und 3mal eine Frühgeburt. Die Neugeborenen waren unauffällig und zeigten eine normale Entwicklung (Niesert et al. 1984).

Übereinstimmend wird von allen Autoren eine Gravidität erst ein Jahr *nach* der Nephrektomie empfohlen, da die Restniere erst nach 6–12 Monaten die Funktion der fehlenden Niere übernommen hat. Bei normaler glomerulärer und tubulärer Funktion und bei normalen Plasmakreatininwerten kann eine Gravidität ohne Komplikationen verlaufen, allerdings ist die höhere Inzidenz an Harnwegsinfektionen, Schwangerschaftshypertonien und Frühgeburten während der Betreuung besonders zu berücksichtigen. Nach einer unkomplizierten Gravidität können Patientinnen mit Solitärniere auch weitere Schwangerschaften austragen; ist jedoch in der vorausgegangenen Gravidität eine Hypertonie aufgetreten, sollte von einer weiteren Schwangerschaft abgeraten werden.

Mit den zunehmenden Erfolgen der Transplantationschirurgie werden auch immer häufiger Schwangerschaften bei Frauen nach *Nierentransplantation* beobachtet. Bis 1982 wurde über 750 Schwangerschaftsverläufe berichtet, die zu den Empfehlungen führten, daß die günstigste Zeit für eine Gravidität zwischen dem 2. und 5. Jahr nach der Transplantation liege (Davison u. Lindheimer 1982). Hadi (1986) zählte zu den typischen Komplikationen bei graviden Patientinnen nach Transplantation und unter konventioneller Immunsuppression eine bleibende Einschränkung der Nierenfunktion (15%), schwangerschaftsinduzierte Hypertension (27%), klinisch diagnostizierte Präklampsien (30%) und schwerwiegende Infektionen (Virushepatitis, Zytomegalie- und Herpes-simplex-Virusinfektionen, vaginale Mykosen, rezidivierende Harnwegsinfekte). Für die Kinder bestand die Gefährdung vor allen Dingen durch die Frühgeburtlichkeit (20–45%) und die Wachstumsretardierung, ferner durch die Möglichkeit einer intrauterinen Zytomegalie-Infektion und durch die Gefahr einer postpartalen Nebennierenrindeninsuffizienz durch die lang andauernde Kortikosteroidtherapie der Mutter.

Während früher die *immunsuppressive Therapie* nach Nierentransplantation mit Azathioprin und Kortikosteroiden durchgeführt wurde, ist seit einigen Jahren Cyclosporin A zum Einsatz gekommen. Bisher sind nur vereinzelte Kasuistiken über Schwangerschaften bei Frauen nach Nierentransplantation und anschließender immunsuppressiver Therapie mit Cyclosporin A berichtet worden. Mittlerweile haben wir Daten von 5 Patientinnen aus der Frauenklinik der Medizinischen Hochschule Hannover mit einer entsprechenden Therapie. Die 5 Patientinnen waren zwischen 24 und 28 Jahre alt, die Transplantation lag bei Schwangerschaftsbeginn 9–16 Monate zurück. Die Indikation zur Nierentransplantation war in 3 Fällen eine Glomerulonephritis und einmal eine maligne Hypertonie, bei der 5. Patientin bestand eine terminale Niereninsuffizienz unklarer Genese. Während der Gravidität zeigten 4 Patientinnen einen relativ konstanten Plasmakreatininwert, eine Patientin zeigte allerdings eine massive Erhöhung der Plasmakreatininspiegel, die auf eine drastische Verschlechterung der Nierenfunktion mit gleichzeitig lebensgefährlicher Herzdekompensation zurückzuführen war. Über diesen Fall wurde bereits durch Panagiotopoulos u. Mitarb. (1985) berichtet. Bei 2 Patientinnen wurde die vorbestehende Hypertonie mit Dihydralazin gut eingestellt, bei 4 Patientinnen traten wiederholt Harnwegsinfektionen auf. Die Cyclosporin-A-Dosis lag zwischen 200 und 460 mg/Tag, Prednisolon wurde in einer Dosis von 5–7,5 mg/Tag verabreicht. Zwei Patientinnen wurden vor der 37. Schwangerschaftswoche durch Sectio caesarea entbunden, eine Gravidität endete mit einer Forzepsentbindung und zwei Graviditäten mit einer Spontangeburt. Die Kinder waren bis auf ein Neugeborenes als normotroph und nicht retardiert anzusehen, postpartal waren die Neugeborenen unauffällig. Schwere Mißbildungen wurden in dem eigenen Kollektiv nicht festgestellt, allerdings stehen Langzeitbeobachtungen der Kinder, insbesondere der kindlichen Nierenfunktion, noch aus. Nach bisherigen Erkenntnissen ist eine immunsuppressive Therapie mit Cyclosporin A während der Gravidität weder für die Mutter noch für das Kind mit Gefahren verbunden.

Es ist zusammenfassend festzustellen, daß einer Patientin auch nach einer Nierentransplantation zu einer Gravidität geraten werden kann, vorausgesetzt, die Transplantation liegt mindestens ein Jahr zurück und die Plasmakreatininwerte sind nicht gravierend erhöht.

Literatur

Barcelo P, Lopez-Lillo J, Cabero L, Del Rio G (1986) Successful pregnancy in primary glomerular disease. Kidney Int 30:914

Berg D, Hochuli E, Heller L, Dorn P (1963) Schwangerschaft nach Nephrektomie. Gynaecologica 156:330

Davison KM, Lindheimer MD (1982) Pregnancy in renal transplant recipients. J Reprod Med 27:613

Davison JM, Katz AI, Lindheimer MD (1985) Kidney disease and pregnancy: obstetric outcome and long-term renal prognosis. Clin Perinatol 12:497

Hadi HA (1986) Pregnancy in renal transplant recipients: a review. Obstet Gynecol Surv 41:264

Katz AI, Lindheimer MD (1984) Effect of pregnancy on the natural course of kidney disease. Semin Nephrol 4:252

Kremling H, Lutzeyer W, Heintz R (1982) Gynäkologische Urologie und Nephrologie. Urban & Schwarzenberg, München

Niesert St, Gerleve H, Kaulhausen H (1984) Pregnancy following unilateral nephrectomy. In: von Schenker JG, Rippmann ET, Weinstein D (eds) Recent advances in pathophysiological conditions in pregnancy. Elsevier, Amsterdam

Panagiotopoulos A, Frei U, Goeschen K (1986) Komplizierter Schwangerschaftsverlauf nach Nierentransplantation. Geburtshilfe Frauenheilkd 46:752

Schaefer G, Markham S (1968) Full-term delivery following nephrectomy. Am J Obstet Gynecol 100:1078

Surian M, Imbasciati E, Cosci P et al. (1984) Glomerular disease and pregnancy. A study of 123 pregnancies in patients with primary and secondary glomerular disease. Nephron 36:101

1.2.3 Mütterliche Bedrohung durch Koagulopathien

H. Prömpeler (Freiburg)

Der folgende Beitrag gibt eine Übersicht über Gerinnungsstörungen in der Geburtshilfe, die in der Regel als chronische oder akute Verbrauchsreaktion mit einer sekundären Fibrinolyse auftreten. Dabei wird zusätzlich auf die Gefahr einer Verlustkoagulopathie zur Abgrenzung hingewiesen.

Angeborene Koagulopathien wie der AT-III- und der Protein-C-Mangel oder der Komplex thromboembolischer Erkrankungen in der Schwangerschaft und im Wochenbett werden nicht berücksichtigt. Ebenso werden die Thrombozytopenien und Thrombozytopathien nicht behandelt.

Pathophysiologische Bemerkungen

Der pathophysiologische Ablauf einer Gerinnungsstörung in der Geburtshilfe beginnt meist mit einer Verbrauchsreaktion bzw. Verbrauchskoagulopathie mit sekundärer Fibrinolyse. Ob die Verbrauchskoagulopathie oder die reaktive Hyperfibrinolyse das klinische Bild bestimmt, ist von Patientin zu Patientin unterschiedlich und von der Ursache der Gerinnungsstörung abhängig. Eine primäre Hyperfibrinolyse ist in der Geburtshilfe äußerst selten und am ehesten beim intrauterinen Fruchttod zu erwarten.

Die klinische Situation bei einer geburtshilflichen Gerinnungsstörung hat folgende Besonderheiten:

1. Die Gebärmutter ist mit reichlich thromboplastisch und fibrinolytisch aktivem Inhalt gefüllt.
2. In der Gebärmutter besteht eine lokale hyperfibrinolytische Aktivität, die Anlaß für Blutungen sein kann, ohne daß sie laborchemisch zu erfassen ist. Eine Nachweismöglichkeit besteht durch den Clot-observation-Test, der mit Blut aus dem Uterus in einem Glasröhrchen durchgeführt werden kann.
3. In der Geburtshilfe kann es aus vitaler Indikation erforderlich sein, während einer Gerinnungsstörung eine Sectio caesarea oder Hysterektomie durchzuführen.

Neben einer durch Laborparameter graduierten Einteilung der disseminierten intravasalen Gerinnung in 3 Schweregrade ist die Einteilung in zwei unterschiedliche klinische Gruppen sinnvoll:

1. Gruppe: Akute vital gefährdende Gerinnungsstörung in der Geburtshilfe, mit Blutung nach außen.

2. Gruppe: Latente subklinische, chronische Verbrauchsreaktion, die, gemessen an globalen Gerinnungstests, kompensiert ist, jedoch jederzeit in eine akute Störung umschlagen kann.

Spezielle Krankheitsbilder, in deren Verlauf es zur latenten subklinischen Verbrauchsreaktion kommen kann, sind:

- EPH-Gestose mit Präeklampsie und Eklampsie,
- intrauteriner Fruchttod,
- Amnioninfektionssyndrom.

Akute Gerinnungsstörungen können auftreten bei

- Abruptio placentae,
- Fruchtwasserembolie,
- Sepsis und schwerem Amnioninfektionssyndrom
- Verlustkoagulopathie,
- intrauterinem Fruchttod.

Treten Gerinnungsstörungen ohne erkennbare Ursachen auf, so liegt bei Ausschluß eines angeborenen Fraktorenmangels zumeist eine der genannten spezifischen geburtshilflichen Erkrankungen vor.

Im Verlauf der Krankheitsbilder, die zu einer chronischen Verbrauchsreaktion führen können, ist es durchaus sinnvoll und notwendig, eine Low-dose-Heparin-Prophylaxe zur Unterbrechung der Verbrauchsreaktion durchzuführen.

Diagnostik

Die Prävention und rechtzeitige Therapie einer Gerinnungsstörung ist die frühzeitige gezielte Diagnostik, die die Kenntnis und das Erkennen der geburtshilflichen Gefahrensituation wie Fruchtwasserembolie, Abruptio placentae oder Amnioninfektionssyndrom voraussetzt.

Als empfindliche Diagnoseparameter reichen die Bestimmungen der löslichen Fibrinmonomerkomplexe zum Nachweis einer intravasalen Gerinnung und die Bestimmung der Fibrinspaltprodukte sowie die Bestimmung der Reptilasezeit zur Erfassung einer Fibrinolyse und zur Verlaufskontrolle aus. Die Bestimmung der üblichen und der auch im Notfall-Labor zur Verfügung stehenden globalen Gerinnungsparameter Thrombozyten, Fibrinogen, AT III, PTT, Quick und TZ (Thrombinzeit) ermöglichen keine Frühdiagnose. Diese Parameter zeigen erst eine bereits manifeste erhebliche Gerinnungsstörung an. Eine Aussage über Schweregrad, Verlauf und Prognose der Gerinnungsstörung ist grundsätzlich durch die Erhebung der zuletzt genannten Laborparameter nicht möglich.

In Tabelle 1 ist die typische Befundkonstellation bei Verbrauchskoagulopathie und Hyperfibrinolyse aufgezeigt. Betrachtet man die empfindlichen gerinnungsspezifischen Parameter – die Fibrinspaltprodukte, die löslichen Fibrinmonomere und die Reptilasezeit – so kann eindeutig entschieden werden, ob eine Verbrauchsreaktion oder eine Hyperfibrinolyse oder beides zusammen vorliegt. Die Analyse der globalen Gerinnungstests wie TZ, Quick, PTT, AT III und Fibrinogen zeigen, daß eine einwandfreie Zuordnung zur disseminierten intravasalen Gerinnung bzw. zur Fibrinolyse nicht ohne weiteres möglich ist.

Tabelle 1. Diagnostik durch Laborparameter

	Thrombo-zyten	Fibrino-gen	AT III	PTT	Quick	Throm-binzeit	Fibrinspalt-produkte	Fibrin-monomere	Reptilase-zeit
Verbrauchsreaktion	↓!	↓	↓!	(↑)	(↓)	↑	↑!	↑!	( )
Hyperfibrinolyse	↔	↓	(↓)	(↑)	(↓)	↑	↑!	( )	↑!

Verlaufskontrolle mittels Fibrinspaltprodukte, -monomere und Reptilasezeit sinnvoll zur AT-III-Substitution und Heparintherapie

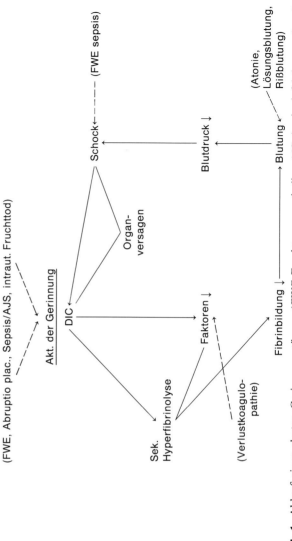

Abb. 1. Ablauf einer akuten Gerinnungsstörung (*FWE* Fruchtwasserembolie, *AJS* Amnioninfektionssyndrom)

Besteht ein deutlicher Abfall der Thrombozyten, so ist eine Verbrauchsreaktion wahrscheinlich, wenn eine Verlustkoagulopathie durch überstarke Blutung ausgeschlossen ist.

Nach Behandlung einer akuten Gerinnungsstörung ist die Verlaufskontrolle der spezifischen Gerinnungsparameter (Fibrinogenspaltprodukte, lösliche Fibrinmonomere, Reptilasezeit) bis zu ihrer Normalisierung notwendig, um eine notwendige AT-III-Substitution frühzeitig durchführen zu können und die Dauer der notwendigen Heparinisierung zur Behandlung der latenten intravasalen Gerinnung festzulegen.

Therapie der akuten Gerinnungsstörung

Zur Therapie gibt es drei Angriffspunkte, die gleichzeitig berücksichtigt werden müssen. Als erstes steht im Vordergrund die Beseitigung der Ursache für die Gerinnungsaktivierung. An zweiter Stelle steht die Substitution von verbrauchten Substanzen und an dritter der Einsatz von Antikoagulanzien und Antifibrinolytika.

Abbildung 1 zeigt, daß eine einmal aktivierte Gerinnung mit einer angelaufenen Verbrauchsreaktion in einen Circulus vitiosus über Faktorenverbrauch, verzögerte Fibrinbildung, Blutung, Schock und weitere Aktivierung der Gerinnung mit letztendlichem Organversagen mündet. Die Aktivierung der Gerinnung kann durch Fruchtwasserembolie, Abruptio placentae, Sepsis, Amnioninfektionssyndrom oder intrauterinen Fruchttod erfolgen.

Die sekundär auftretende Hyperfibrinolyse bewirkt einerseits einen Verlust der Gerinnungsfaktoren, insbesondere der Faktoren V und VIII, andererseits durch die anfallenden Fibrinspaltprodukte eine verzögerte Fibrinbildung. Durch die daraus resultierende überstarke Blutung kann es zusätzlich zur Verlustkoagulopathie kommen, indem quantitativ Faktoren verlorengehen. Ebenso kann ein Blutverlust – bedingt durch eine postpartale Atonie, eine verstärkte Lösungsblutung oder eine Rißbildung – zum Schock und somit zur Aktivierung der Gerinnung führen.

Daher steht als erste und *kausale Maßnahme* die Behandlung oder Prophylaxe eines drohenden Schockzustands – verursacht durch Volumenmangel, kardiorespiratorisch durch Fruchtwasserembolie oder durch eine Endotoxinreaktion bei Sepsis – im Vordergrund. Dabei können intensivmedizinische Maßnahmen wie Volumensubstitution und Überwachung von Atmung, Kreislauf und Nierenfunktion notwendig werden. Bei der Volumensubstitution führen wir eine Komponententherapie mit Blutbestandteilen durch. Es werden primär keine Vollblutkonserven, sondern Erythrozytenkonzentrate infundiert (Tabelle 2)! Der Vorteil besteht darin, daß der Buffy coat nicht mittransfundiert wird. Er besteht aus Leukozyten, Thrombozyten und weiteren Zelltrümmern, die eine hohe Antigenität und aufgrund der Membranoberflächen ein hohes Gerinnungsaktivierungspotential besitzen. Die Volumensubstitution wird zunächst mit Plasmaexpandern begonnen, als zweites werden Erythrozytenkonzentrate eingesetzt, zur Aufrechterhaltung des kolloidosmotischen Drucks wird Humanalbumin infundiert.

Ist die Gebärmutter bei einer Fruchtwasserembolie, einer Abruptio placentae, einem Infektionssyndrom oder beim intrauterinen Fruchttod noch nicht entleert,

Tabelle 2. Therapiemaßnahmen

1) Volumensubstitution (Komponententherapie mit Blutbestandsteilen)
   Vollblut   Erythroz.-Konz.   45%
              Plasma   50%
              Buffy coat   5%
   A) Plasmaexpander (kein Makrodex)
   B) Erythrozytenkonzentrat
   C) Humanalbumin 20% (KOD) ab 4,5–5,0% Gesamteiweiß
2) A) FFP (FBG, AT III, alle Faktoren) ab 100 mg/dl FBG, AT III 70%
   B) AT III: 1000–1500 E im Bolus 500 E/2–4 h i.v. falls FFP nicht ausreicht
   B) Thrombozytenkonz.: HWZ 48 h, Infektionsgefahr, ab 50 000 Thr./bei Op. früher

so muß dies je nach geburtshilflicher Situation operativ oder konservativ angestrebt werden.

Tritt die akute Gerinnungsstörung postpartal auf, so muß eine verzögerte Plazentaperiode durch manuelle Lösung, eine atonische Nachblutung durch Uterotonika ($PGF_{2\alpha}$, Oxytocin, Methergin), eine Rißblutung operativ behoben werden, um eine Verlustkoagulopathie und einen Schock zu verhindern.

Durch die Verbrauchskoagulopathie und die sekundäre Hyperfibrinolyse werden AT III, Fibrinogen, Thrombozyten und eine Reihe weiterer Gerinnungsfaktoren verbraucht. Zur *Substitution* stehen AT-III-Präparate, Fresh frozen plasma (FFP) mit aktiven Gerinnungsfaktoren von 500 ml Vollblut und zur Substitution von Thrombozyten Konzentrate oder Warmblut zur Verfügung. Zur *Gerinnungshemmung* stehen Heparin, zur Antifibrinolyse Aprotinin (Trasylol) als Antifibrinolytikum zur Verfügung.

Der früher uneingeschränkte Einsatz von Heparin bei jeder Gerinnungsstörung ist heute aus der Erfahrung von fatalen Verläufen obsolet. Der theoretische Ansatzpunkt, eine beginnende intravasale Gerinnung durch Heparin zu stoppen, ist im akuten Stadium bei bestehender Blutung oder drohender hämorrhagischer Diathese bei noch nicht entleertem Uterus verlassen worden.

Es ist bekannt, daß die endogene physiologische Antikoagulation hauptsächlich durch das AT III geleistet und aufrechterhalten wird. Der therapeutische Ansatzpunkt zur Hemmung der disseminierten intravasalen Gerinnung besteht in der Substituierung des durch die Verbrauchsreaktion erniedrigten AT III. Die endogene Antikoagulation wird durch die anfallenden Fibrinogenspaltprodukte, nämlich das Fibrinopeptid A und B wie auch durch die Fibrinspaltprodukte zusätzlich unterstützt. Die Substitution von FFP stellt keine kausal angreifende Therapie der intravasalen Gerinnung dar. Sie dient vielmehr zur Wiederherstellung der Hämostase bei schwerem Faktorenverlust. Der Einsatz sollte bei etwa 100 mg/dl Fibrinogen erfolgen. Ebenso kann durch das Plasma ein AT-III-Verlust kompensiert werden. Reicht diese Substitution nicht aus, so besteht die Möglichkeit, AT III direkt zu substituieren. Als Dosierung sind 1 000–1 500 IE im Bolus und 500 IE in 2- bis 4stündigem Abstand i.v. zu empfehlen. Eine FFP-Substitution ohne klinische Notwendigkeit kann eine Gerinnungsstörung verstärken.

FFP-Präparate sind bis zu einem Jahr lagerbar. Daher ist es bei einer gut organisierten Blutbank möglich, diese vom gleichen Spender zu erhalten, wenn mehrere Einheiten zur Substitution notwendig sind. Die Substitution von Thrombozyten beschränkt sich auf einen massiven Thrombozytenverlust, insbesondere falls ein operativer Eingriff geplant ist. Die Substitution ist durch Gabe von Thrombozytenkonzentraten bzw. Warmblut möglich. Eine primäre Substitution ist auch bei schwerer Verbrauchsreaktion nicht entscheidend für den Verlauf. Unnötige Gaben von Thrombozytenkonzentraten können eher eine Verbrauchsreaktion durch die Antigenität des infundierten Materials unterhalten. Die Substitution von Thrombozyten ist frühestens bei Thrombozytenzahlen < 50000 notwendig, bei notwendiger Operation evtl. auch früher. Die Halbwertszeit der Thrombozyten beträgt etwa 2 Tage. Bei der Infundierung dieses Frischmaterials besteht eine erhöhte Infektionsgefahr. Durch die Gabe eines Thrombozytenkonzentrats ist eine Anhebung der Thrombozytenzahl um ca. 10000/µl zu erwarten.

Der Einsatz eines Antifibrinolytikums (Aprotinin) sollte primär zurückhaltend durchgeführt werden. Zum einen ist die primäre systemische Hyperfibrinolyse in der Geburtshilfe selten, zum anderen dient die sekundäre Hyperfibrinolyse der Auflösung von Mikrothromben in den parenchymatösen Organen. Besteht laborchemisch der Hinweis auf eine im Vergleich zur Verbrauchsreaktion weit überschießende Hyperfibrinolyse mit fortbestehender Blutung, so ist der Einsatz von Trasylol mit einer Dosierung von 600000 – 1 Mio. IE im Bolus und 200000 IE in 4- bis 6stündlichem Abstand i. v. notwendig. Besteht ein Hinweis auf eine lokale Hyperfibrinolyse, so kann die systemische Anwendung eines Antifibrinolytikums die entscheidende therapeutische Maßnahme darstellen. Der Verdacht auf eine lokale Hyperfibrinolyse besteht nach Ausschluß einer lokalen Blutungsursache bei fortbestehender Blutung, normalen Gerinnungswerten und pathologischem Clot-observation-Test aus dem vaginal aufgefangenen Blut. Der primäre Einsatz von Aprotinin bei nichtbeherrschter Schocksituation ist nicht zu empfehlen.

Der Therapie mit Heparin ist indiziert bei der latenten subklinischen chronischen Verbrauchsreaktion. Im Rahmen der akuten Gerinnungsstörung sollte Heparin erst nach Sistieren der akuten Blutung eingesetzt werden. Ist durch die primäre Akutbehandlung der Gerinnungsstörung eine Tendenz zur Normalisierung der globalen Gerinnungsparameter erreicht worden, so kann die Heparintherapie in einer Dosierung von 10000 IE/24 h im Perfusor begonnen werden. Die i. v.-Gabe ist wegen der besseren Steuerbarkeit bei einer Halbwertszeit von ca. 3 h gegenüber der subkutanen Gabe vorzuziehen.

Die Kontrolle der Laborparameter – insbesondere von AT III, Fibrinspaltprodukten und löslichen Fibrinmonomeren – sollte nach Überwindung der akuten Gerinnungsstörung über mehrere Tage wiederholt werden, um eine fortbestehende latente kompensierte Verbrauchsreaktion zu erfassen und notwendige therapeutische Maßnahmen und die Heparinprophylaxe zu steuern.

Zusammenfassung

Die frühzeitige Diagnose einer Verbrauchsreaktion ist durch die Bestimmung der löslichen Monomere der Fibrinspaltprodukte möglich und sollte bei Gestosen, Amnioninfektionssyndrom und intrauterinem Fruchttod erwogen werden. Die

Globaltests der Gerinnung wie Quick, PTT, Thrombozyten und Fibrinogen dienen nicht der Früherfassung einer Gerinnungsstörung, sondern zeigen lediglich eine manifeste Gerinnungsstörung an, ohne eine Aussage über Verlauf und Prognose zu erlauben.

Der Erfolg der Behandlung einer Gerinnungsstörung hängt außer vom theoretischen Wissen und klinischen Können des behandelnden Arztes von der Funktionsfähigkeit des klinischen Apparats ab (geschultes Personal, Blutbank, Anästhesie).

Die Therapie hat 3 Ansatzmöglichkeiten, die parallel berücksichtigt werden müssen:

1. Beseitigung der gerinnungsaktivierenden Ursache (Entleerung des Uterus, Beseitigung einer lokalen Blutungsquelle, Schockbehandlung).
2. Gezielte Substitution von AT III als Basis der endogenen physiologischen Antikoagulation. Substitution von FFP zur Wiederherstellung der Hämostase und strenge Indikationsstellung der Substitution von Thrombozyten durch Konzentrat oder Warmblut.
3. Differenzierter Einsatz von Antifibrinolytika, wenn eine sekundäre oder eine lokale Hyperfibrinolyse im Vordergrund stehen. Stabilisierung nach Akutsituation durch Heparin (low dose) bis zur Beseitigung einer latenten, kompensierten Gerinnungsstörung.

Literatur

1. Barthels M, Poliwoda H (1987) Gerinnungsanalysen, 3. Aufl. Thieme, Stuttgart
2. Beller FK, Wagner H, Graubner F (1976) Die klinische Bedeutung der Verlustkoagulopathie. Geburtshilfe Frauenheilkd 36:140–144
3. Beller FK, Graeff H, Kuhn W (1979) Therapie der akuten Gerinnungsstörungen in der Geburtshilfe. Gynekol Prax 3:623–625
4. Graeff H, Hafter B, v. Hugo R (1978) Akute Blutgerinnungsstörungen in der Geburtshilfe. Med Welt 29:212–216
5. Grannum P, Berkowitz RJ, Hobbins JC (1979) The ultrasonic changes in the maturing placenta and their relation to fetal pulmonic maturity. Am J Obstet Gynecol 133:915–922
6. Heilmann L, Genz H-J, Ludwig H (1982) Schwere Geburtshilfl. Hämostasedefekte: Diagnostik und therapeutisches Vorgehen. Geburtshilfe Frauenheilkd 42:853–856
7. Kirchhof B (1987) Gerinnungsstörungen. Wissenschaftl. Verlagsgesellschaft, Stuttgart
8. Kuhn W, Graeff H (1977) Gerinnungsstörungen in der Geburtshilfe, 2. Aufl. Thieme, Stuttgart
9. Lasch HG, Huth K, Heene DL, Müller-Berghans G, Horder MH, Janzarik H, Mittermayer C, Sandritter W (1971) Die Klinik der Verbrauchskoagulopathie. Dtsch Med Wochenschr 96:715–727
10. Ludwig H (1981) Verbrauchskoagulopathie. Verhandlungen der Deutschen Gesellschaft für Gynäkologie und Geburtshilfe, 43. Versammlung. Arch Gynecol 232:669–682
11. Monteiro AA, Inocencio AC, Jorge CS (1987) "Placental abruption" with disseminated intravascular coagulopathy in the second trimester of pregnancy with fetal survival. Case report. Br J Obstet Gynecol 94:811–812
12. Schramm W (1983) Erfahrungen mit der Substitution von Antithrombin III-Konzentraten bei angeborenen und erworbenen Mangelzuständen. Behring Inst Mitteil 73:66–78
13. Voss R (1987) Blutungen nach Trauma. Diagnostik und Therapie. Hämostas 7:36–43

1.2.4 Lösungsstörung der Plazenta – Placenta increta

R. Bons, H. Roll (Tuttlingen)

Kasuistik

Eine 27jährige I Para-I Gravida wird in der rechnerisch 38. Schwangerschaftswoche mit Blutungen ohne Wehentätigkeit stationär aufgenommen. Eine Placenta praevia kann ultrasonographisch ausgeschlossen werden. Unter dem dringenden Verdacht einer partiellen vorzeitigen Lösung der Plazenta erfolgt die Geburtseinleitung in typischer Weise. Nach weiter unkompliziertem Geburtsverlauf wird ein gesundes Mädchen geboren. Da spontane Lösungszeichen der Plazenta fehlen, die Lösung durch medikamentöse Therapie nicht erreicht wird, erfolgt der Entschluß zur manuellen Plazentalösung 30 min post partum. Der Versuch der manuellen, später der instrumentellen Lösung gelingt nicht, da Teile der Plazenta fest mit der Uteruswand verwachsen erscheinen. Während der intrauterinen Manipulation kommt es zum Auftreten massivster Blutungen. Bei der jungen Frau, deren Familienplanung noch nicht abgeschlossen ist, wird der Versuch des uteruserhaltenden Vorgehens durch lokale intrakavitäre Instillation von Prostaglandin $F_{2\alpha}$ über einen intrauterin eingeführten Ballonkatheter unternommen. Es gelingt dadurch, die Blutung zum Stehen zu bringen, obwohl sicher Plazentateile im Uterus verbleiben. Unter Intensivüberwachung wird in den nächsten Stunden weiter intrakavitär $PGF_{2\alpha}$ appliziert. Im Verlauf des Wochenbetts kommt es nicht mehr zu Blutungen. β-HCG kann nach Ablauf von 14 Tagen nicht mehr nachgewiesen werden. Eine 8 Wochen post partum in Laparotomiebereitschaft durchgeführte sorgfältige Abrasio von Cervix und Corpus uteri erbringt auch den histologischen Nachweis einer Placenta increta. Anläßlich einer Nachuntersuchung finden sich regelrechte postpuerperale Genitalbefunde. Nach Ablaktation besteht eine Eumenorrhö. Die Patientin spricht bereits über den Wunsch nach einer erneuten Schwangerschaft.

Pathologie-Klinik

Bei der Placenta increta handelt es sich um eine sehr seltene, jedoch für die Mutter lebensbedrohliche Komplikation, die größte Anforderungen an den Geburtshelfer stellt. Die Häufigkeit einer Placenta accreta, increta oder percreta erreicht nach Angaben in der Literatur bis zu 2‰ (Tabelle 1). Im angloamerikanischen Sprachraum werden die Begriffe Placenta accreta und increta dabei vielfach synonym verwendet. Schwere Hämorrhagien, die bei dieser Plazentationsstörung meist auftreten, sind Ursache jedes 5. mütterlichen Todesfalls (Tabelle 2). Zur mütterlichen Mortalität seien aktuelle Daten aus der baden-württembergischen Perinatalstudie aus dem Jahr 1986 erwähnt: Dabei kamen 6 von insgesamt 84 984 Frauen zu Tode.

Zur Pathogenese der myometranen Zotteninvasion – je nach Tiefe sind eine Placenta accreta, increta und percreta voneinander zu unterscheiden – werden unterschiedliche, insbesondere auch immunologische Faktoren angeführt. Rein morphologisch wird in Operationspräparaten immer wieder auf das Fehlen des sog. Nitabuch-Fibrinstreifens hingewiesen, einer Fibrinoidstruktur in der Deci-

Tabelle 1. Placenta accreta-Häufigkeit, bezogen auf Geburten

	Autor
1: 540	Sumawong et al. (1966)
1: 1956	Irving u. Henting (1937)
1: 2562	Read et al. (1979)
1: 8000	Millar (1959)
1:40000	Harer (1956)
1:90000	Leroy et al. (1972)

Tabelle 2. Mütterliche Mortalitätsursachen (BRD)

	(%)
Infektion	20
Hämorrhagie	18
Gestose	10
Thromboembolie	10
Uterusruptur	5
Abruptio gravidatis und Spontanabort	15
Anästhesiebedingt	22

dua basalis, die das Myometrium vor der Infiltration durch Plazentarzotten zu schützen scheint. Wirksam werden offenbar jedoch auch Deziduadefekte. Auffällig ist, daß die zervikale Plazentation – auch die Placenta praevia – die Ausbildung einer Placenta accreta und percreta begünstigt. Ein weiterer begünstigender Faktor sind vorangegangene operative Eingriffe im Bereich des Uterus. So wird beschrieben, daß in etwa der Hälfte aller Fälle einer Kombination von Placenta praevia mit Placenta accreta eine Entbindung durch Sectio caesarea vorausgegangen sei. Das wiederum bedeutet, daß der Geburtshelfer beim Zusammentreffen einer zurückliegenden Sectio caesarea und einer aktuellen Placenta praevia an die Möglichkeit einer Placenta accreta denken muß. Weitere Ursachen für eine Placenta accreta können sein:

– vorausgegangene Kürettagen und manuelle Plazentalösungen,
– zurückliegende Endometritis,
– rasche Schwangerschaftsfolge,
– Implantation an den Tubenostien oder zervikal,
– submuköse Myome,
– Uterusfehlbildungen,
– andere Uterusoperationen.

Im Verlauf der Schwangerschaft wird die Plazentationsstörung nur dann apparent, wenn z. B. bei einer Placenta percreta – immerhin etwa 7% aller Plazentationsstörungen – Infiltrationen in die Blase oder in den Darm zu Blutungen in bzw. aus diesen Organen heraus führen. Ansonsten ist der Schwangerschaftsverlauf in der Regel nicht auffällig. Erst kurz vor und unter der Geburt kann die Plazentationsstörung dann unterschiedlichste Krankheitsbilder vortäuschen, wie im geschilderten Fall die Symptomatik einer partiellen vorzeitigen Lösung. Weitere Erscheinungsformen sind:

– Placenta praevia,
– Plazentaretention ohne Blutung,
– postpartale Blutung,
– Atonie,
– Gerinnungsstörungen,
– Uterusruptur,
– Penetration in Nachbarorgane.

Therapie

Die heute verfügbaren Prostaglandine machen die konservative Therapie oder zumindest den Versuch eines konservativen Vorgehens bei schweren Hämorrhagien in der Geburtshilfe möglich. Neben der systemischen Gabe hat sich die lokale Applikation von Prostaglandin $F_{2\alpha}$ bewährt. Zur Therapie der Atonie erscheint es besonders geeignet, da es neben einer Tonisierung des Myometriums auch eine ausgeprägte Vasokonstriktion bewirkt. Der Versuch des uteruserhaltenden Vorgehens wurde im geschilderten Fall unternommen und weiter verfolgt in Kenntnis des Vorgehens bei ektopen intraabdominalen Graviditäten. In vielen Fällen verbleiben hier Plazentareste in blutreichen Organen. In der Regel kommt es dadurch in der Folgezeig nicht zu Komplikationen. Das Plazentagewebe degeneriert und wird demarkiert.

Der Versuch der Blutstillung mit Hilfe von Prostaglandinen – systemisch oder lokoregionär appliziert – sollte unseres Erachtens auch dann unternommen werden, wenn kein Kinderwunsch mehr besteht. Durch die Prostaglandinapplikation kann wertvolle Zeit gewonnen werden. Die Patientinnen können sorgfältiger auf einen größeren Eingriff vorbereitet werden. Maßnahmen zur Infektionsprophylaxe, aber auch zur Verhinderung einer Verbrauchskoagulopathie können im blutungsarmen Intervall getroffen werden. Wir haben aufgrund unserer Erfahrung den Eindruck, daß ohne den Einsatz von Prostaglandinen ein uteruserhaltendes Vorgehen nicht möglich ist.

Die beschriebene Plazentationsstörung hat in der Regel eine akute vital gefährdende Blutung zur Folge. Gerade beim Vorliegen der genannten anamnestischen Faktoren muß an die Möglichkeit einer Placenta increta gedacht werden, bei der die manuelle Lösung nicht gelingt und innerhalb weniger Minuten lebensrettende Maßnahmen getroffen werden müssen.

Literatur

1. Clark SL, Koonings PP, Phelan JP (1985) Placenta previa/accreta and prior cesarean section. Obstet Gynecol 66:89
2. Fritzsch W (1968) Zur Morphologie und Klinik der Placenta increta. Zentralbl Gynäkologie 9
3. Harer WB (1956) Placenta accreta: report of eight cases. Am J Obstet Gynecol 72:1309
4. Heinzl S, Hendry M (1986) Die Behandlung der postpartalen Atonie mit Prostaglandinen. Z Geburtshilfe Perinat 190:92–94
5. Irving FC, Hentig AT (1937) Conservative treatment of premature separation of normally implant placenta. Surg Gynecol Obstet 64:178
6. Kistner RW, Hertig AT, Reid DE (1952) Simultaneously occuring placenta previa and placenta accreta. Surg Gynecol Obstet 94:141
7. Millar WG (1961) A clinical and pathological study of the placenta accreta. J Obstet Gynaecol Br Emp 68:270
8. Read JA, Cotton DB, Miller FC (1980) Placenta accreta: changing clinical aspects and outcome. Obstet Gynecol 56:31
9. Sumawong V, Nondasuta A, Thanapath S, Budthimedhec V (1966) Placenta accreta: a review of the literature and a summary of 10 cases. Obstet Gynecol 27:511
10. Weekes LR, Gneig LB (1972) Placenta accreta: a twenty-year review. Am J Obstet Gynecol 113:76
11. Zahradnik HP, Steiner H, Hillemanns HG, Breckwoldt M, Ardelt W (1977) Prostaglandin-$F_{2\alpha}$- und 15-Methyl-Prostaglandin-$F_{2\alpha}$-Anwendung bei massiven uterinen Blutungen. Geburtshilfe Frauenheilkd 37:493–495

1.3 Schnittentbindung

1.3.1 Historisches zur Sectio caesarea

W. Stoll (Aarau)

Die Anfänge der Schnittentbindung verlieren sich in der menschlichen Frühgeschichte und der Mythologie. Cajus Plinius Secundus Major, der beim Vesuvausbruch im Jahre 79. n. Chr. starb, nennt im 7. Buch seiner Historia naturalis zwei berühmte Männer, die aus dem Leibe ihrer Mütter herausgeschnitten worden seien, nämlich Scipio Africanus, den Besieger Hannibals 237 v. Chr., und den Heerführer Manilius, der mit großer Tapferkeit in Karthago eindrang. Caesones (a caeso utero), Herausgeschnittene, wurden solche Menschen genannt. Zumindest an der Toten war die Schnittentbindung in der Antike kein unbekannter Eingriff [2, 11]. Ob der Begriff Caesones mit dem Namen des römischen Feldherrn Julius Caesar in Verbindung steht, ist sehr fraglich, denn es gilt als historisch gesichert, daß Caesars Mutter im Jahre 48 n. Chr., als ihr Sohn den Gallischen Krieg führte, noch lebte [2, 11]. Auf den sagenhaften zweiten König von Rom, Numa Pompilius (715 v. Chr.?), soll der im 6. Jahrhundert n. Chr. in der Lex regia des Kaisers Justinian verankerte Erlaß zurückgehen, daß eine verstorbene schwangere Frau nicht bestattet werden durfte, bevor nicht das Kind aus ihrem Leib geschnitten worden war [2, 9]. Die katholische Kirche des Mittelalters artikulierte dieses Gebot in strenger Weise, denn das noch lebende Kind sollte der Gnade der Taufe teilhaftig werden. 1280 ermahnte das Konzil zu Köln die Hebammen, der toten Mutter ein Holz in den Mund zu stecken, damit das Kind noch Luft bekäme (Abb. 1) [2]. Aus dem Mittelalter sind zahlreiche Namen bekannt, deren Träger dem Kaiserschnitt ihr Leben verdanken sollen. Frühgeborene vornehmer Geschlechter wurden in den Bäuchen frisch geschlachteter Schweine und Kälber aufgezogen.

Das 16. Jahrhundert bringt die Begründung und Einführung der Schnittentbindung an der Lebenden. Nur zwei Namen seien genannt. Um 1500 soll der Pferde- und Schweineschneider Jakob Nufer aus Siegershausen in der Nähe des Bodensees seiner eigenen hochschwangeren Frau, die von 13 Hebammen und etlichen Steinschneidern nicht entbunden werden konnte, mit Bewilligung des Obervogts zu Frauenfeld höchst persönlich den Leib eröffnet haben [10]. François Rousset, ein reiner Theoretiker, nannte Indikationen zur Schnittentbindung und vertrat die Auffassung, den Uterus nicht zu nähen, da sich die Schnittwunde wegen der großen Retraktionskraft des Myometriums von selbst schließen würde. Diese Irrlehre – 1581 niedergeschrieben – hat Schule gemacht, und es dauerte genau 300 Jahre, bis sie überwunden war. Als Franzose prägte Rousset den Begriff „section caesarienne", an sich ein Pleonasmus. Bauhin, der die Schrift ins Lateinische übersetzte, gab die Bezeichnung „Sectio caesarea" wieder. Das deutsche

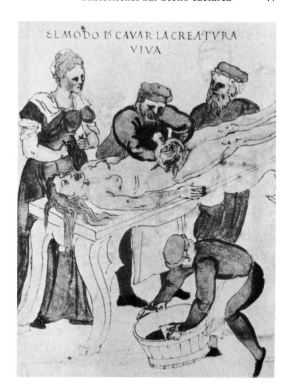

Abb. 1. Kaiserschnitt an der toten Frau, 1510. Eine Hebamme hält den Mund der Toten offen, damit das Kind nicht ersticken soll [5]

Wort „Kaiserschnitt" erscheint erstmals in einer Schrift von Christoph Völter in Stuttgart rund 100 Jahre später, 1679 [2, 10].

Die erste *historisch verbürgte* Schnittentbindung in Deutschland an der Lebenden wurde am 22. April 1610 durch den Wittenberger Scherer und Chirurgen Jeremias Trautmann bei der Ehefrau des Böttchers Martin Opitz vorgenommen. Hierüber liegt ein genaues Operationsprotokoll von Professor Daniel Sennert vor. Nachdem kaum noch Zweifel an der völligen Genesung der Wöchnerin bestanden, starb diese plötzlich am 16. Mai nachmittags um 4 h [2, 10]. Meister des Fachs im 17. Jahrhundert wie François Mauriceau und Hendrick van Deventer verwarfen die Schnittentbindung an der Lebenden unumwunden. Der Helmstedter Chirurg Lorenz Heister empfahl, die Sectio nur in Königs- und Fürstenhäusern vorzunehmen, da es – wie er schreibt – um die Erben geht, auch wenn die Mutter das Zeitliche segnen muß [2]. Auch im 18. Jahrhundert blieben die Resultate trostlos (Abb. 2).

Erst ab Mitte des 19. Jahrhunderts stellte sich die Morgenröte ein. Nach erfolgreicher Anwendung von Äther in seiner Zahnarztpraxis bat William Thomas Green Morton den berühmten Bostoner Chirurgen John Collins Warren, das neue Anästhesieverfahren in einer Operation zu versuchen. Der berühmte Eingriff fand am 16. Oktober 1846 im Massachusetts General Hospital in Boston statt und war ein voller Erfolg [1, 6]. Bereits ein Jahr später führte der Edinburger Geburtshelfer Sir James Young Simpson das Chloroform als Anästhetikum ein.

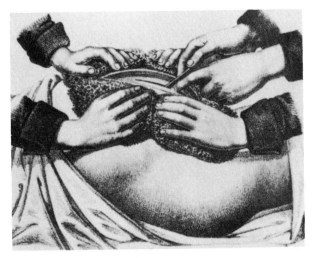

Abb. 2. Ausführung des Kaiserschnitts. Anfang 19. Jahrhundert [5]

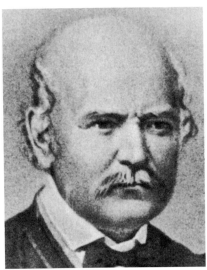

Abb. 3. Ignaz Philipp Semmelweis (1818–1865)

Chloroform wurde sehr beliebt und verdrängte zeitweise fast den Äther als wichtigstes Narkosemittel [1]. Die Intubationsnarkose ist erst knappe 50 Jahre alt.

Die Geschichte der modernen Asepsis beginnt mit einer tragischen Gestalt. Nahezu eine Generation vor dem Triumph der modernen Chirurgie entdeckte ein unbekannter Geburtshelfer den Schlüssel zum Kindbettfieber, das der Wundinfektion entspricht. Als er schließlich 10 Jahre nach seiner ursprünglichen Entdeckung sein Buch *Die Aetiologie, der Begriff und die Prophylaxis des Kindbettfiebers* 1861 vollendete, nahm die Fachwelt kaum Notiz davon. Die Gleichgültigkeit und Ablehnung seiner Vorgesetzten und Kollegen trieben den brillanten, gefühlsbetonten und sensiblen Mann schließlich in den Zusammenbruch. Dieser Mann, wahrscheinlich der wertvollste Exponent der neuen Wiener Schule, war der Ungar Ignaz P. Semmelweis (Abb. 3) [1, 6].

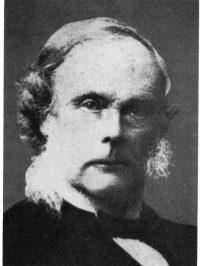 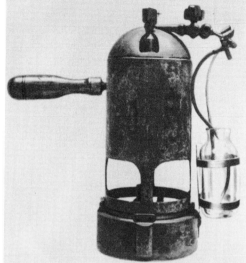

Abb. 4. Joseph Lister (1827–1912)   Abb. 5. Karbolsäuresprüher nach Lister

Zwei Jahrzehnte nach der Einführung der Narkose wurde das Problem der Wundinfektion erneut aufgegriffen. Anders als Semmelweis erfreute sich Joseph Lister (Abb. 4) der Vorteile einer angesehenen Position in Glasgow und eines geistigen Klimas, das bereits durch Arbeiten über Infektion und Keime vorbereitet war. Überdies verstand er, seine Ansichten einfach und verständlich darzulegen, und verfügte über einen Gleichmut, der ihm erlaubte, seinen Weg unbeirrt von Kritik weiterzugehen. Während Pasteur durch Hitze sterilisierte, besprühte Lister den Patienten bei der Operation mit Karbolsäure, um die Bakterien zu töten, bevor sie sich in der Wunde ausbreiten konnten (Abb. 5) [1, 6]. William Stuart Halsted fällt das Verdienst zu, das Tragen von Gummihandschuhen bei Operationen zu Beginn unseres Jahrhunderts eingeführt zu haben. Gesichtsmasken kamen erst später auf [1, 6, 12].

In technischer Sicht läßt sich die Geschichte des Kaiserschnitts in 3 zeitlich allerdings recht unterschiedliche Perioden einteilen:

Die erste Phase dauerte von der Antike bis zum 21. Mai 1876.

Am 21. Mai 1876 führte Edoardo Porro (Abb. 6) bei der 25jährigen, schwer rachitischen Julia Covallini im Ospedale San Matteo zu Pavia die Schnittentbindung mit supravaginaler Uterusamputation in Chloroformnarkose durch. Der Gedanke, die Ursache der tödlichen Blutung und Peritonitis zu eliminieren, d. h. den Uterus nach der Entwicklung des Kindes zu entfernen, geht auf Philipp Michaelis 1809 zurück. Porro schnitt den Uterus am Fundus ein und spaltete abwärts bis zum Gebärmutterhals. Die Blutstillung gelang nicht. Porro eventrierte den Uterus, legte eine Drahtschlinge (Abb. 7) über den Uterus und führte sie bis zum Zervixbereich herab. Er zog die Spindel an, aber die Schlinge fand keinen Halt. Er lockerte sie, umgriff auch das linke Ovar, jetzt griff die Schlinge, und die Blutung kam zum Stillstand. Porro zog den Zervixstumpf vor die Bauchdecken

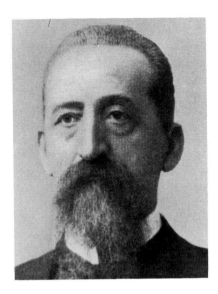

Abb. 6. Edoardo Porro (1842–1902)

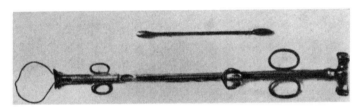

Abb. 7. Der von Porro verwendete Schlingenträger [7]

und fixierte ihn hier. Julia Covallini überlebte. Die Operationstechnik hielt Porro in seiner Schrift „Dell'amputazione utero-ovarica come complemento di taglio caesareo" 1876 fest [7, 12]. Die Müttersterblichkeit konnte auch mit dieser Methode nicht wesentlich gesenkt werden. Zeitgenössische Angaben schwankten zwischen 50 und 60%. Die Achillesferse lag abgesehen von der Verstümmelung in der schwierigen Extraperitonealisierung des Zervixstumpfes.

Die zweite Periode der Sectiotechnik dauerte von Porros Operation bis zum 25. September 1881 und die dritte schließlich bis zur Gegenwart.

Am 25. September 1881 führte Adolph Ferdinand Kehrer, Ordinarius in Heidelberg (Abb. 8), im kleinen Odenwalddorf Meckesheim bei einer zwerghaften rachitischen Frau unter primitivsten Umständen eine Schnittentbindung durch und *schloß* dabei die klaffende Uteruswunde. Mutter und Kind überlebten. Ein Jahr später publizierte er sein Verfahren im *Archiv für Gynäkologie* unter dem Titel: „Ueber ein modificirtes Verfahren beim Kaiserschnitte." Er inzidierte quer und beschrieb eine dreischichtige Nahttechnik: Muskelnaht, Serosa-Muskel-Naht und deckende Adaptation der Plica vesicouterina. Als Nahtmaterial diente Karbolseide [5, 7].

Auch Max Sänger, Oberarzt bei Credé in Leipzig (Abb. 9), machte sich um die dreischichtige Naht verdient. Beide Autoren arbeiteten unabhängig voneinander,

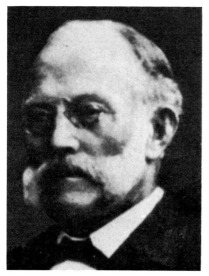
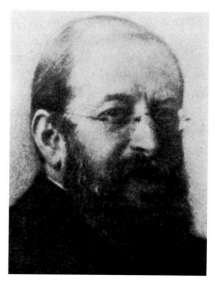

Abb. 8. Adolph Ferdinand Kehrer (1837–1914)   Abb. 9. Max Sänger (1853–1903)

stimmen aber in wesentlichen Punkten überein. Sänger faßte seine Empfehlungen in seiner Habilitationsschrift „Der Kaiserschnitt bei Uterusfibromen nebst vergleichender Methode der Sectio caesarea und der Porro-Operation" 1882 zusammen. Er empfahl den vorderen Medianschnitt und die subperitoneale Resektion eines Randstreifens der Muscularis. Durch dieses Vorgehen wollte er breit adaptierbare Muskelränder und einen Überschuß an Serosa gewinnen, wodurch eine bessere Abschlußmöglichkeit erzielt werden sollte. Außerdem legte er Wert darauf, die Dezidua bei der Naht nicht mitzufassen. Als Nahtmaterialien verwendete er karbolisierte oder jodoformisierte Seide und Silberdraht [5, 7].

Weitere Arbeiten zu Beginn unseres Jahrhunderts mit Versuchen, extraperitoneal an den Uterus heranzukommen oder die Peritonealhöhle vor der Uterotomie abzuschließen, sind mit den Namen Frank, Krönig, Sellheim, Latzko, Bumm, Doederlein verbunden. Dabei setzte sich die tiefe Querinzision des Uterus definitiv durch. Die Ergebnisse der neuen Verfahren waren ermutigend (Tabelle 1) [5, 7]. Hatte Porro den gordischen Knoten durchschlagen, kommt Kehrer, Sänger und auch anderen das Verdienst zu, ihn tatsächlich aufgeknüpft zu haben.

Tabelle 1. Mütterliche und kindliche Mortalitäten Ende 19./Anfang 20. Jahrhundert

	Mütterlich [%]	Kindlich [%]	Literatur
1878	53		
1887	28	8	Credé (50 Fälle)
1901	25	22	Truzzi
1928	4,2		Winter (4450 Fälle)
1938	3,2		Naujoks (7024 Fälle)

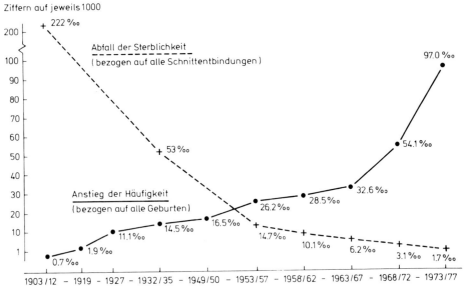

Abb. 10. Hamburger Landesstatistik. Schnittentbindungen, mütterliche Sterblichkeit [4]

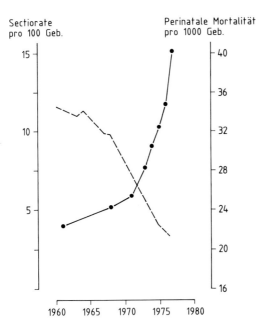

Abb. 11. Sectiofrequenz (=) und perinatale Mortalität (═). Sammelstatistik aus den USA [3]

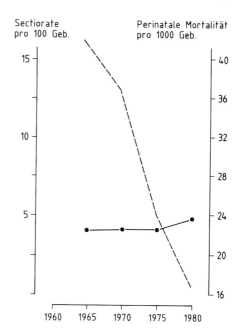

Abb. 12. Sectiofrequenz (−) und perinatale Mortalität (══) aus dem National Maternity Hospital Dublin [8]

Zum Erfolg der modernen Kaiserschnittechnik trug eine Reihe Errungenschaften der vergangenen Jahrzehnte bei. Zu nennen sind die perfektionierte Aseptik, die Einführung der Chemotherapeutika und Antibiotika, die Bluttransfusion und die Blutersatzstoffe, neue Anästhesieverfahren, neue Nahtmaterialien, moderne diagnostische Verfahren in der Geburtshilfe und basierend darauf ein prospektiv orientiertes geburtshilfliches Denken. In eindrücklicher Weise zeigt die Hamburger Landesstatistik die Entwicklung der Sectiofrequenzen und der mütterlichen Mortalität in unserem Jahrhundert (Abb. 10) [4].

Heute ist die mütterliche Mortalität bei der Schnittentbindung in den 1‰-Bereich abgesunken. Gleichzeitig hat die kindliche perinatale Mortalität die 1%-Grenze erreicht und da und dort schon unterschritten. Es sei zum Schluß auf den eigenartigen Tatbestand hingewiesen, daß es offensichtlich möglich ist, die kindliche Mortalität sowohl mit schwindelerregend ansteigenden (Abb. 11) [3] als auch mit gleichbleibenden (Abb. 12) [8] Sectiofrequenzen zu senken.

Literatur

1. Ackerknecht EH (1967) Kurze Geschichte der Medizin. Enke, Stuttgart
2. Bailer P (1978) Aus der Geschichte des Kaiserschnitts. Geburtshilfe Frauenheilkd 38:334–341
3. Bottoms SF, Rosen MG, Sokol R (1980) The increase in the cesarean birth rate. N Engl J Med 302:559–563
4. Dietel H, Keding G (1980) Müttersterblichkeit – was brachte uns die Senkung? Ergebnisse der Hamburger Landesstatistik 1973–1977. Geburtshilfe Frauenheilkd 40:487–495
5. Levens HE, Sinz H (1972) Die künstliche Geburt. Goldmann, München
6. Lyons AS, Petrucelli RJ (1978) Medicine. An illustrated history. Abrams, New York

7. Müller C (1952) Die Schnittentbindung seit der Einführung der Porroschen Operation (1876). Ciba-Zeitschrift 11:4727–4735
8. O'Driscoll K, Foley M (1983) Correlation of decrease in perinatal mortality and increase in cesarean section rates. Obstet Gynecol 61:1–5
9. Quecke K (1952) Der Kaiserschnitt an der Toten. Ciba-Zeitschrift 11:4711–4716
10. Quecke K (1952) Der Kaiserschnitt an der Lebenden. Ciba-Zeitschrift 11:4717–4725
11. Quecke K (1952) Notizen zum Thema. Die Bezeichnung „Kaiserschnitt". Ciba-Zeitschrift 11:4735–4736
12. Thorwald J (1956) Das Jahrhundert der Chirurgen. Steingrüben, Stuttgart

1.3.2 Primäre, sekundäre und Resectio

G. de Gregorio (Freiburg)

Häufigkeit

Das Ansteigen der Sectiofrequenz über die letzten zwei Dekaden beunruhigt die Geburtshelfer. Dieses Phänomen ist ein internationales Problem (Abb. 1) [5]. Es ist aber auch in der Bundesrepublik zu beobachten.

In der Vorbereitung zu unserem 3. Geburtshilflichen Kolloquium haben wir an eine große Zahl geburtshilflicher Kliniken in der Bundesrepublik einen Fragebogen zur Sectiofrequenz und deren Indikationen gesandt. Erfreulicherweise antworteten uns 414 Kliniken.

Die durchschnittliche Sectiofrequenz dieser 414 Kliniken für das Jahr 1986 betrug 14,3%, mit einer Spannweite von 0 bis 39%. Man erkennt eine nur geringe Zunahme der Frequenz bei den größeren Kliniken, jedoch eine deutlich höhere Rate an den Universitätskliniken mit 20,8%. Hier hat sicherlich die *Konzentration des Risikos* eine große Bedeutung.

In die Universitätskliniken mit ihrer großen technischen, apparativen Ausstattung, mit ihren diagnostischen und intensivtherapeutischen Möglichkeiten kommen mehr Risikofälle und häufig sekundäre Klinikeinweisungen bei Auftreten von Problemen. Umgekehrt wird eine Frau mit normaler Schwangerschaft

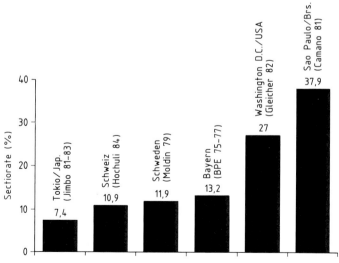

Abb. 1. „Moderne" Sectiofrequenzen

Tabelle 1. Sectiofrequenzen in der BRD (Stand 86/87)

Geburtenzahl	n	x̄ [%]	Range [%]
	414	14,3	0–39
< 500	108	14,3	
500–1000	217	14,1	
1001–1500	54	14,0	
1501–2000	23	15,7	
> 2000	8	15,3	
Uni-Kliniken	22	20,8	9,4–39

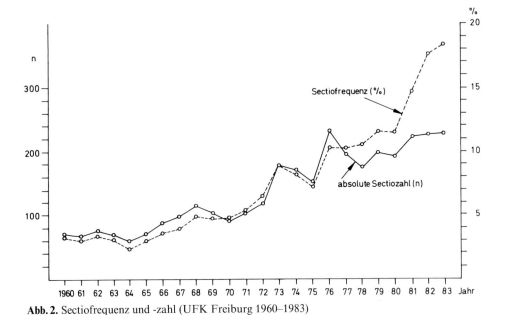

Abb. 2. Sectiofrequenz und -zahl (UFK Freiburg 1960–1983)

und problemlosem Verlauf nicht unbedingt diese hochtechnisierten Kliniken zur Geburt aufsuchen (Tabelle 1). Der Anstieg der Kaiserschnittzahlen ist auch ein Problem an der Universitäts-Frauenklinik Freiburg (Abb. 2), wobei hier in den letzten 4–5 Jahren die Kaiserschnittzahl konstant blieb und nur die Häufigkeit im Verhältnis zur Geburtenzahl ansteigt, also auch hier wieder ein Hinweis auf die Risikokonzentration.

Ursachen, Indikationen

Über die Gründe der Zunahme des abdominal operativen Entbindungsweges scheint Klarheit zu bestehen. So sind es vor allem kindliche und präventive Indikationen, die diese Zunahme bestimmen [4]. Andere Zusammenhänge sind aber

Tabelle 2. Sectiorate (%) in Abhängigkeit vom sozio-ökonomischen Status in Südbrasilien. (Nach Lins u. Janowitz 1982)

	Privat- klinik $n=329$	Sozialversiche- rungsklinik $n=5272$	Lehr- anstalten $n=791$	Gesamt $n=6392$
Sectio allein	53,5	29,3	16,4	33,06
Sectio und Tubenligatur	21,6	12,8	5,7	13,36
Gesamt	75,1	42,1	22,1	46,42

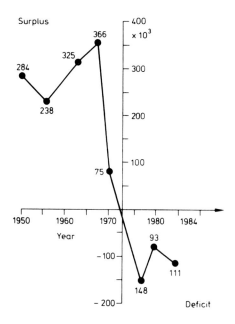

Abb. 3. Geburtenrate BRD 1950–1984, im Verhältnis zur Sterberate dargestellt

noch unklar. Gibt es z. B. soziologische Faktoren (Tabelle 2)? Untersuchungen aus Brasilien und Schweden zeigen einen deutlichen Zusammenhang zwischen hohen Sectiofrequenzen und zunehmendem Sozialstatus [1, 5].

Gibt es epidemiologische Faktoren? Die Abb. 3 zeigt Geburten- und Sterberate in der Bundesrepublik Deutschland. Im Zeitalter modernster antikonzeptiver Maßnahmen und des therapeutischen Aborts ist jede Schwangerschaft mehr denn je geplant, damit aber auch frei zu halten von jeglichem Risiko.

Gibt es forensische Faktoren? Abbildung 4 zeigt die Anträge auf Schadensregulierung bei der Gutachterkommission der Ärztekammer Südbaden in Freiburg bezüglich sämtlicher medizinischer Fachbereiche (H. Striegan 1987, persönl. Mitteilung). Man erkennt eine deutliche Zunahme in den letzten Jahren.

Tabelle 3 zeigt die Indikationen zum Kaiserschnitt an der Universitäts-Frauenklinik Freiburg, getrennt für die Jahrgänge 1970–1981 sowie 1982–1985, für primäre Kaiserschnitte und Resectiones. Man erkennt bei den primären Kaiserschnitten den erheblichen Einfluß der Beckenendlagenindikation: An der Univ.-

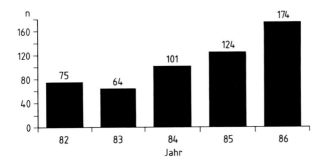

Abb. 4. Zahl der Anträge auf Schlichtung bei der Gutachterkommission der Ärztekammer Südbaden 1982–1986. (Striegan, persönl. Mitteilung, 1987)

Tabelle 3. Sectioindikationen KFK Freiburg 1970–1985

	70–81 ($n=2024$) [%]	82–85 ($n=794$) [%]
Erstsectio		
1. Drohende Asphyxie	35,2	33,6
2. BEL	33,0	27,7
3. Rel. Mißverhältnis	19,2	15,5
4. Protrahierte Geburt	14,9	15,5
Resectio		
1. Rel. Mißverhältnis	38,9	29,6
2. Z. n. Sectio	33,8	61,4
3. Drohende Asphyxie	14,5	22,2
4. BEL	11,2	16,9
5. VBS	9,9	13,2
Primäre Sectio		
1. BEL	34,2	37,1
2. Drohende Asphyxie	26,1	23,6
3. Rel. Mißverhältnis	19,3	14,3
4. VBS	15,5	12,9
5. Z. n. Sectio	8,8	18,4
6. Gestose	7,2	11,3
7. Frühgeburt	–	14,1
Sekundäre Sectio		
1. Drohende Asphyxie	40,7	39,3
2. Protrahierte Geburt	34,6	35,9
3. Rel. Mißverhältnis	29,8	27,9
4. Lage- und Einstellungsanomalien	11,7	20,7

Frauenklinik Freiburg werden alle Erstgebärenden mit Beckenendlage per Kaiserschnitt entbunden. Dieser Faktor nimmt in den letzten Jahren eher noch leicht zu. Die Indikation „relatives Mißverhältnis" nimmt sowohl bei den primären Sectiones als auch isoliert für die Resectiones betrachtet deutlich ab. Dies hat seinen Grund sicherlich darin, daß alle Frauen, die an der Univ.-Frauenklinik in Freiburg unter der Diagnose eines relativen Mißverhältnisses entbunden wurden, im Wochenbett oder vor der nächsten Geburt eine Röntgenpelvimetrie erfahren. Die

Röntgenaufnahmen werden dann in einem interdisziplinären Kolloquium besprochen. So gelang es uns, bei Zustand nach Sectio wegen relativen Mißverhältnisses großzügiger mit dem Versuch der vaginalen Entbindung zu verfahren. Auch die Indikation „vorzeitiger Blasensprung" zeigt eine Abnahme, seitdem wir unsere Schwangeren mit Nativabstrich kontrollieren und überwachen. Damit wurde ein großer Anteil an Unsicherheit ausgeräumt. Die Sectioindikation „Gestose" hat zugenommen, dies vor allen Dingen aufgrund schwerer mütterlicher Bedrohungen, vor allem im Rahmen des Hellp-Syndroms. Die Frühgeburtlichkeit – im Zeitraum 1970–1981 noch nicht als spezielle Indikation aufgeführt – macht 1982–1985 14,1% aller Kaiserschnittindikationen aus.

Mütterliches Risiko

Genaue Angaben über die mütterliche Mortalität nach Kaiserschnitt zu machen, ist sehr schwierig. Zum einen sind Erfassungen über Sterberegister nur unvollständig, in vielen Fällen liegt nicht einmal ein Obduktionsbericht zugrunde. Zum anderen muß selbstverständlich genau unterschieden werden zwischen dem Todesfall nach Sectio und dem durch den Kaiserschnitt selbst bedingten Todesfall. Tabelle 4 zeigt, daß die durch die Operation selbst bedingte Sterblichkeit deutlich niedriger liegt als die Gesamtsterblichkeit nach Kaiserschnitt. Zu beachten ist, daß trotz steigender Sectiofrequenzen die mütterliche Gesamtmortalität in den letzten Jahren weiterhin abnimmt [1, 8].

An der Universitäts-Frauenklinik Freiburg haben wir bei 2818 Kaiserschnitten der Jahre 1970–1985 2 mütterliche Todesfälle beobachtet. Bei einem ergab die Obduktion eine Fruchtwasserembolie (1970). Die zweite Patientin verstarb an einem dekompensierten Mitralvitium, also nicht eigentlich operationsbedingt (1984).

Mütterliche Morbidität

Die mütterliche Morbidität im Wochenbett nahm während der Periode 1970–1981 an der Univ.-Frauenklinik Freiburg ab [3] (Abb. 5). Aus unserer Perinatalerhebung Baden-Württemberg für die Jahre 1982–1985 betrug die mütterliche Morbidität im Wochenbett für alle Kaiserschnitte (Fieber 2 Tage >38°, Sekundärnaht, tiefe Thrombose, Embolie, sonstige schwere Komplikationen) 5,8%, die Morbiditätsrate für die Spontangeburten lagen bei 2,0%, für die vaginal opera-

Tabelle 4. Mütterliche Sterblichkeit nach Sectio in der neueren Literatur

	Gesamttodesfälle pro Kaiserschnitt [‰]	Sectiobedingte Todesfälle [‰]
Rubin/USA (81)	1	0,6
Moldin/Schweden (84)	0,2	0,13
Welsch/BRD (86)	0,5	0,2

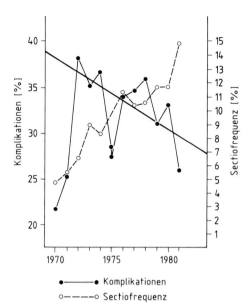

Abb. 5. Sectiofrequenz und -komplikationen UFK Freiburg 1970–1981

	Komplikationsrate [%]
Mehrlinge	n = 38 (55.1%)
mehr als 12 vag. Unters.	n = 8 (53.3%)
starkes Untergewicht	n = 12 (49.8%)
starkes Übergewicht	n = 41 (45.1%)
Blasensprung > 10 h	n = 130 (40.9%)
HWi in der Schwangerschaft	n = 47 (40.2%)
Z.n. Kompl. bei vorang. Geburt	n = 10 (40.0%)
Cerclage	n = 53 (39.8%)
Alter >40 J.	n = 43 (38.4%)
Spätgestose	n = 163 (38.4%)
Blutung n. d. 28. SSW	n = 29 (37.7%)
Geburtsdauer > 10 h	n = 83 (37.4%)
Alter < 21 J.	n = 41 (35.0%)
Erst-Sectio	n = 1639 (33.5%)
Diabetes mellitus	n = 22 (31.4%)
Resectio	n = 385 (24.9%)

Gesamt-Komplikationsrate 31.9%, n = 2024

Abb. 6. Risikofälle mit erhöhter mütterlicher Komplikationsrate im Zustand nach Sectio UFK Freiburg 1970–1981

tiven Entbindungen bei 6,0%. Wichtig ist es, bei der Einschätzung der mütterlichen Morbidität auch Risikofaktoren zu kennen. Wir haben bei einer Analyse der Morbiditätsfälle aus den Jahren 1970–1981 Risikofaktoren eruieren können [3] (Abb. 6). Es waren dies zum einen schwangerschaftsabhängige Faktoren wie Mehrlinge, Cerclage, Gestose (aber interessanterweise nicht der Diabetes), zum

anderen persönliche Faktoren der Patientin (Über- oder Untergewicht, Alter
>40 Jahre) sowie die verlängerte Geburtsdauer und die lange Latenz des Blasensprungs.

Kindliche Morbidität

Kindliche Mortalität und Morbidität sind bezüglich der Vergleichbarkeit mit den
Spontangeburten schwer einzuschätzen, da ganz unterschiedliche Kollektive vorliegen. Trotzdem haben wir in Tabelle 5 einmal kindliche Morbiditätsfaktoren (5-min-Apgar, pH der Nabelschnurarterie) für Geburten der Jahre 1982–1985 aus
der Perinatalerhebung erfaßt. Es zeigt sich – wie auch aus der Literatur bekannt –,
daß Kinder nach Kaiserschnitt einen schlechteren Apgar haben. Dies ist aber
auch sicherlich abhängig von der Entwicklungsdauer des Kindes. Aus unserer
Analyse von über 2000 Kaiserschnitten der Jahre 1970–1981 konnten wir zeigen,
daß zu rasche oder zu langsame Entwicklung beim Kaiserschnitt schlechtere Apgarwerte produziert, dies wohl in Zusammenhang auch mit der Narkose [2]
(Abb. 7). Die Azidoserate war bei den Spontangeburten am niedrigsten, sie lag für

Tabelle 5. Kindliche Morbidität (%) in Abhängigkeit vom Gesamtmodus (KFK Freiburg 1982–85)

	Spontan	Vag. op.	Sectio	Erst-sectio	Re-sectio	Prim. Sectio	Sek. Sectio
5-min-Apgar <7	1,2	0,8	12,1	13,6	7,9	12,3	11,8
pH-Na <7,10	2,2	10,9	3,4	4,0	1,5	2,9	4,2
pH-Na <7,00	0,4	1,7	0,9	1,2	–	0,9	0,9
Verlegungsrate	11,8	15,5	36,3	39,2	27,0	42,1	26,2

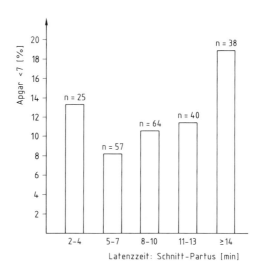

Abb. 7. 5-min-Apgar und Latenzzeit zwischen Schnitt und Partus. (UFK Freiburg 1970–1981)

die Kaiserschnitte etwas schlechter, vor allen Dingen für sekundäre Kaiserschnitte, die höchste Azidosefrequenz zeigten die vaginal operativen Entbindungen.

Zusammenfassung

- Durch Risikokonzentration an großen Kliniken ist eine Sectiofrequenz von 15–20% nicht zu vermeiden.
- Zu beachten ist, daß die Höhe der Sectiofrequenz nicht nur von rein medizinischen Faktoren abhängig ist.
- Die Frage der mütterlichen Mortalität muß offenbleiben. Soweit beurteilbar, scheint jedoch der Anstieg der Sectiofrequenz keine Zunahme der mütterlichen Gesamtsterblichkeit zu bewirken.
- Die mütterliche und kindliche Morbidität ist kalkulierbar. Sie war für unsere Klinik in den letzten Jahren vergleichbar mit vaginal operativen Entbindungen. Das Erkennen von Risikofaktoren läßt evtl. eine weitere Abnahme zu.

Danksagung. Mein besonderer Dank gilt Herrn Prof. Klar und Herrn Dr. Zaiß vom Institut für Medizinische Dokumentation und Statistik der Universität Freiburg, die mir bei der Auswertung der Daten wesentlich geholfen haben.

Literatur

1. Belfort P (1986) The rising rates of cesarean sections. In: Ludwig H, Thomsen K (eds) Gynecology and obstetrics. Proceedings of the XIth World Congress Berlin 1985. Springer, Berlin Heidelberg New York Tokyo, pp 306–310
2. Graf V (1985) Kaiserschnittentbindung an der Universitätsfrauenklinik Freiburg i. Br. 1970–1981. Indikationen – Komplikationen – Kindliche Prognose. Dissertation, Albert-Ludwigs-Universität Freiburg i. Br.
3. de Gregorio G, Hillemanns HG (1985) Risikofaktoren für die mütterliche Morbidität nach Kaiserschnitt. In: Kaiser R (Hrsg) Klinische Forschung in der Gynäkologie und Geburtshilfe. XI. Akademische Tagung deutschsprachiger Hochschullehrer. Thieme, Stuttgart
4. de Gregorio, Hillemanns HG, Graf V (1984) Sectio-Bilanz 1970–1981. In: Dudenhausen JW, Saling E (Hrsg) Perinatale Medizin, Bd X. Thieme, Stuttgart, S 280–283
5. Hickl EJ (1986) Rising rates of cesarean sections: maternal and perinatal disadvantages. In: Ludwig H, Thomsen K (eds) Gynecology and obstetrics. Proceedings of the XIth World Congress Berlin 1985. Springer, Berlin Heidelberg New York Tokyo, pp 299–305
6. Lins FE, Janowitz B (1982) Operaçao cesariana no sudeste do Brasil. Femina 10:91
7. Moldin P, Hökegard KH, Nielsen TF (1984) Cesarean section and maternal mortality in Sweden 1973–1979. Acta Obstet Gynecol Scand 63:7–11
8. Petitti DB, Cefalo RC, Shapiro S, Whalley P (1982) In-hospital maternal mortality in the United States: time trends and relation to method of delivery. Obstet Gynecol 59:6–12
9. Rubin GL, Peterson HB, Rochat RW, McCarthy BJ, Terry TS (1981) Maternal death after cesarean section in Georgia. Am J Obstet Gynecol 139:681–685
10. Welsch H, Krone HA (1987) Sectio-mortalität in Bayern 1983–1986. Gynakol Rundsch 27 [Suppl 2]:127, 27 [Suppl 1]:1

1.3.3 Überlegungen zur Kaiserschnittfrequenz

W. Kleine (Freiburg)

Die Häufigkeit der abdominalen Schnittentbindung hat in den letzten Jahren und Jahrzehnten stetig zugenommen. So gibt die von Naujoks [1] veröffentlichte „Deutsche Kaiserschnittstatistik, 1938" eine Kaiserschnittfrequenz von 3,3% an. Diese seinerzeit wohl einzigartige Statistik beruht auf einer Befragung von 393 Kliniken mit 172 460 Geburten. Die von uns anläßlich des 3. Freiburger Kolloquiums im September 1987 durchgeführte Befragung ergab aus den Antworten von 414 geburtshilflichen Abteilungen eine durchschnittliche Sectiofrequenz von 14,3%. Auf die zunehmende Häufigkeit der abdominalen Schnittentbindung weltweit haben auch Notzon et al. 1987 hingewiesen [2]. Auffallend in dieser Arbeit sind vor allem die Unterschiede zwischen den einzelnen Ländern.

Sie schwanken zwischen 5% in der Tschechoslowakei und 18% in den USA. Eine persönliche Nachfrage bei großen geburtshilflichen Zentren der DDR ergab eine durchschnittliche Sectiofrequenz von 5–7%, was die regionalen Unterschiede allein im deutschsprachigen Raum belegt.

Vor diesem Hintergrund soll der Frage nachgegangen werden, worauf diese Zunahme der abdominalen Schnittentbindung zurückzuführen ist, ob sie weiter zunehmen wird oder ob es Möglichkeiten gibt, wieder häufiger vaginal zu entbinden. Es entsteht oft der Eindruck, daß die Senkung der Mortalität und Morbidität der abdominalen Schnittentbindung dem Geburtshelfer die Hemmung vor diesem Entbindungsmodus genommen hat, doch gilt festzuhalten, daß Mortalität und Morbidität des Kaiserschnitts immer noch etwa 5mal höher sind als die der Vaginalgeburt. Für die Entscheidung zur abdominalen Schnittentbindung kennen wir absolute und relative Indikationen. Die Zunahme der Kaiserschnittfrequenz und vor allem die regionalen Unterschiede sind im wesentlichen auf die Beurteilung der relativen Indikationen zurückzuführen. Im folgenden soll untersucht werden, inwieweit die unterschiedliche Bewertung einzelner Indikationen Einfluß auf die Kaiserschnittfrequenz nehmen kann und ob einer weiteren Entwicklung nach oben oder unten das Wort zu reden ist. Basis aller Diskussionen muß jedoch die optimale Behandlung von Mutter und Kind bleiben, um das Risiko – das „Restrisiko" – möglichst gering zu halten.

Absolute Kaiserschnittindikationen

Zu den klassischen absoluten Indikationen zur abdominalen Schnittentbindung zählen das absolute Mißverhältnis bei engem Becken, Geburtshindernisse durch intrapelvine Tumoren, Lageanomalien von Kind und Plazenta sowie die akute kindliche Asphyxie in der Eröffnungsperiode und weitere seltenere Ursachen. Man kann davon ausgehen, daß der Anteil dieser absoluten Indikationen im geburtshilflichen Kollektiv der letzten Jahre und Jahrzehnte konstant geblieben ist bzw. eher eine abnehmende Tendenz hat. Denn die früher beschriebene Beckenanomalien werden heute kaum noch beobachtet und z. B. intrapelvine Tumoren häufig während der Gravidität operativ entfernt. Ohne eine verläßliche Zahl angeben zu können, ist zu vermuten, daß eine absolute Kaiserschnittindikation in ca. 3% eines geburtshilflichen Kollektivs anzutreffen ist und 5% nicht übersteigt.

Relative Kaiserschnittindikationen

Die relativen Kaiserschnittindikationen sind in Tabelle 1 aufgelistet. Sie sind im wesentlichen für die Zunahme der abdominalen Schnittentbindung verantwortlich. Die Bedeutung der einzelnen Faktoren läßt sich zahlenmäßig nur z.T. erfassen, da diese Faktoren teils „Schulmeinungen" und einem breiten individuellen Entscheidungsspielraum unterliegen. Dies soll im folgenden erläutert werden.

Das relative Mißverhältnis

Dieser Begriff steht häufig im Zusammenhang mit einem protrahierten Geburtsverlauf, einer Dystokie oder einem vermuteten „großen Kind". Die Beurteilung des protrahierten Geburtsverlaufs für die Entscheidung zum Kaiserschnitt hängt eng mit der Frage zusammen, welche Geburtsdauer der Mutter und dem Neugeborenen zuzumuten ist. Hier ist in den letzten Jahren sicherlich ein Wandel eingetreten, durch den Entschluß zum Kaiserschnitt tagelang dauernde Geburten zu vermeiden. Andererseits kann eine Dystokie häufig durch eine entsprechende, gezielte Analgesie wie z.B. die Periduralanästhesie erfolgreich durchbrochen werden. Ein vermeintlich erforderlicher Kaiserschnitt kann so verhindert werden. Die klinische Untersuchung, gestützt durch die sonographische Fetometrie läßt gelegentlich die Kinder als zu groß erscheinen, weshalb prophylaktisch die Indikation zur primären Sectio gestellt wird, ohne daß der Versuch einer Vaginalgeburt unternommen wurde.

Tabelle 1. Relative Kaiserschnittindikationen

Relatives Mißverhältnis
 – Protrahierter Geburtsverlauf
 – Dystokie
 – Großes Kind

Drohende Asphyxie (Problem: Interpretation des Monitorings)

Frühgeburten

Mehrlinge

Beckenendlage

Virusinfektion (Herpes simplex)

Bei der Frage nach einer möglichen Verringerung der Kaiserschnittfrequenz muß der kritischeren Beurteilung der geburtshilflichen Situation besonders Rechnung getragen werden. Dies kann am Beispiel unseres Vorgehens beim „Zustand nach Sectio" erläutert werden: Im Jahre 1985 kamen in der Universitätsfrauenklinik Freiburg 90 Patientinnen zur Geburt, deren vorangegangene Entbindung durch Kaiserschnitt erfolgt war. Nach Ausschluß entsprechender Risiken konnten 35 Patientinnen vaginal entbunden werden. Hätte man sich primär auf den Standpunkt gestellt „einmal Sectio – immer Sectio", dann wäre auch bei diesen 35 Patientinnen ein Kaiserschnitt durchgeführt worden, was in der Jahresstatistik eine Erhöhung der Sectiofrequenz um 2% bedeutet hätte.

Drohende intrauterine Asphyxie

Die Zeichen einer drohenden Asphyxie stützen sich oft ausschließlich auf diskrete Veränderungen elektronischer Überwachungsparameter im CTG, die zu Fehlinterpretationen in zwei Richtungen führen können: Es wird ein Kaiserschnitt zuviel oder auch ein Kaiserschnitt zuwenig durchgeführt. Die Haftpflichtgutachten zeigen in der Regel nur Vorwürfe im letztgenannten Fall. Ohne Zweifel beeinflußt die schwierige Interpretation und die Fehlinterpretation des CTGs in hohem Maße die Sectiofrequenz. Es sollten deshalb entsprechend den Empfehlungen der Berliner Perinatalkongresse zumindest 2 Überwachungsparameter für eine Indikation zur Sectio caesarea vorliegen.

Frühgeburten und Mehrlinge

Bei der Geburtsleitung der Frühgeburt – insbesondere der frühen Frühgeburt und der Mangelgeburt – hat die abdominale Schnittentbindung in den vergangenen Jahren zunehmend an Bedeutung gewonnen. Bei einem Kindsgewicht unter 1 500 g wird der Kaiserschnitt häufig als routinemäßiges Entbindungsverfahren empfohlen. Diese Einstellung wird allerdings von Hochuli [3] nicht uneingeschränkt geteilt und kritisch in Frage gestellt. Der Einfluß der Kaiserschnittentbindung von Frühgeburten wirkt sich entscheidend auf die Sectiofrequenz aus. An der Universitäts-Frauenklinik Freiburg lag die Frühgeburtenrate 1986 bei knapp 16%. Geht man davon aus, daß 50–60% dieser Kinder durch Kaiserschnitt entwickelt wurden, so liegt der Anteil der Frühgeburten an der Gesamtsectiorate bei über 50%. Bei einem Vergleich stark voneinander abweichender Kaiserschnittfrequenzen einzelner Länder muß der unterschiedlichen Geburtsleitung der Frühgeburt besondere Beachtung geschenkt werden.

Der Geburtshelfer wird mit Mehrlingen – insbesondere Drillingen und Vierlingen – durch die Fortschritte in der Sterilitätsbehandlung häufiger konfrontiert, und es stellen sich hinsichtlich der Geburtsleitung dann ähnliche Probleme wie bei der Frühgeburt. Insgesamt beeinflußt der Anteil der Mehrlingsgraviditäten die Sectiofrequenz höchstens um knapp 1%, bei der perinatalen Mortalität schlägt diese Gruppe allerdings mit ca. 50% zu Buche.

Beckenendlagengeburt

Die Art der Beckenendlagenentbindung ist umstritten. Deshalb wurde im Rahmen der erwähnten Umfrage neben der Kaiserschnittfrequenz auch das geburts-

Tabelle 2. Leitung der Beckenendlagengeburt (Umfrageergebnis: 414 geburtshilfliche Abteilungen

Maßnahmen	I. Para	Mehrpara
Primäre Sectio	257 (62%)	16 (4%)
Versuch der Vaginalgeburt	127 (31%)	333 (80%)
Äußere Wendung	30 (7%)	65 (16%)

Tabelle 3. Sectiofrequenz in der BRD 1986 (Umfrageergebnis: 414 geburtshilfliche Abteilungen)

Klinikgröße	n	Sectiorate [%]	Min.–Max.
Gesamtkollektiv	414	14,3	0,0–39,0
< 500 Geburten	108	14,3	0,0–29,3
501–1000	217	14,1	4,9–39,0
1001–1500	54	14,0	5,0–26,3
1501–2000	23	15,7	10,1–26,2
>2000 Geburten	8	15,3	9,0–19,8
Univ.-Kliniken	22	20,8	9,4–39,0

hilfliche Vorgehen bei Beckenendlagen erfragt. 62% der Kliniken gaben an, bei Erstgebärenden mit Beckenendlage die primäre Sectio vorzuziehen, während 31% den Versuch der Vaginalgeburt unternehmen. 7% der befragten Kliniken versuchen, äußerlich zu wenden. Bei Mehrgebärenden hat sich die Meinung verschoben. Hier plädieren nur noch 4% der Geburtshelfer für eine primäre Sectio, während 80% die Vaginalgeburt und 16% eine äußere Wendung anstreben (Tabelle 2). Legt man die Häufigkeit von Beckenendlagen mit 3% aller Geburten zugrunde, so ergeben sich aufgrund des unterschiedlichen Verhaltens beim Management der Beckenendlage Schwankungen in der Sectiofrequenz von maximal 1–2%.

Geburtshilfliche Erfahrung

Ein häufig in Diskussionen um die Kaiserschnittfrequenz angeführter Gesichtspunkt insbesondere von älteren Kollegen ist die „geburtshilfliche Erfahrung" und die Größe der geburtshilflichen Abteilung. Objektive Angaben über eine Korrelation geburtshilflicher Erfahrung mit der Sectiofrequenz lassen sich wohl kaum erstellen. Im Rahmen der genannten geburtshilflichen Umfrage wurde die durchschnittliche Kaiserschnittfrequenz zur jährlichen Geburtenzahl der Abteilung in Beziehung gesetzt (Tabelle 3). Hinsichtlich der Häufigkeit der Kaiserschnittfrequenz konnten zwischen kleineren, mittleren und größeren geburtshilflichen Abteilungen keine wesentlichen Unterschiede festgestellt werden. Die mittlere Sectiofrequenz lag zwischen 14,3 und 15,3%. Die durchschnittliche Sectiofrequenz wird demnach durch die Größe der geburtshilflichen Abteilung kaum beeinflußt. Eine Ausnahme stellen allerdings die Universitätskliniken mit einer durchschnittlichen Rate von 20,8% dar. Die Gründe für diese erhebliche Differenz sind vielschichtig. Beispielhaft sei nur genannt die Stellung der Universitätsklinik als geburtshilfliches Zentrum mit besonders hohem Anteil an Risikograviditäten und Frühgeburten.

Schlußfolgerungen

Die Zunahme der Kaiserschnittfrequenz in der Bundesrepublik auf einen durchschnittlichen Wert von 14,3% ist vor allem auf ein prospektives prophylaktisches Denken zurückzuführen. Dies entspricht der Zunahme an relativen Kaiserschnittindikationen, die mit ihrer Relativität wohl auch den Grund für die unterschiedliche Sectiofrequenz einzelner Länder darstellen. Eine kritische Überprüfung der relativen Indikationen kann zu gewissen, allerdings nur geringgradigen Verschiebungen führen. Eine wesentliche Reduktion der aktuellen Häufigkeit der abdominalen Schnittentbindung scheint nicht möglich und wenig sinnvoll. Das Wort „sparen" ist in diesem Zusammenhang sicher fehl am Platz. So sollte einer Individualisierung der Indikation, die auch die Gegebenheiten und Möglichkeiten der einzelnen geburtshilflichen Abteilungen berücksichtigt, der Vorzug gegeben werden vor starren Therapieschemata wie z. B. „Beckenendlage immer Sectio", „einmal Sectio, immer Sectio". Es sollte aber auch unser klinisches und wissenschaftliches Bemühen sein, eine weitere Steigerung der abdominalen Schnittentbindung zu vermeiden. Nicht zu vernachlässigen sind auch heute noch die erhöhten Gefahren für die Mutter im Zusammenhang mit dem Kaiserschnitt vor allem bei dezentralisierter Geburtshilfe. Bei der Diskussion um eine mehr oder weniger weit gefaßte Indikation zum Kaiserschnitt sollte auch berücksichtigt werden, welche positive Bedeutung das bewußte Erleben und Bewältigen einer Vaginalgeburt für die Mutter haben kann. Die Sectiofrequenz sollte mit ihrer jetzigen Höhe ein gewisses Plateau erreicht haben. Denn die letzten Risiken in der Geburtshilfe werden wohl kaum durch eine weitere Steigerung der Kaiserschnittrate zu beseitigen sein, vielmehr gilt es, die Vorsorge und die prophylaktische Frühtherapie zu intensivieren.

Literatur

1. Naujoks H (1942) Die deutsche Kaiserschnittstatistik 1938. Arch Gynecol 173:491
2. Notzon FC, Placek PJ et al. (1987) Comparisons of national cesarean-section rates. N Engl J Med 316:386–389
3. Hochuli E (1987) Geburtsleitung bei früher Frühgeburt. Gynäkologe 20:32–40

1.3.4 Die prophylaktische Schnittentbindung

E. Hochuli (Zürich)

„Prophylaktische Schnittentbindung" ist ein Begriff, der in der Literatur wenig oder nicht verwendet wird. Geläufiger sind: „primäre", „elektive" oder „präventive" Sectio. Selbstverständlich gibt es Nuancen in der Begriffsauslegung dieser sogenannten „Termini technici".

Im folgenden beschränken wir uns auf die primäre Sectio, obwohl selbstverständlich auch bei einer sekundären Sectio sogenannte prophylaktische Momente, die sowohl Mutter wie Kind oder beide betreffen, eine Rolle spielen. Erfahrungsgemäß halten sich primäre und sekundäre Schnittentbindungen bei *evidenten klinischen Geburtsrisiken* zahlenmäßig etwa die Waage, während bei den sogenannten *anamnestischen Risiken*, die bekanntlich einen großen individuellen Interpretationsspielraum offenlassen, die primäre Schnittentbindungsfrequenz mehrfach höher ist als diejenige sekundärer Eingriffe. Die Tendenz zu einer mehr prophylaktisch-präventiven Indikationsstellung kommt bei anamnestischen Risiken sehr deutlich zum Ausdruck. Dabei spielt z. B. die Beckenendlage eine nicht unerhebliche Rolle.

In engem Zusammenhang mit diesen prophylaktischen bzw. präventiven Sectioindikationen steht die *generelle Zunahme der Sectiofrequenz*. Aktuelle Zahlen in unseren deutschsprachigen Einzugsgebieten sind diejenigen der Schweizerischen Arbeitsgemeinschaft, die etwa 40% aller Geburten in der Schweiz abdecken und diejenigen der Bayerischen Perinatalerhebung. Wenn wir die *Risikopopulationen* in den verschiedenen Sectiofrequenzbereichen (auffallend niedrig, mittel, auffallend hoch) analysieren, sehen wir erwartungsgemäß deutliche Unterschiede, die zumindest teilweise dieses Frequenzverhalten erklären (Tabellen 1 und 2). Es geht aber aus diesen Zahlen auch klar hervor, daß offensichtlich persönliche Ansichten oder Lehrmeinungen des Geburtshelfers die Klinikfrequenz entscheidend mitprägen, da sonst die sichtbaren Frequenzausschläge nicht erklärt werden könnten. Erfreulich sind immerhin die guten *fetalen Resultate* trotz konservativer Einstellung bzw. vermehrten vaginal-operativen Geburten (Tabelle 3). Die *Sectiofrequenzen haben insgesamt zugenommen* und wahrscheinlich ein oberes Plateau erreicht. *Sectiomortalität oder -letalität* haben *stetig abgenommen* (Tabelle 4) und wahrscheinlich ein unteres Plateau erreicht, zumindest was unsere Einzugsgebiete betrifft.

Obwohl einige *Indikationen zur Sectio* seltener geworden sind, denken wir beispielsweise an die Placenta praevia bei fehlender Multiparität, sind es doch eine Anzahl vorwiegend präventiver Indikationen, die zur Frequenzeskalation geführt haben. Davon sind zu nennen:

Die prophylaktische Schnittentbindung 69

Tabelle 1. Anzahl der Geburten in den verschiedenen Kaiserschnittfrequenzbereichen. Risiko nach Herkunft[a] – Zivilstand – Parität – Gestationsalter u. a.

	Auff. niedrig		Mittelbereich		Auff. hoch	
	n	[%]	n	[%]	n	[%]
Schweiz	34950	79,76	46522	82,65	11913	74,81
Deutschland	1360	3,10	808	1,44	146	0,92
Frankreich	39	0,09	71	0,13	331	2,08
Mittelmeerländer	6093	13,90	6946	12,34	2356	14,79
Übriges Europa	582	1,33	822	1,46	494	3,10
Außereuropäische Länder	730	1,67	956	1,70	653	4,10
Ledig	1576	3,60	2427	4,31	883	5,54
I. Para	18672	42,61	24142	42,89	7517	47,20
$\leq$ 28. SSW	106	0,24	146	0,26	85	0,53
29.–32. SSW	179	0,41	258	0,46	162	1,02
33.–35. SSW	470	1,07	717	1,27	278	1,75
> 41. SSw	2548	5,81	2113	3,75	787	4,94
St. n. Sectio caesarea oder and. Uterusoperationen	1923	4,39	3239	5,75	1249	7,84
Stationäre Behandlung in SS	4312	9,84	6585	11,70	2173	13,65

[a] Nicht alle Codes berücksichtigt.

Tabelle 2. Geburtsprozedere in den verschiedenen Kaiserschnittfrequenzbereichen. Risiko

	Auff. niedrig		Mittelbereich		Auff. hoch	
	n	[%]	n	[%]	n	[%]
Primäre Sectio caesarea	1097	2,50	2358	4,19	1002	6,29
Sekundäre Sectio caesarea	1409	3,22	2269	4,03	1250	7,85
Primäre Resectio caesarea	546	1,25	1484	2,64	682	4,28
Sekundäre Resectio caesarea	179	0,41	330	0,59	216	1,36
Insgesamt	3231	7,38	6441	11,45	3150	19,78
Spontangeburt	35559	81,15	45177	80,26	11086	69,61
Vakuumextraktion	3032	6,92	3147	5,59	638	4,01
Forzeps	1298	2,96	909	1,61	955	6,00
Bracht	542	1,24	530	0,94	47	0,30
Manualhilfe	397	0,91	345	0,61	72	0,45

Tabelle 3. Neugeborenenparameter in den verschiedenen Kaiserschnittfrequenzbereichen. Risiko

	Auff. niedrig		Mittelbereich		Auff. hoch	
	n	[%]	n	[%]	n	[%]
500–999 g, aber kürzer als 30 cm	42	0,10	58	0,10	24	0,15
Unter 1000 g, aber länger als 29 cm	60	0,14	80	0,14	63	0,40
1000–1499 g	156	0,36	222	0,39	123	0,77
1500–1999 g	363	0,83	529	0,94	221	1,39
2000–2499 g	1501	3,43	1927	3,42	653	4,10
Apgar 0–4	261	0,60	435	0,77	124	0,78
Apgar 5–7	1160	2,65	1530	2,72	638	4,01
Apgar 8–10	42341	96,62	54425	96,69	15146	95,11
Keine BGA aus der Nabelschnur	6100	13,92	14915	26,50	4775	29,98
pH 7,00	86	0,23	95	0,23	34	0,31
7,00–7,09	463	1,22	565	1,36	151	1,36
7,10–7,14	1083	2,86	1257	3,04	384	3,47
7,15–7,19	3247	8,59	3689	8,91	1071	9,68
7,20–7,29	17977	47,53	2191	48,77	5734	51,82
7,30 und mehr	14967	39,57	15602	37,69	3692	33,36
Intrauteriner Fruchttod vor Klinikaufnahme	151	0,34	214	0,38	81	0,51
nach Klinikaufnahme	40	0,09	41	0,07	19	0,12
Eintritt mit intrauterinem Fruchttod sub partu	8	0,02	8	0,01	6	0,04
Exitus sub partu	27	0,06	40	0,07	21	0,13
Exitus post partum (bis inkl. 7. Tag)	106	0,24	183	0,33	68	0,43
	332	0,75	446	0,86	195	1,23

1. *Zunahme alter Primiparae:* In vielen Fällen sind es nicht spezifisch geburtshilfliche Indikationen, die zum Entschluß der operativen Entbindung führen, sondern solche, die das psychosoziale Umfeld betreffen. Gerade in diesen Fällen spielen vielfach prophylaktische und für uns eventuell im nachhinein wichtige *forensische Momente* eine nicht zu unterschätzende Rolle. Prophylaktisch deshalb, um sich eventuellen späteren Vorwürfen aus irgendwelchen Gründen eben bereits prophylaktisch erwehren zu können.

2. *Beckenendlagen und Mehrlinge:* Nachdem sich die Ansichten über den optimalen Entbindungsmodus bei Beckenendlagen langsam konsolidiert haben, werden nun mehr und mehr auch die Mehrlingsgeburten (gemeint sind besonders die abnormen Lagen) in dieses Behandlungskonzept miteinbezogen. Vermehrte Kaiserschnitte sind damit programmiert.

Tabelle 4. Mortalität und Letalität der Sectio

Sectiomortalität 1983–1986
Eigene	5 Fälle auf 12815 Sectiones	0,39‰
BPE[a] (1983–1985)	20 Fälle auf 36138 Sectiones	0,55‰

Sectioletalität
Eigene	4 Fälle auf 12815 Sectiones	0,31‰
BPE[a] (1983–1985)	9 Fälle auf 36138 Sectiones	0,25‰

Kasuistik		Hosp.-Tage
1. Fall	Eklampsie	1
2. Fall	Narkosebedingte Störungen Prostaglandin? Intraoperativer hämorrhagischer Schock, postoperativ: Gerinnungsstörung, Sepsis, pulmonale Erkrankung	10
3. Fall	Postoperativer Blutungsschock Andere Komplikationen	2
4. Fall	Narkosebedingte Störungen	Op.-Tag
5. Fall	Fruchtwasserembolie Postoperativer Blutungsschock	1

[a] Bayerische Perinatalerhebung.

3. *Primäre Kaiserschnitte führen zu erhöhten Zahlen von Resectiones:* Wenn wir annehmen, daß die Zahlen vaginaler Entbindungen bei einem Status nach Sectio bei etwa 60% liegen dürften, so streuen auch diese von Klinik zu Klinik. – Wir alle kennen den Slogan "once a Cesarean, ever a Cesarean". Bei optimaler Technik (Nahtmaterial) und komplikationsfreiem Verlauf (ohne Infektionen) sollte generell eine vaginale Geburt angestrebt werden, falls nicht beispielsweise ein kephalopelvines Mißverhältnis bereits zum Ersteingriff geführt hat. Sekundäre Kaiserschnitte sind bei einem Status nach Sectio häufig, da erfahrungsgemäß bei protrahiertem Geburtsverlauf die Geduld der Beteiligten rasch erschöpft ist.

4. *Einfluß des elektronischen Monitorings:* Auch wir konnten diesen Einfluß an unseren Zahlen beobachten. Allerdings wird dieses Phänomen verschieden interpretiert. Wir glauben, daß es das bessere pathophysiologische Verständnis ist, das uns rechtzeitig fetale Gefahrenzustände erkennen und damit präventiv intervenieren läßt. Präventiv heißt nicht zu früh, sondern bei richtiger Auslegung aller Überwachungsparameter rechtzeitig. Damit verbunden ist auch ein Absinken der fetalen Azidilätsziffer sowie der fetalen Mortalitäts- und Morbiditätsziffer (Abb. 1 und 2).

5. *Größere Häufigkeit der elektiven Geburtseinleitung mit eventuell nachfolgender funktioneller Dystokie:* Gerade dieses Thema wurde bereits unter dem Begriff „programmierte Geburt" vielfältig abgehandelt. Gerichtliche Auseinandersetzungen haben gerade hier, nicht zuletzt aufgrund der dadurch erreichten Patientensensibilisierung, zu einer doch erheblichen Reduktion der Einleitungseuphorie geführt. Es wurde bekannt, daß die Sectiofrequenz auch in diesen ausgewählten

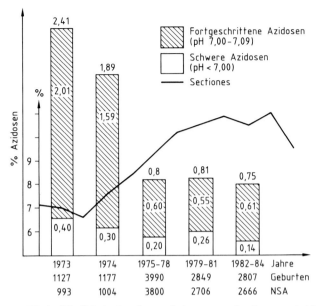

Abb. 1. Häufigkeit der fortgeschrittenen und schweren Azidosen in der Nabelschnurarterie (NSA) und Kaiserschnittfrequenz

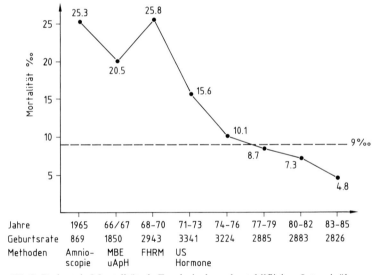

Abb. 2. Perinatale Mortalität als Ergebnis der geburtshilflichen Intensivüberwachung

Kollektiven nicht zu vernachlässigen war, besonders dann, wenn das "Pelvic scoring" nicht den Einleitungsbedingungen, sondern eher dem Wunschdenken des Geburtshelfers entsprach.

6. *Größerer Anwendungsbereich der Leitungsanästhesien mit Störung des Geburtsfortschritts:* Ein Thema, das widersprüchlich behandelt werden kann. Wenn

die Leitungsanästhesie aufgrund einer geburtshilflichen Indikation (z. B. protrahierter Geburtsverlauf, okzipitoposteriore Rotation, Erschöpfung der Mutter) durchgeführt wird, rechnet man a priori mit einem operativen Ausgang, der eventuell dank der Leitungsanästhesie schließlich doch noch umgangen werden kann. Viele Fälle aus eigener Beobachtung sprechen für diese These. Andererseits ist die Beeinflussung der Wehentätigkeit durch die Periduralanästhesie bekannt, was sich u. a. auch in einer höheren Frequenz vaginaler operativer Eingriffe niederschlägt.

7. *Paramedizinische Gründe („radikalere Einstellung mancher Ärzte", Tendenz zu defensiver Medizin, modische Trends, finanzielle Überlegungen):* Diese Punkte müssen nicht im einzelnen behandelt werden, für viele sind sie klar, für viele verständlich, für viele nicht. Sie umfassen die ganze Palette persönlicher Ansichten.

Das forensische Moment, mit dem wir heute immer mehr zu rechnen haben, kann sicher nicht generell abgehandelt werden. Es sind immer wieder Einzelfälle, die den Gutachter beschäftigen. Wir hatten erst kürzlich ein Zweitgutachten zu erstellen, nachdem in einer größeren Klinik in der BRD eine sekundäre Sectio bei nicht erkannter Fußlage mit Nabelschnurvorfall bei vollständigem Muttermund mit fatalem fetalem Ausgang gemacht wurde. Die neonatologische Primärbehandlung war wahrscheinlich insuffizient, die Dokumentation teils lückenhaft, so daß es dem Gutachter schwerfiel, zu argumentieren. Das forensische Urteil fehlt allerdings immer noch, obwohl das Ganze bereits 7 Jahre zurückliegt.

Als Geburtshelfer sind wir natürlich in doppelter Hinsicht in der Schußlinie: Auf der einen Seite haben wir die Mutter mit den seltenen, aber existenten letalen Sectiokomplikationen, die dann besonders schwer wiegen, falls prophylaktisch operiert wurde und diese Entscheidung dem Geburtshelfer sogar als Verletzung der Sorgfaltspflicht (*Cave*: Indikationsstellung!) angelastet wird. Auf der anderen Seite haben wir das Kind. Die kindliche Situation – beispielsweise bei späteren neuropädiatrischen Handicaps – ist sicher forensisch gravierender nach sekundären Indikationen zum Kaiserschnitt (*Cave*: „zu späte" Indikation), wobei sehr oft nicht mit allerletzter Sicherheit über den verantwortlichen Kausalitätsfaktor entschieden werden kann. Wir tun aber gut daran, auch unsere Patienten „mit Anhang" in unsere Überlegungen immer miteinzubeziehen, was nicht heißt, daß wir uns vor der Verantwortung drücken.

Literatur

Käser O, Friedberg V, Ober KG, Thomsen K, Zander J (Hrsg) (1981) Gynäkologie und Geburtshilfe, Bd 2.2, 2. Aufl. Thieme, Stuttgart

1.3.5 Schnittentbindungen am Kreiskrankenhaus

C. D. Constantin (Wunsiedel-Marktredwitz)

Indikationen zur chirurgischen Beendung der Geburt zugunsten der Mutter und des Neugeborenen sind heutzutage vielfach verbreitet. Perinatologische Morbidität und geburtshilfliche Komplikationen sind u. a. deshalb fortlaufend zurückgegangen. Leider sind diese positiven Ergebnisse belastet von bestimmten Risiken. Unter dem klinischen Eindruck einer erhöhten mütterlichen Morbidität nach Sectio sind sowohl die Indikationen zur Schnittentbindung als auch die peripartale Morbidität zu beurteilen.

Krankengut und Ergebnisse

Wir haben die Geburten der Jahre 1985 und 1986 in unserer Abteilung auf Indikationsstellung zur Sectio und die daraus resultierenden Ergebnisse untersucht und einer kritischen Wertung unterzogen (Tabelle 1).

Die Resectio belegt in beiden Jahren den ersten Platz, obwohl 1986 sowohl ihre absolute Zahl als auch ihr relativer Anteil gegenüber 1985 wesentlich absinkt. Die BEL belegt den zweiten Platz, ihr Anteil steigt an.

Relative und absolute Mißverhältnisse liegen auf dem dritten Platz, gefolgt von protrahierter Eröffnungsperiode mit oder ohne Geburtsstillstand. Fetal-distress, EPH-Gestose, Gemini, Placenta praevia blieben fast unverändert.

Tabelle 1. Gegenüberstellung der wichtigsten Indikationen zur Sectio 1985–1986

	1985 Geburten 623 Sectio: 91 (14,6%) [%]	1986 Geburten 650 Sectio: 79 (12,2%) [%]
Resectio	29,7	>22,8
BEL	18,6	<21,6
Mißverhältnis	18,5	>16,5
Protrahierte Eröffnungsperiode ±Geburtsstillstand	13,5	<18,5
Fetal distress	9,9	≤11,4
EPH-Gestose	1,9	≥ 1,8
Drohende Uterusruptur	1,9	≥ 1,7
Gemini	1,8	= 1,8
Olacenta Praevia	1,7	≤ 1,9
Partielle vorzeitige Lösung	1,7	≤ 2,1

75% primären und 25% sekundären Sectiones 1985 standen 1986 55% primäre und 45% sekundäre Sectiones gegenüber. Dieser Unterschied erklärt sich u. a. durch die Senkung von relativen und absoluten Mißverhältnissen sowie eine Zunahme der Zahl der Fälle mit protrahierter Eröffnungsperiode.

Betrugen im Zeitraum 1985 die fieberhaften Verläufe und septischen Zustände 13,6% der Gesamtzahl der Sectiones, so war 1986 mit 4,1% ein statistisch signifikanter Rückgang zu verzeichnen. Wundheilungsstörungen (Hämatome, Nahtdehiszenz, Serombildung) sanken von 3,1% auf 2,2% ab. Wesentliche Veränderungen im postoperativen Verlauf nach Sectio könnten durch perioperative Antibiotikaprophylaxe (bei vorzeitigem Blasensprung, vorzeitiger Placentalösung, protrahierter Eröffnungsperiode, Placenta praevia mit Blutungen, Resectio) erklärt sein.

Zusammenfassung

Kindliche und mütterliche Morbidität sind seit Einführung der erweiterten Indikation zur Sectio ständig in der Diskussion. Die etwas erhöhte Sectiorate in unserer Abteilung im Zeitraum 1985–1986 war nicht durch Fetaldistress bedingt, obwohl diese Indikation im genannten Zeitraum eine leichte Zunahme zeigte. Eine statistisch signifikante Zunahme der Sectioindikationen (gegenüber der Literatur, in der Mißverhältnisse den ersten Platz belegen) ergab sich in unserer Kasuistik durch die Resectio. Ein Rückgang der Resectiones 1986 ist unter anderem erklärt durch die Tatsache, daß eine vorherige Sectio nicht unbedingt eine Indikation für eine primäre Resectio war.

Rund 19% bzw. 21% der Sectiones wurden wegen einer BEL durchgeführt. Das entspricht ungefähr den Angaben der Literatur (Farell et al. 1980; Schulze 1980). Relative und absolute Mißverhältnisse zeigen einen Rückgang von 18,5% auf 16,5% 1986. Diese Ziffern sowie der Rückgang der Anzahl der Resectiones sprechen für eine erhöhte Anzahl vaginaler Geburten nach vorausgegangener Resectio.

Die Indikation „protrahierte Eröffnungsperiode mit oder ohne Geburtsstillstand" hat von 13,5% auf 18,5% zugenommen.

Die postoperativen Komplikationen waren 1985 mit 13,6% bedeutend höher als 1986 mit 4,1% (Antibiotikaprophylaxe). Wegen der noch immer nicht ausreichend geklärten Spätmorbidität von Risikokindern wird an der Indikation zur Sectio festgehalten. Nach unserer Meinung ist die Infektionsrate der Mutter, besonders bei Resectio, vorzeitigem Blasensprung und Blutungen, Anlaß für die Empfehlung einer perioperativen Antibiotikaprophylaxe, von Fall zu Fall auch für eine modifizierte operative Technik im Sinne einer extraperitonealen Sectio.

Literatur

1. Adam J (1984) Methoden der statistischen Analyse in der Medizin und Biologie. Volk und Gesundheit, Berlin
2. Agüero O, Kizer S (1982) Obstetric prognosis of the repair of uterine rupture. Surg Gynecol Obstet 127:528

3. Bonham DG (1977) The caesarea sections. In: Perinatal problems. The second report of the British Perinatal Mortality Survey. Livingstone, Edinburgh
4. Cosgrovo SA (1976) Cesarean section. Surg Gynecol Obstet 102:616
5. Duperoy G (1985) Cesarienne et mortalite infantile périnatale. Bull Soc Roy Belge Gynecol Obstet 35:561
6. Decker K (1987) Antibiotikaprophylaxe in der Geburtshilfe. Spekulum 2:21
7. Girotti M, Hauser GA (1979) Die Uterusruptur. Festschrift. Th. Koller, Schwabe, Basel
8. Cuningham G, Haut FJ, Strong JD (1978) Infection morbidity following cesarean section. Obstet Gynecol 53:656
9. Norton JF (1966) Paravesical extraperitoneal cesarean section technique. Am J Obstet Gynecol 51:519
10. Lavin JP, Stephens R, Miodovnik M (1982) Vaginal delivery in patients with a prior cesarean section. Obstet Gynecol 59:135
11. Neutra R, Greenland S, Friedman A (1980) Effect of fetal monitoring on cesarean section rates. Obstet Gynecol 55:175
12. Schulze G (1980) Die Sectioindikation in der modernen Geburtsmedizin. Zentralbl Gynakol 102:416

1.3.6 Geburt nach Sectio

B. Westin (Solna)

Ursachen der Uterusrupturen

Eine schematische Einteilung der Ursachen von Uterusrupturen gibt Tabelle 1 wieder. Traumatische Rupturen, von instrumentellen Eingriffen verursacht, sind in der Frühschwangerschaft am häufigsten. „Geburtshilfliche Maßnahmen" schließen zu kräftigen Druck auf den Fundus, Überstimulierung durch Oxytocin, Extraktion von Steißlagen und komplizierte Zangenoperationen ein. Rupturen nach korporalem Längsschnitt stehen an erster Stelle. Wenn man von diesen absieht, sind geburtshilfliche Maßnahmen und isthmischer Querschnitt für mehr als die Hälfte der Rupturen verantwortlich.

Die lokalen Symptome bei Narbendefekten gehen aus Tabelle 2 hervor. Schmerzen von Adhäsionen können auch bei einer einwandfreien Narbe vorkommen (Goeschen et al. 1982; Lavin et al. 1982). Eine Anschwellung oder ein Defekt bei Palpation im Narbengebiet wie auch Hämaturie und vaginale Blutung sind deshalb von größerer Signifikanz. Narbendefekte und Rupturen kommen fast in der gleichen Größenordnung, insgesamt in 1,5% aller Kaiserschnitte vor (Tabelle 3).

Klinische Frühdiagnose von Narbendefekten

Seit langem versucht man, Defekte durch äußere Palpation im Narbengebiet zu entdecken. Eine Modifikation dieser Methode wird in der Arbeit von Goeschen

Tabelle 1. Ursachen der Uterusrupturen: 47 Rupturen bei 126770 Schwangeren (Schrinsky u. Benson 1978)

	[%]
I. Traumatische Rupturen	
C. Geburtshilfliche Maßnahmen	21,3
II. Spontanrupturen	
A. Ohne Uterotomie	25,5
B. Vorausgegangene Uterotomie	
– Korporaler Längsschnitt	34,0
– Isthmischer Querschnitt	19,2

Tabelle 2. Lokale Symptome bei isthmischen Narbendefekten (Dewhurst 1957; Case et al. 1971)

	[%]
Schmerzhafte Narbe	29
Lokale Schmerzen zwischen den Wehen	24
Anschwellung oder Defekt im Bereich der isthmischen Narbe	13
Hämaturie (Blasenruptur)	13
Vaginale Blutung (Uterusruptur)	8

Tabelle 3. Beurteilung der isthmischen Narbe bei Resectio (Case et al. 1971)

Anzahl der Patientinnen	Beurteilung der isthmischen Narbe		
	Sehr dünn	Defekt	Ruptur
1652	114 (6,9%)	13 (0,8%)	12 (0,7%)

Tabelle 4. Klinische Frühdiagnose von symptomlosen isthmischen Narbendefekten nach vorausgegangener Sectio caesarea

Voraussetzung:	1. Muttermundweite von 2 cm
	2. Zervix muß verkürzt sein
Diagnostische Methode:	1. Die Eihäute werden vorsichtig von der vorderen Uteruswand abgelöst
	2. Die Narbe wird bimanuell palpiert

et al. (1982) beschrieben. Danach soll es mit Hilfe der Epiduralanästhesie möglich sein, Narbendefekte durch wiederholte äußere Palpation zu entdecken.

Seit mehreren Jahren untersuchen wir alle Narben bei vaginalen Entbindungsversuchen intrazervikal und halten diese Methode für wertvoll. Die Voraussetzungen dafür und die Untersuchungstechnik gehen aus Tabelle 4 hervor. Vorbild dieser Methode war eine Arbeit von Müller (1976). Vor der Untersuchung muß eine Placenta praevia ausgeschlossen werden. Nach unserer Erfahrung kann man diese Untersuchung im allgemeinen ohne Anästhesie durchführen. Wenn nötig, kann beruhigende Suggestion oder Lachgas helfen. Die Untersuchung ist eher unangenehm als schmerzhaft.

Ultraschalldiagnostik

Es ist möglich, Narbendefekte schon in der 37.–39. Schwangerschaftswoche mit Ultraschall zu entdecken. Bei stets voller Blase bildet sich die Grenzschicht zwischen der Blase und der Amnionhöhle deutlich ab. Der Isthmus uteri wird mit mehreren Längs- und Querschnitten abgetastet und fotografiert. Dabei wird eine regelmäßige, ununterbrochene Echostruktur der Grenzschicht als intakte Narbenbildung beurteilt. Bei einer deformierten, unterbrochenen oder teilweise eingezogenen Echostruktur besteht der Verdacht auf eine defekte Narbenheilung.

Die Ergebnisse der sonographischen und klinischen Beurteilung von Uterotomienarben bei schwangeren Frauen mit Zustand post sectionem gehen aus Tabelle 5 hervor. In dieser prospektiven Untersuchung waren positive Tests in 83% und negative Tests in 91% richtig beurteilt worden (Václavinková u. Westin 1984). Mit größerer Erfahrung dürften die Resultate noch besser werden.

Bedeutung der Zervixreife für die Entbindungsprognose

Es ist allgemein bekannt, daß die Zervixreife zu Beginn der Geburt für die Geburtsdauer von Bedeutung ist. Dies wurde auch bei Geburtsinduktionen bei schwangeren Frauen mit niedrigen respektive hohen Zervixpunkten neuerlich bestätigt (Goeschen u. Pakzad 1980). Die Chance, nach einem Kaiserschnitt vaginal zu gebären, ist auch von der Zervixreife abhängig (Tabelle 6). Bei relativ unreifer

Tabelle 5. Ergebnisse der sonographischen und klinischen Beurteilung der Uterotomienarbe bei 68 Schwangeren mit Zustand post sectionem (Václavinková u. Westin 1984)

Klinische Beurteilung der Narbe	Ultraschallbeurteilung dder Narbe		Insgesamt
	Pathologische Echostruktur	Einwandfreie Echostruktur	
Defekte Narbenheilung	10	5	15
Einwandfreie Narbe	2	51	53
Insgesamt	12	56	68
Sensitivität = 67% Spezifität = 96%	Richtig beurteilte positive Tests = 83% Richtig beurteilte negative Tests = 91%		

Tabelle 6. Chancen für eine vaginale Entbindung nach vorausgegangener Sectio in Abhängigkeit von der Zervixreife beim Geburtsbeginn (Goeschen et al. 1982)

Gesamtkollektiv	Bishop-Score	
	<8 Punkte	≥8 Punkte
n=378	52%	78%

Tabelle 7. Rupturfrequenz der Uterotomienarbe (Goeschen et al. 1982)

Entbindungsmodus		Rupturfrequenz [%]
Elektive Resectio	n= 63	3,2
Akute Resectio	n= 77	7,8
Vaginale Entbindung	n=238	0,4

Zervix wird nur die Hälfte der Frauen vaginal entbunden. Im Gegensatz dazu werden schwangere Frauen mit hohen Zervixpunkten in mehr als drei Viertel der Fälle vaginal entbunden.

Einfluß früherer Geburten auf die Entbindungsprognose

Das Risiko einer Ruptur der Uterotomienarbe hängt vom Entbindungsmodus ab. Es ist am niedrigsten bei erfolgreichen vaginalen Entbindungsversuchen und am höchsten bei akuter Resectio nach vaginalem Entbindungsversuch (Tabelle 7).

Der Einfluß einer vorausgegangenen Vaginalgeburt plus Sectio erhöht erheblich die Chancen, noch einmal vaginal zu gebären (Tabelle 8). Goeschen et al. (1982) haben dies bestätigt und ausführlich beschrieben. Nach einer ersten Entbindung durch Sectio werden bei einer weiteren Geburt etwa drei Viertel der Frauen vaginal entbunden, aber die Hälfte davon vaginal-operativ. Mit zwei oder mehreren Entbindungen in der Anamnese, davon aber nur einer Sectio, werden noch mehr Schwangere ohne operative Eingriffe vaginal entbunden.

Vaginaler Entbindungsversuch gegen Resectio

In einer kürzlich publizierten schwedischen Untersuchung wurden Frauen mit einer Sectio in der Anamnese nach 5–6 Jahren befragt (Nielsen u. Hökegård 1984).

Tabelle 8. Vaginalentbindung nach vaginalem Entbindungsversuch in Prozent (Goeschen et al. 1982)

Vorausgegangene Entbindungen	Vaginal gesamt [%]	Davon vaginal-operativ [%]
1 Entbindung durch Sectio ($n=224$)	73	50
≥ 2 Entbindungen durch Sectio ($n=14$)	50	57
≥ 2 Entbindungen, nur 1 Sectio ($n=77$)	88	22
Gesamt	76	42

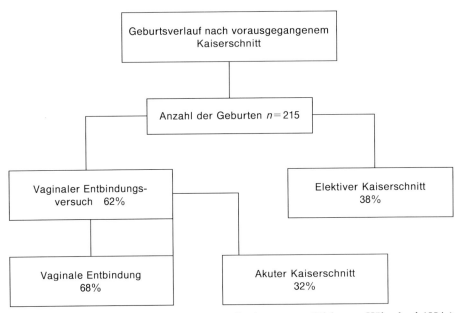

Abb. 1. Geburtsverlauf nach vorausgegangener Sectio caesarea (Nielsen u. Hökegård 1984a)

Eine weitere Entbindung war nur bei 215 (49%) der 440 untersuchten Frauen zu verzeichnen (Abb. 1).

Mütterliche Mortalität und Komplikationen nach Resectio

Die Gesamtmortalität bei Sectio beträgt 32/100000 (Moldin et al. 1984). Fast 90% der Gesamtmortalität des schwedischen Kaiserschnittmaterials betrifft die akuten Sectiones. Die korrigierte, nur durch Sectio bedingte Mortalität betrug nur 40% der Gesamtmortalität (Tabelle 9). Die Haupttodesursachen waren Lungenembolie, andere Koagulopathien und Peritonitis (Moldin et al. 1984). Die Gesamtmortalität bei vaginalen Entbindungen kann fast vernachlässigt werden.

Tabelle 9. Kaiserschnitt und mütterliche Mortalität in Schweden (Moldin et al. 1984)

Anzahl der Geburten	704732
Anzahl der Sectiones	63075 (9%)
Korrigierte, nur durch Sectio bedingte mütterliche Mortalität	13/100000
Mütterliche Mortalität bei vaginalen Entbindungen	1/100000

Tabelle 10. Mütterliche Mortalität (Lowe et al. 1976)

Entbindungsmodus	Vaginal ($n=1582401$)	Wiederholter Kaiserschnitt ($n=37769$)
Mütterliche Mortalität	9/100000	42/100000

Tabelle 11. Intraoperative chirurgische Komplikationen bei Sectio caesarea (Nielsen u. Högegård 1984b)

Kollektiv	Elektive Sectio	Akute Sectio	
		Primäre Sectio	Resectio
Anzahl	659	554	106
Chirurgische Komplikationen	4,2%	16,7%	29,2%

Tabelle 12. Vaginaler Entbindungsversuch gegen elektive Resectio. Analyse von hypothetischen Kohorten von je 10000 Schwangeren (Shy et al. 1981; Lowe et al. 1976)

Komplikationen	Vaginaler Entbindungsversuch	Elektive Resectio
Narbendefekte	92	19
Mütterliche Mortalität	3,8	4,6
Perinatale Mortalität (PM)	119[a]	158[b]

[a] 9,2% der PM beruhen auf Uterusruptur.
[b] 8,5% der PM beruhen auf unerwarteter Prämaturität.

Die mütterliche Mortalität bei wiederholtem Kaiserschnitt wurde an einem großen amerikanischen Krankengut untersucht (Tabelle 10). Sie beträgt bei Resectio 0,4‰ und ist damit mehr als 4mal so hoch wie bei vaginaler Entbindung. Intraoperative chirurgische Komplikationen kommen bei elektiver Sectio relativ selten vor, aber sehr häufig bei akutem Kaiserschnitt nach vaginalem Entbindungsversuch, speziell wenn es sich um Resectiones handelt (Tabelle 11).

Eine fortgeschrittene statistische Analyse dieser Problematik wurde kürzlich publiziert (Shy et al. 1981). Bei hypothetischen Kohorten von je 10000 schwangeren Frauen wurden die Risiken bei vaginalem Entbindungsversuch respektive elektiver Resectio analysiert (Tabelle 12). Obwohl bei vaginalen Entbindungsversuchen Narbendefekte häufiger auftreten als bei elektiven Resectiones, waren sowohl die mütterliche als auch die kindliche Mortalität bei vaginalen Entbindungsversuchen niedriger.

Zusammenfassung

Die korrigierte, nur auf Sectio beruhende mütterliche und kindliche Morbidität und Mortalität ist viel höher als bei vaginalen Entbindungen. Dies gilt auch für Resectiones. Darum sollte man nach Untersuchung der Größe des Beckens und des Narbenbezirks eine vaginale Entbindung versuchen.

Literatur

Case BD, Corcoran R, Jeffcoate N, Randle GH (1971) Cesarean section and its place in modern obstetric practice. J Obstet Gynaecol Br Commonw 78:203

Dewhurst CJ (1957) The ruptured cesarean section scar. J Obstet Gynaecol Br Commonw 64:113

Goeschen K, Pakzad S (1980) Risks occurring in birth induction without considering cervix maturity. J Perinatal Med 8:27

Goeschen K, Pluta M, Train G, Saling E (1982) Geburtsleitung nach vorausgegangener Sectio; wie gefährlich ist ein vaginaler Entbindungsversuch? Z Geburtshilfe Perinat 186:291

Lavin JP, Stephens RJ, Miodovnik M, Barden TP (1982) Vaginal delivery in patients with a prior cesarean section. Obstet Gynecol 59:135

Lowe JA, Klassen DF, Loup RJ (1976) Cesarean section in US PAS-Hospitals. PAS-Report 14:1

Moldin P, Hökegård K-H, Nielsen TF (1984) Cesarean section and maternal mortality in Sweden 1973–1979. Acta Obstet Gynecol Scand 63:7

Müller HG (1976) Früherkennung der stillen Uterusruptur nach vorausgegangenem Kaiserschnitt. Zentralbl Gynakol 98:493

Nielsen TF, Hökegård K-H (1984a) The course of subsequent pregnancies after previous cesarean section. Acta Obstet Gynecol Scand 63:13

Nielsen TF, Hökegård K-H (1984b) Cesarean section and intraoperative surgical complications. Acta Obstet Gynecol Scand 63:103

Schrinsky DS, Benson RC (1978) Rupture of the pregnant uterus: a review. Obstet Gynecol Surv 33:217

Shy KK, Logerfo J, Karp LE (1981) Evaluation of elective repeat cesarean section as a standard of care: an application of decision analysis. Am J Obstet Gynecol 139:123

Václavinková V, Westin B (1984) Ultraschalldiagnostik von Narbendefekten nach Kaiserschnitt. Zentralbl Gynakol 106:686

Westin B (1986) Diagnostik, Prognose und Geburtsleitung nach vorausgegangener Sectio caesarea. X. Bremer Perinat. Fortbild. Seminar 12. Milupa, Friedrichsdorf/Taunus, S 53

1.3.7 Geburtsleitung nach vorausgegangener Sectio

D. Weisner, R.-P. Stein, U. Krieg (Kiel)

Die Sectiofrequenz ist in den letzten Jahren stetig angestiegen. Mit dieser Zunahme wird die Geburt nach vorausgegangenem Kaiserschnitt ein immer häufigeres Ereignis. Wird die übermäßige Ausdehnung der Sectioindikationen unter anderem als Ausdruck geringer werdender geburtshilflicher Erfahrung gewertet, muß die Geburtsleitung bei Zustand nach Sectio ein immer größer werdendes Problem darstellen. So erscheint es fast nachvollziehbar, wenn dem Grundsatz „einmal Sectio, immer Sectio" gehuldigt wird.

Neben diesen Schwierigkeiten hinsichtlich des Verständnisses für Geburtsmechanik wird das Risiko der Narbenruptur in den Vordergrund gestellt. Wilson (1981), Müller et al. (1961) und Lawin et al. (1982) schlagen aus Angst vor der Narbenruptur die regelmäßige Resectio vor. Da Narbenrupturen selten sind, auch unbemerkt am wehenlosen Uterus vorkommen und ihre Korrektur unter optimalen Bedingungen kein schwerwiegendes Risiko darstellt, sehen andere Geburtshelfer wie z. B. Lawin et al. (1982), Case et al. (1971) und Plotz (1974) viele Gründe, von der primären Resectio Abstand zu nehmen.

Da wir seit Jahren der gleichen Überzeugung sind, haben wir die Geburten unserer Klinik im Zeitraum 1982 bis 1986 unter dem Gesichtspunkt der Geburtsleitung nach Sectio analysiert, um zur Diskussion dieses Themas und Beantwortung der damit zusammenhängenden Fragen weiteres Erfahrungsmaterial zur Verfügung zu stellen. Zwischen 1982 und Ende 1986 haben wir 10 625 Frauen entbunden, davon 1 216 per Kaiserschnitt (11,4%). In dieser Zeit traten 529 oder 5,0% Geburten nach vorangegangener Sectio auf.

Bei der Aufschlüsselung in die einzelnen Jahre (Tabelle 1) zeigt sich im Jahr 1986 ein deutlicher, über dem Bundesdurchschnitt von 5,2% liegender Anstieg der Geburtenzahl. Die Sectiofrequenz konnte eher gesenkt werden. Die Häufigkeit der Entbindungen nach vorausgegangenem Kaiserschnitt nimmt zu.

Von den 529 Entbindungen nach vorausgegangener Sectio konnten 292 (55,2%) vaginal und 237 (44,8%) per sectionem entbunden werden, von denen 189 Resectiones und 48 Mehrfachsectiones waren.

Tabelle 1. Sectiofrequenz an der UFK Kiel 1982–1986

	1982	1983	1984	1985	1986
Entbindungszahl	2374	2059	1992	1956	2244
Sectiones	268	249	263	226	210
	(11,3%)	(12,1%)	(13,2%)	(11,6%)	(9,4%)

Tabelle 2. Vaginaler Entbindungsmodus nach Sectio an der UFK Kiel 1982–1986

	1982	1983	1984	1985	1986
n	57	49	50	57	79
Spontan	51 (89,5%)	44 (89,9%)	45 (90,0%)	46 (80,7%)	68 (86,0%)
VE	6 (10,5%)	5 (10,1%)	5 (10,1%)	11 (19,3%)	10 (12,7%)
Nach Bracht					1 (1,3%)

Tabelle 3. pH bei Resectiones in den Jahren 1982–1986 an der UFK Kiel

pH	1982	1983	1984	1985	1986	Gesamt
$\geq 7,00$			1		1	2
$> 7,00$–7,10	1	1	1	2		5
$> 7,10$–7,20	2	2	5		6	15
$> 7,20$	25	23	23	17	26	114
$\varnothing$ gemessen	18	3	16	14	5	56

Die *Analyse der Entbindungen* nach vorausgegangener Sectio zeigt, daß im Berichtszeitraum zunächst ca. 54% im Jahre 1982 ansteigend bis auf 63,8% der Frauen im Jahre 1986 nach einem vorausgegangenen Kaiserschnitt vaginal entbunden werden konnten.

Die Aufschlüsselung der vaginalen Entbindung nach einem vorausgegangenen Kaiserschnitt (Tabelle 2) ergibt einen gegenüber dem allgemeinen Durchschnitt doppelt so großen Anteil an Vakuumextraktionen, der 1985 vorübergehend noch stärker angestiegen war. Die Analyse dieses Umstandes ist noch nicht abgeschlossen. Ein Fall einer Blasen-Uterus-Fistel nach vorausgegangenem Kaiserschnitt und protrahierter Austreibungsperiode mag mit Anlaß für die erweiterte Indikationsstellung gewesen sein. Im Berichtszeitraum wurden 6 Frauen nach 2 vorausgegangenen Sectiones vaginal entbunden. Sie wurden mit vollständigem Muttermund und pressend gelagert und waren durch das späte Aufsuchen der Entbindungsklinik um den Wiederholungskaiserschnitt herumgekommen.

Bei der Aufschlüsselung der Indikationen zur Resectio spielt die Individualität dieser Geburten und teilweise die Einstellung der Geburtshelfer zu diesem Problem eine Rolle, die sich in der hohen Anzahl an primären Resectiones und der Häufigkeit des Geburtsstillstands in der Eröffnungsperiode sowie der Diagnose relatives Mißverhältnis widerspiegelt.

Der *arterielle Nabelschnur-pH-Wert* ist ein sicheres Merkmal zur Beschreibung des kindlichen Zustands post partum. In 192 Fällen wurde der arterielle Nabelschnur-pH-Wert nach Wiederholungs-Kaiserschnitt zusammengestellt (Tabelle 3). pH-Werte unter 7,1 kamen in 7, Werte zwischen 7,1 und 7,2 in 15 Fällen vor.

Tabelle 4. pH bei vaginalen Entbindungen bei Zustand nach Sectio in den Jahren 1982–1986 an der UFK Kiel

pH	1982	1983	1984	1985	1986	Gesamt
≥ 7,00					1	1
> 7,00–7,10	1			2	1	4
> 7,10–7,20	10	6	12	10	12	50
> 7,20	37	30	28	26	62	183
∅ gemessen	9	11	10	19	8	57

Die arteriellen Nabelschnur-pH-Werte nach vaginaler Entbindung sind erwartungsgemäß gegenüber denen nach Sectiones ein wenig verschoben: im Bereich 7,11–7,2 50, unter 7,1 5 Fälle (Tabelle 4). Sie weichen nicht wesentlich vom Jahresdurchschnitt aller Entbindungen ab.

Der Vergleich der Apgarwerte – des weniger präzisen Beurteilungskriteriums – zeigt keinen Unterschied.

Die Anzahl der Reanimationen ist nach der Resectio gegenüber den vaginalen Entbindungen leicht erhöht. Wir interpretieren diesen Umstand als Folge der Allgemeinanästhesie.

Narbenrupturen waren im untersuchten Kollektiv ein sehr seltenes Ereignis. Nach vaginaler Entbindung bei Zustand nach Sectio wurde in keinem Fall eine Narbenruptur oder Dehiszenz festgestellt. In einem Fall trat nach protrahierter Austreibungsperiode im Wochenbett eine Uterus-Blasen-Fistel auf, die auf trophische Störungen im Narbenbereich nach protrahierter Austreibungsperiode zurückzuführen war. Die 6 im Berichtszeitraum erfaßten Narbenrupturen wurden bei der Resectio diagnostiziert. In allen Fällen war die drohende Uterusruptur eine Indikation zum Wiederholungskaiserschnitt.

Zusammenfassend können wir aufgrund unserer Erfahrungen feststellen, daß die vaginale Entbindung nach vorausgegangenem Kaiserschnitt eine adäquate Entbindungsmethode darstellt, die bei entsprechendem Management keine zusätzliche Gefährdung von Mutter und Kind darstellt. Der „fetal outcome" bei vaginaler Entbindung nach Sectio weist gegenüber der Resectio eine geringe Vermehrung der leichten Azidosen auf. Im Vergleich zum Gesamtkollektiv zeigten sich jedoch keine Unterschiede.

Die Entbindung nach Sectio stellt trotzdem eine Risikoentbindung mit hohem Überwachungsaufwand dar. Aus diesem Grund sollten sich nur solche Abteilungen dieses Problems annehmen, die organisatorisch in der Lage sind, kurzfristig erforderlich werdende Veränderungen der Geburtsleitung auch zu verwirklichen.

Literatur

Case BD, Coruran R, Jeffcoate N, Randle GH (1971) Caesarean section and its place in modern obsteric practice. J Obstet Gynec Brit Cwlth 78:203

Goeschen K, Pluta M, Train G, Saling E (1982) Geburtsleitung nach vorausgegangener Sectio; wie gefährlich ist ein vaginaler Entbindungsversuch? Z Geburtsh Perinatol 186:291–299

Lawin JP, Stephens RJ, Miodovnik M, Barde TP (1982) Vaginal delivery in patients with a prior cesarean sectio. Obstet Gynecol 59:135–148

Müller L, Heiser W, Graham W (1961) Repeat cesarean section. Am J Obstet Gynecol 81:507–512

Plotz EJ (1974) Geburtsleitung nach vorausgegangenem Kaiserschnitt. Gynäkologe 7:116–121

Wilson A (1981) Labor and delivering after cesarean section. Am J Obstet Gynecol 62:1225–1230

1.3.8 Das Risiko der Anästhesie

K. Geiger (Freiburg)

Die Anästhesie hat zahlreichen geburtshilflichen Interventionen und schweren pathologischen Zuständen ihre früheren Schrecken genommen, wenn man beispielsweise an die hohe Komplikationsrate bei Schnittentbindungen, an die Folgen des Schocks und der Eklampsie denkt. Sie hat dazu beigetragen, das psychologische Trauma der Geburt zu verringern. Durch die Geburtsanalgesie kann die Gebärende die Geburt bewußt miterleben, ohne von Schmerzen abgelenkt zu werden. Die Geburt wird so zu einem positiven emotionalen Erlebnis für die werdende Mutter. Es geht aber nicht nur um die Verringerung des psychologischen, sondern auch des physiologischen Stresses. Auswirkungen einer ungenügenden Analgesie sind eine Zunahme des Sauerstoffverbrauchs im mütterlichen Organismus sowie ein Anstieg der freien Fettsäuren, der Katecholamine, der Nebennierenrindenhormone und saurer Metaboliten im Blut. Im Feten wird die Ausbildung einer Azidose begünstigt. In einer multizentrischen Studie in Kanada wurde festgestellt, daß die perinatale Sterblichkeit der Kinder, die ohne Anästhesie geboren worden sind, zweimal so hoch war wie die jener, die unter Regionalanästhesie entbunden worden sind [9].

Die *perinatale Sterblichkeit* hat in den letzten Jahren abgenommen. 1975 betrug sie in der Bundesrepublik Deutschland noch 19,3‰. 1984 lag die Bundesrepublik Deutschland mit einer perinatalen Sterblichkeit von 8,6‰ hinter den skandinavischen Ländern und der Schweiz an vierter Stelle in Europa [4, 5].

Diese Errungenschaft ist im wesentlichen auf 3 Entwicklungen der vergangenen Jahre zurückzuführen:

1. Bessere Schwangerschaftsvorsorge bzw. Schwangerenüberwachung,
2. kontinuierliches intrauterines Monitoring,
3. Einrichtungen neonataler Intensivstationen.

Durch eine konsequente Nutzung dieser Leistungsverbesserung ist mit einem weiteren Rückgang der perinatalen Mortalität zu rechnen. Notwendig hierfür ist, daß bei einem erhöhten mütterlichen oder kindlichen Risiko eine rechtzeitige Einweisung oder Verlegung in ein Zentrum mit Intensiveinrichtung für Mutter und Kind erfolgt. Die perinatale Mortalität ist bei Mangelentwicklungen und Frühgeburten deutlich niedriger, wenn die Mutter vor der Geburt in ein Zentrum mit neonataler Intensiveinrichtung verlegt wird, als wenn die Verlegung des Neugeborenen nach der Geburt erfolgt [7].

Seit einiger Zeit ist eine Änderung in der Einstellung der Gebärenden zur Geburtsanalgesie zu beobachten. Bei Spontangeburten werden deutlich weniger Narkotika und Sedativa sowie Allgemeinanästhesien für die Analgesie verlangt.

Die Periduralanästhesie ist zur bevorzugten Anästhesieform geworden. Auch für den Kaiserschnitt wird immer häufiger die Periduralanästhesie gewählt.

Die Schnittentbindungen haben in den letzten Jahren deutlich zugenommen. An der Universitäts-Frauenklinik Freiburg erreichte die Kaiserschnittfrequenz 1984 ihr Maximum (19% aller Geburten). Mit der Zunahme der Schnittentbindungen ist zwangsläufig ein Anstieg der Anästhesien in der Geburtshilfe verbunden.

Die *mütterliche Sterblichkeit* hat im Laufe der letzten 30 Jahre ständig abgenommen. Nach den in einem englischen Bericht veröffentlichten Zahlen ist sie um jeweils ungefähr die Hälfte pro Triennium gesunken (Tabelle 1). Beklemmend ist im Gegensatz dazu der Anstieg des prozentualen Anteils der anästhesiebedingten Todesfälle in der eigentlichen Geburtshilfe. Dieser ist bis zum Jahre 1978 angestiegen, seit 1979 ist ein leichter Rückgang zu verzeichnen [8]. Die Anästhesie ist die dritthäufigste Todesursache in der Müttersterblichkeit neben Hypertonie und Thromboembolie. Nicht weniger alarmierend sind die Zahlen der vermeidbaren Ursachen. In zwei Dritteln der Todesfälle haben vermeidbare Faktoren zum tragischen Ausgang beigetragen. 1981 wäre sogar in allen Fällen durch richtiges Handeln das tödliche Schicksal wahrscheinlich zu vermeiden gewesen.

Die traurige Statistik erfährt eine gewisse Relativierung, wenn man die absolute Zahl der durch Anästhesie verursachten mütterlichen Todesfälle betrachtet. Diese hat im Laufe der Jahre abgenommen. Die Mehrzahl der Todesfälle tritt im Zusammenhang mit einer Allgemeinanästhesie für einen Kaiserschnitt auf. Die Narkoseeinleitung stellt die gefährlichste Phase dar. In England beträgt das Risiko für Allgemeinanästhesie 1:6000, in Schottland 1:7500. Nach amerikanischen Schätzungen ist es mit 1:3000 deutlich höher. Gleich hoch soll das anästhesiebedingte Morbiditätsrisiko sein [1].

Die häufigsten *Todesursachen* sind die mißglückte Intubation und die Aspiration von Mageninhalt. Statistisch trifft eine derartige Komplikation bei 1 von 5000 Allgemeinanästhesien auf. Die genaue Inzidenz mißglückter Intubationen

Tabelle 1. Müttersterblichkeit nach dem Report on Confidential Enquiries into Maternal Deaths in England and Wales 1979–1981. (Modifiziert nach [8])

Jahr	Mütterliche Sterblichkeit pro 1000 Geburten	Zahl der Todesfälle durch Anästhesie	Prozentsatz der eigentlichen geburtshilflichen Todesfälle durch Anästhesie	Prozentsatz mit vermeidbaren Fehlern
1952–1954	0,53	49	4,5	–
1955–1957	0,43	31	3,6	77
1958–1960	0,33	30	4,0	80
1961–1963	0,26	28	4,0	50
1964–1966	0,20	50	8,7	48
1967–1969	0,16	50	10,9	68
1970–1972	0,13	37	10,4	76
1973–1975	0,11	31	13,2	90
1976–1978	0,11	30	13,2	93
1979–1981	0,11	22	12,2	100

Tabelle 2. Komplikationen der Regionalanästhesie

Mutter
Hypoxie/Atemstillstand
Hypotonie/Kreislaufstillstand
Tachykardie
Krämpfe
Durapunktion
Kopfschmerzen
Rückenschmerzen
Neurologische Ausfälle
Urinverhalt
Uterusruptur
(Erbrechen/Aspiration)

Kind
Azidose
ZNS-Störungen

ist nicht bekannt. In zwei Veröffentlichungen, die einen Beobachtungszeitraum von 4–6 Jahren analysiert haben, wird die Häufigkeit mit 1:300 bzw. 1:280 angegeben [6, 10]. Durch den Übergang von der Allgemeinanästhesie zur Periduralanästhesie sollten diese Komplikationen weitestgehend vermieden und das Anästhesierisiko weiter gesenkt werden können. Es darf jedoch nicht übersehen werden, daß auch die Regionalanästhesie ihre eigene Komplikationsrate, insbesondere in den Händen des Unerfahrenen hat. Seit der Einführung der Periduralanästhesie 1968 sind 8 Todesfälle in England und Wales bekanntgeworden [8].

In Tabelle 2 sind die wichtigsten Komplikationen der Periduralanästhesie für Mutter und Kind zusammengestellt. Eine gefürchtete Komplikation ist die zu hohe Ausbreitung des Lokalanästhetikums mit der Gefahr der Ateminsuffizienz und des Atemstillstands. Kardiovaskuläre Komplikationen sind die Hypotonie – die häufigste Komplikation überhaupt –, die Tachykardie und der Kreislaufstillstand im Gefolge einer Sympathikusblockade oder aufgrund der kardiodepressiven Wirkung des Lokalanästhetikums. Bei Überdosierung können Störungen des zentralen Nervensystems auftreten. Durapunktion, Kopfschmerzen, Rückenschmerzen, neurologische Ausfälle und Urinverhalt sind Ursachen anästhesiebedingter Morbidität. Durch die Analgesie kann die Uterusruptur begünstigt und/oder übersehen werden. Auch unter der Regionalanästhesie kann es zum Erbrechen und zur Aspiration kommen. Eine Hypotonie mit konsekutiver Mangelperfusion der Plazenta begünstigt das Auftreten einer Azidose im Feten. Dadurch kann der Vorteil der Periduralanästhesie, nämlich die Vermeidung depressiver Wirkungen von systemisch zugeführten Analgetika oder Hypnotika auf den Feten, zunichte gemacht werden.

Wie ist das immer noch zu hohe *Anästhesierisiko in der Geburtshilfe* zu senken? Die wichtigste Voraussetzung dafür ist die ständige Präsenz einer in der geburtshilflichen Anästhesie erfahrenen Person. Dies beweisen zum einen die gezeigten Zahlen der englischen Untersuchungskommission, nach denen in den meisten Fällen – im letzten Triennium sogar in allen Fällen – die tödlichen Komplikationen hätten vermieden werden können, wenn nach den Regeln der Kunst verfahren worden wäre. Die Bedeutung der fachlichen Qualifikation wird auch unterstrichen durch verschiedene Berichte, nach denen die mütterliche Morbidität und Mortalität dort am geringsten ist, wo erfahrenes Personal die Anästhesie durchführt. Bei ca. 8000 Geburten pro Jahr ist es im National Maternity Hospital in Dublin zwischen 1970 und 1979 zu keinem einzigen Todesfall gekommen [2]. Bei 10231 Anästhesien für Schnittentbindungen im Boston Hospital for Women ist keine einzige tödliche Komplikation zu verzeichnen gewesen [3]. In beiden Institutionen werden nur in diesem Fachbereich erfahrene Anästhesisten eingesetzt.

Eine risikoarme geburtshilfliche Anästhesie erfordert ausreichendes, qualiziertes Fachpersonal und den Einsatz moderner Anästhesie- und Überwachungsmöglichkeiten. Obgleich die meisten Gebärenden jung und gesund sind, stellen sie aufgrund der veränderten Physiologie und Anatomie sowie aufgrund der häufig mangelnden Planbarkeit der Eingriffe eine Risikogruppe dar.

Bonica, einer der großen Anästhesisten unserer Zeit, sagte einmal: „Für den Fall, daß es nur die Möglichkeit einer schlechten oder keiner Anästhesie gibt, sollte man sich für die letztere Alternative entscheiden." Schließlich geht es um das Wohlergehen bzw. die Rettung zweier Leben mit einer kombinierten durchschnittlichen Lebenserwartung von 120 Jahren. Das eine Leben steht am Anfang, das andere Leben in der Regel noch vor seinem Zenit.

Literatur

1. Albright GA, Stevenson DK, Ferguson JE (1986) Anesthetic and obstetric risks. In: Albright GA, Ferguson JE, Joyce TH, Stevenson DK (eds) Anesthesia in Obstetrics, Maternal, Fetal and Neonatal Aspects, 2nd edn. Butterworths, Boston London, pp 1–20
2. Breheny F, Mc Carthy J (1982) Maternal mortality. Anesthesia 37:561
3. Frigoletto FD et al. (1980) Maternal mortality rate associated with cesarean section: an appraisal. Am Obstet Gynecol 136:969
4. Hillemanns HG, Quaas L, Steiner M (1986) Perinatal-medizinische Möglichkeiten und Grenzen des geburtshilflichen Zentrums – Eine Analyse der Ursachen perinataler Mortalität 1982–1985. Z Geburtshilfe Perinatol 190:215
5. Kubli F (1985) Eröffnungsrede zum 12. Kongreß der Deutschen Gesellschaft für Perinatale Medizin. Mitteilungsblatt 4:5
6. Lyons G (1985) Failed intubation. Six years' experience in a teaching maternity unit. Anesthesia 40:759
7. Modanlou MD et al. (1980) Perinatal transport to a regional perinatal center in a metropolitan area: maternal versus neonatal transport. Am J Obstet Gynecol 138:1157
8. Morgan M (1987) Anaesthetic contribution to maternal mortality. Br J Anaesth 59:842
9. Ontario Perinatal Mortality Study Committee (1967) Second report of the Perinatal Mortality Study in ten University Teaching Hospitals. Ontario Dept. of Health, Toronto (Sect 1, 1967, Suppl to Second Report, Tables 108–124)
10. Samsoon GLT, Young JRB (1987) Difficult intubation: a retrospective study. Anaesthesia 42:487

2 Das kindliche Risiko

2.1 Perinatale Mortalität

2.1.1 Perinatale Mortalität im Vergleich

E. Hochuli (Münsterlingen)

Das gestellte Thema ist schon aus Definitionsgründen nur in einen größeren, kaum abgrenzbaren Rahmen zu stellen, wobei sich das erreichbare Restrisiko gegenwärtiger Geburtshilfe ebenfalls nur andeutungsweise abgrenzen läßt.

Kürzlich haben wir formuliert: *„Wir können nicht eindringlich genug darauf hinweisen, daß Vergleiche von perinatalen Mortalitätsstatistiken und das Erstellen von europäischen Ranglisten nur unter Beachtung gleicher Voraussetzungen zulässig sind."* Leider werden diese Voraussetzungen selten erfüllt. Nehmen wir beispielsweise die perinatale Mortalität in der Schweiz, so können wir diese nach verschiedenen Definitionen auflisten. Die statistischen Methoden der Arbeitsgemeinschaft Schweizerischer Frauenkliniken geben uns dazu die notwendige Hilfestellung. Allerdings sind für den internationalen Vergleich leider nicht nur die alten, sondern auch die neuen WHO-Definitionen, wie bereits gesagt, wenig hilfreich. In vielen Ländern wird beispielsweise noch nach der alten WHO-Definition gerechnet, d.h. es werden nur Kinder mit mehr als 1 000 g bis zum 7. Tag post partum berücksichtigt. Die erst 1983 vorgeschlagene neue WHO-Definition unter Herabsetzung des Gewichtslimits bis auf 500 g wird sich wohl erst in einigen Jahren durchsetzen. Daneben existiert ganz im Sinne unseres eidgenössischen Föderalismus beim Schweizerischen Statistischen Bundesamt eine eigene Definition, wobei nach den Kriterien der Meldepflicht nur Kinder von mehr als 30 cm aufgeführt werden. Diese Zahlen erscheinen in den offiziellen Statistiken und werden dann auch zu Vergleichszwecken herangezogen. Schon allein an dieser nationalen Situation, die in anderen Ländern vielfach nicht anders ist, werden die doch sehr unsicheren Vergleichsmöglichkeiten deutlich, die es sinnlos erscheinen lassen, Ranglisten zu erstellen. Es gibt genügend Hinweise namhafter Statistiker, die auf diesen unerfreulichen Zustand hinweisen.

Damit die Leserschaft aber doch einigermaßen zufriedengestellt werden kann, möchte ich ein Diagramm zeigen, das schon 1981 in einem der bekannten Handbücher erschienen ist (Abb. 1). Eine Kurve, die Ihnen sicher allen bekannt ist. Auf Einzelheiten möchten wir nicht eingehen, zumal es sich bereits um ältere Zahlen handelt. Generell gesehen erweist sich die aufgeführte Säuglingssterblichkeit als sehr sensitiver Index für den Entwicklungsgrad eines Landes (industrialisiertes Land!) und für seine ökonomische und soziale Wohlfahrt.

Wir wissen, daß die perinatale Mortalität in der Zwischenzeit auch in der Bundesrepublik Deutschland deutlich abgesunken ist und sich der unsrigen angeglichen hat (*Cave*: Kritik der Vergleichsmöglichkeit; die perinatale Mortalität dürfte aber auf alle Fälle unter 10‰ liegen). Mit diesem Schub in der Reduktion der perinatalen Sterblichkeit eng verbunden sind nicht nur epidemiologische Elemente,

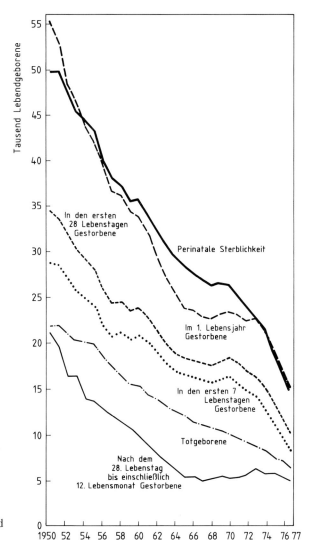

Abb. 1. Säuglingssterblichkeit in der Bundesrepublik Deutschland seit 1950. (Aus Maier 1981)

sondern auch die zunehmend verbesserte geburtshilfliche Methodik bzw. Diagnostik, sei es in der Schwangerschaft, sei es unter der Geburt.

Wie sich diese perinatale Mortalität und Morbidität in Zusammenhang mit der modernen geburtshilflichen Diagnostik über die letzten Jahre deutlich verändert hat, zeigen Diagramme aus unserer Klinik (Abb. 2 und 3). In Abb. 4 haben wir auch die Kaiserschnittfrequenzen miteinbezogen. Der Kaiserschnitt als viel diskutiertes und mögliches geburtshilfliches Instrument zur Verbesserung der perinatalen Mortalität und Morbidität enttäuscht aber, da von einem gewissen Level an weder die perinatale Mortalität noch die Azidosemorbidität weiter beeinflußt werden können. Ähnliches wurde auch schon anderswo nachgewiesen. Dank der heutigen Situation in der Schweiz mit 59 in einer Arbeitsgemeinschaft

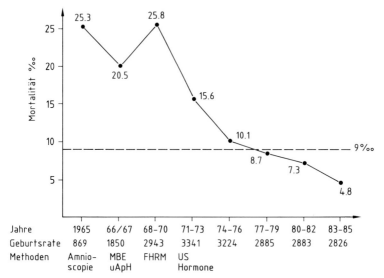

Abb. 2. Perinatale Mortalität als Ergebnis geburtshilflicher Intensivüberwachung

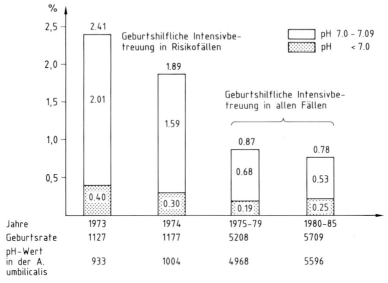

Abb. 3. Häufigkeit mittlerer und schwerer Azidosen in der Nabelarterie

zusammengeschlossenen Frauenkliniken sind wir in der Lage, unsere Morbiditäts- und Mortalitätsziffern jederzeit am Ende des Jahres oder kumuliert zu vergleichen. Mit der Berechnung von Perzentilenbereichen wird der Stand der jeweiligen Klinik sichtbar, wie das Beispiel der Aziditätsziffern zeigt (Abb. 5). Ähnliche Aussagen erlaubt uns die perinatale Mortalität, die wir in Tabelle 1 in anderer Form aufgelistet haben.

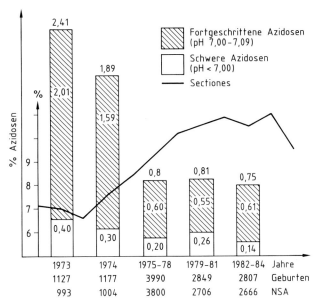

Abb. 4. Häufigkeit der fortgeschrittenen und schweren Azidosen in der Nabelschnurarterie (NSA) und Kaiserschnittfrequenz. (Nach Hochuli et al. 1986)

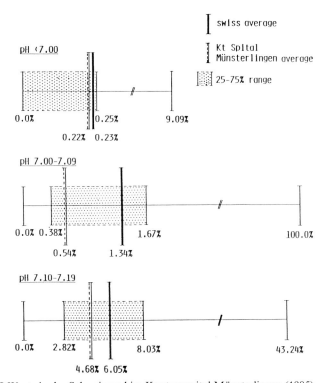

Abb. 5. pH-Werte in der Schweiz und im Kantonsspital Münsterlingen (1985)

Tabelle 1. Perinatale Mortalität (1983–1985) in der Schweiz (*CH*) und im Kantonsspital Münsterlingen (*KSM*)

Fetale Todesraten	n	KSM [%]	n	CH [%]
– Vor Klinikaufnahme	7	0,25	353	0,40
– Nach Klinikaufnahme	0	0,00	77	0,09
– Sub partu vor Klinikaufnahme	0	0,00	22	0,02
– Sub partu nach Klinikaufnahme	2	0,07	76	0,09
Neonatale Todesrate (innerhalb der ersten 7 Tage)	7	0,25	281	0,32
Gesamt	16	0,57	809	0,92

Ein kurzer historischer Überblick zeigt uns, daß im 17. und 18. Jahrhundert in den europäischen Staaten jeder 3. Säugling vor Vollendung des ersten Lebensjahres starb und nur ungefähr die Hälfte der Kinder den 5. Geburtstag erreichten. Die Säuglingssterblichkeit begann dann nur zögernd abzunehmen, während der große Durchbruch erst im 20. Jahrhundert erfolgte, so daß mittlerweile perinatale Mortalitätsziffern unter 10‰ keine Seltenheit mehr sind. Vor allem waren es die nordischen Staaten, die beispielhaft vorangingen (Abb. 6).

Die geburtshilfliche Leistung besteht einerseits aus Prävention, d.h. aus optimierter Schwangerenüberwachung, und andererseits aus der verfeinerten Diagnostik unmittelbar vor und während der Geburt und den sich daraus ergebenden Konsequenzen. Zudem hat sich natürlich auch die neonatale Intensivmedizin ganz wesentlich verbessert. Wahrscheinlich spielt die Prävention die weit größere Rolle, weil damit vor allem konkomitierende Erkrankungen frühzeitig erfaßt und teils eliminiert werden können, wie wir das am Beispiel der Gestose erlebt haben. Eklampsien sind sicher vielen von uns nur noch vom Hörensagen oder aus den Lehrbüchern bekannt. Die Gestose ist somit die Erkrankung par excellence, die in fast allen Fällen verhindert werden kann. Denken wir weiter an den Diabetes, der vor noch nicht allzu langer Zeit eine 10- bis 20fach überhöhte perinatale Mortalität implizierte. Auch bei dieser Erkrankung läßt sich durch die optimierte Schwangerenüberwachung im Teamwork mit dem Diabetologen eine kindliche Sterblichkeitsziffer erreichen, die sich dem Normkollektiv angleicht. Denken wir im weiteren an das Risiko der Erythroblastose, das heute praktisch nicht mehr existiert. Weitere Beispiele könnte man beliebig hinzufügen.

Es stellt sich aber auch die Frage nach dem „Wie" und „durch Wen" bei der Schwangerenüberwachung. Wie das skandinavische oder auch das niederländische Beispiel zeigen (in den Niederlanden hat sich allerdings in der letzten Zeit offenbar sehr viel geändert), werden viele der Schwangeren durch medizinisches Hilfspersonal, d.h. durch Hebammen überwacht und nach dem Beispiel Niederlande auch entbunden. Erst bei Auftreten krankhafter Erscheinungen werden die Schwangeren dem Arzt bzw. der Klinik überwiesen. Dieses System hat sich in den bereits angesprochenen Ländern offensichtlich bewährt, fiel doch die perinatale Mortalität in Schweden bereits um die 70er Jahre drastisch ab, bevor intensivmedizinische Methoden in der Geburtshilfe zum Tragen kamen. Dies spricht für das Funktionieren des Systems, wobei die Schwangerenüberwachung sehr rigoros ge-

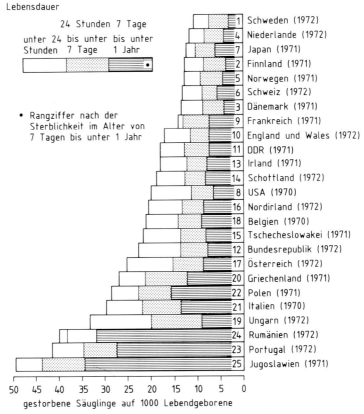

Abb. 6. Säuglingssterblichkeit in 23 europäischen Staaten sowie USA und Japan nach der Lebensdauer. (Aus Maier 1981)

handhabt wird. Falls die mit der Untersuchung betraute Person (sei es Hebamme oder Arzt) genügend in Schwangerenvorsorge unterrichtet ist und die Schwangerenuntersuchung in kurzen Abständen erfolgt, wird damit ein präventives Instrument wirksam, das unweigerlich zur Reduktion der perinatalen Mortalität führen muß.

Die perinatale Phase selbst spielt offensichtlich die geringere Rolle. So konnte beispielsweise Hagberg in Schweden nur etwa 50% der CP-Fälle damit in Zusammenhang bringen. Für die sog. „minor handicaps" waren pränatale Elemente viel wesentlicher.

Selbstverständlich erreicht man aber nur optimale Resultate, wenn Schwangerschafts- und Geburtenüberwachung Hand in Hand gehen und auf keiner Ebene Informationsverluste in Kauf zu nehmen sind. So konnten wir beispielsweise auch an unserer Klinik zeigen, daß ganz ähnlich wie die perinatale Mortalität auch die Morbidität (im Sinne einer Azidisitätsteigerung) durch eine intensivierte generelle Geburtenüberwachung gesenkt werden kann. Der Morbiditätssturz impliziert auch eine Reduktion kindlicher Sterblichkeit, da zu erwarten ist, daß enge Korrelationen zueinander bestehen. Im übrigen spielt heute die Morbidität wahr-

Tabelle 2. Wesentliche neuropädiatrische Handicaps

	Pro 1000 Lebendgeborene	Pro 75000
Schwere mentale Retardierung (IQ < 50)	3,5–5	262,5–375
Trisomie 21	1,4	105
Alter der Mutter: 25 Jahre: 1:1000		
35 Jahre: 1: 365		
44 Jahre: 1: 44		
Anenzephalie	1	75
Meningomyelozele	1,2–2,5	90–187,5
Zerebrale Parese	1,0–2,5	75–187,5
Kongenitaler Hypothyreoidismus	0,3	22,5
Phenylketonurie	1:20000	

scheinlich die bedeutendere Rolle als die perinatale Mortalität, da einerseits die letztere sehr niedrige Zahlen erreicht hat und andererseits eventuelle kindliche Dauerschädigungen über Jahre hinaus nicht nur die Umwelt auf psychosozialer Ebene belasten, sondern auch sehr hohe Kosten verursachen.

Das Bestreben der Geburtshilfe in unseren Ländern muß also letztlich darauf hinauslaufen, diese Morbidität zu reduzieren oder sogar zu eliminieren. Aber immer noch müssen hohe Morbiditätsziffern in Kauf genommen werden. Eine Darstellung aus der Schweiz, allerdings etwas früheren Datums, zeigt, wieviel noch erreicht werden muß und wie hoch der präventive Einsatz zu veranschlagen ist (Tabelle 2).

Daß perinatale Mortalität und Morbidität selbstverständlich durch unsere Screeningbemühungen beeinflußt werden, indem Mißbildungen und andere vererbbare Erkrankungen, die oft tödlich enden, frühzeitig aufgedeckt werden, ist eine neue Situation. Werden diese Erkrankungen voll erfaßt und werden die daraus sich ergebenden Konsequenzen im Einverständnis mit allen Beteiligten gezogen, wobei wir in diesem Zusammenhang auf die großen ethischen, moralischen, religiösen und anderen Probleme nur verweisen können, bleibt uns schließlich nur noch das Problem der Frühgeburt bzw. der frühen Frühgeburt unter 1500 g. Offensichtlich gelingt es nicht, durch sog. präventive Maßnahmen (Mehrfachuntersuchungen, Aussondern eines Risikokollektives und konservative bzw. medikamentöse Bemühungen) die Frühgeburtenfrequenz weiter zu senken. Diese ist in unserem Bereich mit etwa 5–6% über Jahre hinaus immer konstant geblieben. Wir wissen auch, daß der vermehrte Einsatz von „unnötigen" Cerclagen nichts oder nicht viel brachte. Wir wissen im weiteren, daß die großzügige Applikation von Tokolytika nicht das brachte, was man sich erhoffte. Wir wissen ferner, daß wir bei einem vorzeitigen Wehenbeginn in gewissen Fällen einfach machtlos sind, daß die Tokolyse durchbrochen wird und wir vor der Tatsache der frühen Frühgeburt stehen. Vielfach ist es das insuffiziente Nidationsobjekt (Uterus und/oder Plazenta), das zwangsläufig zu diesem Resultat führen muß, so daß für den Feten die Chancen extrauterin besser sind als das Verbleiben in utero. Obwohl die Neonatologen in den letzten Jahren ihre Medizintechnik auf einen Maximalstand ge-

Tabelle 3. Neonatale Sterblichkeit und Morbiditätsrate bei vLBW-Kindern (<1500 g) nach Geburtsgewicht (University College Hospital, London; nach Stewart 1982)

Geburtsgewicht	Mortalität [%]		Handicaprate [%]	Mortalität ASF 1983–1986
500– 750 g	76		33	
751–1000 g	55	p<0,01	21	
1001–1250 g	36	p<0,01	9,5	
1251–1500 g	20		6,5	
Alle Gewichtsgruppen ≤1500 g	38		11	51,3

Gesamtsignifikanz: p<<0,001; p<0,02

Tabelle 4. Frühgeburten (Zahlen der Arbeitsgemeinschaft Schweizerischer Frauenkliniken; nach Hochuli 1987)

Fragestellung	Kumulierte Statistik 1.1.83–27.6.1986		Frühgeburt <37.SSW		Frühgeburt <37.SSW 500–1500 g	
	n	[%]	n	[%]	n	[%]
Anzahl Pat. mit Entbindung	101328		6440		659	
(Anteil Mehrlingsgeburten)	977	0,96	418	6,5	82	12,4
Anzahl entbundene Kinder	102317		6870	6,7	746	0,7
(Anteil Mehrlingskinder)	1971	1,9	848	12,3	170	22,8
Sectiofrequenz	11194	11,0	1608	23,4	268	40,7
Azidosefrequenz pH<7,10 der gemessenen pH	1231	1,6	121	2,5	34	10,1
Apgar-Score 0–4/5 min	727	0,7	388	5,9	206	33,8
Anteil BEL	4739	4,6	867	12,6	208	27,9
Perinatale Mortalität (WHO) (ungereinigt)	915	0,89	612	8,9	339	45,4
– Intrauteriner Fruchttod	489	0,48	328	4,8	159	21,3
– Sub partu gestorben	107	0,10	71	1,0	45	6,0
– Exitus post partum 7d	319	0,31	213	3,1	135	18,1
– Verlegung in ausw. Klinik	2878	2,8	1392	21,5	245	45,2

bracht haben, bleibt die Frühgeburtensterblichkeit nach wie vor hoch. Zwei Beispiele mögen das illustrieren (Tabellen 3 und 4). Dies hat u. a. damit zu tun, daß längst nicht alle dieser Frühgeburten in den sog. echten Zentren geboren werden, sondern sehr oft nach ungenügender primärer Reanimation noch lange Transportwege vor sich haben. Es gibt eindeutige Untersuchungen, die die schlechten Aussichten dieser Kollektive den besseren Aussichten der Zentrumskollektive gegenüberstellen.

Wir wissen aber auch, daß uns aus regionalpolitischen, verkehrstechnischen und anderen Gründen oft die Hände gebunden sind und wir nach wie vor in eigener Verantwortung dem Problem der Frühgeburt gegenüberstehen, dem Problem des echten Notfalls, der einer Intensivbehandlung bedarf. Wenn nicht alle Frühgeburten in utero verlegt werden können, müssen wir alles daran setzen, die Primärreanimation zusammen mit den Transportmöglichkeiten zu optimieren.

Damit wäre in etwa das Umfeld der perinatalen Mortalität abgesteckt, worüber aufgrund kaum vergleichbarer oder nicht aktueller Daten und andersartiger epidemiologischer Voraussetzungen nur im Ansatz diskutiert werden kann.

Das sogenannte Restrisiko (=verbleibende perinatale Mortalität) unter Beachtung der in diesem Referat aufgeführten einzelnen Punkte würde schließlich, und dies auch nach den Erfahrungen im Gebiet der Arbeitsgemeinschaft Schweizerischer Frauenkliniken, wahrscheinlich zwischen 3 und 5‰ liegen. Damit sind erreichbare Resultate von Ländern bzw. Regionen gemeint, in denen uns Perinatalerhebungen und perinatale ungereinigte Statistiken über den Weg der Qualitätskontrolle jederzeit Einsicht in die aktuelle Situation mit klinikinternen und klinikexternen Quer- und Längsvergleichen ermöglichen.

Die Geburtshilfe ist letztlich die Kunst des Machbaren, projiziert in den klinischen Alltag und konfrontiert mit der Tatsache der unvermeidbaren „human errors". Somit stehen trotz aller Technik immer wieder die Menschen im Vordergrund.

Literatur

Hochuli E (1987) Geburtsleitung bei früher Frühgeburt. Gynäkologe 20:32–40
Hochuli E, Benz J, Litschgi M, Vogt HP, Marti WK (1986) Sectio caesarea. Stellung in der heutigen Geburtshilfe und technische Aspekte. In: Bender HG, Beck L (Hrsg) Operative Gynäkologie. Springer, Berlin Heidelberg New York Tokyo, S 176
Maier C (1981) Perinatale Mortalität und Müttersterblichkeit. In: Käser O, Friedberg V, Ober KG, Thomsen K, Zander J (Hrsg) Gynäkologie und Geburtshilfe. Thieme, Stuttgart, S 202
Stewart A (1982) Follow up bei Kindern mit sehr niedrigem Geburtsgewicht (vLBW). In: Huch A u. R, Duc G. Rooth G (Hrsg) Klinisches Management des „kleinen" Frühgeborenen (<1 500 g). Thieme, Stuttgart New York, S 9

2.1.2 Perinatalstudien in Deutschland

M. Steiner (Freiburg)

Durch die inzwischen in allen Ländern innerhalb der Bundesrepublik Deutschland etablierten Perinatalerhebungen wurde für den klinisch-geburtshilflichen Bereich die Möglichkeit, aber auch die Notwendigkeit geschaffen, über relevante Daten für verschiedene Kliniktypen und das Gesamtkollektiv aller teilnehmenden Krankenhäuser geburtshilfliche Verhaltensweisen zu analysieren und eine Situationsbeschreibung vorzunehmen. Dieses Instrument der Qualitätssicherung erlaubt zudem die Überprüfung der Effektivität und Effizienz geburtshilflichen Handelns. Es bleibt zu fragen, inwieweit die Auseinandersetzung mit den erhobenen Daten Aussagen über das Restrisiko gegenwärtiger Geburtshilfe zuläßt bzw. sich Qualitätsmerkmale, bezogen auf einzelne Kliniktypen, herausarbeiten lassen.

Die Konzeption der Perinatalerhebungen kann diese Fragestellung im Rahmen ihrer Routineauswertung nicht beantworten. Ebenso müssen Vergleiche über Ländergrenzen hinweg mit Einschränkung gesehen werden. Sonderauswertungen müssen sich zukünftig dieser Fragestellung annehmen.

Unter Berücksichtigung dieser Einschränkungen soll aus der Sicht einer regionalen Schwerpunktklinik der Stufe 3 (Tabelle 1) im Vergleich mit dem Gesamtkollektiv aller teilnehmenden Kliniken versucht werden, Unterschiede und Auffälligkeiten herauszuarbeiten und daraus mögliche Forderungen und Konsequenzen abzuleiten.

An den Perinatalerhebungen in der Bundesrepublik Deutschland nahmen 1986 insgesamt 816 Kliniken teil, die 77,7% der in diesem Jahr registrierten

Tabelle 1. Versorgungsebenen des Regionalisierungskonzepts – Versorgungsstufe 3

Stufe 1 und 2 und Versorgung von Schwangeren mit hohem Risiko (ca. 1% aller Schwangeren), insbesondere
    Drohende Frühgeburt < 31 Wochen
    Drohende Zwillingsgeburt < 35 Wochen
    Drillings- und Mehrschwangerschaften
    Zu erwartendes Kind mit akuter operationspflichtiger Fehlbildung
    Hydrops fetalis
    Insulinpflichtiger Diabetes mellitus und andere seltene gravierende Einzelrisiken für Mutter und Kind
Regionale Koordination der Patientenversorgung
    (Einzugsgebiet etwa 3500–7000 Geburten/Jahr)

Empfehlung der American Academy of Pediatrics and The American College of Obstetrics and Gynecology.

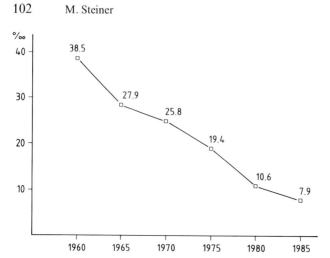

Abb. 1. Entwicklung der perinatalen Mortalität 1960–1985 in der Bundesrepublik Deutschland

628469 Geburten repräsentierten. In Baden-Württemberg waren von 164 geburtshilflichen Kliniken 122 Häuser an diesem Qualitätssicherungsprogramm beteiligt. Die Repräsentativität belief sich hier auf 84%.

Bei steigenden amtlichen Geburtenzahlen in den letzten Jahren erfuhr die *perinatale* Mortalität eine kontinuierliche Senkung und näherte sich mit 7,9‰ im Jahr 1986 den guten Ergebnissen der nordeuropäischen Länder an (Abb. 1 und 2). Es sei jedoch in diesem Zusammenhang auf das Problem der Vergleichbarkeit bei unterschiedlicher statistischer Behandlung der Mortalitäts- und Morbiditätsdaten in den einzelnen Ländern hingewiesen.

Beim Vergleich innerhalb der Bundesländer nimmt das Land Baden-Württemberg mit 6,9‰ den besten Platz ein (Tabelle 2).

Tabelle 2. Perinatale Mortalität und Säuglingssterblichkeit nach Ländern 1986 (Statistisches Bundesamt, Wiesbaden)

	Perinat. Mortalität [‰]	Säuglingssterblichkeit [‰]
Schleswig-Holstein	7,8	8,3
Hamburg	7,4	9,6
Niedersachsen	7,3	9,0
Bremen	8,7	9,0
Nordrhein-Westfalen	8,5	10,3
Hessen	7,4	9,3
Rheinland-Pfalz	7,3	9,9
Baden-Württemberg	6,9	7,2
Bayern	7,1	7,8
Saarland	8,0	10,1
Berlin (West)	–	10,6
Säuglingssterblichkeit in BRD	8,9	

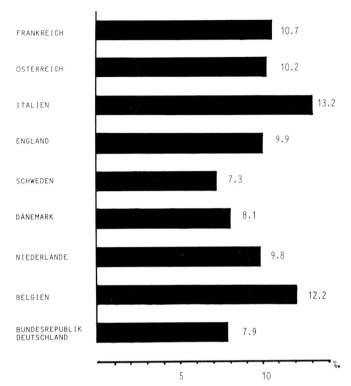

Abb. 2. Perinatale Mortalität in europäischen Ländern 1985

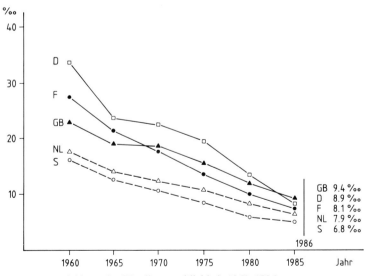

Abb. 3. Entwicklung der Säuglingssterblichkeit 1960–1986

Tabelle 3. Anamnestische und befundete Risiken. Vergleich UFK-Freiburg – Gesamtstatistik 1986

	UFK-Freiburg [%]	Bad-Württemberg [%]
Anamnestische Risiken		
02 Zustand nach zwei und mehr Aborten	6,8	3,8
05 Totes/geschädigtes Kind in Ananmnese	3,2	1,7
06 Zustand nach Sectio	9,0	6,1
09 Schwangere über 37 Jahre	5,8	3,2
Befundete Risiken		
25 Verdacht auf Wachstumsretardierung	3,5	2,6
27 Vorzeitige Wehen	8,5	10,5
29 Mehrlingsschwangerschaft	4,2	1,2
30 Pathologische Kindslage	6,4	4,9

Ein vergleichbarer positiver Trend zeichnet sich auch bei der Entwicklung der *Säuglingssterblichkeit* ab. So wurde auch hier eine Annäherung an die Länder mit traditionell niedrigen Mortalitätsraten, wie z. B. die Niederlande und Schweden erreicht (Abb. 3).

Bei der Analyse der Perinatalergebnisse hat sich gezeigt, daß die perinatale Mortalität und Morbidität in erster Linie den *Hochrisikofällen* und den damit zusammenhängenden Problemen anzulasten sind. Sowohl Risikohäufigkeit wie Risikoverteilung zeigen im Vergleich zwischen Gesamtkollektiv und regionaler Schwerpunktklinik Unterschiede. Während bei einem Risikokollektiv von 57,3% in unserer Klinik das Gesamtkollektiv nur gering weniger Risikofälle aufweist, findet sich eine deutlich veränderte Verteilung bei den anamnestischen und befundeten Risiken (Tabelle 3).

Die *anamnestischen Risiken* Zustand nach Sectio, Zustand nach 2 und mehr Aborten, totes und geschädigtes Kind in der Anamnese und Schwangere über 37 Jahre liegen über dem Durchschnitt aller Kliniken. Bei näherer Betrachtung der Altersverteilung findet sich in den Altersgruppen 35–39 Jahre und über 39 Jahre eine Rate von 7,2% in allen Kliniken und 14,4% in der Zentrumsklinik (Abb. 4). Ebenso verhält es sich mit den befundeten Risiken pathologische Kindslage, Mehrlingsschwangerschaft und Verdacht auf fetale Wachstumsretardierung.

Eine *umgekehrte* Verteilung zeigt sich beim Risiko Übertragung mit 5,2% im Zentrum und 10,9% im Gesamtkollektiv. Die interessante Frage nach „fetal outcome", Mortalität und Morbidität bezogen auf die einzelnen Risikogruppen ist mit Hilfe der vorliegenden Basisdaten der Perinatalerhebungen nicht zu beantworten.

Bei der Betrachtung der *Frühgeburtenfrequenz* war in unserer Klinik in den letzten Jahren ein stetiger Anstieg auf zuletzt 11,5% im Jahre 1986 zu verzeichnen. Im Vergleich weist die Gesamtstatistik der Perinatalerhebung Baden-Württemberg auf Basis der 84984 erfaßten Geburten eine Frühgeburtlichkeit von 4,6% auf. Unter Einbeziehung von Tragzeit und Geburtsgewicht scheint hier ein gewisser Regionalisierungseffekt erkennbar zu sein.

Die Geburtsgewichte <1000 g und 1000–1499 g lagen mit 0,9% bzw. 3,5% auffällig über dem Gesamtkollektiv mit 0,3% bzw. 0,6% (Tabelle 4). Unter Ein-

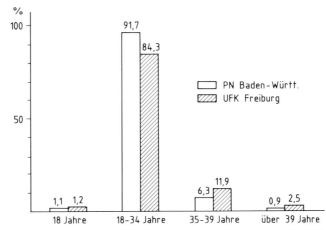

Abb. 4. Alter der Mutter. Vergleich UFK-Freiburg – Gesamtstatistik 1986

Tabelle 4. Geburtsgewicht nach Gewichtsklassen. Vergleich UFK-Freiburg – Gesamtstatistik 1986

Geburtsgewicht	UFK-Freiburg [%]	Bad-Württemberg [%]
<1000 g	0,9	0,3
1000–1499 g	3,5	0,6
1500–1999 g	4,5	1,3
2000–2499 g	7,6	3,9
2500–3999 g	76,5	85,0
>3999 g	6,8	8,8

beziehung der einzelnen Länderstatistiken lassen auffallend abweichende Ergebnisse zum Landesdurchschnitt wie z. B. in Niedersachsen und dem Saarland die Frage nach der einheitlichen Erfassung bzw. Behandlung von Totgeburten und intrapartal verstorbenen Kinder über 500 g aufkommen (Abb. 5). Eine einheitliche Empfehlung der einzelnen Perinatalkommissionen an die Teilnehmerkliniken wird hier zukünftig notwendig sein. Die Einbeziehung dieses Aspekts scheint mit eine Erklärung für die über dem Durchschnitt von 417‰ liegende perinatale Mortalität von 700‰ im Zentrum zu sein.

Die hohe *Sectiofrequenz* von 23,6% in unserer Klinik (Gesamtkollektiv – Gk – 14,4%) macht die Betrachtung der Indikation zur operativen Entbindung notwendig. Die Frühgeburtlichkeit war mit 39,4% (Gk = 18,8%) Operationsindikation. Weitere Indikationen waren in den Risiken Mehrlingsgravidität mit 44,4% (Gk = 29,5%), Plazentainsuffizienz mit 63,2% (Gk = 33,1%), Gestose/Eklampsie mit 60% (Gk = 27,4%) und Blutungen sub partu mit 50% (Gk = 26,2%) begründet. Trotz hoher Sectiorate liegt die mütterliche Morbidität unter der Gesamtmorbidität der teilnehmenden Kliniken Baden-Württembergs.

Große Unterschiede finden sich sowohl in der Länder-Länder- wie auch Länder-Klinik-Betrachtung in bezug auf die Inanspruchnahme von Pädiatern bei der

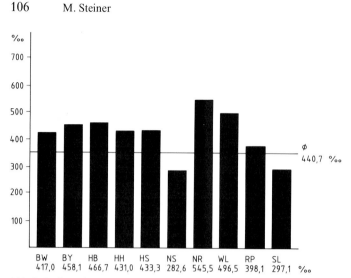

Abb. 5. Perinatale Mortalität im Ländervergleich 1986. Geburtsgewicht bis 1 000 g

Geburt wie auch bei der Durchführung der pH-Metrie. Erwartungsgemäß war in unserer Klinik bei 34,5% der Entbindungen gegenüber dem Landesdurchschnitt mit 9,7% häufiger ein Pädiater bei der Geburt anwesend.

Große Diskrepanzen innerhalb der verschiedenen Perinatalstudien sind bei der Häufigkeit der durchgeführten *pH-Messungen* zu finden, wobei jedoch generell eine Zunahme im Vergleich zu den Vorjahren zu verzeichnen ist. Die zunehmende Bedeutung und Notwendigkeit einer aussagefähigen Zustandsdiagnostik des Neugeborenen wurde erkannt. Während in Bayern und Hessen nur in 36,0% bzw. 54,3% der Fälle eine pH-Bestimmung erfolgt, weist Baden-Württemberg in 64,5% aller erfaßten Geburten einen pH-Wert aus. Die Messung des Nabelschnurarterien-pH wurde 1986 in unserer Klinik bei 92% aller Entbindungen durchgeführt bzw. erfolgt grundsätzlich bei jeder Geburt (Abb. 6).

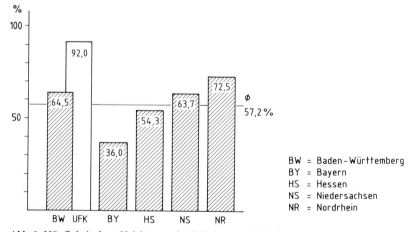

Abb. 6. Häufigkeit der pH-Messung im Länder- und Klinikvergleich. Perinatalerhebungen 1986

Tabelle 5. Perinatalstatistik UFK-Freiburg 1982–1985. Todesursachen

Todesursachen	Ursachen					
	1982	1983	1984	1985	1982–1985	%
Mißbildung	8	6	7	13	34	41,5
Mehrlinge	6	4	3	2	15	18,3
Mangelgeburten	6	5	1	2	14	17,1
Vorz. Blasensprung/Infektion	2	3	1	2	8	9,8
Diabetes mellitus	–	2	2	–	4	4,9
Nabelschnurprobleme	2	2	–	–	4	4,9
Mütterl. Risiko	–	1	1	–	2	2,4
Vorz. Plazentalösung	–	–	1	–	1	1,2

Ein wesentliches Kriterium zur Beurteilung der Qualität des geburtshilflichen Handelns stellt die perinatale Mortalität dar. Die Perinatalerhebungen liefern hierzu die Basisdaten. Unter Zugrundelegung der im Vergleich zum Landesdurchschnitt hohen Mortalitätsziffern im Zentrum bei den untersten Gewichtsklassen, stellt sich aus der Sicht einer zentralen Klinik die Frage nach der Beurteilung des eigenen Handelns. Auf diesem Hintergrund wie auch zur Beurteilung des Restrisikos heutiger Geburtshilfe erscheint eine retrospektive Aufarbeitung der *kindlichen Todesfälle* in einem bestimmten Zeitraum in Form einer *Einzelfallanalyse* eine sinnvolle Maßnahme zu sein. Eine Herausarbeitung des Restrisikos läßt eine Beurteilung nach den Kriterien vermeidbare, bedingt vermeidbare und unvermeidbare perinatale Todesfälle notwendig erscheinen.

Entsprechend der Auflistung der Perinataldaten in bezug auf die Mortalität wird bei annähernd der Hälfte der Todesfälle als Ursache die Mißbildung ausgewiesen. Mehrlinge und die Mangelentwicklung tragen mit 18,3% bzw. 17,1% zur Mortalität bei. Ursachen verbunden mit dem vorzeitigen Blasensprung sind mit 9,8% vertreten. Diesen folgen dann Todesursachen bedingt durch Diabetes mellitus der Mutter und die Nabelschnurproblematik (Tabelle 5).

Bei Aufarbeitung der Mehrlingsgraviditäten fand sich in 3 von insgesamt 7 Fällen ein intrauteriner Fruchttod des einen Mehrlings bei Überleben des anderen. 3 weitere intrauterine und perinatale Todesfälle ließen sich auf ein fetofetales Transfusionssyndrom zurückführen. 2mal war die Ursache bei intrauterinem Fruchttod eine schwerste fetale Hypotrophie und 2mal eine akute vorzeitige Plazentalösung.

Der Anteil der unvermeidbaren Todesfälle lag in unserem Kollektiv bei 54,9% (Tabelle 6). Die retrospektiv unvermeidbaren Mißbildungen trugen mit 75,6%, d. h. mit 34 von 82 Kindern zur perinatalen Sterblichkeit bei. In bezug auf die Mehrlingsgraviditäten mußte der Verlust eines Drillings und der aller Vierlinge bei Risikoverkennung und zu später Einweisung in das geburtshilfliche Zentrum konstatiert werden. Durch eine intensive selektive kardiotokographische Überwachung hätte möglicherweise auch das Absterben eines Geminus verhindert werden können.

Der vorzeitige Blasensprung bei fetaler Unreife bringt durch das Infektionsrisiko eine zusätzliche fetale Gefährdung mit sich. Bei 3 Patientinnen erfolgte trotz

Tabelle 6. Perinatalstatistik UFK-Freiburg 1982–1985. Vermeidbarkeit perinataler Todesfälle

Todesursachen	Vermeidbarkeit		
	Unvermeidbar	Bedingt vermeidbar	Vermeidbar
Mißbildung	34 (75,6%)	–	–
Mehrlinge	7 (15,6%)	6 (40,0%)	–
Mangelentwicklung	2 (4,4%)	–	12 (54,5%)
Vorz. Blasensprung/Infektion	–	5 (33,3%)	3 (2)[a]
Diabetes mellitus	–	1 (6,6%)	3 (1)[a]
Nabelschnurprobleme	1 (2,2%)	2 (13,3%)	3 (1)[a]
Vorzeitige Plazentalösung	1 (2,2%)	–	–
Übertragung	–	–	1
Mütterliches Risiko	–	1 (6,6%)	–
	45 (54,9%)	15 (18,3%)	22 (26,8%)

[a] Intern vermeidbar.

regelmäßiger Überwachung ein habitueller vorzeitiger Blasensprung. 5 perinatale Todesfälle bei vorzeitigem Blasensprung und hochgradiger fetaler Unreife wurden als durch eine frühzeitige konsequente Hospitalisierung bedingt vermeidbar eingestuft.

Ein weiteres Problem in der Rubrik bedingt vermeidbarer Todesfälle ist im Bereich der schweren Nabelschnurkomplikation und der Nabelschnuranomalie einschließlich Insertio velamentosa zu suchen. In einem Fall kam es zum intrauterinen Fruchttod eines reifen Kindes durch mehrfache Nabelschnurstrangulation. Die Ruptur der Nabelschnurgefäße bei Insertio velamentosa erfolgte bei einer Geburt.

Insgesamt konnten von den 82 untersuchten Todesfällen der Jahre 1982–1985 22 als vermeidbar eingestuft werden. Aus dem Gedanken des Regionalisierungskonzepts heraus und der aus der Sicht des Zentrums notwendigen internen Qualitätskontrolle wurde zwischen Ursachen, ausgelöst durch externes Handeln, d. h. durch den betreuenden Allgemein- und Facharzt, und infolge interner Ereignisse unterschieden.

Das Hauptkollektiv der extern vermeidbaren Todesfälle stellt mit 12 Kindern bzw. 54,5% das Risiko „fetale Mangelentwicklung". Hierin sind auch die zahlreichen intrauterinen Todesursachen, bei denen der Facharzt oder die kleine Entbindungseinheit das Risiko unterschätzte bzw. verkannte, subsummiert. Anamnestische Risikofaktoren wurden hinsichtlich ihrer Bedeutung nicht entsprechend gewürdigt und die rechtzeitige Zuführung in das Zentrum versäumt. Dies trifft auch für einen Fall der schweren Übertragung am 297. Schwangerschaftstag zu.

Drei perinatale Todesfälle erfolgten bei dem Risiko Diabetes mellitus. Ein Todesfall wurde als intern vermeidbar eingestuft, da im Rahmen einer im Zentrum durchgeführten Diagnostik die Makrosomie nicht erkannt wurde. Eine zu spät erfolgte Schnittentbindung bei vorzeitigem Blasensprung in der 30. Schwangerschaftswoche und Schwierigkeiten bei der primären Reanimation mußten insgesamt 3mal als intern vermeidbar eingestuft werden.

Unter Zugrundelegung der Ergebnisse dieser Mortalitätsanalyse errechnen sich nach Abzug der nicht lebensfähigen schweren Mißbildungen (34), der sehr kleinen Frühgeborenen unter 1 000 g (20, davon 5 unter 750 g), der von außerhalb zugewiesenen intrauterinen Fruchttodesfälle und der vermeidbaren externen Fälle, 4 vom Zentrum aus vermeidbare Todesfälle. Dies entspricht einem bereinigten Restrisiko im regionalen geburtshilflichen Zentrum von unter 0,1% (Tabelle 7).

Auf der Basis dieser Analyse lassen sich folgende *Ergebnisse zusammenfassen* und mögliche Schlußfolgerungen ableiten:

- Das geburtshilfliche Zentrum ist mit einem hohen Risikoanteil behaftet. Der Anteil der älteren Schwangeren ist deutlich überrepräsentiert. Von Bedeutung in bezug auf das Risiko sind Mehrlingsgraviditäten, die Frühgeburtlichkeit und die Mangelentwicklung. Bei erhöhter Sectiorate im Zentrum ist die mütterliche Morbidität gegenüber dem Gesamtkollektiv vermindert. Das Ergebnis der perinatalen Todesfallanalyse errechnet eine Vermeidbarkeit von 27%. Die gereinigte perinatale Mortalität im Zentrum liegt bei 0,1%.
- Den präventiven Maßnahmen kommt weiterhin große Bedeutung zu. Die Risikoerkennung, auch oberste Zielsetzung der neuen Mutterschaftsrichtlinien, muß für den betreuenden Facharzt und die kleine Entbindungseinheit höchste Priorität besitzen. Daraus folgt die Forderung nach rechtzeitiger Abgabe der Risikopatientinnen entsprechend dem Regionalisierungskonzept an das Zentrum. Im Zentrum muß dem Prinzip der frühzeitigen prophylaktischen Hospitalisierung Rechnung getragen werden. Die Durchführung eines subtilen Mißbildungsscreenings und der fetalen Zustandsdiagnostik ist von eminenter Bedeutung. Darüber hinaus muß das therapeutische und diagnostische Vorgehen standardisiert verfügbar (z. B. Kreißsaalfibel) und auch personell beherrschbar sein.
- Die Arbeit mit den Basisdaten der Perinatalerhebung zeigt die Notwendigkeit der Durchführung von Sonderauswertungen für bestimmte Fragestellungen. Die Interpretation der eigenen Daten, ihr Vergleich und die Einzelfallanalyse der perinatalen Todesfälle läßt die Perinatalerhebung zum Instrument geburtshilflicher Qualitätssicherung werden und kann die Leistung der einzelnen Klinik belegen. Eine Weiterentwicklung der Perinatalerhebung und ihre Anpassung an zukünftige Fragestellungen ist in diesem Zusammenhang unabdingbar.

Tabelle 7. Perinatalstatistik UFK-Freiburg 1982–1985. Bereinigte perinatale Mortalität

	n	%
Unbereinigt	82	1,7
Bereinigt	4	0,082
Ohne Mißbildung	(34)	
Ohne < 1000 g	(20)	
Ohne IUFT extern	(16)	
Ohne sonstig unvermeidbar	(8)	

Literatur

American Academy of Pediatrics/American College of Obstetricians and Gynecologists (1983) Guidelines for perinatal care. Evanston, WA

Hillemanns HG, Quaas L, Steiner M (1986) Perinatalmedizinische Möglichkeiten und Grenzen des geburtshilflichen Zentrums – eine Analyse der Ursachen perinataler Mortalität 1982–1985. Z Geburtshilfe Perinatol 190:215–219

Selbmann H-K (1984) Qualitätssicherung ärztlichen Handelns. Robert Bosch Stiftung GmbH, Beiträge zur Gesundheitsökonomik, Bd 16

Steiner M, Hillemanns HG (1985) Perinatalerhebung Baden-Württemberg. Ärzteblatt Baden-Württemberg 9:32–35

Wolf HG (1987) Vergleich der Perinatalstatistiken der einzelnen Bundesländer. Referat anläßlich des 5. Münchner Perinatalgesprächs, München 17./18.11.87

Wolf HG, Schäfer RD (1987) Fortschritte oder Stagnation? Ergebnisse der Rheinischen Perinatalerhebung 1986. Rheinisches Ärzteblatt 16:711–725

2.1.3 Das aktuelle kindliche Risiko

W. Künzel (Gießen)

Das Geburtsrisiko ist in den letzten Jahrzehnten deutlich gesunken. Ursache für die Abnahme der Mortalität waren weitreichende organisatorische Veränderungen und medizinische Neuerungen in der geburtshilflichen Versorgung: Die Verlagerung der Geburtshilfe aus dem häuslichen Bereich in die Kliniken, die Entwicklung neuer Methoden in der Überwachung der Kinder vor und während der Geburt und die Verbesserung der neonatologischen Intensivversorgung. Diese Maßnahmen waren die entscheidenden Faktoren, die zu der eindrucksvollen Senkung der perinatalen Mortalität von 25‰ im Jahre 1954 auf etwa 7‰ heute beigetragen haben [1]. Dennoch ist auch heute die Schwangerschaft und die Geburt mit einem Restrisiko von Morbidität und Mortalität belastet [2, 3]. Informationen über die Risiken von Spätschäden beim Neugeborenen sind nur spärlich zu erhalten. Insbesondere ist es schwierig, Beziehungen zum geburtshilflichen Handeln während der Schwangerschaft und der Geburt aufzuzeigen. Die Analyse der perinatalen Mortalität gestattet jedoch einen hinreichenden Einblick in das Restrisiko, da auch die perinatale Morbidität von vielen Faktoren beeinflußt wird, die sich während Schwangerschaft und Geburt ereignen. Es interessieren 3 Fragen:

1. Wann sterben die Kinder – während der Schwangerschaft, während oder nach der Geburt?
2. Wie verhält sich die Sterblichkeit zum Geburtsgewicht?
3. Wie hoch ist die Mortalität bezogen auf das Schwangerschafts- und Geburtsrisiko?

Perinatale Mortalität

Für die Analyse wurden die Daten von 65 Kliniken, die an der Hessischen Perinatalerhebung (HEPE) 1986 beteiligt waren, verwendet.[1] Von 40 695 Frauen wurden 41 159 Kinder, 41 023 davon lebend geboren.

285 Kinder von 267 Schwangeren sind tot geboren bzw. neonatal verstorben. Die Mortalität betrug insgesamt 6,9‰ (Tabelle 1). Unter Berücksichtigung der Definition der WHO beträgt die perinatale Mortalität 5,5‰, nach Abzug der nicht lebensfähigen Mißbildungen 4,3‰. *Diese Zahl von 178 Kindern gibt demnach die vermeidbare perinatale Mortalität wieder.* Aber auch Kinder mit einem Geburtsgewicht unter 1 000 g weisen auf ein Problem der heutigen Geburtshilfe hin, das die perinatale Mortalität in hohem Maße belastet.

---
[1] Für die Hilfe bei der Auswertung der Daten danke ich Frau Höhle und Herrn Dipl.-Ing. Feldmann, Kassenärztliche Vereinigung Frankfurt.

Tabelle 1. Perinatale Mortalität ($n = 41159$)

	n	[‰]
Mortalität gesamt	285	6,9
Perinatale Mortalität gesamt	279	6,8
Perinatale Mortalität Geburtsgewicht > 999 g	227	5,5
Perinatale Mortalität ohne letale Mißbildungen und > 999 g	178	4,3

Tabelle 2. Verteilung des Geburtsgewichts bei verstorbenen Kindern im Vergleich zum Gesamtkollektiv (HEPE 1986)

Geburts-gewicht [g]	Gesamt ($n=41159$) [%]	Gestorbene Kinder ($n=285$) [%]
<1000	0,2	18,6
1000–1499	0,6	17,9
1500–1999	1,2	13,3
2000–2499	4,0	13,7
2500–3999	84,4	34,0
>3999	9,5	2,5

Tabelle 3. Mortalität in den verschiedenen Gewichtsgruppen (HEPE 1986)

Geburts-gewicht [g]	Mortalität in den Gewichtsgruppen Gestorben/Geboren	[%]
<1000	52/ 120	43,3
1000–1499	51/ 264	19,3
1500–1999	37/ 484	7,64
2000–2499	39/ 1655	2,35
>2500	100/38636	0,26

Aufgrund der modernen Überwachungsmethoden stirbt heute kaum noch ein Kind während der Geburt. Die Mortalität sub partu betrug 0,12‰. Wesentlich häufiger sterben Kinder während der Schwangerschaft (131 Kinder = 3,18‰) und nach der Geburt (143 Kinder = 3,47‰).

Die Aufschlüsselung der verstorbenen Kinder ($n=285$) und des Gesamtkollektivs ($n=41159$) nach Gewichtsklassen läßt erkennen, daß bei den toten Kindern der Anteil mit <2500 g bei weitem überwiegt (Tabelle 2).

Die Unreife untergewichtiger Kinder trägt wesentlich dazu bei, daß die Mortalität, insbesondere von Kindern unter 1000 Gramm, hoch ist: 43,3% (Tabelle 3). Sie ist wesentlich niedriger, wenn das Gewicht der Kinder über 1000 g liegt.

Interessant ist auch die Frage, wie das Gewicht unter den verstorbenen Kindern verteilt ist, wenn eine weitere Differenzierung nach Mortalität ante partum und neonatal vorgenommen wird (Tabelle 4). Dabei zeigt sich, daß 60,1% der Kinder, die vor der Geburt sterben, 2000 g und mehr wiegen. Kinder, die neonatal sterben, wiegen nur in 39,1% der Fälle über 2000 g.

Aus diesen Analysen läßt sich ableiten, daß zukünftig im Rahmen der Schwangerenvorsorge vermehrt auf Risikomerkmale geachtet werden muß, die das Wachstum des Feten beeinflussen und die drohende Frühgeburt ankündigen.

Tabelle 4. Mortalität ante partum und neonatal in Beziehung zum Geburtsgewicht (HEPE 1986)

	Tod ante partum		Neonatal verstorben	
	n	[%]	n	[%]
<1000	5	3,8	47	32,9
1000–1499	25	19,1	25	17,5
1500–1999	21	16,0	15	10,5
2000–2499	23	17,6	16	11,2
>2500	57	43,5	40	27,9
	131	100,0	143	100,0

Anamnestische Schwangerschaftsrisiken

Aus dem Risikokatalog der anamnestischen Schwangerschaftsrisiken der Hessischen Perinatalstudie ist die Häufigkeit der einzelnen Risiken zu entnehmen (Tabelle 5). So rangieren vorzeitige Wehen (12,2%), Überschreitung des errechneten Geburtstermins (10,2%), Nikotinabhängigkeit (9,3%) und erhebliche Adipositas (8,9%) als die am häufigsten genannten Schwangerschaftsrisiken. Interessant ist die Analyse, wie häufig derartige Schwangerschaftsrisiken bei Kindern vorkommen, die vor, während oder nach der Geburt verstorben sind. Bei Kenntnis dieser Daten läßt sich die Mortalität pro Risiko berechnen. In Tabelle 5 ist die Mortalität pro Risiko nach ihrer Häufigkeit aufgetragen. Die höchste Mortalität von 6,0% ist in der Gruppe der Patientinnen zu finden, die eine Alkoholabhängigkeit aufweisen, gefolgt von jenen Patientinnen, bei denen ein Diabetes mellitus vorliegt (4,0%). Harnwegsinfekte, Mehrlingsschwangerschaften, Drogenabhängigkeit, Blutungen nach der 28. SSW und pathologisches CTG sowie Verdacht auf Wachstumsretardierung und vorzeitige Wehentätigkeit sind Risiken, die zwischen 2 und 3% liegen. Weniger hoch liegt das Risiko bei Patientinnen mit Zervixinsuffizienz oder Eiweißausscheidung im Urin. Auch bei vorausgegangener Mangelgeburt oder Frühgeburt ist ein vergleichsweise geringes anamnestisches Schwangerschaftsrisiko vorhanden. Unter 1% liegen Schwangerschaftsrisiken wie Zustand nach Sectio, Zustand nach Uterusoperation u.a.

Geburtsrisiken

Eine gleiche Betrachtung, wie sie für die anamnestischen Schwangerschaftsrisiken angestellt wird, läßt sich auch für die Risiken anführen, die während der Geburt auftreten (Tabelle 6). Das Mortalitätsrisiko pro Risikogruppe ist bei der vorzeitigen Ablösung der Plazenta am höchsten (13,2%), gefolgt vom Risiko der Frühgeburt (5,69%) und des Amnioninfektionssyndroms (4,92%). Auch der Diabetes mellitus und die Mehrlingsschwangerschaften sind neben dem Nabelschnurvorfall mit einem relativ hohen Risiko vergesellschaftet. Ein relativ geringes Risiko von weniger als 1% liegt beim vorzeitigen Blasensprung (0,64%), bei der Terminüberschreitung (0,21%), Zustand nach Sectio (0,52%), bei der protrahierten Ge-

Tabelle 5. Das anamnestische Risiko bei verstorbenen Kindern im Vergleich zum Gesamtkollektiv (bezogen auf Schwangerschaften). (HEPE 1986)

Anamnestische Schwangerschaftsrisiken	Risikohäufigkeit ($n=40695$) [%]	Risikohäufigkeit bei verstorbenen Kindern ($n=267$) [%]	Mortalität pro Risiko [%]
Alkoholabhängigkeit	0,1	0,7	6,06
Diabetes mellitus	0,4	2,2	4,00
Mehrlingsschwangerschaft	1,1	6,4	3,75
Harnwegsinfekte	1,4	2,6	3,56
Drogenabhängigkeit	0,1	0,4	3,44
Pathologisches CTG	2,1	9,0	2,82
Verdacht auf Wachstumsretard.	3,0	12,7	2,76
Blutungen nach der 28. Woche	0,9	3,4	2,46
Vorzeitige Wehen	12,2	45,3	2,44
Hypertonie	3,1	9,7	2,07
Placenta praevia	0,2	0,7	2,00
Pathol. Kindslage	4,3	13,1	2,00
Psychosoziale Belastung	1,3	3,7	1,95
Totes oder geschädigtes Kind in der Anamnese	2,0	5,6	1,88
Schwere mütterl. Erkrankung	0,6	1,5	1,69
Zustand nach 2 oder mehr Aborten	3,8	8,2	1,41
Vorausgegangene Frühgeburt	1,1	2,2	1,38
Eiweißausscheidung $\geq 1‰$	1,5	3,0	1,33
Hypotonie im 3. Trimenon	0,4	0,7	1,33
Schwangere über 37 Jahre	3,9	7,9	1,31
Zervixinsuffizienz	5,1	9,7	1,26
Blutungen vor der 28. Woche	3,4	5,6	1,07
Vorausgegangene Mangelgeburt	0,5	0,7	1,06
Ödeme	4,0	6,0	0,98
Unklarheit über den Termin	6,1	8,6	0,93
Blutgruppeninkompatibilität	0,3	0,4	0,87
Nikotinabhängigkeit	9,3	12,0	0,84
Zustand nach Komplikationen bei vorausgeg. Entbindungen	0,6	0,7	0,81
Chronische Nierenerkrankung	0,3	0,4	0,78
Zustand nach Uterusoperation	0,6	0,7	0,77
Sterilitätsbehandlung	1,1	1,1	0,67
Zustand nach Sectio	5,8	4,1	0,46
Überschreitung des Termins	10,2	2,2	0,14
Anämie	0,8	0	0

burt in der Eröffnungsperiode (0,23%) und in der Austreibungsperiode (0,52%) vor.

Schlußfolgerungen

Aufgrund der Risikoanalyse wird deutlich, daß eine Intensivierung der Schwangerenüberwachung möglicherweise in der Lage ist, die perinatale Mortalität weiter zu senken. Es gilt daher insbesondere, die Hauptrisiken, die zu einer Erhöhung

Tabelle 6. Das Geburtsrisiko bei verstorbenen Kindern im Vergleich zum Gesamtkollektiv (bezogen auf Schwangerschaften). (HEPE 1986)

Geburtsrisiken	Risikohäufigkeit ($n=40695$) [%]	Risikohäufigkeit bei verstorbenen Kindern ($n=267$) [%]	Mortalität pro Risiko [%]
Vorzeitige Plazentaablösung	0,6	12,0	13,22
Frühgeburt	4,4	38,2	5,69
Amnioninfektionssyndrom	0,8	6,0	4,92
Diabetes mellitus	0,4	2,2	3,97
Mehrlingsschwangerschaft	1,1	6,7	3,88
Nabelschnurvorfall	0,1	0,7	3,57
Plazentainsuffizienz	2,7	9,7	2,33
Fieber unter der Geburt	0,5	1,9	2,45
Uterusruptur	0,4	1,5	2,35
Beckenendlage	4,9	18,9	2,66
Rh-Inkompatibilität	0,2	0,7	2,02
Gestose-Eklampsie	2,9	6,0	1,37
Placenta praevia	0,4	0,7	1,40

der perinatalen Mortalität führen, zu kennen [2]. Zentrales Problem ist die Frühgeburtlichkeit, sie gilt es zu senken. Aber auch Erkrankungen der Mutter, die mit der Mortalität in einem engen Zusammenhang stehen, gilt es zu beachten. Sorgfältige Analysen der zentral erfaßten geburtshilflichen Daten werden uns sicherlich helfen, das Problembewußtsein für jene speziellen Risiken zu schärfen.

Literatur

1. Künzel W, Hohmann M (1985) Qualitätskontrolle und Qualitätssicherung in der Geburtshilfe durch die Hessische Perinatalstudie (HEPS). In: Künzel W (Hrsg) Gießener Gynäkologische Fortbildung 1985. Springer, Berlin Heidelberg New York Tokyo, S 47
2. Hillemanns HG, Quaas L, Steiner M (1986) Perinatalmedizinische Möglichkeiten und Grenzen des geburtshilflichen Zentrums – eine Analyse der Ursachen perinataler Mortalität 1982–1985. Z Geburtshilfe Perinatol 190:115–219
3. Brack M, Johannigmann (1982) Ergeben sich aus der Münchner Perinatal-Studie Hinweise für die Ursachen der Totgeburten? In: Zander J, Selbmann HK (1982) Wege zu einer verbesserten Perinatalversorgung. Deutscher Ärzteverlag, Köln, S 125

2.1.4 Antenatale Sterblichkeit

H. Weser (Hamburg)

Im Zeitraum von 1979–1983 fanden sich bei uns 32 intrauterine fetale Todesfälle (IUFT). Diese konnten nach Ursachen 4 großen Gruppen zugeordnet werden:

1. Nabelschnurumschlingung bzw. echte Knoten 28%,
2. schwere Erkrankungen bzw. Gestose der Mutter 25%,
3. vorzeitige Plazentalösung 15%,
4. ungeklärte Ursachen 15%.

Dabei bestanden interessante Unterschiede in der Zusammensetzung der Risikogruppen. Abbildung 1 zeigt das durchschnittliche Alter der betroffenen Mütter sowie das durchschnittliche Schwangerschaftsalter zum Zeitpunkt des intrauterinen Fruchttods. Dabei erscheint die Nabelschnurumschlingung als eine Komplikation der ausgetragenen Schwangerschaft. Das durchschnittliche Gestationsalter beträgt 38,7 SSW. Dagegen ist der IUFT infolge schwerer Krankheiten bzw. Gestosen der Mutter eine Komplikation der Frühgeburtlichkeit mit einem Schwangerschaftsalter von 35,0 SSW.

Nabelschnurkomplikation (NSU). Wie schon erwähnt, ist dies eine Komplikation der ausgetragenen Schwangerschaft. Der Tod wurde bei diesen Fällen durch Mehrfachumschlingungen bzw. durch eine Kombination von Nabelschnurkomplikationen herbeigeführt. Bei 9 Fällen (Tabelle 1) fanden sich Nabelschnüre von 60–127 cm Länge. Als Komplikation fand sich z. B. eine zweifache Umschlingung des Halses plus ein Knoten, eine 4fache NSU des Halses und ein Knoten oder eine

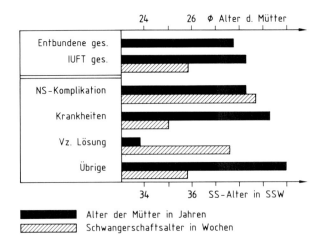

Abb. 1. Durchschnittsalter und mittlere Schwangerschaftsdauer bei Fällen mit intrauterinem Fruchttod (*IUFT*)

Tabelle 1. Nabelschnurbefunde bei intrauterinem Fruchttod

Fall Nr.	Nabelschnur Länge [cm]	Insertion	Umschlingung	Anderes
1	48	Medial/lateral	1mal, Körper	
2	?	?	2mal, Hals	1 Knoten
3	97	Zentral	1mal, Hals	1 Knoten
4	127	Medial	4mal, Hals	1 Knoten
5	67	Lateral	2mal, Körper, Fuß	
6	100	Medial/lateral	2mal, Hals	
7	62	Zentral	3mal, 2mal Hals	
8	80	Lateral	1mal, Hals, Fuß	
9	60	Lateral	1mal, Hals, Oberschenkel	

Tabelle 2. Intrauteriner Fruchttod bei schwerer Vorerkrankung und/oder Gestose der Mutter (*E* Ödem, *P* Proteinurie, *H* Hypertonie)

Grund-/Vorerkrankung	Gestose	Post partum
Tbc, Appendektomie, Abruptio	EH	–
Appendektomie, Bandscheibenoperation, Thrombophlebitiden	EH	–
Struma, Appendektomie, Abruptio	E	–
Hypertonie	PH	PH
–	PH	H
Asthma bronchiale, Gonorrhö	–	–
Diabet. Nephropathie, Appendektomie, 4 Aborte, 1 Totgeburt	EPH	Diabetes
Diabetes, Tbc, Gonorrhö	EP	Diabetes

einfache NSU des Halses und des Oberschenkels. Dabei ist die reitende Nabelschnur als komplikationsträchtig bekannt.

Eine 25jährige Erstpara wurde in der 39. SSW wegen kurzfristiger Schmierblutungen stationär behandelt. Es fand sich weder ambulant noch stationär ein Anhalt für eine Plazentainsuffizienz. Das CTG zeigte alle Formen eines pathologischen Verlaufs wie Frühdezelerationen, Spätdezelerationen und Silenzen. Die Patientin verließ gegen dringenden ärztlichen Rat die stationäre Behandlung. Sie kam in der darauffolgenden Nacht mit Kontraktionen zur Aufnahme. Das Kind wurde mit einer 4maligen NSU des Halses tot geboren (Nabelschnurlänge 127 cm). Dieselbe Patientin kam in der nächsten Schwangerschaft erneut in unsere Klinik zur Entbindung. Nach einer schnellen Eröffnungsphase wurde die Fruchtblase gesprengt. Bei einsetzender Kompression fanden sich tiefe Dezelerationen. Die kurze Entbindungszeit von insgesamt 2 h erübrigte operative Eingriffe. Das Kind hatte eine einmalige NSU des Halses.

Der intrauterine Fruchttod bei *schwerer Vorerkrankung bzw. Gestose der Mutter* ist eine Komplikation im Bereich der Frühgeburtlichkeit. Knaben sind im Verhältnis 3:1 wesentlich häufiger betroffen als Mädchen. In Tabelle 2 sind die mütterlichen Befunde dargestellt.

Eine 33jährige Erstpara Drittgravida kam mit einem IUFT zur stationären Aufnahme. Die Patientin hatte einen juvenilen Diabetes, der schlecht eingestellt war, eine medikamentös behandelte Tbc und eine anamnestische Gonorrhö. Bei der Aufnahme fanden sich eine EP-Gestose und

Zucker im Urin. In der nächsten Schwangerschaft begab sie sich in engmaschige ärztliche Kontrolle. Trotz Alkohol- und Nikotinabusus bei Diabetes mellitus konnte die Patientin in der 35. SSW per Sectio von einem gesunden Knaben entbunden werden.

Beim intrauterinen Fruchttod infolge *vorzeitiger Plazentalösung* ist das niedrige Durchschnittsalter der Mütter (23,8 Jahre) auffallend. Das durchschnittliche Schwangerschaftsalter beträgt 37,6 SSW. Traumen konnten anamnestisch nicht gesichert werden.

Eine 21jährige Erstgravida der 36. SSW war mit schwerer sozialer Problematik belastet. Nachts erwachte die Patientin mit starken vaginalen Blutungen. Sie wurde durch Sectio von einem toten Knaben entbunden. Die 4 Jahre später folgende Schwangerschaft verlief komplikationslos.

Die Gruppe mit intrauterinem *Fruchttod ungeklärter Ursache* ist besonders problematisch, da sie einen sehr hohen Ausländeranteil enthält, von dem wiederum ein Teil kein Deutsch sprach und jeglicher Vorsorgeuntersuchung entging.

Die immer wieder kontrovers diskutierte Frage ist die nach der Objektivität bei der Feststellung der Todesursache. Die Aussagekraft der paidopathologischen Obduktion wird dabei häufig überschätzt. Abgesehen von kindlichen Mißbildungen kann der Pathologe meist nur den Tod infolge kindlicher Asphyxie feststellen. Mit einer weitergehenden Fragestellung ist die Pathologie überfordert, da sich die zum Tod durch Asphyxie führende Pathophysiologie meist der Methode entzieht. So wird der Tod durch NSU des kindlichen Halses durch eine exogene Einwirkung, nämlich durch die Kontraktion des Uterus und die daraus folgende Kompression der Nabelschnur herbeigeführt. Der Pathologe kann aber nur die Asphyxie nachweisen.

Deshalb muß unser Augenmerk bei der Suche nach Ursachen des intrauterinen Fruchttods auch auf die Pathophysiologie bei Mutter und Plazenta gerichtet sein. Hier klafft eine diagnostische Lücke, die es in Zukunft zu schließen gilt.

Der Vorsorgeuntersuchung und dem rechtzeitigen Erkennen der Gefahr kommt die größte Bedeutung zu. Nach vorsichtiger Abschätzung ließe sich so die Frequenz des IUFT auf 0,25–0,3% der Geburten senken. Dies bedarf jedoch der Mitarbeit aller Beteiligten, insbesondere auch der Mütter.

2.1.5 Neonatale Sterblichkeit

H.O. Fürste, W. Pringsheim (Freiburg)

Für eine Verbesserung der zukünftigen Versorgung sind nicht die Ergebnisse der großen Statistiken wichtig. Eine kritische Analyse der Einzelfälle verhilft meist zu besseren Erkenntnissen.

Aus der Übersicht der letzten 25 Jahre ist zu erkennen, daß die neonatale Sterblichkeit abgenommen hat. Die Sterblichkeit liegt jetzt bei Verwendung der Zahlen des Statistischen Landesamtes in Stuttgart im Einzugsgebiet unserer Klinik mit etwa 7,5 auf 1000 Lebendgeborene unter dem Landesdurchschnitt. Ebenso wichtig ist es für unsere Tätigkeit, daß die Zahl der perinatalen Morbidität er-

Tabelle 1. Mortalität der Frühgeborenen ($n = 219$) im Jahr 1983

SSW	Zahl	Ge-storben	Lebend [%]	Gewicht [g]	Diagnosen bei Gestorbenen
25/26	5	4	20	810	Amnionitis Strepto B, Asphyxie
				840	Amnionitis Strepto B, Asphyxie
				845	Pneumonie Strepto B, Hirnblutung
				970	Asphyxie, Hirnblutung
27/28	8	3	62	900	Amnionitis, Hirnblutung, BEL
				935	Hyaline M., Hirnblutung
				1635	Hydrops, Schock, Rh.-Inkomp.
29/30	22	5	77	730	Gestose, Asphyxie, Sepsis
				740	Amnionitis, Strepto B
				1090	Präklampsie, BPD[a]
				1300	BPD
				1465	BPD
31/32	34	4	88	860[b]	Präklampsie, Knorpeldysplasie
				1580[b]	Potter-Sequenzen
				1640	Hyaline Membranen
				2040[b]	NNR-Hypoplasie, BPD
33/34	64	2	97	1150	HELLP-Gestose, BPD
				1845[b]	Potter-Sequenz
35/36	86	2	98	2525[b]	Potter-Sequenz
				2760[b]	Potter-Sequenz
25/36	219	20	91		

[a] Bronchopulmonale Dysplasie.
[b] „Unvermeidbare Todesfälle".

Tabelle 2. Mortalität der Frühgeborenen im Jahr 1986 ($n = 246$)

SSW	Zahl	Gestorben	Lebend [%]	Gewicht [g]	Diagnosen bei Gestorbenen
25/26	3	1	67	890	Unreife, Hirnblutung
27/28	15	5	67	990	RDS[a], Hirnblutung
				1000	EaL[b], Hirnblutung
				1030	RS, Hirnblutung
				1030	Mukoviszidose
				1060	EaL, Hirnblutung
29/30	16	7	56	550	BPD[c], Fallot'sche T.
				790	Lungenblutung
				1240	RDS, Hirnblutung
				1300	RDS, Hirnblutung
				1350	RDS, Hirnblutung
				1420	BPD
				1460	RDS
31/32	53	2	96	1120	Bronchialknorpeldysplasie
				1700[d]	Hypoplastische Lungen
33/34	59	0	100		
35/36	100	2	98	1810[d]	Glykogenose Typ IV
				2160[d]	Dysplasie-Syndrom
25/36	246	17	93		

[a] Atemnotsyndrom, hyaline Membranen.
[b] Extraalveoläre Luft.
[c] Bronchopulmonale Dysplasie.
[d] „Unvermeidbare Todesfälle".

heblich abgenommen hat. Dabei denke ich an früher häufigere peripartale hypoxische Hirnschäden und klinisch relevante Frühgeborenen-Hirnblutungen.

Zwei Problemgruppen bleiben peripartale Infektionen und Beatmungsfolgen bei extrem unreifen Frühgeborenen. Ich möchte dies anhand der Todesfälle bei Frühgeborenen im Jahr 1983 und 1986 belegen (Tabellen 1 und 2).

Erst gegen Ende des Jahres 1983 wurde uns bewußt, daß bei den besonders unreifen Frühgeborenen der zu späte Einsatz von Antibiotika zu einer erhöhten Sterblichkeit beitrug. Seither setzen wir bei Kindern unter 1000 g Geburtsgewicht grundsätzlich nach diagnostischen Entnahmen Antibiotika ein. Bei fehlendem Keimwachstum in den Blutkulturen wird diese Prophylaxe nach 48 h beendet.

Die zweite Gruppe enthält Kinder mit Beatmungsproblemen bei schwerem Atemnotsyndrom. Die Kinder mit bronchopulmonaler Dysplasie verstarben jenseits der Neugeborenenzeit. Im Jahr 1983 setzten wir uns das Ziel, in der Gruppe über 1500 g und bei mehr als 30 Schwangerschaftswochen keine vermeidbaren Todesfälle zu haben.

Das Ergebnis aus dem Jahr 1986 werden wir nicht in jedem Jahr erreichen. Die unmittelbaren Todesfälle durch perinatal erworbene Infektionen sind zurückgegangen. Das Hauptproblem bleibt die Lungenunreife mit den daraus resultierenden Fragen der maschinellen Beatmung und ihren Komplikationen. Mit höchstem personellem ärztlichem und pflegerischem Aufwand, bei dem derzeitigen Stand der apparativen Ausrüstung an Monitoring und Beatmungsmöglichkeiten sind diese Probleme bei weitem noch nicht gelöst. Entscheidend für die Prognose ist oft die Wahl des günstigsten Geburtszeitpunkts – nicht zu früh nach Beginn der Wehentätigkeit oder des vorzeitigen Blasensprunges, damit die Lunge noch reifen kann, aber möglichst vor Beginn der meist eintretenden Amnioninfektion.

2.1.6 Pathologisch-anatomische Befunde bei peripartalem Fruchttod

M. Orlowska, N. Böhm (Freiburg)

In den 11 Jahren von 1976 bis 1987 wurden in Freiburg 1782 paidopathologische Obduktionen durchgeführt. Im Jahresdurchschnitt also 165 Sektionen an totgeborenen Feten, Neugeborenen und älteren Kindern. Von der Obduktionsstatistik nicht erfaßt werden aber Fälle von intrauterinem Fruchttod, der vor der 18.–20. SSW zustande kommt. Diese werden als Routinehistologie befundet. Die zu diesen Aborten gehörenden Embryonen und Feten sind meistens stark autolytisch verändert. Systematische zytogenetische Untersuchungen an Abortmaterialien haben ergeben, daß bei Fehlgeburten bis zur 20. SSW in ca. 60% der Fälle Chromosomenaberrationen nachweisbar sind. Es handelt sich dabei um Trisomien (50%), XO-Zustände (20%) und Triploidien (17%). Nur ein geringer Anteil der von einer Chromosomenaberration betroffenen Feten wird lebend geboren: bei XO-Zustand 1,7%, bei Trisomie 13 1,7%, bei Trisomie 18 5,3% und bei Trisomie 21 27%. Eine andere, häufig von uns beobachtete Aborturstache stellt die extrauterine Schwangerschaft dar, am häufigsten eine Tubargravidität.

Von den Obduktionen werden Feten ab der 18. bis 20. SSW erfaßt.

Eine Ursache des früheren oder späteren Fruchttods sind *Gametopathien*. Unter Gametopathien verstehen wir die auf numerische und/oder strukturelle Chromosomenaberrationen zurückzuführenden Mißbildungssyndrome, die durch Amniozentese und cytogenetische Untersuchung in vielen Fällen bereits pränatal diagnostiziert werden. Diese verbesserten Diagnosemöglichkeiten haben dazu geführt, daß wir in den letzten Jahren Gametopathien viel häufiger obduziert haben als in den Jahren zuvor. Dies liegt u. a. daran, daß bei Kindern mit Trisomie 21 ein Abort induziert wurde (Tabelle 1).

Unter *Blastopathien* verstehen wir Entwicklungsstörungen, die auf eine Keimschädigung während der Blastogenese (1.–18. Gestationstag) zurückzuführen sind. Sie treten auch als komplette oder inkomplette symmetrische oder parasitäre asymmetrische Doppelmißbildungen auf. Die kompletten symmetrischen Doppelmißbildungen werden auch siamesische Zwillinge oder Pagi genannt (1 Fall). Nicht ganz so selten ist die bei monochorial-diamnialen Zwillingsschwangerschaften vorkommende Akardie (4 Fälle), deren formale Pathogenese noch nicht vollständig geklärt ist. Ebenfalls häufig (4 Fälle) sind die als parasitäre Doppelmißbildungen anzusehenden angeborenen Steißteratome, die wir jedoch häufiger als Operationsmaterial zur histologischen Begutachtung vorliegen haben.

Embryopathien (Tabelle 2) sind Einzelmißbildungen, multiple Einzelmißbildungen und Mißbildungssequenzen, die durch eine Fruchtschädigung zwischen dem 19. Gestationstag und dem Ende der 12. SSW ausgelöst werden. Phänotypisch unterscheiden wir Verschmelzungsmißbildungen mit oder ohne Spaltbil-

Tabelle 1. Obduzierte Feten und Kinder mit Chromosomenaberrationen (Gametopathien)

	Tri. 21	Tri. 18	Tri. 13	XO-Z	Andere	Zusammen
1976	1	2	–	–	–	3
1977	1	3	1	–	–	5
1978	1	2	2	–	–	5
1979	3	2	1	1	–	7
1980	5	1	2	1	–	9
1981	6	4	2	1	2	15
1982	6	2	1	4	3	16
1983	5	1	2	3	2	13
1984	6	2	2	2	2	14
1985	7	–	1	5	5	18
1986	5	4	2	–	–	11
Insgesamt	46	23	16	17	14	116

dungen, Überschußmißbildungen, Agenesie, Aplasie, Hypoplasie und Dysplasie eines Organs, schließlich Stenosen und Atresien. Eine relativ große Gruppe der Embryopathien stellen die Lippen-Kiefer-Gaumen-Spalten, andere ventrale Spaltbildungen und die Zwerchfellücken dar.

Noch häufiger sind die dorsalen Schlußstörungen in Form der Anenzephalie und andere dorsale Spaltbildungen. Die Dysraphien sind häufig gekoppelt mit einem kongenitalen Mißbildungshydrozephalus. Andere Fehlbildungen wie z. B. die Arhinencephalie sind seltener.

Sehr selten sind Obduktionsfälle von Embryopathien mit bekannten Ursachen wie Röteln, Diabetes, Thalidomid, Antiepileptika und Alkohol. Davon betroffene Kinder überleben meistens, sind aber mehr oder weniger schwer geschädigt.

Die Urache der *Herz- und Gefäßfehler* ist in den meisten Fällen unbekannt. Am häufigsten haben wir Vorhofseptumdefekte, Ventrikelseptumdefekte und den AV-Kanal beobachtet. Die Linksherzhypoplasie war mit 36 Fällen 9mal häufiger als die Rechtsherzhypoplasie.

Unter den *Mißbildungssyndromen und -sequenzen*, deren primäre Schädigungsfolgen ebenfalls zu den Embryopathien zu rechnen sind, sind die verschiedenen Formen der Potter-Sequenz weitaus am häufigsten vertreten.

Unter *Fetopathien* verstehen wir Erkrankungen, die auf eine Fruchtschädigung während der Fetalperiode (13. SSW bis zur Geburt) zurückzuführen sind. Als auslösende Ursachen kommen vor allem intrauterine Infektionen durch Protozoen, Bakterien und Viren, aber auch intrauterine Stoffwechselstörungen, immunologische Reaktionen und die Folgeerscheinungen einer frühen Amnionruptur in Frage (Tabelle 3).

Unter den angeborenen *Entwicklungsstörungen der Lunge* ist die Lungenhypoplasie mit Lungengewichten, die weniger als 50% des altersentsprechenden, normalen Organgewichts betragen, bei weitem am häufigsten vertreten.

Während die primäre Lungenhypoplasie keine erkennbare Ursache hat, sind die sekundären Lungenhypoplasien meistens mechanisch bedingt durch Kompression oder durch Fehlen der fetalen Atembewegungen (Tabelle 4).

Tabelle 2. Mißbildungen im paidopathologischen Obduktionsgut (Embryopathien)

	n
Ventrale und dorsale Schlußstörungen ZNS-Mißbildungen	
Lippen-Kiefer-Gaumenspalten	23
Andere ventrale Spalten und Omphalozelen	27
Zwerchfellücken	26
Anenzephalie	52
Andere dorsale Spalten	27
Kongenitaler Hydrozephalus	42
Erworbener Hydrozephalus	18
Arhinenzephalie	10
Zyklopie-Holoprosenzephalie	6
Herz- und Gefäßfehler	
Aortenbogenanomalien	15
Aortenisthmusstenose	24
Komplette Transposition	20
Vorhofseptumdefekt	53
Ventrikelseptumdefekt	44
AV-Kanal	21
Linksherzhypoplasie	36
Rechtsherzhypoplasie	4
Endokardfibroelastose	12
M. Fallot	18
Andere	42
Sequenzen und Syndrome	
Klass. Potter-Sequenz	15
Sympt. Potter-Sequenz	23
Prune-belly-Potter-Sequenz	14
Kaudale Regressionssequenz	9
Fehlende Nabelschnursequenz	7
Isomeriesyndrom	7
Franceschetti-Syndrom	4
Zellweger-Syndrom	3
Beckwith-Wiedemann-Syndrom	3
Epidermolysis hereditaria (Herlitz)	2
Andere	15

Tabelle 3. Mißbildungen im paidopathologischen Obduktionsgut (Fetopathien)

	n
Fetopathia diabetica	20
Konnatale Zytomegalie	1
Konnatale Listeriose	6
Konnatale Toxoplasmose	2
Konnatale Röteln	2
Immunologischer Hydrops	16
Nichtimmunol. Hydrops	37
Amnionstrangsyndrom	21

Tabelle 4. Mißbildungen im paidopathologischen Obduktionsgut (Lungenveränderungen)

	n
Entwicklungsstörungen	
Primäre Lungenhypoplasie	13
Sekundäre Lungenhypoplasie	65
Zyst.-adenomatoide Lungenmißbildung	3
Zyst. Lymphangiektasie	4
Intra- und extralob. Lungensequestration	5
Bronchialknorpelhypoplasie	7
Erworbene Veränderungen	
Blande Fruchtwasseraspiration	142
Aspir. von infiz. Fruchtwasser	39
Amnioninfektionssyndrom	48
Fetale oder Neugeb.-Pneumonie	82
Kongenitale Bronchiolitis obl.	3
Interst. Lungenemphysem	51
Pneumothorax	22
Hyaline Membranen	138
Lungenblutungen	39
Broncho-pulm. Dysplasie	42
Wilson-Mikity-Syndrom	3
Viruspneumonie	39
Bronchopneumonie	61
Aspirationspneumonie	40
Lungenembolie	25
Luftembolie	2
Asthma bronchiale	3
Epiglottidis	2

Tabelle 5. Mißbildungen im paidopathologischen Obduktionsgut (Stoffwechselstörungen)

	n
Glykogenosen	3
Galaktosämie	1
Hereditäre Fruktoseintoleranz	1
MPS II A	1
M. Gaucher	1
Marfan-Syndrom	6
Aminoazidurien	1
Hypophosphatasie	2
Acyl-CoA-dehydrog.-Def.	2
AGS	4
M. Wilson	2
Mukoviszidose	3
α_1-ATD	1

Bei den *erworbenen Lungenveränderungen* stehen die massive blande Fruchtwasseraspiration, die wir als morphologisches Äquivalent einer intrauterinen fetalen Asphyxie werten und die Hyaline-Membranen-Krankheit zahlenmäßig an der Spitze. Eine Aspiration von infiziertem Fruchtwasser und das Amnioninfektionssyndrom waren ebenfalls sehr häufig. Fetale oder Neugeborenenpneumonie kamen in 82 Fällen vor. Eine neonatale oder frühkindliche Sepsis konnten wir bei 39 Fällen nachweisen.

Angeborene *Stoffwechselstörungen* sind sehr selten (Tabelle 5).

Auch tödlich verlaufende *geburtstraumatische Schädigungen* des Kindes sind in der modernen Geburtshilfe sehr selten geworden. Am häufigsten kommt noch der Tentoriumriß mit Hirnblutung vor (5 Fälle). Besonders ungewöhnlich war ein Fall von Hirngewebsembolie mit Herzinfarkt und Lungenembolie. Rückenmarklazeration und Querlagenkomplikationen kamen jeweils in 2 Fällen vor.

Zur Obduktion eines totgeborenen Feten, eines unreifen, hypotrophen Frühgeborenen oder eines peripartal verstorbenen Kindes gehört auch die makroskopische und histologische *Untersuchung der Plazenta, der Nabelschnur und der Eihäute*, da in vielen Fällen nur dort die Befunde erhoben werden können, die das Absterben des Kindes erklären. So ergibt sich die bekannte enge Korrelation zwischen der Gestoseerkrankung der Mutter, dem Ausmaß der Plazentainfarkte und der fetalen Hypotrophie. Die vorzeitige Lösung der Plazenta und das retroplazentare Hämatom führen über eine akute Plazentainsuffizienz zur fetalen Asphyxie und nicht selten zum intrauterinen Fruchttod. Einen hohen Stellenwert hat schließlich der Nachweis einer eitrigen Chorioamnionitis. Es kommt sehr rasch zur fetalen bzw. Neugeborenenpneumonie und zur Bakteriämie und Sepsis des Neugeborenen (Tabelle 6).

Zwillings- und Mehrlingsschwangerschaften führen häufiger zu Komplikationen als Einlingsschwangerschaften. Eine wichtige Rolle spielt dabei die chronische und akute fetofetale Transfusion, die nicht selten mit dem Absterben beider Kinder endet. Voraussetzung für das Zustandekommen einer fetofetalen Transfusion sind Gefäßanastomosen zwischen beiden Hälften einer monozygoten monochorialdiamnialen Zwillingsplazenta, also eine Blastopathie im Sinne eines Chorangiopagus, wobei arteriovenöse Gefäßanastomosen hämodynamisch am wirksamsten sind.

Tabelle 6. Plazenta- und Nabelschnurpathologie

	n
Infarktplazenta	155
Fetale Hypotrophie	208
Chorangiome	8
Vorzeitige Lösung und retroplazentares Hämatom	43
Chorioamnionitis	105
Zwillinge u. a. Mehrlinge	97
Fetofetale Transfusion	16
NS-Komplikationen	54

Tabelle 7. Anteile der Totgeborenen, der unreifen Frühgeborenen und der reifen Lebendgeborenen, die in der Neugeborenenzeit verstorben waren

Totgeborene

1982:	99/189	= 52,4%
1983:	89/156	= 57,1%
1984:	118/173	= 68,2%
1985:	113/197	= 57,4%
1986:	134/191	= 70,2

Unreife (in 1.–4. Woche verstorben)
Frühgeborene

1982:	26/189	= 13,8%
1983:	13/156	= 8,3%
1984:	16/173	= 9,2%
1985:	21/197	= 10,7%
1986:	14/191	= 7,3%

Reife Lebendgeborene
(in 1.–4. Woche verstorben)

1982:	43/189	= 22,8%
1983:	30/156	= 19,2%
1984:	22/173	= 12,7%
1985:	30/197	= 15,2%
1986:	20/191	= 10,5%

Nabelschnurkomplikationen können in Form eines Nabelschnurvorfalls, einer Gefäßruptur bei Insertio velamentosa, durch Nabelschnurstrangulation, Nabelschnurtorquierung, echte Knoten, Abschnürung der Nabelschnur durch Amnionstränge und durch Verwicklung der Nabelschnur bei monochorialer Zwillingsschwangerschaft einen intrauterinen Fruchttod herbeiführen.

Die Zahl der *paidopathologischen Obduktionsfälle* hat im Verlauf des Untersuchungszeitraums absolut gesehen leicht und prozentual betrachtet deutlich zugenommen.

Bei totgeborenen und perinatalen Todesfällen (Tabelle 7) wurden nur die Zahlen der letzten 5 Jahre (1982–1986) ausgewertet. Der Anteil der Totgeborenen an der Gesamtzahl der paidopathologischen Obduktionen stieg von 52,4% (1982) auf 70,2% (1986), während der Anteil der lebenden und später gestorbenen unreifen Frühgeborenen, d. h. vor der 36. SSW geborenen Kinder dagegen leicht zurückging. Interessant ist auch die Zunahme der Fälle, bei denen aufgrund einer pränatalen Diagnostik, z. B. Ultraschall, zytogenetisch gesicherte Chromosomenaberration und neuerdings molekularbiologische DNA-Analyse an Chorionbiopsien, ein später Schwangerschaftsabbruch eingeleitet wurde (108 Fälle). Das Altersspektrum dieser von uns obduzierten Schwangerschaftsunterbrechungen reicht dabei von der 14. bis zur 38. SSW mit einem Häufigkeitsgipfel in der 20.–22. SSW.

Aus der Tatsache, daß mehr als 50% aller paidopathologischen Obduktionen an totgeborenen Feten durchgeführt werden, ergibt sich eine enge Zusammenarbeit zwischen dem Frauenarzt, der die Schwangerschaft überwacht und die Geburt leitet und dem Kinderpathologen, der die vielfältigen Ursachen der fetalen Entwicklungsstörungen und des intrauterinen und perinatalen Kindstodes aufzuklären versucht. In der Ultraschalldiagnostik fetaler Mißbildungen hat diese Zusammenarbeit ihre unmittelbaren praktischen Auswirkungen, wenn die Erfahrungen des Kinderpathologen bei der Interpretation morphologischer Befunde eingebracht und bei der Beurteilung der Prognose und Therapie berücksichtigt werden können.

Literatur

1. Behrens R, Greiner P, Böhm N (1980) Edwards-Syndrom: Trisomie 18. Med Welt 31:400–403
2. Böhm N (1984) Kinderpathologie. Schattauer, Stuttgart
3. Böhm N, Keller KM, Kloke WD (1982) Pulmonary and systemic cerebellar tissue embolism due to birth injury. Virchows Arch [Pathol Anat] 398:229–235
4. Fuschshuber P, Ortmann M, Crombach G, Schlensker KH, Müller W, Fries H (1986) Der Akardius – eine monströse Form der menschlichen Doppelmißbildung. Med Welt 37:1473–1478
5. Hienz HA (1971) Chromosomen-Fibel. Thieme, Stuttgart
6. Keeling JW (eds) (1987) Fetal and neonatal pathology. Springer, Berlin Heidelberg New York Tokyo

2.2 Frühgeburt

2.2.1 Die Frühgeburt – Ursachen und Behandlung

L. Quaas, P. Wieacker (Freiburg)

Die Ursachen vorzeitiger Wehen sind vielfältig. Das Spektrum auslösender Faktoren betrifft zahlreiche pathologische Veränderungen des mütterlichen Organismus, des Feten und der Plazenta. Die multifaktorielle Ätiologie erfordert eine differenzierte Diagnostik und Therapie. Zur Prophylaxe ist die Kenntnis der Risikofaktoren notwendig.

Risikofaktoren

Statistiken verdeutlichen den hohen Stellenwert anamnestischer Faktoren als Ursachen der Frühgeburt. Sie zeigen, daß eine Verringerung der Frühgeburteninzidenz nur über die Identifizierung von Risikogruppen und deren prophylaktische Behandlung erreicht werden kann. Grundsätzlich kann zwischen maternalen und fetoplazentaren Faktoren unterschieden werden. Die wichtigsten Risiken mit den entsprechenden Multiplikationsfaktoren sind in Tabelle 1 zusammengestellt. Anhand dieser Multiplikationsfaktoren wurden von Papiernik (1969), Saling (1972), Fedrick (1976), Creasy (1980) und Spätling (1987) verschiedene Risikoscores entwickelt. Die Praktibilität dieser Systeme ist jedoch umstritten. Wenn es allerdings mit ihrer Hilfe gelingt, das Bewußtsein für das Risiko zu schärfen, ist ein wesentliches Ziel erreicht. Die symptomatische Tokolyse sollte nur als letzte Maßnahme nach Versagen einer adäquaten Prophylaxe eingesetzt werden.

Diagnostik

Prädisponierende Faktoren können einzeln oder in Kombination zu vorzeitigen Wehen und Zervixveränderungen führen. Vorzeitige Wehen sind demnach als Symptom einer mütterlichen oder fetalen Störung zu verstehen. Vor Beginn einer symptomatischen Behandlung sollte daher versucht werden, die Ätiologie zu klären. Zur Diagnostik gehören eine sorgfältige Anamnese mit Durchsicht des Mutterpasses und des Gravidogramms und ein längeres Kardiotokogramm. Eine Spekulumuntersuchung sollte in jedem Fall bei Blutung oder suspektem Fluor durchgeführt werden. Immer erforderlich ist ein Nativabstrich zur Beurteilung der Scheidenflora. Er kann auch bei der vaginalen Untersuchung angefertigt werden, die den Muttermundsbefund mit Festlegung des Pelvic Scores (Tabelle 2) dokumentieren soll. Weiterhin ist eine genaue sonographische Untersuchung (Fetometrie, Mißbildungsausschluß, Zervixlänge) unabdingbar. Zu den Laborparametern gehören Blutbild mit Leukozyten, Thrombozyten und C-reaktivem Protein, evtl. Infektionsserologie und Hormonparameter (HPL, Östriol).

Tabelle 1. Risikofaktoren der Frühgeburt. (Nach Papiernik 1969, Saling 1972, Fedrick 1976, Creasy 1980 und Spätling 1987

	Risikofaktor
1. *Maternal*	
a) Psychosozial	
– Alter (<15, >45)	2,6; 1,8
– Parität (>5)	1,4
– Geburtsintervall <1 Jahr	1,5
– Streß	2,2–3,3
– Fehlende Vorsorge	3,1
b) – Zustand nach Spätaborten	2,2–3,7
– Zustand nach Frühgeburten	2,2–3,7
c) Vorbestehende Erkrankungen	
– Anämie (Hb <11 g %, <9 g %)	1,2–3,3
– Nierenerkrankungen	4,8
– Lebererkrankungen	4,2
d) Uterusveränderungen	
– Uterus myomatosus	1,9
– Uterine Anomalien, Zustand nach Unterusoperationen	3,1
– Zervixinsuffizienz	1,2–3,3
e) Erkrankungen in der Schwangerschaft	
– Gestose	1,9–5,8
– Fieberhafte Infekte	
– Kolpitis, Amnionitis	3,0
2. *Fetoplazentar*	
a) Fetale Anomalien, Hydramnion	2,4
b) Mehrlinge	5,5
c) Mangelentwicklung	
d) Blutungen in der Schwangerschaft, v.a. Placenta praevia	6,0
3. *Risikoscore*	
a) Geringes Risiko	1,1–2,0
b) Mittleres Risiko	2,1–3,0
c) Hohes Risiko	>3,0

Tabelle 2. Pelvic Score nach Westin

	0	1	2
Höhenstand	−5 bis −3	−2 bis −1	0 bis −2
Muttermunddilatation	<0,5 cm	0,5–1,5	>1,5 cm
Verkürzung der Portio	Keine	<50%	>50%
Konsistenz	Derb	Mittel	Weich
Position	Sakral	Mediosakral	Zentral

Therapie

Lassen sich maternale Faktoren als Ursache vorzeitiger Wehen erkennen, so wird man versuchen, die Schwangerschaft zu prolongieren. Hierzu gehören allgemeine Maßnahmen und eine medikamentöse Therapie mit Sedativa, Magnesium und eventuell Betamimetika. Bei einer nachgewiesenen fetalen Störung müssen vorzeitige Wehen als „Notsignal" verstanden werden. Es stellt sich die Frage nach der Überwachung des Feten und dem Entbindungsmodus. In Abhängigkeit vom Gestationsalter ergibt sich in diesen Fällen das Problem der Förderung der Lungenreife durch Kortikosteroide oder durch eine Kurzzeittokolyse mit Betamimetika. Eine Kortisonprophylaxe wird an unserer Klinik schon seit Jahren nur noch in seltenen Fällen durchgeführt. Die Häufigkeit liegt seit 1982 unter 1%. Nach Stockhausen (1987) profitieren von der Kortikoidprophylaxe nur weibliche Feten zwischen der 30. und 34. SSW. Wirkungslos soll sie bei männlichen Feten und vor der 30. SSW sein. Nach der 34. SSW und bei vorzeitigem Blasensprung scheint sie sogar schädlich. Für eine Tokolyse stehen verschiedene Substanzen zur Verfügung. Eine Alkoholbehandlung ist inzwischen wegen mütterlicher und fetaler Risiken obsolet (Hypoglykämie, Laktatazidose, Exsikkose und fetale Depression). Sedativa werden als Mittel der ersten Wahl eingesetzt. Wir konnten experimentell auch eine direkte uterusrelaxierende Wirkung von Diazepam nachweisen. Gestagene sind umstritten, da die Erreichung einer notwendigen Wirkkonzentration schwierig ist. Prostaglandinantagonisten sind wegen möglicher Nebenwirkungen nur in seltenen Fällen indiziert. Kalziumantagonisten haben sich – abgesehen vom Magnesium – wegen der fehlenden klinischen Wirksamkeit von Verapamil nicht durchgesetzt. Möglicherweise werden aber in Zukunft potentere Kalziumantagonisten wie Nifedipin zum Einsatz kommen.

Die uterusrelaxierende Wirkung der Betamimetika ist inzwischen experimentell und klinisch sicher nachgewiesen. Wir konnten in eigenen Untersuchungen die Wechselwirkung einer β-adrenergen Stimulation mit dem Prostaglandinsystem aufzeigen (Quaas u. Zahradnik 1985). Das Wechselspiel von uteriner Kontraktion und Relaxation wird lokal durch Prostaglandine vermittelt (Abb. 1). $PGF_{2\alpha}$ fördert die Kontraktion, Prostacyclin (PGI_2) hemmt die Wirkung von $PGF_{2\alpha}$ und fördert die Relaxation. Kontraktionswirksame Substanzen wie α-adrenerge Agonisten und Oxytocin steigern die $PGF_{2\alpha}$-Synthese. Eine β-adrenerge Stimulation durch Betamimetika hemmt dagegen die $PGF_{2\alpha}$-Bildung und fördert die Wirkung von Prostacyclin. Die Rezeptorempfindlichkeit des Myometriums wird wiederum durch Sexualsteroide gesteuert. Östrogene sensibilisieren die α-adrenergen und Oxytocin-Rezeptoren. Gestagene fördern demgegenüber über eine erhöhte β-adrenerge Sensitivität die Ruhigstellung des Myometriums.

Eines der Hauptprobleme der Langzeittokolyse besteht jedoch darin, daß es während einer Dauerstimulation durch β-Adrenergika zu einer Rezeptorsubsensitivität mit einer nachlassenden Wirkung der Tokolyse im Sinne einer Tachyphylaxie kommt. Dieser Wirkungsverlust läßt sich experimentell nachweisen. Auch in klinischen Untersuchungen konnten wir zeigen, daß die Wirksamkeit einer i. v.-Tokolyse in Abhängigkeit vom Pelvic Score und Tokolyseindex auf maximal 1–2 Wochen begrenzt ist (Quaas 1987). Diese Tatsache spiegelt sich in der Dauer der i. v.-Tokolyse wider (Tabelle 3). Es zeigt sich, daß 50% aller i. v.-Tokolysen nur 1–3 Tage durchgeführt werden. In nur 15% aller Fälle wurde die Behandlung mehr als 2 Wochen durchgeführt. Aufgrund der zeitlich begrenzten Wirksamkeit und der Erfahrung schwerer Nebenwirkungen (Lungenödem) unterliegt die Anwendung der i. v.-Tokolyse einer strengen Indikationsstellung. So haben wir seit

Die Frühgeburt – Ursachen und Behandlung   133

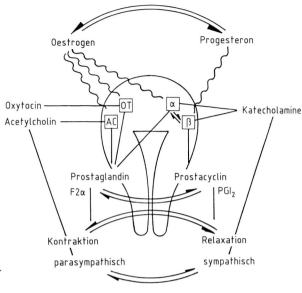

Abb. 1. Wechselwirkung zwischen Sexualsteroiden, autonomen Neurotransmittern, Oxytocin und Prostaglandinen im menschlichen Myometrium. (Modifiziert nach Shabanah et al. 1968 und Klöck 1975)

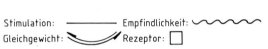

Tabelle 3. Dauer der i.v.-Tokolyse bei vorzeitigen Wehen

	UFK Freiburg 1982–1986 ($n=74$)		Baden-Württemberg 5/1985–1986 ($n=5547$)	
	n	[%]	n	[%]
1– 3 Tage	37	50	2754	50
4– 7 Tage	10	14	1179	21
8–14 Tage	15	20	783	14
>14 Tage	12	16	831	15

1982 eine konstante Häufigkeit der i.v.-Tokolyse von 1,2%, während diese im Landesdurchschnitt etwa 5% beträgt (Tabelle 4).

Abschließend soll das Vorgehen an unserer Klinik bei vorzeitigen Wehen vorgestellt werden (Abb. 2). Wird eine Schwangere mit vorzeitigen Kontraktionen aufgenommen, so wird zunächst die oben erwähnte Diagnostik durchgeführt. Eine Wehenhemmung wird zunächst mit Diazepam versucht. Nach 2–4 h CTG-Überwachung wird eine erneute vaginale Untersuchung vorgenommen. Läßt sich kein Geburtsfortschritt feststellen und haben im CTG die Kontraktionen nachgelassen, so sind allgemeine Maßnahmen und eine orale Magnesiumsubstitution ausreichend. Bei konstantem Pelvic Score, aber noch regelmäßigen Kontraktionen kann eine intravenöse Magnesiumbehandlung durchgeführt werden. Kommt

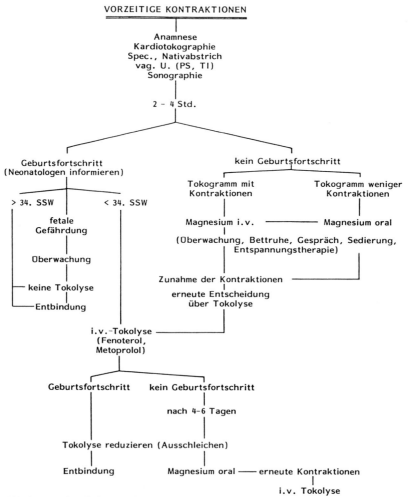

Abb. 2. Vorgehen bei vorzeitigen Wehen

Tabelle 4. Tokolyse bei vorzeitigen Wehen

	UFK Freiburg 1982–1986 ($n=5966$)		Baden-Württemberg Perinatalstudie 5/1985–1986 ($n=114242$)	
	n	[%]	n	[%]
Vorzeitige Wehen	559	9,4	11837	10,4
Tokolyse gesamt	111	1,9 (20%)	13248	11,6
oral	37	0,6 (7%)	7701	6,7 (65%)
i.v.	74	1,2 (13%)	5547	4,9 (47%)
Zervixinsuff.	191	3,2	5417	4,7
Cerclage	160	2,7	3883	3,4

es darunter nicht zur Kontraktionshemmung, muß über eine Betamimetikatokolyse entschieden werden. Falls sich nach 2–4 h Überwachung eine Zunahme des Pelvic Scores feststellen läßt, wird der Neonatologe informiert. Bei einem Gestationsalter von mehr als 34 SSW ist eine Tokolyse nicht mehr indiziert. Unterhalb der 34. SSW wird ein Versuch der Wehenhemmung durch i. v.-Tokolyse mit einem Betamimetikum in Kombination mit einem β-Blocker unternommen. Im Falle einer wirksamen Wehenhemmung wird die Betamimetikabehandlung maximal eine Woche lang durchgeführt, dann durch Magnesium ersetzt oder bei erneuten Kontraktionen im Sinne einer intermittierenden Tokolyse wieder aufgenommen.

Literatur

1. Creasy RK (1980) Prevention of preterm labour. Mead Johnson Symp Perinat Dev Med 15:37–43
2. Fedrick J (1976) Antenatal identification of women at high risk of spontaneous pre-term birth. Br J Obstet Gynecol 83:351–354
3. Klöck FK (1975) Die uterine Reaktion auf β-Adrenergika unter dem Einfluß der hormonalen Situation des Uterus. In: Jung H, Klöck FK (Hrsg) Th1165a (Partusisten) bei der Behandlung in der Geburtshilfe und Perinatologie. Thieme, Stuttgart, S 15
4. Papiernik E (1969) Le coefficient de risque d'accouchement prématuré. Presse Med 77:793–794
5. Quaas L (1987) Untersuchungen zur Physiologie und Pharmakologie der Uteruskontraktion. Habilitationsschrift, Medizinische Fakultät der Universität Freiburg
6. Quaas L, Zahradnik HP (1985) The effects of α- and β-adrenergic stimulation on contractility and prostaglandin (prostaglandins E_2, F_2 and 6-keto-prostaglandin F_1) production of pregnant human myometrial strips. Am J Obstet Gynecol 152:852–858
7. Saling E (1972) Prämaturitäts- und Dysmaturitäts-Präventionsprogramm. Z Geburtshilfe Perinatol 176:70–81
8. Shabanah EH, Toth A, Carassavas D, Maugham GB (1968) The role of the autonomic nervous system in uterine contractility and blood flow. Am J Obstet Gynecol 100:974–983
9. Spätling L (1987) Häufigkeit, Ursachen und Früherkennung der Frühgeburt. Gynäkologe 20:4–13
10. Stockhausen H (1987) Kontroversen zur Lungenreifung mit Corticosteroiden. Der Frauenarzt 4:57–59

2.2.2 Die unblutige Cerclage (Arabin-Pessar)

E. Herchenhan, L. Quaas (Freiburg)

Die nichtoperative Behandlung der Zervixinsuffizienz durch die Einlage eines Pessars ist im letzten Jahrzehnt vor allem durch Veröffentlichungen in der DDR und CSSR bekannt geworden [1, 2]. Verschiedene Pessartypen, vom einfachen Rundring aus Glas (Mayer-Ring-Pessar) bis zur starren Stützpessarplatte aus Kunststoff sind erprobt worden und haben in diesen Ländern eine breitere klinische Anwendung gefunden.

In der Bundesrepublik wird die Pessartherapie vor allem durch Arabin gefördert [3]. Sein Verdienst ist die Schaffung und ständige Weiterentwicklung neuer Pessarmodelle, die gegenüber anderen erhebliche Vorteile hinsichtlich des Materials (Flexibilität, Handlichkeit) und der Anpassung an die anatomischen Gegebenheiten von Vagina und Zervix aufweisen.

Als Vorteile der Pessarbehandlung im Vergleich zur operativen Cerclage gelten die ambulante Durchführbarkeit, die Vermeidung eines Narkoserisikos und vor allem die Tatsache, daß es sich um ein nichtinvasives Verfahren mit geringerem Infektionsrisiko handelt. Durch die Anwendung des Arabin-Cerclagepessars könnten somit schwerwiegende Komplikationen der operativen Behandlung wie die Zervizitis, Amnionitis, der vorzeitige Blasensprung und nicht zuletzt die Traumatisierung der Zervix vermieden werden.

Die in der DDR durchgeführten prospektiven, randomisierten Vergleichsuntersuchungen von Stützpessar und operativer Cerclage ergaben für keinen der geprüften Parameter und auch hinsichtlich des Behandlungserfolgs signifikante Unterschiede [2].

Im folgenden soll über erste klinische Erfahrungen mit dem Arabin-Cerclagepessar an der UFK Freiburg berichtet werden.

Methode

Das von Arabin entwickelte Standardmodell (Abb. 1) ist eine 17 mm hohe Schale, deren Außendurchmesser 65 mm beträgt. Die zentrale Öffnung in der Pessarmitte mißt 32 mm und dient der Aufnahme der Zervix. Das napfförmige flexible Pessar aus Siliconkautschuk wird mit der konvexen Wölbung nach ventral oben hin eingeführt und die Zervix bei der Einlage steuernd eingestellt. Die richtige Lage des Pessars wird durch eine Spiegeleinstellung überprüft. In der Regel wurden von uns die Arabin-Cerclagepessare mit den Höhenmaßen 21 mm und 25 mm verwandt. Diagnostische Maßnahmen vor Beginn der Behandlung waren die Spiegeleinstellung und vaginale Untersuchung mit Festlegung des Zervixscores, die

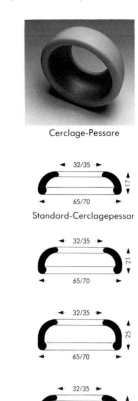

Abb. 1. Arabin-Cerclagepessar

Untersuchung der Vaginalflora durch Direktpräparat und bakterielle Kultur und die Sonographie der Zervix. Zur Verlaufskontrolle nach der Pessareinlage gehörten obligat die Spiegeleinstellung zur Beurteilung von Fluor und Lage des Pessars sowie der Abstrich für ein Nativpräparat. Falls erforderlich wurden erneute bakteriologische und sonographische Kontrolluntersuchungen der Zervix durchgeführt.

Die Indikationen zur Pessarbehandlung entsprachen denen einer prophylaktischen oder therapeutischen operativen Cerclage. Die Entfernung des Pessars erfolgte ambulant nach Erreichen der 36. SSW.

Ergebnisse

An der UFK Freiburg wurden im Zeitraum von Januar bis August 1987 alternativ zur operativen Behandlung der Zervixinsuffizienz 28 Schwangere mit dem Arabin-Cerclagepessar behandelt und entbunden. Die Frequenz der operativen Cerclage sank im Vergleich zum Zeitraum des Vorjahres von 2,7% auf 0,4% aller Geburten.

Bei 23 (82%) der Schwangeren mit Pessarbehandlung fand sich zu Beginn und im weiteren Verlauf eine physiologische mit Lactobazillen besiedelte Vaginalflora. In 5 Fällen traten nach vorangegangener antibiotischer Behandlung während der Pessartherapie erneute Infektionen auf (Candida, Gardnerella, Streptokokken, Staphylokokken, E. coli, Bacteroides). Bei 12 (43%) Schwangeren wurde bei der Spiegeleinstellung eine erhebliche Menge an Fluor albus entleert. Die gesteigerte Fluorsekretion und -retention war jedoch in keinem Fall mit einem pathologischen Keimbefund oder einer Leukorrhö korreliert. Die subjektive Verträglichkeit des Pessars wurde auch in Fällen einer verstärkten Fluorbildung als gut angegeben. Das Pessar als Fremdkörper wurde von der Schwangeren nicht verspürt. Nur in 2 Fällen wurde nach Einlage eines höheren Pessars (Pessarhöhe 25 mm bzw. 30 mm) ein Druckgefühl auf den Darm angegeben.

Bei 26 Patientinnen konnte das Pessar nach der 36. SSW problemlos entfernt werden. Nur in 2 Fällen kam es zur vorzeitigen Beendigung der Schwangerschaft. In dem einen Fall war das Pessar trotz vorzeitigen Blasensprungs eingelegt worden, bei der anderen Patientin bestand bereits vor der Pessareinlage ein sanduhrförmiger Prolaps der Fruchtblase.

Zusammenfassung

Ziel der vorliegenden Untersuchung war es, erste klinische Erfahrungen mit dem Arabin-Cerclagepessar alternativ zur operativen Cerclage zu gewinnen. Gesicherte Empfehlungen über die Vor- und Nachteile und den Erfolg der Pessartherapie im Vergleich zur operativen Cerclage oder eine konservative Behandlung ohne zusätzliche Absicherung der Zervix können erst nach Durchführung prospektiver, randomisierter Studien ausgesprochen werden. Diese Untersuchungen sind bereits in der DDR und CSSR durchgeführt worden [1, 2]. Die dort publizierten Vor- und Nachteile entsprechen auch unseren Erfahrungen. Vorteile der Pessarbehandlung sind die einfache Handhabung, die problemlose Einlage und Entfernung des Pessars, die nichttraumatisierende Behandlung der Zervix und das geringe Infektionsrisiko. Auch die im Unterschied zur operativen Cerclage gegebene Prävention der Kohabitation ist bei bestehender Zervixinsuffizienz als eher vorteilhafter Faktor zu werten, der zudem auch zur Senkung des Infektionsrisikos beiträgt.

Als Kontraindikationen für beide Behandlungsverfahren gelten die Kolpitis, Zervizitis und der vorzeitige Blasensprung. In diesen Fällen steht die konsequente Sanierung einer gestörten Vaginalflora im Vordergrund. Nachteile der Pessarbehandlung sind der verstärkte Fluor albus und insbesondere die Unsicherheit dieser Methode bei Eröffnung des inneren Muttermundes mit prolabierender Fruchtblase. In diesem Fall ist die operative Behandlung mit Reposition der Fruchtblase – notfalls als doppelte Cerclage – indiziert.

Eine Alternative zur prophylaktischen und therapeutischen operativen Cerclage ist nach unseren Erfahrungen das Arabin-Cerclagepessar auf alle Fälle. Die bisherige prospektive Untersuchung sollte jedoch randomisiert weitergeführt werden. Aufgrund der vorliegenden günstigen Ergebnisse hoffen wir, daß die operative Cerclage durch die mit weniger Komplikationen belastete Pessarbehandlung bei vergleichbarem Erfolg ersetzt werden kann. Das operative Vorgehen ließe sich damit auf wenige, streng indizierte Fälle begrenzen.

Literatur

1. Jirátko K, Baran P, Zábranský F (1977) Über unsere Erfahrungen mit dem Mayer-Ringpessar in der Prävention der frühzeitigen Geburt. Zentralbl Gynakol 99:220–228
2. Förster F, During R, Schwarzlos G (1986) Therapie der Zervixinsuffizienz – Zerklage oder Stützpessar? Zentralbl Gynakol 108:230–237
3. Arabin H Informationsblatt. Dr. Arabin KG, 59 Siegen, Ringstraße 30

2.2.3 Isthmokorporaler Längsschnitt bei Sectio der frühen Frühgeburt

J. Dietl, D. Dannecker, K. Goretzki, H. A. Hirsch (Tübingen)

Mitte der 70er Jahre hat man erstmals versucht, durch eine großzügige Indikation zur abdominalen Schnittentbindung die Überlebenschancen sehr unreifer Neugeborener zu verbessern [1]. Daraus ergab sich, besonders in Amerika, England und Australien, eine deutliche Zunahme der Sectiorate bei Schwangeren vor der 32. SSW, unabhängig von der Lage der Kinder. Man ist der Meinung, daß die Sectio das schonendere Entbindungsverfahren für den sehr unreifen Feten mit seiner leichten Traumatisierbarkeit ist. Durch die minimale mechanische Belastung sind z. B. Organblutungen nach Sectio selten. Andererseits kann auch eine Sectioentbindung durchaus zu großen Schwierigkeiten bei der Entwicklung des Kindes führen.

Auch wir in Tübingen haben in den letzten Jahren einen deutlichen Anstieg der Sectiorate bei Kindern vor der 32. SSW oder unter 1 500 g zu verzeichnen. So lag die Sectiorate 1986 für das Kollektiv der Kinder unter 1 500 g bei etwa 90%. Wegen der angeblich schonenderen Entwicklung des sehr unreifen Feten wird dabei von vielen Geburtshelfern das untere Uterinsegment beim Kaiserschnitt durch einen isthmokorporalen Längsschnitt eröffnet. Beim Kaiserschnitt von Kindern unter 1 500 g ist das untere Uterinsegment oft nur sehr schmal ausgebildet, noch dazu, wenn keinerlei Wehen eingewirkt haben [3]. Der isthmokorporale Längsschnitt kann leicht funduswärts erweitert werden, wenn mehr Raum erforderlich ist, und Verletzungen der lateral gelegenen Vasa uterina – wie bei der Erweiterung des isthmischen Querschnitts – können so vermieden werden. Es existieren bis heute kaum Untersuchungen darüber, ob dieses Vorgehen wirklich Vorteile für den Feten bringt. Aus diesem Grund haben wir in der vorliegenden Studie alle seit 1983 durchgeführten Kaiserschnitte bei Kindern unter 1 500 g bezüglich des „fetal outcome" untersucht. Auch in Tübingen hatten wir in den letzten Jahren eine deutliche Zunahme des isthmokorporalen Längsschnitts, 1986 z. B. 30 Längsschnitte und 12 Querschnitte. *Das gesamte Kollektiv* von 135 Patientinnen umfaßte alle Einlingsschwangerschaften mit einer Schädellage oder Beckenendlage bzw. Querlage. Mehrlingsschwangerschaften wurden ausgeschlossen. Insgesamt erhielten 59 Patientinnen einen isthmokorporalen Längsschnitt und 76 einen isthmischen Querschnitt. Die Zunahme des isthmokorporalen Längsschnitts in den letzten Jahren erfolgte sowohl in der Gruppe der Kinder unter als auch der über 1 000 g. 1983 und 1984 hatten wir nur insgesamt 6 Längsschnitte bei Kindern unter 1 000 g und 22 Querschnitte. 1985 und 1986 war das Verhältnis genau umgekehrt. Bei den Kindern mit einem Geburtsgewicht über 1 000 g liegen die Verhältnisse ähnlich: Auch hier waren es 1983 und 1984 noch insgesamt 6 Längsschnitte und 25 Querschnitte, während 1985/86 27 Längsschnitte und 21 Querschnitte durchgeführt wurden. Bis zur 28. Schwangerschaftswoche erhielten 1983 und 1984 nur 6 Frauen einen isthmokorporalen Längsschnitt und 20 einen isthmischen Querschnitt. 1985 und 1986 war das Verhältnis umgekehrt: 16 Frauen mit Längsschnitt und nur 7 mit Querschnitt. Nach der 32. SSW wurde 1983 und 1984 keine einzige Frau durch Längsschnitt entbunden. Auch verteilte sich die Zunahme des Längsschnitts gleichmäßig auf Schädellagen und Beckenendlagen in den Vergleichszeiträumen 1983/84 und 1985/86.

Die *Schnittführung* der Uterotomie wurde unmittelbar nach Eröffnung des Abdomens vom Operator selbst bestimmt. In beiden Fällen – Quer- oder Längsschnitt – wird an der Plica vesico-uterina das Peritoneum gespalten und mit der Harnblase 2–3 cm nach unten abgeschoben. Der isthmische Querschnitt verläuft nach unten konvex zwischen den beiden Uteruskanten. Der isthmokorporale Längsschnitt hat eine Länge von etwa 12–15 cm und reicht in einigen Fällen von der Harnblase bis zum Fundus uteri. Nach schonender Extraktion des Feten, möglichst in toto mit Eiblase und Plazenta, wird die Uterotomiewunde mit einer einreihigen fortlaufenden überwendlichen Allschichtnaht verschlossen. Die Nähte fassen weit ausgreifend möglichst viel Gewebe, die Stichfolge ist eng, etwa 1–1,5 cm. Als Nahtmaterial verwenden wir atraumatische Nadeln und Fäden aus Polydioxan (PDS) Fadenstärke 2-0. Anschließend wird das Peritoneum mit dem gleichen Nahtmaterial, Fadenstärke 3-0 an den Uterus geheftet [2].

Zur Feststellung einer besonderen *Traumatisierung des Feten* untersuchten wir als Parameter ausgeprägte Hämatome am Feten, die vom Pädiater beschrieben wurden und eventuelle zerebrale Blutungen. Es bestehen keinerlei Unterschiede zwischen beiden Schnittführungen, weder in bezug auf schwere Hämatome noch in bezug auf zerebrale Blutungen. In beiden Gruppen treten diese Veränderungen etwa gleich häufig auf. Auch was den Nabelschnur-pH und den Apgar-Wert nach 5 min betrifft, unterscheiden sich beide Gruppen kaum. Bezüglich der neonatalen Todesfälle bis zu 28 Tagen post partum verzeichnen wir ebenfalls kaum Unterschiede in beiden Gruppen. Was allerdings die Kinder unter 1 000 g angeht, so profitieren sie offensichtlich mehr von einem Längsschnitt, denn hier ist die neonatale Mortalität deutlich geringer, wenn auch statistisch nicht signifikant.

Eine Resectio bei einem vorausgegangenen Längsschnitt ist uns bis einschließlich 1986 bei diesem Kollektiv der sehr kleinen Frühgeborenen nicht bekannt, jedoch bei ausgetragenen Kindern häufiger anzutreffen. Beim reifen Kind wurde dann wiederum ein Querschnitt gewählt. Ein wiederholter Längsschnitt wurde bislang nicht durchgeführt. Eine Uterusruptur nach Längsschnitt haben wir bis heute nicht beobachtet.

Zusammengefaßt ergeben unsere Daten bis auf die Tatsache, daß die Kinder unter 1 000 g offensichtlich von einem Längsschnitt mehr profitieren, keinen eindeutigen Unterschied hinsichtlich des „fetal outcome" zwischen den beiden Typen der Uterotomie. Die Entscheidung, welche Schnittführung gewählt wird, sollte erst intraoperativ gestellt werden. Wenn das untere Uterinsegment sehr schmal ausgezogen ist und keine leichte Entwicklung mit einem Querschnitt erlaubt, so sollte lieber von vornherein ein Uteruslängsschnitt gemacht werden. Über das Verhalten in späteren Schwangerschaften existieren unterschiedliche Meinungen. Nach Empfehlung der American College of Obstetricians and Gynecologists [4] sollte nach einem Längsschnitt keine weitere vaginale Entbindung erfolgen. Abschließend sei noch die Bemerkung erlaubt, daß der Kaiserschnitt bei der frühen Frühgeburt in die Hand eines erfahrenen Operateurs gehört und daß dies wahrscheinlich wichtiger ist als die Wahl einer speziellen Schnittführung bei der Uterotomie.

Literatur

1. Fanaroff AA, Merkatz JR (1977) Modern obstetrical management of the low birth weight infant. Clin Perinatol 4:215
2. Neeser E, Niehues U, Hirsch HA (1988) Mütterliche Morbidität nach Sektio. Geburtshilfe Frauenheilkd 48:8
3. Morrison J (1972) The development of the low uterine segment. Aust NZJ Med 12:182
4. The American College of Obstetricians and Gynecologists (1982) Guidelines for vaginal delivery after a cesarean child birth. The American College of Obstetricians and Gynecologists Washington, DC

2.2.4 Die präparative amnionerhaltende Schnittentbindung

H. G. Hillemanns (Freiburg)

Die *Häufigkeit* der Schnittentbindung betrug bis 1960 sehr konstant etwa 4% aller Geburten (Tabelle 1). Im Vordergrund der *Indikation* standen das enge Becken und die Placenta praevia (Tabelle 2). Die Schnittentbindung hatte bereits in den 30er Jahren viel von ihrem früheren Schrecken verloren, doch betrug die *gereinigte mütterliche Mortalität* bis 1954 immer noch etwa 1% aller Kaiserschnitte (Tabelle 3).

Tabelle 1. Häufigkeit der Schnittentbindung 1935–1954 UFK Heidelberg, 1955–1959 UFK Freiburg. (Aus: Vorlesungs-Dias, Nachlaß H. Wimhöfer)

Zeitraum	Geburtenzahl	Schnittentbindungen	[%]
Heidelberg			
1935–1939	5465	252	4,6
1940–1944	7697	293	3,8
1945–1949	6673	281	4,2
1950–1954	7501	360	4,8
1935–1954	27336	1186	4,3
Freiburg			
1955	1725	57	3,30
1956	1790	47	2,26
1957	1873	84	4,48
1958	1884	83	4,40
1959	2014	86	4,27
1955–1959	9286	357	3,81

Tabelle 2. Indikation zur Schnittentbindung 1935–1954 UFK Heidelberg, 1955–1959 UFK Freiburg. (Aus: Vorlesungs-Dias, Nachlaß H. Wimhöfer)

Zeitraum	Enges Becken [%]	Plac. praev.	Spätgestosen	Andere Ind.
1935–1939	53,6	25,8	9,9	10,7
1940–1944	60,1	11,6	8,2	20,2
1945–1949	54,0	14,0	9,0	23,0
1950–1954	46,8	11,6	6,4	35,2
1955–1959	45,7	14,8	2,8	36,7

Tabelle 3. Die mütterliche Letalität 1935–1954 an der UFK Heidelberg. (Aus: Vorlesungs-Dias, Nachlaß H. Wimhöfer)

Zeitraum	Zahl	Letalität			
		Ungereinigt	%	Gereinigt	%
1935–1939	226	20	8,8	9	4,0
1940–1944	284	13	4,6	9	3,2
1945–1949	276	7	2,5	2	0,7
1950–1954	344	5	1,5	3	0,8
1935–1954	1130	45	4,0	23	1,9

Der weltweite dramatische Anstieg der Sectiofrequenz seit 1970 resultierte aus zwei Grundbedingungen. Einmal war die Schnittentbindung unter optimalen Voraussetzungen für die Mutter nahezu gefahrlos geworden. Die hohe Gefährdung mütterlichen Lebens früherer Jahrzehnte als der limitierende Faktor konnte weitgehend eliminiert und die Schnittentbindung als rettender Eingriff für die Mutter großzügig angewandt werden. Aus gleichem Grunde konnte sich jetzt unsere Geburtshilfe auf die Rettung des Risikokindes durch den Kaiserschnitt, das heißt auf seine rechtzeitige, seine prophylaktische Anwendung konzentrieren mit hierdurch steilem Abfall der perinatalen kindlichen Mortalität.

Die Fortschritte der Perinatalmedizin seit 1970 wären in ihrem Erfolg gegen den kindlichen Tod nicht denkbar ohne die intensive Anwendung des rettenden Kaiserschnitts, d. h. Senkung perinataler Mortalität ist unserer Erfahrung nach ohne Anhebung der Sectiofrequenz nicht möglich. Das vielfach zitierte Beispiel Dublins charakterisiert nur die risikoarme Bilanz einer alle Geburten einer Region umfassenden, 8000 Frauen pro Jahr entbindenden Gebärklinik, ohne die Risikokonzentration wie an unseren Zentren mit dezentralisierter Normalgeburtshilfe.

Die Strategie heutiger Geburtshilfe kann sich immer zuverlässiger auf das Erkennen des Risikos verlassen. Wird es manifest, so hilft nur das prophylaktische Handeln, was aber meist die Indikation zur Schnittentbindung bedeutet. Auf der Basis optimaler Neonatologie kann zunehmend auch die Frühentbindung, nicht mehr nur bis zur 32. SSW, sondern heute bis in die Grenzzone der 28.–30. SSW gewagt werden. Perinatale Leistung mißt sich vor allem an den Gewichtsgruppen um und unter 1000 g. Bei dieser integralen Bedeutung von Indikation und Frequenz der Schnittentbindung in unserer heutigen Geburtshilfe ist das weltweite Bemühen um eine *verbesserte Technik* verständlich, die ihren Beitrag leistet zur Reduzierung des sog. Restrisikos der Geburtshilfe für Mutter und Kind.

Schnittentbindungstechnik

Der gegenwärtig geübte isthmische Querschnitt hat sich ein Jahrhundert lang bewährt. Nach Abschieben der Harnblase (Abb. 1–3) erfolgt die traditionelle Stichinzision im unteren Uterinsegment durch die Muskulatur *und* das Amnion (Abb. 2). Die Stichinzision trifft nicht immer den günstigsten Ort und nicht immer

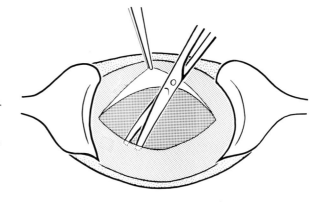

Abb. 1. Traditionelle Sectio caesarea isthmica transversa intraperitonealis. Nach Eröffnung der Bauchhöhle Spaltung des verschieblichen Blasenperitoneums und Abschieben mit der Harnblase über das untere Uterinsegment nach unten

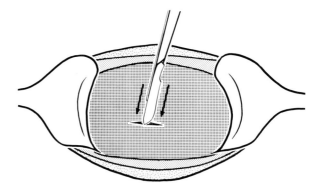

Abb. 2. Traditionelle Sectio caesarea isthmica transversa intraperitonealis. Eröffnung von Uterus und Amnion mit Skalpell durch „blinde" Stichinzision

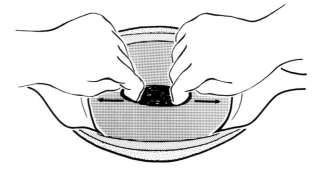

Abb. 3. Traditionelle Sectio caesarea isthmica transversa intraperitonealis. Nach erfolgter Stichinzision wird die Uteruswunde mit den hakenförmig eingeführten Zeigefingern nach beiden Seiten aufgerissen

den optimalen Zugang zur Fruchthöhle. Auch können kindliche Verletzungen resultieren. Es erfolgt dann in üblicher Technik das digitale Aufreißen im unteren Uterinsegment (Abb. 3). Die resultierende Dehnungsöffnung ist schwer dosierbar, die Muskeldicke gerade bei Frühgeburten oft ungünstig, unkontrollierte Blutungen sind häufig. Nach Abfließen des Fruchtwassers droht die Kontraktur der Muskulatur. Die Extraktion ist erschwert mit Gefahr der Hirnblutung und

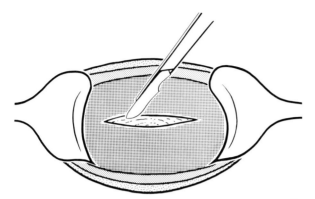

Abb. 4. Amnionsectio. Subtile Präparation der isthmischen Öffnung über der stehenden Fruchtblase – bzw. dem vordrängenden Kindsteil – noch ohne Amniotomie. Die Eröffnung des Uterus bei der Amnionsectio erfolgt nicht durch Stichinzision, sondern durch sehr behutsames Anritzen und Aufsplittern der isthmischen Muskelfasern. Die Muskulatur wird präparativ geöffnet. Der gewählte Ort des Anritzens ist der durch Palpation zu bestimmende dünnste Abschnitt im unteren Uterinsegment, einmal mehr korporal, einmal mehr isthmozervikal gelegen. Wesentlich ist die Auffindung des über der gespannten Fruchtblase bzw. über dem vordrängenden Kindsteil liegenden dünnsten Segments

zerebraler Spätmorbidität und zwar nicht nur bei Frühgeburten und Beckenendlagenkindern, wie jedem Kaiserschnittoperateur und Pädiater geläufig. So wird von erfahrener Seite ernsthafterweise wiederum der historische, der korporale intraperitoneale Längsschnitt zur Vermeidung eben dieser Gefahren empfohlen. Darüber hinaus ist die Frage „Kaiserschnitt oder vaginale Entbindung?" bei Frühgeburten, Beckenendlagen, Mangelkindern ein aktuelles Thema unserer klinischen Diskussion.

So ist die unserer Methode zugrundeliegende Idee das Vermeiden einer für das Kind gefährlichen Stichverletzung, das Auffinden des optimalen Zugangs am Uterus und das Vermeiden des unphysiologischen Aufreißens der muskulären Faserstrukturen. Dies gelingt durch subtile Präparation der meist im Isthmus gewählten Öffnung mit behutsamen, aufsplitternden Skalpellinzisionen (Abb. 4) über der stehenden Fruchtblase.

Die Muskulatur des Uterus bildet – mit Ausnahme einer dünnen funktionsschwachen äußeren subperitonealen Schicht – ein mehr oder weniger homogenes Netz mit überwiegend schrägen und transversalen Faserverläufen. Die kräftige Primordialmuskulatur verläuft im Sinne zweier von den Tuben her einstrahlender Spiralsysteme, sich vielfach verzweigend und netzartig verbunden, im Korpus in allen Verlaufsrichtungen, im Isthmus mehr horizontal. Von den Parametrien, den Ligamenten, der Vagina und den Tuben strahlen weitere Muskelzüge ein. So sind die kräftigen mittleren Muskelfasern des im Stratum vasculare liegenden Hauptteils der Muskulatur meist maschenartig, netzartig miteinander verflochten (Goerttler, Wetzstein u. Mitarb.) (Abb. 5). Das über der stehenden Fruchtblase bzw. über dem vordrängenden Kindsteil gespannte Muskelfasersystem bietet optimale Voraussetzungen zum präparativen Aufspalten und Auseinanderweichen der Muskelzüge ohne das übliche unphysiologische Aufreißen und Zerstören von Faserstrukturen und Gefäßen. Wichtig ist die präparative Eröffnung der Extrak-

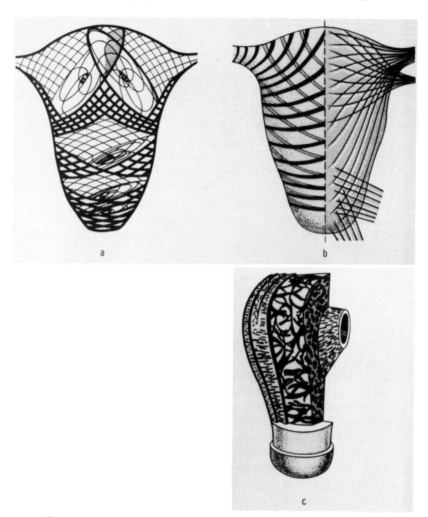

Abb. 5a–c. Modellvorstellungen des Verlaufs der Muskelfasern in der Uteruswand. **a, b** Nach Goerttler verläuft die kräftige Primordialmuskulatur im Sinne zweier, von den Tuben her einstrahlender, spiegelbildlich fast gleicher Spiralsysteme, die sich kreuzen. Weitere dünne und funktionsarme, oberflächliche Muskelzüge (**b**, linke Uterushälfte) strahlen von den Parametrien, den Ligamenten, der Vagina und der äußeren Längsmuskelschicht der Tuben ein. **c** Nach Wetzstein u. Mitarb. erstrecken sich die vielfach verzweigten und netzartig miteinander verbundenen Muskelfasern des im Stratum vasculare liegenden Hauptteils der Muskulatur im Korpus in allen Verlaufsrichtungen, im Isthmus mehr horizontal. Im dünnen, funktionsarmen Stratum supravasculare laufen die Fasern teils längs, teils auch transversal, im Stratum subvasculare überwiegend transversal

tionsöffnung im dünnsten Abschnitt der Uterusvorderwand, wo sich das Aufsplittern der Muskelfaserzüge am besten bewerkstelligen läßt. Der zu wählende Ort ist der durch Palpation zu bestimmende dünnste Abschnitt (Abb. 6). Diese Inzisionsregion kann einmal mehr isthmozervikal, durchaus aber auch korporal gelegen sein. Wir betrachten dies als einen wesentlichen Vorteil dieser Methode. Der

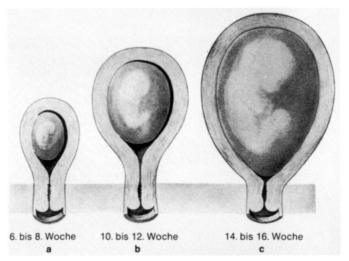

Abb. 6a–c. Kontur- und Formveränderungen des Uterus, das Verhalten des Isthmus sowie die Beziehungen der Frucht zum Brutraum in der frühen Schwangerschaft (modifiziert nach einem Schema von Danforth). **a** Die Form des Uterus ist der des nichtschwangeren noch sehr ähnlich. Die Frucht beansprucht nur einen Teil des Uteruskavums, das am Orificium anatomicum endet. Der Isthmus (Zwischenstück) gehört topographisch noch zum Verschlußapparat. **b** Die Form des Uterus ähnelt jetzt mehr einer abgeplatteten Kugel, der Isthmus und Zervix distal aufsitzen. Auch jetzt füllt die Frucht die Fruchthöhle noch nicht aus. Der proximale Anteil des gleichfalls gewachsenen Isthmus beginnt sich zu „entfalten". **c** Die Form des Uterus entspricht etwa noch der bei **b**, der Isthmus jedoch hat sich nun zum unteren Uterinsegment entfaltet und ist somit Teil des Brutraumes geworden. Die Frucht beansprucht jetzt die gesamte Eihöhle, die am Orificium histologicum endet

tastende Finger des Operateurs findet mit zunehmender Erfahrung diese Zugangsstelle.

Ein weiteres Prinzip ist die sorgsame Präparation der je nach Notwendigkeit unterschiedlich weiten Extraktionsöffnung ohne Einreißen der Uterinagefäße immer über der gespannten, die Gefäße komprimierenden Fruchtblase. Die Erhaltung der Fruchtblase bis zur vollständigen Eröffnung der Extraktionswunde muß angestrebt werden. Anfangs haftet dem Fruchtsack noch die Dezidua an, die behutsam abgewischt oder durchtrennt werden muß, bis das blanke Amnion mit durchschimmerndem Fruchtwasser zutageliegt. Unter Einführung der Schere, unter spreizenden Bewegungen, wird die Muskulatur mit anhaftender Dezidua vom glatten Amnion separiert (Abb. 7). Die notwendige Eröffnung nach den Seiten wird durch Einkerbung mit der Schere oder durch digitales Aufdehnen über der stehenden Fruchtblase hergestellt. Noch immer bleibt die geschlossene Fruchtblase erhalten. Der Vorgang kann in analoger Weise auch nach Blasensprung über dem vorliegenden Kindsteil erfolgen.

Erst wenn die erforderliche Extraktionsöffnung mit sich prall vorwölbender Fruchtblase oder aber sichtbarem Kopf und aufliegendem Amnion präpariert ist, wird der Fruchtsack optisch kontrolliert eröffnet, ohne Gefahr für das Kind. Mit dem Strom des Fruchtwassers, vor gefährdender muskulärer Kontraktur, erfolgt die leichte Extraktion des Kindes (Abb. 8).

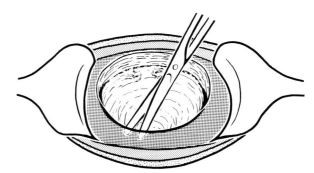

Abb. 7. Amnionsectio. Präparation der Wundöffnung über der stehenden Fruchtblase durch flaches Einführen der Schere nach rechts und nach links. Unter Spreizbewegungen wird die Muskulatur mit der anhaftenden Dezidua vom glatten Amnion separiert. Die notwendige Öffnung wird durch Einkerbung mit der Schere oder durch digitale Aufdehnung über der stehenden Fruchtblase – je nach erforderlicher Weite – hergestellt. Noch immer bleibt die geschlossene Fruchtblase erhalten

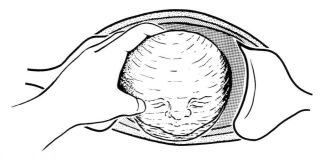

Abb. 8. Einfache Amnionsectio. Optisch kontrollierte sekundäre Amniotomie unter Sicht auf das durchscheinende Kind. Eröffnung des Amnions durch Anritzen mit einer Pinzette ohne Gefahr der Verletzung des Kindes. Die Extraktion kann dann mit dem Schwall des Fruchtwassers leicht erfolgen, unter leichter Kompression von oben. Eine Kontraktur der Uterusmuskulatur – oft bei der traditionellen Methode im Moment des Extrahierens sehr störend – kommt nicht zustande, da der Druck des Fruchtwassers die Wundöffnung in voller Breite aufdehnt. Bei dieser „einfachen Amnionsectio" wird der geschlossene Fruchtsack nicht vor die Uteruswunde herausgewälzt. In der Schnittöffnung erfolgt die Amniotomie

Unser Ziel ist die *komplette, amnionerhaltende Schnittentbindung*: Die Hervorluxierung des geschlossenen Fruchtsackes aus dem Napf des unteren Uterinsegmentes und die Geburt gleichsam in der Glückshaube (Abb. 9). So können sehr große Kinder, Mehrlinge und Mangelkinder oder sehr kleine Frühgeborene unter schonendsten Bedingungen entbunden werden.

Mit zunehmender Erfahrung gelingt bei $2/3$ aller Kaiserschnitte dieses Vorgehen. Der resultierende Wundrand ist auffallend blutarm und rekonfiguriert sich schnell. Er gibt optimale Bedingungen für die einschichtige Naht. Unvorhergesehene Blutungen aus den Uterinagefäßen sind eliminiert. Das hohe Infektions- und Komplikationsrisiko des Kaiserschnitts mit einer durch Hämatom und Kontamination gefährdeten Operationswunde ist wesentlich reduziert. Auch bei Varikosis und tiefem Plazentasitz gelingt es immer wieder, dieses Vorgehen zum Nutzen von Mutter und Kind durchzuführen. Einige Zahlen sollen dies belegen.

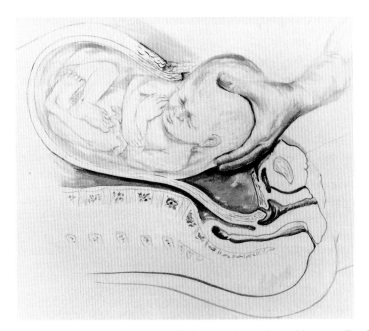

Abb. 9. Komplette Amnionsectio. Vorluxieren des noch geschlossenen Fruchtsacks vor die Uteruswunde. Bei der „kompletten Amnionsectio" wird der geschlossene Fruchtsack aus dem unteren Pol des Uteruskavums herausgehebelt. Hierzu geht die Hand des Operateurs zwischen Isthmus und Dezidua auf der einen Seite und glattem Amnion auf der anderen Seite in die Tiefe. Das meist sehr widerstandsfähige Amnion wird zusammen mit dem vorliegenden Kindsteil bis in die Bauchöffnung hervorluxiert. Erst dann erfolgt durch Anritzen mit der Pinzette die Amniotomie und die leichte Extraktion des Kindes ohne Beengung und ohne störende Kontraktur isthmischer Muskelfasern. Das Kind ist bis zur Amniotomie im Fruchtwasser geschützt. Die tertiäre schonendste Amniotomie erfolgt gleichsam in der „Glückshaube"

Von Januar bis August 1987 wurde eine erste vergleichende Untersuchung an 144 Kaiserschnitten durchgeführt. 39 davon wurden in der konventionellen Art operiert (kS), 54 mit partieller Amnionsectio (pAS), 51 mit kompletter Amnionsectio (kAS). Hierbei zeigten sich vergleichbare Werte, was den postoperativen Hb-Abfall betraf (kS: 1,9 g/dl; pAS: 2,1 g/dl; kAS: 1,6 g/dl), den Zustand des Neugeborenen (pH-Nabelschnur arteriell: bei kS 7,27; pAS 7,27; kAS 7,30), 1-min-Apgar 7–10 (kS 41%; pAS 44%; kAS 41%). Die Präparationszeit (Dauer vom Abschieben der Blase bis zum Abnabeln) war bei der kompletten Amnionsectio nur gering gegenüber den anderen Techniken verlängert (kS und pAS 99 s; kAS 111 s). Auch die postoperative mütterliche Morbidität im Wochenbett war in beiden Fällen vergleichbar niedrig. Schwierigkeiten bei der Kindsentwicklung waren bei der konventionellen Sectio häufiger als bei der kompletten Amnionsectio (mäßige Schwierigkeit: kS 35,9%; kAS 25,5%; größere Schwierigkeiten: kS 15,4%; kAS 0%). Auch leichte kindliche Verletzungen (Schnittverletzung am Gesicht, Augenlid, Steiß) traten nur bei der konventionellen Sectio, nicht jedoch bei der kompletten Amnionsectio auf.

Statistische Unterschiede ergeben sich mit hohem Signifikanzniveau zwischen den Gruppen der konventionellen Schnittentbindung und der kompletten

Amnionsectio: Kein Fall von großen *Entwicklungsschwierigkeiten* im komplett amnionerhaltend operierten Kollektiv und eine deutliche Tendenz zu geringeren Schwierigkeiten auch in der Gruppe der partiellen Amnionsectio.

Zusammenfassend gesagt gestaltete sich die kindliche Entwicklung bei der kompletten Amnionsectio leichter (Schwierigkeiten) und risikoärmer (Schnittverletzungen), als bei der konventionellen Sectioart, ohne daß jedoch dadurch die kindliche oder mütterliche Morbidität erhöht wurde.

Literatur

Bottoms SF, Rosen MG, Sokol RJ (1980) The increase in the cesarean birth rate. N Engl J Med 302:559–563

Cretius K (1981) Veränderungen des mütterlichen Organismus. In: Käser O, Friedberg V, Ober KG, Thomsen K, Zander J (Hrsg) Gynäkologie und Geburtshilfe, Bd II/1. Thieme, Stuttgart, S 3.6 u. 3.8

Feldman GB, Freiman JA (1985) Prophylactic cesarean section at term? N Engl J Med 312:1264–1267

Gilstrap III LC, Hauth JC, Toussaint S (1984) Cesarean section: changing incidence and indications. Obstet Gynecol 63:205–208

Goerttler K (1930) Die Architektur der Muskelwand des menschlichen Uterus und ihre funktionelle Bedeutung. Gegenbaur Morphol Jahrbuch 65:45–128

Goerttler K (1968) Die Struktur der Wand des menschlichen Uterus. Arch Gynakol 205:334–342

Hillemanns HG (1988) Zur Operationstechnik der Schnittentbindung. Eine präparative, primär das Amnion erhaltende Schnittentbindungs-Methode. Geburtshilfe Frauenheilkd 47:20–26

O'Driscoll K, Foley M (1983) Correlation of decrease in perinatal mortality and increase in cesarean section rates. Obstet Gynecol 61:1–5

Stoll W (1986) Präventive Sectio. Fortschr Med 41:767–770

2.3 Mehrlinge

2.3.1 Die Mehrlingsschwangerschaft

W. Künzel (Gießen)

Mehrlingsgeburten waren zu allen Zeiten von einem gewissen Mythos umgeben. Romulus und Remus gaben der italienischen Metropole Rom ihren Namen, nach altägyptischer Mythologie kamen die ersten Pharaonen als Drillinge zur Welt, und im Mittelalter häuften sich die Beschreibungen und Darstellungen von Mehrlingsgeburten (Hartge 1983). Auch heute hat die Mehrlingsgeburt, wie wiederholte Presseberichte belegen, nicht an Faszination verloren. Das ist verständlich, da Mehrlingsschwangerschaften sich nicht häufig ereignen. Nach der von Hellin aufgestellten Regel beträgt die Häufigkeit von Zwillingsgeburten 1,18% (1 auf 85 Geburten) und von Drillingsgeburten 0,014% (1 auf 85^2 Geburten). Diese Häufigkeit wird durch die Zahlen der Hessischen Perinatalstudie in den letzten Jahren bestätigt. Unter 33 084 Schwangerschaften waren 1985 1,12% und 1986 unter 40 695 Gravidiäten 1,11% Mehrlingsschwangerschaften.

Eine Analyse von monozygoten und dizygoten Zwillingen zeigt, daß die Häufigkeit der monozygoten Zwillinge weltweit mit 4/1 000 ziemlich konstant ist. Dizygote Zwillinge, verursacht durch Polyovulationen, variieren jedoch in ihrer Häufigkeit zwischen verschiedenen Rassen. In den USA beträgt die Zahl von Zwillingen 12 pro 1 000 Geburten, davon sind 2/3 dizygote Zwillinge. Diese Anzahl entspricht etwa der Häufigkeit in Hessen (Tabelle 1). Bei den Yorubas in West-Nigeria kommen Zwillinge 4mal häufiger vor: 45 pro 1 000 Geburten mit 90% dizygoten Zwillingen (Nylander 1973).

Die Überwachung der Mehrlingsschwangerschaft ist eine besondere Herausforderung für den betreuenden Gynäkologen. Es ist bekannt, daß bei Geminigra-

Tabelle 1. Häufigkeit von Mehrlingsschwangerschaften in der Hessischen Perinatalerhebung 1982–1986

Jahr	Schwangerschaften	Einlinge	Zwillingsschwangerschaft	‰	Mehrlingsschwangerschaft	‰	Anzahl der Kinder von Gemini und Mehrlingen
1982	10 543	10 432	109	10,3	2	0,19	224
1983	13 326	13 161	162	12,2	3	0,23	333
1984	14 188	14 019	167	11,8	2	0,14	340
1985	33 084	32 718	357	10,8	9	0,27	742
1986	40 695	40 239	448	11,0	8	0,20	920
	111 836	110 569	1243	11,1	24	0,21	2559

vidität die Gefahr der Fehlgeburt erhöht ist, gehäuft Gestosen auftreten, die Insuffizienz der Zervix und eine Plazentainsuffizienz häufiger vorkommen und vorzeitige Wehentätigkeit mit Frühgeburten auftritt.

Es soll in der vorliegenden Analyse von Geminischwangerschaften nicht auf spezielle Themen, wie die Effektivität der Tokolyse mit β-Rezeptoren-stimulierenden Substanzen, auf die Therapie einer mit Amniozentese nachgewiesenen Trisomie des einen Zwillings, auf das Vorgehen bei intrauterinem Fruchttod des einen Zwillings, auf die Wertigkeit der AFP-Bestimmung oder auf die Wirksamkeit der Glukokortikoidtherapie eingegangen werden. Anhand einer Datenanalyse der Hessischen Perinatalerhebung sollen vielmehr Probleme und Zusammenhänge bei der Mehrlingsschwangerschaft dargestellt werden. Den Angaben liegen die Daten von 1267 Mehrlingsschwangerschaften der Hessischen Perinatalerhebung von 1982–1986 mit 2559 geborenen Kindern zugrunde. Sie werden mit der Gesamtstatistik von 40239 Schwangerschaften des Jahres 1986 ohne Mehrlingsschwangerschaften verglichen.[1]

Die Diagnose der Mehrlingsschwangerschaft

Die Diagnose der Mehrlingsschwangerschaft sollte mit den heute verfügbaren technischen Methoden keine Schwierigkeiten mehr bereiten. Es ist jedoch wichtig, die Vermutung für das Vorliegen einer Mehrlingsschwangerschaft möglichst früh zu äußern. Das kann mit einfachen klinischen Mitteln geschehen, so z. B. mit der Beobachtung, daß das Wachstum des Uterus nicht dem Schwangerschaftsalter entspricht. Der Symphysen-Fundus-Abstand als Maß für das Wachstum des Uterus weicht vom normalen Verlauf der Wachstumskurve ab. Er sollte dann zu einem sorgfältigen Screening veranlassen, um den Nachweis oder den Ausschluß einer Geminigravidität zu führen.

Die Palpation dreier großer Kindsteile und die unterschiedlichen Herzfrequenzen sind für die Diagnostik der Mehrlingsschwangerschaft nur noch von akademischem Interesse. So war es überraschend, daß nach den Daten der Hessischen Perinatalerhebung (Abb. 1) die erste Ultraschalluntersuchung in 12% der Fälle erst nach der 20. Schwangerschaftswoche durchgeführt wurde, wobei sich über die Jahre eine deutliche Zunahme von Ultraschalluntersuchungen bereits vor der 16. Schwangerschaftswoche verzeichnen läßt. Dennoch sind auch noch 1986 in 5,7% der Fälle keine Ultraschalluntersuchungen durchgeführt worden. Die frühe Diagnose der Zwillingsgravidität ist jedoch entscheidend für den weiteren Verlauf der Schwangerschaft, da es gilt, Einfluß zu nehmen auf Verhaltensweisen der Patientin, auf Arbeitsplatzgestaltung und Überwachung der Schwangerschaft, um das Risiko von Frühgeburtlichkeit und Wachstumsretardierung zu reduzieren und schließlich die perinatale Mortalität zu senken.

---

[1] Für die Hilfe bei der statistischen Bearbeitung der Daten danke ich Frau Höhle und Herrn Dipl.-Ing. Feldmann von der Kassenärztlichen Vereinigung Frankfurt.

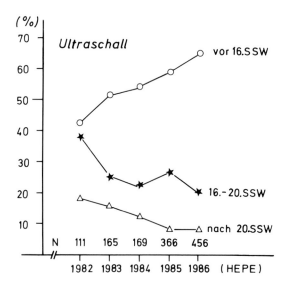

Abb. 1. Häufigkeit von Ultraschalluntersuchungen bei Mehrlingsschwangerschaften vor der 16., von der 16. bis zur 20. und nach der 20. SSW von 1982 bis 1986. In 5,7% der Fälle wurde 1986 keine Ultraschalluntersuchung durchgeführt

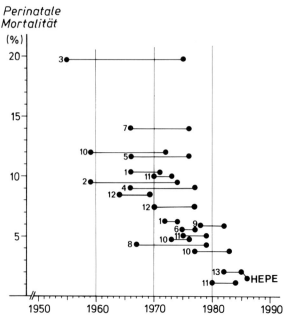

Abb. 2. Perinatale Mortalität bei Mehrlingsschwangerschaften. *1–13* Nummer der Autoren, s. Tabelle 2. (Nach Scholtes u. Steinert 1984)

Perinatale Mortalität

Noch immer gilt die perinatale Mortalität als Maßstab geburtshilflichen Handelns. Nach einer Literaturübersicht von Scholtes u. Steinert (1984) betrug die perinatale Mortalität bei Zwillingsschwangerschaften vor 1970 noch 10–20% (Abb. 2 und Tabelle 2). Erst mit dem allgemeinen Rückgang der perinatalen Mortalität setzte nach 1975 auch ein Rückgang der Mortalität bei den Mehrlings-

Tabelle 2. Perinatale Mortalität bei Mehrlingsschwangerschaften. (Nach Scholtes u. Steinert 1984)

Autoren	Untersuchungszeitraum	Anzahl der Kinder	Perinatale Sterblichkeit [%]
1. Koepcke u. Seidenschnur (1975)	1966–1971	140	10,35
	1972–1974	65	6,15
2. Efthimiadis (1977)	1959–1974	146	9,50
3. Bolte et al. (1978)	1955–1975	602	19,70
4. Döring et al. (1978)	1966–1977	200	9,00
5. Günthard u. Schmid (1978)	1966–1976	258	11,60
6. Kucera et al. (1979)	1975–1977	54	5,50
7. Hohlweg-Majert u. Frey (1981)	1966–1976	211	14,00
8. Martius et al. (1981)	1967–1979	199	4,30
9. Endl u. Baumgarten (1982)	1978–1982	166	5,90
10. Scholtes u. Steinert (1984)	1959–1972	230	11,95
	1973–1976	106	4,70
	1977–1983	80	3,75
11. Pluta et al. (1986)	1970–1974	210	10,90
	1975–1979	234	5,10
	1980–1984	380	1,10
12. Deichsel et al. (1981)	1964–1969	336	8,60
	1970–1977	426	7,30
13. Künzel			
(HEPE 1985)	1985	742	2,20
(HEPE 1986)	1986	920	1,50

Tabelle 3. Tragzeit bei Mehrlingsschwangerschaften im Vergleich zu einem Kontrollkollektiv

Errechnete oder geschätzte Tragzeit	Mehrlingsschwangerschaft		Kontrollkollektiv	
	n	[%]	n	[%]
< 31 Woche	91	7,20	312	0,80
32–36 Woche	351	27,70	1336	3,30
37–41 Woche	819	64,60	37230	92,50
> 41 Woche	4	0,30	1274	3,20
Ohne Angabe	1	0,10	87	0,20

schwangerschaften ein. Dies geschah wohl aufgrund der intensiven Überwachung während der Schwangerschaft und Geburt und der Verbesserung pädiatrischer Intensivmaßnahmen. So beträgt in der Hessischen Perinatalerhebung der Jahre 1982–1985 die perinatale Mortalität 20,2‰, 1986 15,0‰. Sie liegt damit im Mittel immer noch etwas höher als die von Pluta et al. (1986) angegebene Mortalität für etwa den gleichen Zeitraum von 11,0‰.

Ursache der höheren Mortalität bei Mehrlingskindern mag zunächst die verkürzte Tragzeit sein. 34,9% der Kinder wurden vor der 37. SSW geboren, davon 7,2% in der 31. Woche und früher (Tabelle 3). Stellt man diese Zahlen einem Kontrollkollektiv gegenüber, dann wird deutlich, daß in der Gruppe der Mehr-

Tabelle 4. Geburtsgewicht von Mehrlingskindern ($n=2559$) im Vergleich zu einem Kontrollkollektiv ($n=40239$)

Gewicht [g]	Mehrlingsschwangerschaft		Kontrollkollektiv	
	n	[%]	n	[%]
< 1000	78	2,90	87	0,20
1000–1499	147	5,70	220	0,60
1500–1999	346	13,50	354	0,90
2000–2499	807	31,50	1372	3,40
2500–3999	1178	46,00	34312	85,30
> 3999	3	0,10	3894	9,70
Ohne Angabe	2	0,10	0	0,00

Tabelle 5. Perinatale Mortalität bei Mehrlingsschwangerschaften

Gewicht	Mehrlinge			Kontrollkollektiv 1986		
		Mortalität			Mortalität	
	n	n	[%]	n	n	[%]
< 1000	76	38	50,00	87	31	35,60
1000–1499	147	20	13,61	220	45	20,46
1500–1999	346	14	4,05	354	34	9,61
2000–2499	807	11	1,36	1372	37	2,69
> 2500	1181	6	0,51	38206	97	0,25
	2557	89	3,48	40239	244	0,61

lingsschwangerschaften etwa 8mal häufiger Frühgeburten auftreten. Ein ähnliches Verhältnis zeigt sich auch beim Geburtsgewicht (Tabelle 4). 54,1% der Kinder wiegen weniger als 2500 g. Damit liegt auch hier das niedrige Geburtsgewicht etwa 8mal häufiger vor als im Vergleichskollektiv. Die perinatale Mortalität liegt im Vergleichskollektiv in nahezu allen Gewichtsgruppen höher, dennoch besteht eine 6mal höhere Mortalität (3,48%) bei den Mehrlingsschwangerschaften (Tabelle 5). Sie geht im wesentlichen zu Lasten der Gruppen mit niedrigem Geburtsgewicht (McCarty et al. 1981). Das Ziel, eine niedrige perinatale Mortalität zu erreichen, ist daher nur möglich, wenn es gelingt, die Häufigkeit von Frühgeburten zu senken und durch regelmäßige Wachstumskontrollen frühzeitig ein gestörtes intrauterines Wachstum festzustellen.

Senkung der Frühgeborenenhäufigkeit durch Cerclage?

Als besonders hervortretende Risikomerkmale bei Zwillingsschwangerschaften gelten nach den Daten der Hessischen Perinatalerhebung vorzeitige Wehentätigkeit (43,2%), die Zervixinsuffizienz (29,8%), Verdacht auf Wachstumsretardierung (3,9%) neben Zeichen der Gestose und Anämie. Durch großzügige Anwendung der Cerclage ist versucht worden, der Insuffizienz der Zervix als Ursache der frühen Schwangerschaftsbeendigung zu begegnen. Die Auffassungen hierzu sind jedoch kontrovers.

In einer prospektiv angelegten Studie von 80 Zwillingsschwangerschaften der Jahre 1977–1983 berichten Scholtes u. Steinert (1984), daß nach großzügiger Indikation zur Cerclage (67,5%) 51 von 80 Patientinnen (= 63,7%) die 37.–40. SSW erreichten. Randow (1984) kam zu gleichen Ergebnissen. Pluta et al. (1986) aus Salings Arbeitsgruppe berichten, daß nur 51,5% der Graviden die 37. SSW erreichten. Ihre Cerclagehäufigkeit lag mit 17,5% bedeutend niedriger. Dieser Zusammenhang läßt vermuten, daß die Cerclage zur Verminderung von Frühgeburtlichkeit bei Zwillingsschwangerschaften doch effektiv ist. Dor et al. (1983) schließen wiederum aus einer kontrollierten, jedoch kleinen Studie von 50 Patienten, daß die Stabilisierung der Zervix nicht geeignet ist, die Schwangerschaft zu verlängern und den fetalen Zustand zu verbessern.

Beobachtungen aus der Hessischen Perinatalstudie stützen jedoch die von Scholtes berichteten Daten zur Effektivität der Cerclage (Abb. 3). Im Jahr 1982 war bei 111 Schwangerschaften in 42,3% eine Cerclage durchgeführt worden. Im gleichen Zeitraum wurden 73,0% der Schwangerschaften in der 37.–41. Woche und 22,5% in der 32.–36. Woche beendet. In den folgenden 2 Jahren nahm die Häufigkeit der Cerclage auf 29,1% bzw. 24,9% ab, begleitet vom Abfall der längeren Tragzeit und Zunahme der kürzeren Schwangerschaftsdauer. Während des gleichen Zeitraums blieb die Häufigkeit der oralen Tokolyse (39,6–35,5%) und der intravenösen Gabe von Tokolytika (33,3–39,6%) annähernd konstant. Es erfolgte in den Jahren 1983/84 gegenüber 1982 eher eine Verschiebung zu einem längeren Aufenthalt. Aber nicht nur eine Verlängerung der Schwangerschaftsdauer

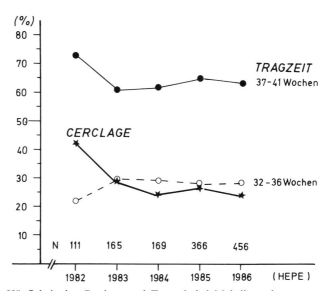

Abb. 3. Beziehung zwischen Häufigkeit der Cerclage und Tragzeit bei Mehrlingsschwangerschaften

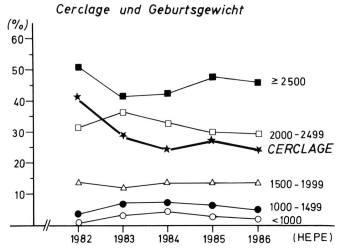

Abb. 4. Beziehung zwischen Häufigkeit der Cerclage und Geburtsgewicht bei Mehrlingsschwangerschaften

ist mit der Cerclage zu erreichen, sondern auch das Geburtsgewicht ist in allen Klassen, mit Ausnahme der Gruppe von 1 500–1 999 g, erhöht (Abb. 4).

Es bedarf jedoch weiterer Untersuchungen, um sicherzustellen, daß die frühe Zervixumschlingung ein protektiver Eingriff ist, der geeignet ist, die Schwangerschaftsdauer zu verlängern. Die hohe Frequenz von vorzeitigen Blasensprüngen bei Mehrlingsschwangerschaften – 27,9% gegenüber 18,8% in der Kontrollgruppe – weist darauf hin, daß noch andere Mechanismen für die vorzeitige Beendigung der Schwangerschaft wirksam sind. So wäre es denkbar, daß auch Infektionen am unteren Eipol, die Gestose und die Wachstumsretardierung an der Auslösung vorzeitiger Wehentätigkeit ursächlich beteiligt sind.

Fetale Überwachung

Die Analyse der perinatalen Mortalität zeigte, daß der Fetus einer Zwillingsschwangerschaft nicht nur durch eine höhere Frühgeburtlichkeit gefährdet ist. Auch die Einschränkung des intrauterinen Wachstums ist ursächlich an der Mortalität beteiligt. Intrauterine Wachstumseinschränkungen – weniger als 10. Perzentile für das entsprechende Schwangerschaftsalter – finden sich in einer Häufigkeit von etwa 18% in der 35. Woche und früher, sie nehmen jedoch mit fortschreitendem Schwangerschaftsalter zu (ca. 30% in der 36.–38. Woche) und betragen etwa bei Erreichen des Geburtstermins 50%. Dabei betrifft die Wachstumsretardierung den einzelnen Feten, nicht aber die Gesamtheit des Conceptus einschließlich Plazenta. Die Gewichte der Kinder zusammengenommen liegen weit über der 90. Perzentile und demonstrieren damit gleichzeitig, welche enormen Anforderungen an den maternalen Organismus gestellt werden, das Wachstum der Feten zu ermöglichen (Veille et al. 1985). Offenbar liegt aber auch in der Leistungsfähigkeit des mütterlichen Organismus ein limitierender Faktor für das fetale Wachstum, der die frühe Beendigung der Schwangerschaft zu erklären vermag.

Aus dieser Beobachtung des fetalen Wachstums bei Mehrlingsschwangerschaften sind wichtige Schlußfolgerungen für die Überwachung des Feten zu ziehen:

1. Die Kontrolle von Plasmaöstriol und HPL sind ungeeignete Parameter zur Überwachung des Feten

Nach Angaben der Hessischen Perinatalstudie wird Plasmaöstriol mit einer Häufigkeit von 33,2% (Kontrolle 13,7%) und HPL in 24,4% (Kontrolle 9,7%) gemessen. Im Hinblick auf eine fetale Gefährdung ist die Aussage dieser Parameter begrenzt (Westergaard et al. 1985, Abb. 5). Am Beispiel des „Vanishing twin" (Landy et al. 1986), des Fetus papyraceus bzw. dem intrauterinen Fruchttod eines Zwillings wird verständlich, daß Zwillingsfeten aufgrund ihres differenten Wachstums unterschiedlicher Gefährdung ausgesetzt sein können. Mit der Bestimmung hormoneller Parameter ist eine Differenzierung zwischen beiden Feten jedoch nicht möglich, da die gemessenen Hormone die Leistung der gesamten plazentaren Masse wiedergeben.

2. Kontrolle von biparietalem Durchmesser und Thoraxquerdurchmesser geben eine frühe Information über den Zustand des Feten

Die sicherste Kontrolle des fetalen Wachstums und damit der fetalen Gefährdung besteht in der 14tägigen, besser wöchentlichen Bestimmung des biparietalen Durchmessers und Thoraxquerdurchmessers ab etwa 30. SSW. Nur durch häufi-

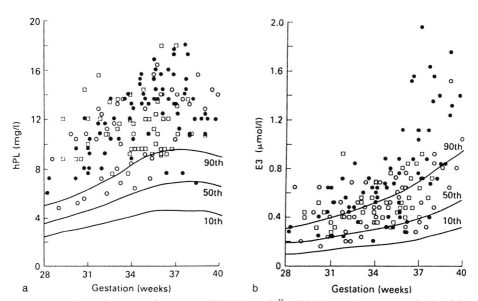

Abb. 5 a, b. Serumkonzentrationen von HPL (**a**) und Östriol (**b**) von 35 Frauen mit Geminischwangerschaft in Beziehung zu den 80% Vertrauensgrenzen von normalen Einlingsschwangerschaften (● Normaler Verlauf am Termin; ○ ein oder beide Kinder waren im Wachstum retardiert; □ vorzeitige Entbindung oder Abruptio placentae). (Nach Westergaard et al. 1985)

ge Kontrollen ist die Abweichung des Wachstums von der Normkurve zu erfassen. Schlensker (1986) hat 1 038 Messungen des biparietalen Durchmessers und 915 Bestimmungen des Thoraxquerdurchmessers bei 174 Zwillingsschwangerschaften durchgeführt. Im Vergleich mit Einlingen wiesen die reif geborenen Zwillinge nach der 32. Schwangerschaftswoche ein mäßig verlangsamtes Wachstum des biparietalen Durchmessers auf und ab der 25. Schwangerschaftswoche eine deutliche Retardierung des Thoraxumfangs. Dies ist ebenfalls ein Hinweis, daß die intrauterine Störung des fetalen Wachstums Ausdruck einer ungenügenden Versorgung mit Sauerstoff ist. Damit unterscheidet sich diese Form der Wachstumsretardierung nicht von jener, die bei Einlingen zusammen mit einer Gestose auftritt oder bei Uterus bicornis, Hypotonie oder ähnlichen Krankheitsbildern vorkommt. Auch in diesen Fällen liegt dem reduzierten fetalen Wachstum eine relative Einschränkung der uterinen Perfusion zugrunde.

3. Das Kardiotokogramm (CTG) ist zur Diagnostik einer adäquaten Sauerstoffversorgung des Feten von wesentlicher Bedeutung
Die fetale Herzfrequenz ist auch bei Geminischwangerschaften ein guter Indikator für das Befinden des Feten in utero. Mit den heute verfügbaren Ultraschallbreitstrahlaufnehmern gelingt es in der Regel ohne Schwierigkeiten, die fetale Herzfrequenz beider Kinder hintereinander oder gleichzeitig zu registrieren. Sie ist auch heute das am häufigsten eingesetzte Registrierverfahren, mit dem der Zustand des Feten aktuell abgeschätzt werden kann. Nach den Angaben der Hessischen Perinatalstudie ist die fetale Herzfrequenz in einer Häufigkeit von 73,0% (Kontrolle 58,6%) vor der Geburt registriert worden. Bei sehr stark divergierendem Wachstum des Feten tritt gelegentlich eine Verschlechterung der Herzfrequenz bei dem Feten auf, der am stärksten in seinem Wachstum eingeschränkt ist. Auch der Oxytoxinbelastungstest gibt hier eine gute Information über die hämodynamische Reservekapazität der Plazenta.

Resümee

Die Mehrlingsschwangerschaft ist durch einen hohen Anteil an Frühgeburten und im Wachstum retardierten Kindern gekennzeichnet. Der frühe Nachweis einer Geminigravidität und die Betreuung der Schwangeren in einer Risikosprechstunde sind geeignet, das Risiko hoher Morbidität und Mortalität zu reduzieren.

Der Zervixscore sollte sorgfältig erhoben werden, weil es möglicherweise damit gelingt, die drohende Zervixinsuffizienz frühzeitig zu erkennen. Die Indikation zur Cerclage sollte aufgrund der Daten der Hessischen Perinatalstudie neu überdacht werden. Auch der gezielten Infektionsdiagnostik bei vaginalem bzw. zervikalem Fluor sollte vermehrt Beachtung geschenkt werden. Im Falle vorzeitiger Wehentätigkeit ist die frühe und großzügige Herausnahme der Schwangeren aus dem Arbeitsprozeß zu erwägen und Schonung und Ruhe, evtl. Hospitalisierung anzuraten. Die Maßnahmen sollten von einer tokolytischen Therapie begleitet werden. Die Überwachung der Feten konzentriert sich auf die Bestimmung des fetalen Wachstums mit Ultraschall in kurzen Intervallen ab der 32. SSW und auf die Registrierung der fetalen Herzfrequenz bei nachgewiesener intrauteriner Wachstumsretardierung des einen oder anderen Zwillings. So müßte es möglich sein, die hohe Mortalität bei den Mehrlingsschwangerschaften noch weiter zu senken.

Literatur

Deichsel W, Robrecht D, Weidenhammer HG, Hillemanns H-G (1981) Die perinatale Gefährdung von Zwillingen. In: Dudenhausen W, Saling E (Hrsg) Perinatale Medizin Bd VIII. Thieme, Stuttgart, S 534

Dor J, Schaley J, Mashiagh S, Blankstein J, Serr DM (1983) Elective cervical suture of twin pregnancies diagnosed ultrasonically in the first trimester following induced ovulation. In: Pitkin, Zeatnik (eds) Yearbook of obestetrics and gynaecology. Year Book Medical, Chicago, p 135

Hartge R (1983) Mehrlingsgeburten – einst und jetzt. Extracta Gynaecologica 7:345

Kucera H, Reinold E, Schönswetter P (1979) Perinatale Mortalität bei Zwillingsgeburten. Fortschr Med 44:2026–2033

Landy HJ, Weiner S, Corson SL (1986) The vanishing twin: ultrasonographic assessment of fetal disappearance in the first trimester. Am J Obstet Gynecol 155:14–19

Mc Carty BJ, Sachs BP, Layde PM, Burton A, Terry JS, Rochat R (1981) The epidemiology of neonatal death in twins. Am J Obstet Gynecol 141:252–256

Nylander PPS (1973) Serum levels of gonadotrophins in relation to multiple pregnancy in Nigeria. J Obstet Gynaecol Br Cwlth 80:651

Pluta M, Goeschen K, Hamouda O, Malzfeldt C, Saling E (1986) Schwangerschafts- und Geburtsverlauf bei Zwillingsschwangerschaft. In: Dudenhausen W, Saling E (Hrsg) Perinatale Medizin, Bd XI. Thieme, Stuttgart, S 190–191

Randow H (1984) Ergebnisse eines präpartalen Betreuungsprogramms der Zwillingsschwangerschaft: Zentralbl Gynakol 20:1381–1386

Schlensker K-H (1986) Ultraschallbiometrie zur Überwachung des fetalen Wachstums in Zwillingsgraviditäten. Berichte Gynakol Geburtshilfe 122(12):893

Scholtes G, Steinert W (1984) Ergebnisse einer prospektiven Studie zur optimalen Betreuung von Zwillingsschwangerschaften. In: Dudenhausen JW, Saling E (Hrsg) Perinatale Medizin, Bd X. Thieme, Stuttgart, S 150–151

Veille JC, Morton MJ, Burry KJ (1985) Maternal cardiovascular adaptations to twin pregnancy. Am J Obstet Gynecol 153:261–263

Westergaard JG, Teisner B, Han J, Grudzinskas JG (1985) Placental protein and hormone measurements in twin pregnancy. Br J Obstet Gynaecol 92:72–76

2.3.2 Schwangerschaftsverlauf und Geburt bei Gemini

A. Lagemann, D. Weisner, M. Ibrahim, H. Schindler, K. Semm (Kiel)

Die Geminischwangerschaft hat im Rahmen der modernen Geburtshilfe einen besonderen Stellenwert. Dies ist zum einen in der erhöhten Anzahl von Komplikationen während der Schwangerschaft begründet [1, 8–10], zum anderen ist die perinatale Morbidität und Mortalität besonders des 2. Zwillings, gegenüber Einlingsschwangerschaften nach wie vor erhöht [2–7].

Patientengut

Im Zeitraum von 1980–1986 kamen an der Universitäts-Frauenklinik Kiel auf 15 693 Entbindungen 210 Zwillingsschwangerschaften (1,34%). Es wurden in dieser Statistik nur Schwangerschaften mit mindestens einem lebenden Kind berücksichtigt.

Die Verteilung der Geminischwangerschaften über die Jahre 1980–1986 sowie im Vergleich dazu die Entwicklung der Gesamtgeburtenzahl zeigt eine relative Zunahme der Geminischwangerschaften in den letzten 4 Jahren.

Die Altersverteilung der Frauen mit einer Geminischwangerschaft unterschied sich nicht vom Gesamtkollektiv. Auffällig ist der hohe Anteil an späten Erstgebärenden über 30 Jahren, hauptsächlich in den letzten 3 Jahren. Eine Ursache dafür liegt möglicherweise in der zunehmend erfolgreich praktizierten Sterilitätstherapie. So traten insgesamt 8 Geminischwangerschaften nach extrakorporaler Befruchtung und 14 nach Hormonbehandlung auf.

Bei der Untersuchung des *Schwangerschaftsverlaufs* fiel besonders der hohe Anteil der vorzeitigen Wehentätigkeit mit 47,6% auf. Ein vorzeitiger Blasensprung kam in 33,4% und eine Zervixinsuffizienz in 11,0% der untersuchten Fälle vor.

Die Analyse des Entbindungszeitpunkts ergab, daß 63,3% aller Patientinnen mit Gemini ein Schwangerschaftsalter von 37 Wochen und mehr erreichten (Tabelle 1), nur 8,1% wurden vor der 33. Schwangerschaftswoche entbunden. Die durchschnittliche Schwangerschaftsdauer betrug 36,9 Wochen.

Von besonderem Interesse für die Geburtsleitung ist die Lage der Kinder zueinander (Tabelle 2). Bei 74,4% aller Geminientbindungen befand sich das führende Kind in Schädellage. Demgegenüber lag bei 21,0% das führende Kind in Beckenendlage. Eine Querlage des 2. Zwillings wurde bei 5,7% aller Patientinnen beobachtet.

Der *Entbindungsmodus* zeigte eine deutliche Korrelation zur Lage der Kinder (Abb. 1). Im Berichtszeitraum konnten 65,7% aller Patientinnen mit einer Geminigravidität vaginal entbunden werden: 83,0% mit einer zweifachen Schädellage

Tabelle 1. Entbindungszeitpunkt bei 210 Geminischwangerschaften

	n	[%]
≦ 32. SSW	17	8,1
33.–36. SSW	58	27,6
37.–41. SSW	133	63,3
Fraglich	2	1,0
Gesamt	210	100,0

Tabelle 2. Kindliche Lagen bei 210 Geminischwangerschaften

		[%]
SL/SL	94	44,7
SL/BEL	57	27,1
BEL/SL	21	10,0
BEL/BEL	19	9,1
SL/QuL	6	2,9
BEL/QuL	4	1,9
Andere Lagen[a]	9	4,3
Gesamt	210	100,0

[a] 1 × siamesische Zwillinge.

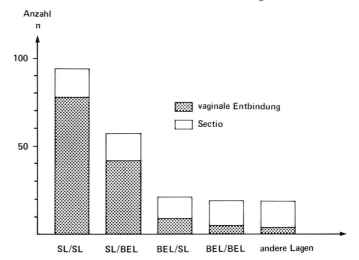

Abb. 1. Vergleich vaginale Entbindung/Sectio bezogen auf die Lage der Kinder bei 210 Geminischwangerschaften

und 73,7% mit dem führenden Kind in Schädellage und dem zweiten Zwilling in Beckenendlage. Die Sectiofrequenz stieg auf 65,0%, wenn sich das führende Kind in Beckenendlage befand, und betrug 75,0% bei Querlage des 2. Zwillings.

Die Leitung einer vaginalen Geminientbindung an der UFK Kiel findet grundsätzlich in Sectio- und Narkosebereitschaft in Anwesenheit eines Pädiaters und Anästhesisten statt. Die steigende Anzahl an vaginalen Entbindungen gegenüber der Sectiofrequenz in den letzten Jahren macht eine kritische Analyse notwendig.

Perinatale Morbidität und Mortalität

Die perinatale *Morbidität* beider Kinder wurde anhand des Apgar-Scores 5 min post partum, des Nabelschnur-pH und der Verlegungsfrequenz in die Universitäts-Kinderklinik Kiel untersucht.

Tabelle 3. Vergleich zwischen vaginaler Entbindung und Sectio bei Gemini anhand des Apgar-Scores

Apgar 5 min p.p.	Nach vaginaler Entbindung		Nach Sectio	
	1. Zwilling [%]	2. Zwilling [%]	1. Zwilling [%]	2. Zwilling [%]
8–10	94,7	96,3	94,1	92,4
5–7	3,0	1,5	5,9	4,6
<5	2,3	2,2	–	3,0
	$n = 267$		$n = 134$	

Tabelle 4. Vergleich zwischen vaginaler Entbindung und Sectio bei Gemini anhand des arteriellen Nabelschnur-pH-Werts

pH-Wert	Nach vaginaler Entbindung		Nach Sectio	
	1. Zwilling [%]	2. Zwilling [%]	1. Zwilling [%]	2. Zwilling [%]
$\geq 7,21$	80,7	71,1	90,6	80,0
7,11–7,20	16,9	22,9	9,4	14,2
7,01–7,10	1,2	2,4	–	2,9
$\leq 7,00$	1,2	3,6	–	2,9
	$n = 166$		$n = 67$	

Bei der Betrachtung des Apgar-Scores (Tabelle 3) zeigt sich sowohl bei vaginaler Entbindung als auch bei Sectio zwischen 1. und 2. Zwilling kein signifikanter Unterschied.

Die Einzelfallanalyse der Kinder mit einem Apgar unter 5 nach 5 min bei vaginaler Entbindung ergibt bis auf einen Fall von vorzeitiger Plazentalösung nach Geburt des 1. Kindes sowie Nabelschnurvorfall bei Querlage des 2. Zwillings keine Ursachen, die dem Entbindungsmodus anzulasten wären.

Die Gründe im einzelnen waren Kinder unter 1 000 g Geburtsgewicht sowie Herzmißbildungen. In 2 Fällen war die Geminischwangerschaft nicht vordiagnostiziert. Im Sectiokollektiv waren ein Kind mit Potter-Syndrom und eine Entbindung aus Querlage in der 34. SSW betroffen.

Arterielle Nabelschnur-pH-Werte (Tabelle 4) lagen bei 166 Kindern nach vaginaler Entbindung und 67 Kindern nach Schnittentbindung vor, so daß ein Vergleich nur bedingt möglich erscheint.

Sowohl nach vaginaler als auch nach Schnittentbindung läßt sich eine deutliche Diskrepanz zwischen 1. und 2. Zwilling feststellen. Ein pH-Wert unter 7,10 wurde nach vaginaler Entbindung bei 7 Kindern und nach Sectio bei 2 Kindern beobachtet.

Als typische Komplikation bei vaginaler Entbindung sind 2 Fälle mit einem pH-Wert unter 7,0 zu erwähnen. Es ist dabei jeweils der 2. Zwilling betroffen. Bei dem einen Kind kam es nach unauffälliger Eröffnungsperiode zu einer ganzen Extraktion aus unvollkommener Steiß-Fuß-Lage wegen drohender intrauteriner Asphyxie, bei dem anderen zu einem Armvorfall bei Querlage mit anschließender Wendung und ganzer Extraktion bei ursprünglicher Schädellage des Kindes. Im Sectiokollektiv wurde einmal ein pH-Wert unter 7,0 beobachtet. Es handelte sich hierbei um eine vorzeitige partielle Plazentalösung.

Die Verlegungsfrequenz in die Universitäts-Kinderklinik Kiel bei Kindern unter 2000 g ist wenig aussagekräftig, da sie überwiegend durch den Anteil an unreifen und dystrophen Neugeborenen bestimmt wird. Bei Gemini über 2000 g ließ sich sowohl zwischen vaginaler Entbindung und Sectio als auch zwischen 1. und 2. Zwilling kein Unterschied feststellen.

Die unbereinigte *perinatale Mortalität* bei Geminischwangerschaften betrug bei Kindern nach vaginaler Entbindung 1,45% und bei Kindern nach Schnittentbindung 3,47%. Die Gründe waren Kinder mit multiplen Mißbildungen, Hydrops fetalis sowie sehr kleine Frühgeborene unter 1000 g. Der höhere Wert post sectionem ist durch 2 Fälle von intrauterinem Fruchttod eines Zwillings begründet. Beide Schwangerschaften wurden 3 bzw. 5 Wochen nach Absterben des einen Feten durch Sectio beendet.

Zusammenfassung

Bei der kritischen Bewertung der verschiedenen Entbindungsverfahren fällt lediglich eine gering erhöhte Anzahl von azidotischen Kindern nach vaginaler Entbindung auf. Hiervon war besonders der 2. Zwilling betroffen.

Ein Vergleich mit dem „fetal outcome" des Gesamtkollektivs von 1982–1986 zeigt folgende Ergebnisse:

Der Anteil von Kindern mit einem pH-Wert zwischen 7,11 und 7,20 betrug 19,4% gegenüber 19,9% bei vaginalen Geminientbindungen. Ein pH-Wert unter 7,10 wurde bei 4,3% des Gesamtkollektivs gegenüber 4,2% bei Gemini, jeweils bezogen auf beide Kinder, beobachtet. Ein Unterschied zwischen Gesamtkollektiv und vaginalen Geminientbindungen läßt sich anhand der vorliegenden Zahlen nicht nachweisen.

Die Forderung nach einer höheren Sectiofrequenz erscheint unseres Erachtens nicht gerechtfertigt, da kein erhöhtes Risiko für Zwillingskinder zu bestehen scheint [4, 7, 9].

Literatur

1. Döring GR, Hossfeld CG, Auner A (1978) Über die Risiken der Zwillingsschwangerschaft und -geburt. Geburtshilfe Frauenheilkd 38:516
2. Efthimiadis J (1977) Perinatale Mortalität bei der Entbindung von Zwillingen. Geburtshilfe Frauenheilkd 37:286
3. Giffei JM (1984) Zwillingsgeburt. In: Dudenhausen JW (Hrsg) Praxis der Perinatalmedizin. Thieme, Stuttgart, S 351
4. Günthard HP, Schmid J (1978) Schwangerschaft und Geburt bei Zwillingen. Geburtshilfe Frauenheilkd 38:270
5. Hindemann P (1981) Schwangerschaftsverlauf und Geburtsleitung bei Mehrlingen. In: Käser O, Friedberg V, Ober KG, Thomsen K, Zander J (Hrsg) Gynäkologie und Geburtshilfe, 2. Aufl. Bd II/2. Thieme, Stuttgart, S 13.1

6. Koepcke E, Seidenschnur G (1975) Über die Beeinflußbarkeit des kindlichen Risikos bei Geminischwangerschaft und -geburt. Zentralbl Gynakol 97:1417
7. Krause W, Eichhorn K-H, Martin P, Seewald HJ, Möller U, Michels W (1984) Die Geminischwangerschaft – ein besonderes Problem der modernen Geburtshilfe. Geburtshilfe Frauenheilkd 44:157
8. Scholtes G, Steinert W (1984) Betreuung der Zwillingsschwangerschaften unter heutigen Aspekten – eine prospektive Untersuchung. Z Geburtshilfe Perinatol 188:178
9. Schulze G, Radzuweit H (1981) Zur Sectioindikation bei Mehrlingsschwangerschaften. Zentralbl Gynäkol 103:347
10. Stucki D, Stucki A (1980) Zwillingsschwangerschaft und Zwillingsgeburt. Z Geburtshilfe Perinatol 184:235

2.4 Mangelentwicklung und Plazentainsuffizienz

2.4.1 Die fetale Mangelentwicklung

W. Schmidt, H.J. Hendrik, J. Gnirs

Das erfolgreiche Management von Schwangerschaften mit intrauteriner fetaler Wachstumsretardierung (IUGR) setzt zunächst die Kenntnis derjenigen Faktoren voraus, die Einfluß auf das Größenwachstum bzw. die nutritive Versorgung des Feten haben. Obgleich verschiedene Ursachen bekannt sind, bleibt häufig der tatsächliche Grund einer fetalen Mangelversorgung unklar. Bereits 1942 beschrieb Runge atrophische Neugeborene bei Fällen mit Schwangerschaftstoxikosen. Schon damals wurde eine erhöhte prä- und perinatale Mortalität solcher „Risikokinder" beobachtet. In vielen Fällen war hierbei gleichzeitig die Fruchtwassermenge reduziert. Runge differenzierte zwischen dieser Form der fetalen Wachstumsretardierung und der relativen Placentainsuffizienz bei übertragenen Kindern.

Prognose

Im Zeitraum von 1972 bis 1986 wurden an der Universitäts-Frauenklinik Heidelberg 21 582 Geburten mit 21 952 Neugeborenen registriert. Die ungereinigte perinatale Mortalität war mit 1,9% ($n=423$ Kinder) relativ hoch. Ein Fünftel dieser Kinder war intrauterin mangelversorgt (IUGR). Im genannten Beobachtungszeitraum wurden 1946 Neugeborene (8,9%) entbunden, die unter der 10. Gewichtsperzentile (Thomson et al. 1968) lagen. Etwa zwei Drittel dieser Fälle ($n=1290$; 5,9%) waren sogenannte „Borderlinefälle" zwischen der 5. und 10. Gewichtsperzentile. Eine schwere Mangelversorgung (Gewichtsperzentile <5) beobachteten wir bei 656 Neugeborenen (entsprechend 3,0% aller Neugeborenen). Die perinatale Mortalität war in dieser Gruppe mit $n=39$ (6,0%) deutlich höher als in der Gruppe der Borderlinefälle mit $n=45$ (3,5%). Bezogen auf das Gesamtkollektiv wurde eine perinatale Mortalität bei schwerer fetaler Wachstumsretardierung in 0,18% (39/21 952 Neugeborenen) beobachtet. Diese Ergebnisse sind mit den Angaben von Bolte et al. (1987a) durchaus vergleichbar, die bei einem ungereinigten Kollektiv mit schwerer Wachstumsretardierung (<3. Perz.) eine perinatale Mortalität von 0,12% ermittelten.

Neben der Mortalität steht jedoch als Kenngröße der Problematik des mangelentwickelten Neugeborenen die Morbidität zunehmend mehr im Vordergrund des Interesses. Langzeit-follow-up-Studien zeigten, daß physische oder neurologische Behinderungen in dieser Gruppe von Kindern häufiger anzutreffen sind, insbesondere dann, wenn die Kinder als Frühgeborene zur Welt kamen (Comney u. Fitzhardinge 1979). Auch bei termingerechter Geburt ist das perinatale Risiko wachstumsretardierter Kinder erhöht, allerdings in Abhängigkeit vom Zeitpunkt des Beginns der fetalen Mangelentwicklung und damit der Dauer der Unterversorgung. Nach Bolte et al. (1987b) lag die Langzeitmorbidität bei Fällen mit IUGR zwischen 11% und 18% mit schwerwiegender Beeinträchtigung zentralnervöser Leistungen im späteren Lebensalter.

Die perinatale Intensivmedizin kann das gesundheitliche Risiko solcher Kinder reduzieren (Kubli u. Schmidt 1987). In der Universitäts-Frauenklinik Heidelberg konnten wir durch die Eingliederung einer neonatologischen Intensiveinheit direkt in den Kreißsaal der Frauenklinik die perinatale Intensivversorgung deutlich verbessern. Im Zeitraum von Juli 1986 bis Juni 1987 wurden dort 343 Neugeborene behandelt. 67 Kinder waren wachstumsretardiert (19,5%), 58 Kinder (17%) hatten ein Schwangerschaftsalter unter 37 SSW. In 79 Fällen (22,9%) betrug das Geburtsgewicht weniger als 2500 g, in 26 Fällen (7,6%) weniger als 1500 g. Insgesamt verstarben in der Neonatalperiode 10 Kinder (2,9%), davon war nur ein Kind wachstumsretardiert.

Diagnose

Die antenatale Diagnose der fetalen Wachstumsretardierung ist schwierig und erfordert den Einsatz verschiedener diagnostischer Verfahren. Der medizintechnische Fortschritt der letzten Jahrzehnte in der perinatalen Medizin erleichtert die Diagnose und Betreuung von Hochrisikoschwangerschaften sowie das individuelle geburtshilfliche Vorgehen entscheidend. Die Möglichkeiten und Grenzen der einzelnen Methoden müssen jedoch stets berücksichtigt werden.

Am Anfang der Diagnose sollte prinzipiell die klinische Untersuchung stehen. Darunter verstehen wir neben dem üblichen Vorgehen insbesondere die Messung des Gewichts der Schwangeren, die Messung des Bauchumfangs und die Palpation des Fundusstands. Die traditionelle Palpation erweist sich allerdings als ungeeignet zur Diagnose der intrauterinen Wachstumsretardierung. In einer retrospektiven Untersuchung (Schmidt et al. 1982) konnten nur 49% der schweren fetalen Wachstumsretardierungen damit erkannt werden. Die Diagnose der Borderlinefälle mit IUGR gelang sogar nur zu 26% mit Hilfe der genannten klinischen Untersuchungen. Verlaufsuntersuchungen konnten die Erkennungsraten für alle Fälle < 10. Gewichtsperzentile auf 54% steigern. Eine gewisse Objektivierung des klinischen Untersuchungsergebnisses wird durch die Messung des Symphysen-Fundus-Abstands möglich. Pearce u. Campbell (1987) errechneten dafür Normwertkurven von der 20. bis 42. SSW. Mittels Serienmessungen konnten 76% aller Fälle mit IUGR unterhalb der 10. Gewichtsperzentile erkannt werden. Falsch-positive Befunde wurden in 21% der Fälle beobachtet. Die Angaben von Westin (1977) und Okunfua et al. (1986) sind damit vergleichbar (Tabelle 1).

Bedingt durch den technischen Fortschritt gelingt es in der Ultraschalldiagnostik in zunehmendem Maße, Angaben über das fetale Wachstum und den fetalen Verhaltenszustand zu gewinnen. Die sonographische Diagnose einer fetalen Wachstumsretardierung wird wesentlich erleichtert durch eine korrekte Bestimmung des Gestationsalters, am einfachsten durch eine Ultraschalluntersuchung im 1. Trimenon der Schwangerschaft. Bei den sonographischen Untersuchungen

Tabelle 1. Diagnose der intrauterinen Wachstumsretardierung durch die klinische Untersuchung

		Richtig-positiv [%]	Falsch-positiv [%]
Eigene Ergebnisse (1982)	IUGR <5. Perz. Single-point-Untersuchung	49	–
	IUGR <10. Perz. Serienuntersuchungen	54	19
Symphysen-Fundus-Abstand			
Westin (1977)	IUGR <17. Perz.	75	?
Okonfua et al. (1986)	IUGR <10. Perz.	71	15
Pearce u. Campbell (1987) (Serienmessungen)	IUGR <10. Perz.	76	21

zur Diagnose der fetalen Wachstumsretardierung im 2.und 3. Trimenon sollte neben den üblichen Distanzmessungen des biparietalen Kopf- sowie des thorakoabdominalen Querdurchmessers auch die erweiterte Ultraschallbiometrie (Umfangsmessungen) sowie die Messung der Femurlänge vorgenommen werden. In bestimmten Fällen kann die Bildung von Quotienten einzelner Parameter die diagnostische Sicherheit erhöhen.

Aufgrund des Größenwachstums von fetalem Kopf und Abdomen lassen sich grundsätzlich 2 Typen fetaler Retardierung unterscheiden (Kurjak et al. 1978). Die *symmetrische* Wachstumsretardierung beginnt schon früh in der zweiten Schwangerschaftshälfte und zeigt häufig ein genetisch bedingtes vermindertes Wachstumspotential. Fetale Fehlbildungen oder chromosomale Störungen werden in dieser Gruppe häufiger gefunden, so daß sich beim Vorliegen dieser Wachstumsstörung eine ausführliche pränatale Diagnostik anschließen sollte. Die *asymmetrische* Wachstumsretardierung findet sich in der Regel bei reduzierter plazentarer Perfusion, z. B. bei Plazentainsuffizienz im Rahmen einer EPH-Gestose. Die asymmetrische Retardierung wird insgesamt häufiger als die symmetrische Retardierung beobachtet.

Die sonographische Kopfbiometrie trägt nur in begrenztem Maße zur Diagnose einer IUGR bei. In einer prospektiven Untersuchung wurde nur die Hälfte aller Fälle mit IUGR allein über die Bestimmung des biparietalen Kopfdurchmessers erfaßt (Hendrik et al. 1986). Die Messung des thorakoabdominalen Querdurchmessers erhöht die diagnostische Wertigkeit bei der Erkennung der fetalen Mangelversorgung deutlich. So konnte in der genannten Untersuchung in 80% der Retardierungen eine richtig positive Diagnose gestellt werden (Tabelle 2). Allerdings fand sich gleichzeitig in einem Kontrollkollektiv in 42% der Fälle mit Hilfe dieser Meßgrößen eine falsch-positive Aussage. Die Erweiterung der Biometrie durch Messung des Abdomenumfangs verbessert die richtige Diagnose der IUGR auf 90%, die Rate der falsch-positiven Fälle konnte im Vergleich zur Distanzmessung um die Hälfte auf 23% reduziert werden. Die Messung der Femurlänge bzw. die Bildung einer Ratio von Femur zum Abdomenumfang ergab keine Verbesserung der Diagnose. In ähnlichen Untersuchungen kamen Warsof et al. (1986), wie auch Brown et al. (1987) und Pearce u. Campbell (1987) zu vergleichbaren Ergebnissen.

Tabelle 2. Ergebnisse (in %) der erweiterten Ultraschallbiometrie bei der Diagnose der intrauterinen Wachstumsretardierung (*rp* richtig-positiv, *fp* falsch-positiv)

	Bip. Kopf ∅		Abd. quer ∅		Kopf-umfang		Abd.-Umfang		Femur/Abd.-Umfang	
	rp	fp	rp	fp	rp	fp	rp	fp	rp	fp
Eigene Ergebnisse (1986)										
IUGR <5	50		80		50		91			
IUGR 5–10	32	29	59	42	33	39	85	23	–	
Warsof et al. (1986)	68	26	–	–	75	25	86	17	–	
Brown et al. (1987)	67	26	–	–	–	–	96	40	57	29
Pearce and Campbell (1987)	–		–		–		83	21	–	

Tabelle 3. Semiquantitative Bestimmung der Fruchtwassermenge bei Fällen mit und ohne intrauteriner Wachstumsretardierung und perinatale Mortalität

Prosp. Verlaufsunters. 3. Trim.	FW-Menge vermindert	FW-Menge normal	
IUGR (<10. Perz.)	17 (55%)	14 (45%)	31
Normal (≧10. Perz.)	9 (5%)	180 (95%)	189
		p<0.001	
Perinat. Mortalität bei IUGR und vermind. FW-Menge:			
Ungereinigt	6/17 (35%)		
Gereinigt (2mal Potter)	4/17 (24%)	(Alles Frühgeburten)	
Perinat. Mortalität bei Perz. ≧10 und vermind. FW-Menge:			
	0/9 (0%)	(2mal Frühgeburt)	

Eine verminderte Fruchtwassermenge wird bei Schwangerschaften mit IUGR häufiger gefunden und läßt sich sonographisch einfach nachweisen (Hadlock et al. 1984). In einer eigenen prospektiven Verlaufsuntersuchung 1987 wurde bei Fällen mit IUGR (<10. Perz.) in 55% eine verminderte Fruchtwassermenge gefunden. Schwangerschaften mit normalem Geburtsgewicht hatten nur in 5% eine reduzierte Fruchtwassermenge. Die perinatale Mortalität bei Wachstumsretardierung mit verminderter Fruchtwassermenge ist deutlich höher, insbesondere dann, wenn der Wachstumsstillstand schon früh einsetzt und die Schwangerschaft als Frühgeburt endet (Tabelle 3; Wurz 1985).

Zunehmende Bedeutung bei der Differentialdiagnose Wachstumsretardierung und Terminunklarheit in der zweiten Schwangerschaftshälfte kommt der Ultraschall-B-Bild-Dopplermethode („Doppler-flow-Untersuchung") zu. Bei insgesamt 96 Patientinnen sollte in einer prospektiven Studie (Schmidt et al. 1988) mit Hilfe der Doppler-flow-Untersuchung die Differentialdiagnose IUGR/Terminunklarheit erhärtet werden (Tabelle 4). Hierbei wurden die Flow-velocity-Kurven der fetalen Aorta descendens, einer Nabelschnurarterie und einer mater-

Tabelle 4. Ergebnisse der Dopplerflowuntersuchung bei der Differentialdiagnose Terminunklarheit/IUGR

Kriterium		IUGR ($n=56$)	Keine IUGR ($n=40$)
Fetale Aorta	Normal	4 (10%)	34 (90%)
(RI >0,86 und/oder enddiast. Block)	Pathol.	52 (90%)	6 (10%)

$p < 0,001$

Tabelle 5. Fetale Bewegungsaktivität und Reaktion auf „Stoßpalpation" bei unauffälligem Schwangerschaftsverlauf und Fällen mit IUGR

	Bewegungen unauffällig [%]	Bewegungen auffällig [%]
Unauffälliger Schwangerschafts- und Geburtsverlauf	81	57
IUGR <10. Perz.	7	22

$p < 0,001$

nalen A. arcuata qualitativ analysiert. Bei bereits manifester Plazentainsuffizienz mit konsekutiver Retardierung konnte in 88% der Fälle die Diagnose richtig gestellt werden. Die Spezifität (86%) und Sensitivität (91%) dieser Methode sind hoch, falsch-positive Befunde wurden lediglich in 5% gefunden. Den größten prädiktiven Wert hatte die A/B-Ratio des systolischen (A) zum diastolischen (B) Maximum in der fetalen Aorta. Allein aufgrund eines derartigen pathologischen Befundes konnten 79% der wachstumsretardierten Feten diagnostiziert werden. Eine pathologische A/B-Ratio in Aorta fetalis *und* A. umbilicalis erhöhte die Erkennungsrate auf 84%. Wurde zusätzlich noch eine Inzisur in der Flow-velocity-Kurve der uteroplazentaren Gefäße (Aa. arcuatae) als pathologisches Kriterium berücksichtigt, so wurden 88% der Fälle mit IUGR richtig erkannt. Neben der A/B-Ratio sind auch die Parameter Pulsatilitätsindex (PI = A-B/Vmean) und Resistance oder Pourcelot-Index (RI = A-B/A) gebräuchlich (McCowan et al. 1987). Die beste klinische Korrelation wiesen die A/B-Ratio und der RI-Index auf. Beide lieferten identische Ergebnisse. Bei Verzicht auf absolute Volumen-Fluß-Angaben ist nur mit geringfügigen Fehlern zu rechnen.

Ein weiterer wichtiger Indikator einer fetalen Gefährdung ist die qualitative und quantitative Erfassung der fetalen Bewegungsaktivität. Wir konnten in einer Untersuchung über die fetale Bewegungsaktivität in der zweiten Schwangerschaftshälfte zeigen, daß bei retardierten Feten (<10. Perz.) signifikant häufiger eine pathologische Bewegungsaktivität zu finden war als bei unauffälligen Schwangerschaften (Tabelle 5; Schmidt et al. 1981). Mit Hilfe der Ultraschalldiagnostik ist es möglich, direkt und zuverlässig fetale Bewegungen zu visualisieren. Nijhuis et al. gelang es 1982, mindestens vier verschiedene fetale Verhaltensmuster für Feten am Geburtstermin zu definieren. Hierbei wurden bestimmte Variablen simultan registriert (Herzfrequenz, Augenbewegungen, Atemexkursionen,

Extremitäten- und Körperbewegungen) und zeitsynchron polygraphisch dargestellt. Unauffällige und pathologische Schwangerschaften (z. B. IUGR) unterscheiden sich bezüglich des Auftretens dieser „Schlaf-Wach-Phasen" als auch hinsichtlich der Beeinflußbarkeit dieser Zustände durch externe Signale (Schmidt et al. 1987a).

Bei mehr als 300 Patientinnen haben wir in prospektiven Studien akustische, vibroakustische und lichtoptische Stimulationsverfahren zur externen Stimulation geprüft (Schmidt et al. 1985). Vor allem mit einem vibroakustischen Reiz, wie mit einem direkt auf die mütterliche Bauchdecke plazierten Elektrolarynx, konnten regelmäßig fetale Reaktionen (Herzfrequenzalterationen und/oder fetale Bewegungen) und Wechsel des aktuellen Verhaltenszustands hervorgerufen werden. Hierbei waren deutliche Unterschiede zwischen unauffälligen Schwangerschaften und Fällen mit IUGR zu beobachten. Bei unauffälligem Schwangerschaftsverlauf waren vor allem im Stadium 1F (Tiefschlaf) in der Regel fetale Reaktionen und simultane stimulationsbedingte Phasenwechsel zu beobachten. Dagegen zeigten Fälle mit IUGR im Stadium 1F zwar ebenfalls fetale Reaktionen, jedoch nur äußerst sporadisch induzierte Phasenwechsel (Schmidt et al. 1987). Ähnliche Stimu-

Tabelle 6. Vibroakustische Stimulation und Reaktion des Feten in Abhängigkeit der Basisfluktuation der fetalen Herzfrequenz bei unauffälligen Schwangerschaften und IUGR

Unauffälliger Schwangerschaftsverlauf (n = 135)

	< 5 bpm			5–10 bpm		
	Stim.	Reakt.	Phasenw.	Stim.	Reakt.	Phasenw.
Vibroakust. Stimulation	90	75	52	114	87	30
"Sham"-Stimulation	57	2	2	90	12	1
	10–25 bpm			> 25 bpm		
	Stim.	Reakt.	Phasenw.	Stim.	Reakt.	Phasenw.
Vibroakust. Stimulation	99	77	2	6	3	–
"Sham"-Stimulation	115	17	–	4	–	–

IUGR (n = 30)

	< 5 bpm			5–10 bpm		
	Stim.	Reakt.	Phasenw.	Stim.	Reakt.	Phasenw.
Vibroakust. Stimulation	29	7	4	26	7	5
"Sham"-Stimulation	15	–	–	21	–	–
	10–25 bpm			> 25 bpm		
	Stim.	Reakt.	Phasenw.	Stim.	Reakt.	Phasenw.
Vibroakust. Stimulation	34	10	–	6	3	–
"Sham"-Stimulation	30	2	–	7	–	–

lationsversuche wurden in einer weiteren prospektiven Studie unter alleiniger Berücksichtigung der fetalen Herzfrequenz bei insgesamt 165 Patientinnen mit normalem bzw. durch eine fetale Wachstumsretardierung kompliziertem Schwangerschaftsverlauf durchgeführt. Deutliche Unterschiede in der Verteilung der einzelnen Herzfrequenzmuster zwischen beiden Untersuchungsgruppen ergaben sich vor allem bei eingeschränkter bis silenter FHF-Fluktuation. Unauffällige Schwangerschaften wiesen in 13% der Monitorzeit, Fälle mit IUGR in 24% eine Fluktuation von weniger als 5 bpm auf. Bei silentem Kardiogramm konnte in normalen Schwangerschaften durch einen vibroakustischen Stimulus in 83% der Fälle eine Alteration der FHF erzielt werden, in 58% sogar ein Phasenwechsel mit anschließend guter Fluktuation. Retardierte Feten zeigten nur in 24% der Stimulationen eine Herzfrequenzalteration und lediglich in 14% einen konsekutiven Phasenwechsel. „Pseudostimulationen" während dieses Zustandes hatten in beiden Gruppen keinen Effekt (Tabelle 6; Schmidt et al. 1987b).

Zusammenfassung

Die präzise Diagnostik der fetalen Mangelversorgung mit ihren Risiken für das betroffene Kind bleibt auch unter Einbeziehung sämtlicher diagnostischer Möglichkeiten eine schwierige Aufgabe der modernen Perinatalmedizin. Neue Methoden wie die Doppler-flow-Untersuchung oder die Abschätzung einer akuten fetalen Gefährdung mit Hilfe verschiedener Kontrollen des fetalen Bewegungsverhaltens ergänzen die erweiterte Ultraschallbiometrie und die semiquantitative Fruchtwasserbestimmung bei der Selektion der Fälle mit IUGR, die stationär überwacht werden sollten. Nur der Verbund sämtlicher Verfahren im Sinne eines biophysikalischen Profils des Feten und eine enge Zusammenarbeit zwischen Geburtshilfe und neonatologischer Intensivmedizin kann eine weitere Reduktion der perinatalen Morbidität und Mortalität bei solchen Hochrisikoschwangerschaften ermöglichen.

Literatur

Bolte A, Fuhrmann U, Hamm W, Kusche M, Schlensker K-H, Stenzel B (1987a) Geburtshilfliches Management bei schwerer fetaler Wachstumsretardierung. Geburtshilfe Frauenheilkd 47:518–524

Bolte A, Eibach HW, Gladtke E et al. (1987b) Die kindliche Entwicklung nach schwerer intrauteriner Wachstumsretardierung – Ergebnisse von Follow-up-Studien. Geburtshilfe Frauenheilkd 47:525–532

Brown HL, Miller JM, Gabert HA, Kissling G (1987) Ultrasonic recognition of the small-for-gestational-age fetus. Obstet Gynecol 69:631–635

Comney JO, Fitzhardinge PM (1979) Handicap in the pre-term small-for-gestational age infant. J Pediatr 94:779–784

Hadlock FP, Deter RL, Harrist RB (1984) Sonographic detection of abnormal fetal growth patterns. Clin Obstet Gynecol 27:342–351

Hendrik HJ, Schmidt W, Kubli F (1986) Vergleich der indirekten und direkten erweiterten Ultraschallbiometrie. Drei-Länder-Treffen, Ultraschall in der Medizin. Bonn, September 1986

Kubli F, Schmidt W (1987) Zustandsdiagnostik des Feten. In: Bachmann R (Hrsg) Pädiatrie in Klinik und Praxis. Thieme, Stuttgart

Kurjak A, Latin V, Polak J (1978) Ultrasonic recognition of two types of growth retardation by measurement of four fetal dimensions. J Perinat Med 6:102–108

McCowan LM, Erskine LA, Ritchie K (1987) Umbilical artery Doppler blood flow studies in the preterm, small for gestational age fetus. Am J Obstet Gynecol 156:655–659

Nijhuis JG, Prechtl HFR, Martin CB Jr, Bots RSGM (1982) Are there behavioural states in the human fetus? Early Hum Dev 6:177–195

Okonfua FE, Ayangade SO, Chan RCW, O'Brien PMS (1986) A prospective comparison of clinical and ultrasonic methods of predicting normal and abnormal fetal growth. Int J Gynaecol Obstet 24:447–451

Pearce JM, Campbell S (1987) A comparison of symphysis-fundal height and ultrasound as screening tests for light-for-gestational age infants. Br J Obstet Gynaecol 94:100–104

Runge H (1942) Über einige besondere Merkmale der übertragenen Frucht. Zentralbl Gynakol 31:756–764

Schmidt W, Garoff L, Heberling D, Zaloumis M, Cseh I, Haller U, Kubli F (1981) Überwachung der fetalen Bewegungsaktivität mit Real-Time Ultraschall und deren Bedeutung für den Schwangerschaftsverlauf. Geburtshilfe Frauenheilkd 41:601–606

Schmidt W, Kubli F, Garoff L, Hendrik H-J, Leucht W, Runnebaum B (1982) Diagnose der intrauterinen Wachstumsretardierung – Vergleich von Klinik, Gesamtöstrogenbestimmung aus dem 24-h-Urin und Ultraschallbiometrie (Distanzmessung, biparietaler Kopfdurchmesser, thorako-abdominaler Kopfdurchmesser) unter Berücksichtigung des antepartalen und subpartalen CTGs. Geburtshilfe Frauenheilkd 42:709–716

Schmidt W, Boos R, Gnirs J, Auer L, Schulze S (1985) Fetal behavioural states and controlled sound stimulation. Early Hum Dev 12:145–153

Schmidt W, Gnirs J, Boos R (1987a) Schlaf-Wach-Zyklen und Verhaltensmuster des menschlichen Feten am Geburtstermin bei externer Stimulation. Arch Gynecol Obstet 242:760–762

Schmidt W, Gnirs J, Boos R (1987b) Fetal behavioural states in uncomplicated pregnancies and cases with IUGR and fetal stimulation. In: Maeda K (ed) The fetus as a patient '87. Elsevier Science, Amsterdam, pp 61–70

Thomson AM, Billewicz WZ, Hytten FE (1968) The assessment of fetal growth. J Obstet Gynaecol Br Commonw 75:903–916

Warsof SL, Cooper DJ, Little D, Campbell S (1986) Routine ultrasound screening for antenatal detection of intrauterine growth retardation. Obstet Gynecol 67:33

Westin B (1977) Gravidogram and fetal growth. Acta Obstet Gynecol Scand 56:273–782

Wurz M (1985) Diagnose fetaler Wachstumsstörungen durch Ultraschall unter besonderer Berücksichtigung der präpartalen Gewichtschätzung. Inauguraldissertation, Universität Heidelberg

2.4.2 Die Plazentainsuffizienz

N. Lang (Erlangen)

Der Begriff der Plazentainsuffizienz wird im klinischen Sprachgebrauch fälschlicherweise synonym für eine Reihe von fetalen Versorgungs- und Entwicklungsstörungen benutzt und ist in diesem Zusammenhang irreführend. Es sollten daher die im englischen Schrifttum üblichen deskriptiven Bezeichnungen vorgezogen werden: bei somatischer Unterentwicklung des Feten ist der Begriff der fetalen Mangelentwicklung angebracht, bei der respiratorischen Unterversorgung braucht am bewährten Begriff der fetalen Asphyxie nichts geändert zu werden. Was Plazentainsuffizienz eigentlich meint, hat Gruenwald Anfang der 60er Jahre beschrieben, als er erstmals den Zusammenhang zwischen schweren pathologischen Veränderungen der Plazenta und einer Untergewichtigkeit des Feten beobachtete (Abb. 1). Gruenwald (1975) hat den Begriff der Plazentainsuffizienz später im Zusammenhang mit fetaler Mangelentwicklung als zu eng verworfen. Denn bald wurde klar, daß nicht nur die Plazenta als Ursache der intrauterinen Mangelentwicklung in Frage kommt, sondern eine Reihe anderer Ursachen. Die reine plazentare Ursache ist eher selten. In seinem Buch *Die Placenta und ihre mütterliche Versorgung* faßte er das neue, weiter gefaßte Konzept in einem Schema (Abb. 2) zusammen, das die pathogenetischen Prinzipien der fetalen Mangelentwicklung darstellt. Neben der rein plazentaren Störung können bei ungestörter maternaler und plazentarer Versorgung rein fetale Ursachen der intrauterinen Mangelentwicklung vorliegen (Trisomie, somatische Mißbildungen, Infektion, Noxen). Es kann, vermutlich sogar in der überwiegenden Zahl der Fälle, jedoch die Störung auch auf der Seite der maternalen Versorgung liegen (Hypoplasie der uterinen Gefäßversorgung, mütterliche Kreislauf- und Gefäßerkrankungen). Im Ergebnis kommt es dann zur fetalen Dystrophie (Abb. 3). So sehr sich das Aussehen dieser Kinder ähnelt, so unterschiedlich ist allerdings ihre Prognose. Diese hängt davon ab, ob eine fetale oder eine uteroplazentare Störung vorliegt. Unterschiedlich ist aber auch das geburtshilfliche Management. So wird man bei einer schweren Infarktplazenta kaum therapeutische Möglichkeiten erwarten können, während bei der Störung der uteroplazentaren Blutversorgung durchaus therapeutische Ansätze denkbar und in Einzelfällen auch erfolgreich sind.

Wie ist nun das *Risiko* solcher Kinder einzuschätzen? Wie hoch ist auch bei optimaler Betreuung durch die Geburtshelfer und Pädiater das verbleibende Restrisiko?

Ich denke, alle wachstumsretardierten Kinder bleiben in vollem Umfang Risikokinder. Wir können jedoch unter günstigen Voraussetzungen in vielen Fällen Spätschäden von diesen Kindern abwenden. Dies trifft vor allem für die Mangelgeborenen aus uteroplazentarer Ursache zu; allerdings nur dann, wenn es gelingt,

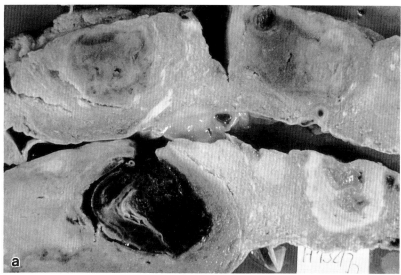

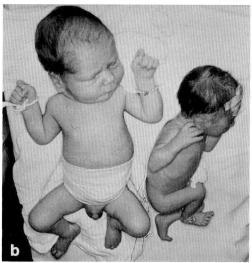

Abb. 1. a Typische Infarktplazenta bei schwerer Gestose. **b** Schwer mangelentwickeltes Kind, am ET mit 1 650 g geboren, neben einem gleichaltrigen normalgewichtigen Neugeborenen

die meist fatale Komplikation einer zusätzlichen Hypoxie zu vermeiden. Dies hat Frau Brandt (1981) in ihrer Bonner Studie über das Schicksal kleiner, d. h. unter 1 500 g schwerer, Mangelgeburten eindrucksvoll gezeigt. Auch schwerst wachstumsretardierte Kinder können bei optimaler geburtshilflicher und neonatologischer Betreuung ihren Wachstumsrückstand im postnatalen Leben aufholen und später mit normal entwickelten Neugeborenen Schritt halten.

Diese Erkenntnisse sind inzwischen über 10 Jahre alt und wir meinen heute, alle Instrumente in der Hand zu haben, um solche Erfolge für alle Kinder zu garantieren. Trotzdem sieht die Wirklichkeit noch ganz anders aus. Tabelle 1 gibt über die Erlanger Situation Auskunft. Knapp die Hälfte der pränatalen Todesfäl-

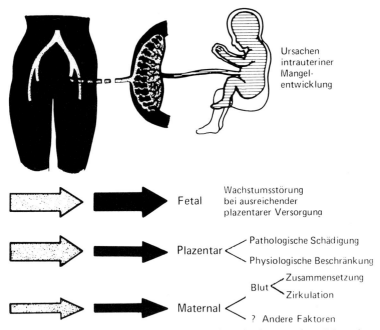

Abb. 2. Schematische Darstellung der Ursachen der intrauterinen Mangelentwicklung. (Nach Gruenwald 1975)

Tabelle 1. Geburtshilfliche Einzelfallanalyse der Jahre 1985/86 an der Erlanger Universitäts-Frauenklinik – Pränatale Todesfälle –

Jahr	1985	1986
Gesamtgeburten	2006	1948
Perinatale Todesfälle	36	31
Pränatale Todesfälle	16	15
– Fetale Erkrankung	4	6
– Vorzeitige Plazentalösung	5	2 (2mal SGA)
– Fetale Mangelentwicklung	7	7

le geht auf das Konto nicht erkannter fetaler Wachstumsretardierung, die Frauen kamen mit totem Fetus in die Klinik. Diese Ergebnisse mögen spezifisch für die Erlanger Region sein. Hillemanns et al. (1986) haben jedoch aus der Freiburger Klinik im letzten Jahr über vergleichbare Erfahrungen berichtet.

Wollen wir hier weiterkommen, müssen wir nach den *Ursachen* fragen. Hierzu gibt es leider kaum gesicherte Daten. Ich muß mich daher auf meine eigene Erfahrung beschränken. Einmal kommt eine mangelhafte Schwangerschaftsvorsorge in Frage. Dies ist heute glücklicherweise selten geworden und dürfte zahlenmäßig kaum ins Gewicht fallen. Eine zweite Möglichkeit ist, daß wir die Zuverlässigkeit der diagnostischen Methoden falsch einschätzen, uns aber auf eine scheinbare Sicherheit stützen. Es fällt auf, daß es keine prospektiven Studien gibt, die die Zu-

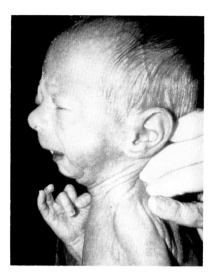

Abb. 3. Phänotypische Merkmale der intrauterinen Mangelentwicklung

Tabelle 2. Diagnostische Verfahren zur Erkennung der intrauterinen Mangelentwicklung bzw. der Plazentainsuffizienz

Klinik	Fundushöhenstand, Anamnese
Ultraschall	Biometrie, Verlaufsmessungen, Doppler-flow-Messung
Biochemie	HPL, Östriol
CTG	Non-stress-Test, Oxytocinbelastungstest

verlässigkeit der Methoden in der Praxis zum Ziel haben. Schließlich kann ein möglicher Grund sein, daß die Diagnose zwar gestellt, die Patientin jedoch zu spät in die Klinik eingewiesen wird. Zu diesem Punkt will ich hier nicht Stellung nehmen, da er mein Thema sprengen würde. Mein Thema ist Punkt 2, nämlich die *diagnostischen Methoden* in ihrer Zuverlässigkeit zu diskutieren.

Tabelle 2 zeigt die Palette der Methoden, denen wir so große Fortschritte in der modernen Geburtshilfe verdanken und die alle für die Diagnose der intrauterinen Mangelentwicklung empfohlen werden. Sie genießen unterschiedlichen Stellenwert, der nicht der aufgeführten Reihenfolge entspricht.

Die klinische Untersuchung bildet die Ausgangssituation der modernen Entwicklung und ist als notwendige Basisuntersuchung anerkannt. Die diagnostische Aussagekraft wird jedoch allgemein als gegenüber den modernen Methoden eingeschränkt angesehen.

Die Ultrasonographie wird zwangsläufig als der wichtigste diagnostische Parameter für die Erkennung der intrauterinen Wachstumsretardierung angesehen. Diese hohe Wertschätzung hat auch zur Einführung des Ultraschalls als Screeningmethode in den Mutterschaftsrichtlinien geführt.

Die Bestimmung der Plazentahormone HPL und Östriol wird von den meisten Geburtshelfern als hilfreich angesehen, von einer Reihe auch sehr kompetenter Geburtshelfer jedoch im Wert angezweifelt und nicht eingesetzt.

Das CTG kann fraglos als das wichtigste Instrument in der Erkennung einer fetalen Asphyxie gelten und ist die Basis für das eigentliche geburtshilfliche Vorgehen.

Diese angegebene Gewichtung der Methoden ist subjektiv, ich meine aber, eine weit verbreitete Einschätzung wiederzugeben.

Was sagt nun die Wissenschaft dazu? Wird die Einschätzung durch prospektive Studien untermauert?

Villar und Belizan (1986) aus dem John's Hopkins Hospital in Philadelphia haben im vergangenen Jahr anhand der verfügbaren Literatur den Versuch unternommen, Sensitivität, Spezifität und den prognostischen *Wert verschiedener diagnostischer Methoden* zur Erkennung der intrauterinen Mangelentwicklung nachzurechnen und miteinander zu vergleichen. Sie kamen zu dem überraschenden Ergebnis, daß Punkt 1, nämlich die komplette Erfassung aller bekannten Risikofaktoren und die sorgfältige Beobachtung des Uteruswachstums, die größte Zuverlässigkeit ergab, die nur von speziellen Ultraschalluntersuchungen unter Anwendung morphometrischer Methoden und der quantitativen Beurteilung der Fruchtwassermenge erreicht wurde. Deutlich schlechter schnitt dagegen die alleinige Anwendung des biparietalen Durchmessers ab, deutlich schlechter auch die biochemischen Verfahren und die Kardiotokographie, sowohl in ihrer Anwendung als Non-stress-Test wie auch als Oxytocinbelastungstest (OBT).

Man muß mit Recht einwenden, daß eine retrospektive Literaturrecherche nur eine bedingte Aussagekraft hat. Ich vermag aber aufgrund meiner eigenen Erfahrungen nicht zu sagen, ob sich an den Daten, die Hall in England 1978 erhoben hat, inzwischen wesentliches geändert hat. Hall fand, daß nur in 40% der sonographisch gescreenten Schwangerschaften die intrauterine Mangelentwicklung richtig erkannt wurde. Niemand hat bisher gezeigt, ob das in der Bundesrepublik eingeführte Ultraschallscreening zu besseren Ergebnissen geführt hat. Wohlgemerkt, Ultraschallscreening in der Praxis und nicht durch den Spezialisten in besonderen Zentren. Man würde möglicherweise erstaunt sein. Das einseitige Vertrauen auf „gemessene" Daten führt nicht selten zu einer Vernachlässigung der klinischen Untersuchungstechnik und es überrascht, wie erfahrene Kollegen gelegentlich im Vertrauen auf Ultraschall auch einen krassen Rückstand im Uteruswachstum übersehen. Der Wert der Ultraschallbiometrie als Screeningmethode in der Praxis muß daher meines Erachtens in Relation zu anderen Methoden noch überprüft werden. Unbestritten ist natürlich ihr Wert bei gezieltem Einsatz im Verdachtsfall, wenn der Untersucher spezielle Erfahrungen mit dieser Methode besitzt.

Wie ist nun der Wert des biochemischen Verfahrens einzuschätzen? Die Beurteilung ist schwierig, da dieses Problem auf vielen Kongressen kontrovers diskutiert wird und große Unsicherheit in der klinischen Einschätzung besteht. Unter der großen Zahl der vorgeschlagenen Überwachungsparameter haben sich nur zwei einen festen Platz in der geburtshilflichen Diagnostik erobert, nämlich Östriol im Serum oder Urin und HPL im Serum. Während Östriol ein Produkt des Zusammenwirkens verschiedener Kompartimente des Feten, der Plazenta und der Mutter ist und damit eine Vielzahl von Störfaktoren relevant werden können, ist HPL als reiner plazentarer Parameter anzusehen. Die Beobachtung, daß die Östrogenausscheidung im mütterlichen Urin in enger Beziehung zum

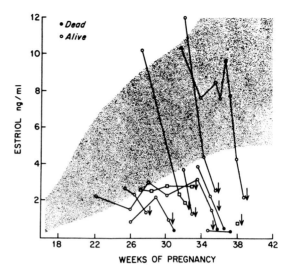

Abb. 4. Der „Östrogensturz" als Ausdruck der pränatalen Asphyxiegefährdung (Serum E_3-Werte, die Pfeile markieren den Zeitpunkt des intrauterinen Fruchttods. (Aus Tulchinsky u. Okada 1975)

kindlichen Fruchttod steht, wurde bereits 1933 von Spielmann et al. gemacht. Die subtilen Zusammenhänge des Östrogenstoffwechsels, besonders des Komplexes der fetoplazentaren Einheit, wurden erst in den 60er Jahren erkannt und sind mit dem Namen Diczfalusy (1969) verbunden. Die klinische Beobachtung, daß ein steiler Abfall der Östrogene, der sog. Östrogensturz, den bevorstehenden intrauterinen Fruchttod anzuzeigen vermag, hat der Geburtshilfe in der Ära vor Einführung der Kardiotokographie wertvolle Hilfestellung geleistet. An dem in Abb. 4 gezeigten Beispiel von Tulchinsky u. Okada (1975) wird dies demonstriert. In dieser Abbildung sind die Verläufe von konjugiertem Östriol im Serum in Beziehung zum intrauterinen Fruchttod des Feten gesetzt.

Heute hat die Kardiotokographie diese Methode des E_3-Monitoring ersetzt. Von Bedeutung ist jedoch eine weitere Beobachtung geblieben, die einen engen Zusammenhang zwischen niedrigen Östriolwerten im Serum und Urin der Mutter und der intrauterinen Mangelentwicklung aufzeigt. Beispielhaft möchte ich die eigenen Resultate einer Gruppe von Schwangerschaften mit unterschiedlich ausgeprägter Mangelentwicklung zeigen (Abb. 5). Die Daten entstammen noch aus meiner Bonner Zeit und beziehen sich auf Gesamtöstrogene im Urin. Sie sind nach meiner Auffassung nach wie vor repräsentativ für die Darstellung des klinischen Zusammenhangs. Es ist ein deutlicher Zusammenhang der Östrogenwerte mit dem Schweregrad der Mangelentwicklung ersichtlich. Für die Analyse von E_3 im Serum, also freiem, unkonjugiertem und auch Gesamtöstriol, wurden vergleichbare Befunde erhoben. Damit ist ein Zusammenhang zwischen niedrigen Östriolwerten und der intrauterinen Mangelentwicklung gesichert. Unklar ist jedoch der prognostische Wert für die Voraussage einer SGA-Entwicklung im Einzelfall. Die Literaturangaben schwanken sehr und geben eine Sensitivität zwischen 20 und 40% an. Dies erscheint für einen Screeningparameter deutlich zu wenig.

Wie ist dagegen das HPL einzuschätzen? Man setzte große Hoffnungen auf diesen plazentaren Parameter, nachdem Spellacy et al. 1970 einen kritischen Be-

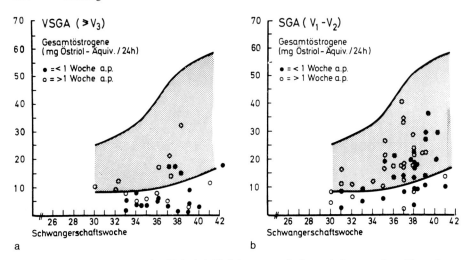

Abb. 5a, b. Gesamtöstrogene im Urin bei 87 Schwangerschaften mit intrauteriner Mangelentwicklung. (*SGA* < 10. Gewichtsperzentile, > 3. Gewichtsperzentile, *VSGA* < 3. Gewichtsperzentile)

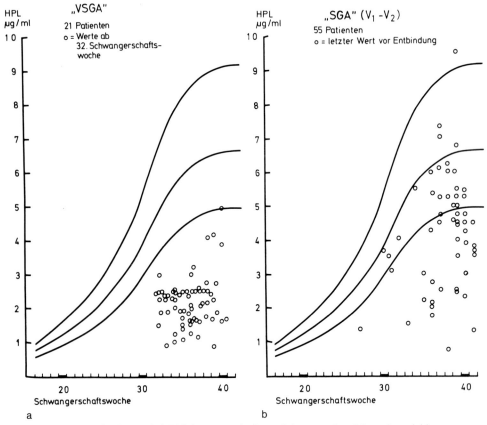

Abb. 6a, b. HPL im Serum bei 76 Schwangerschaften mit intrauteriner Mangelentwicklung

reich in der Verlaufskurve dieses Hormonparameters herausgefunden hatten, den sie „Fetal-danger-Zone" nannten, da er eine kindliche Gefährdung anzuzeigen schien. An der Definition dieses Bereichs hat sich auch bis heute nichts geändert. Der ursprüngliche Optimismus, alle gefährdeten Kinder durch eine solche Untersuchung herauszufinden, ist jedoch einer kritischen Beurteilung gewichen. Man erkannte wohl eine deutlich Beziehung zur funktionierenden Plazentamasse und zum Kindsgewicht, die Beziehung zur fetalen Asphyxie konnte in nachfolgenden Studien nicht bestätigt werden. Ich will anhand der eigenen Untersuchungsergebnisse auch hierzu beispielhafte Befunde aus der Bonner Studie zeigen (Abb. 6). Wiederum wird zwischen leichter bis mittelschwerer und extremer Mangelentwicklung unterschieden. Es wird deutlich, daß eine sehr enge Beziehung zwischen niedrigen HPL-Werten und der schweren Form der intrauterinen Wachstumsretardierung besteht. In Abb. 7 ist ein Fallbeispiel mit dem Verlauf zweier Schwangerschaften bei derselben Patientin gezeigt. Es wird die Wachstumsretardierung am Kurvenverlauf des HPL frühzeitig sichtbar.

So eindrucksvoll solche Verläufe für die Überwachung des einzelnen Risikofalls sind, so wenig wird die Frage nach dem Wert als Screeningparameter damit beantwortet. Ähnlich wie für Östriol gibt es auch für das HPL kaum prospektive Studien. Legt man eine Studie von Westergaard et al. (1984) zugrunde, so kann die Sensitivität mit ca. 50% angenommen werden. Auch dieser Wert ist für ein generelles Screening nicht ausreichend.

Welche Schlüsse kann man nun daraus ziehen?

Es ist als eine Realität anzusehen, daß mit den derzeit gebräuchlichen Methoden, nämlich der geburtshilflichen Untersuchung und dem Ultraschallscreening nur ca. 50% der intrauterinen Mangelentwicklungen entdeckt werden. Dies trifft auch für die extremen Retardierungen zu, wenn kein spezielles Ultraschallzentrum eingeschaltet ist. Dies konnte kürzlich Voigt aus dem Erlanger geburtshilflichen Patientengut belegen. Es scheint daher die Heranziehung zusätzlicher Diagnoseparameter dringlich erforderlich. Hierfür bieten sich auch die biochemischen Parameter für die Plazentainsuffizienz an.

Für einen möglichen rationellen Einsatz des biochemischen Schwangerschaftmonitorings gelten folgende Überlegungen: Mir scheint es zweckmäßig, solange nicht bessere Methoden zur Verfügung stehen, HPL und Östriol im Serum bei Risikoschwangerschaften zum Screening der intrauterinen Mangelentwicklung einzusetzen. Beide Methoden haben eine leidlich ausreichende Sensitivität und eine relativ hohe Spezifität. Ihr Hauptvorteil ist jedoch ihre leichte Praktikabilität sowie die bei rationellem Einsatz nur geringen Sachkosten.

Offen bleibt die Frage, ob ein generelles biochemisches Screening der intrauterinen Mangelentwicklung sinnvoll ist. Nur wenige Studien liegen hierzu vor und scheinen eher für eine zurückhaltende Einstellung zu sprechen. Dies gilt besonders in Hinblick auf den nicht unbeträchtlichen Aufwand, der mit falsch-positiven Werten verbunden ist.

Für die Verifizierung einer Diagnose „Plazentainsuffizienz" oder „intrauterine Mangelentwicklung" sind die biochemischen Parameter ebensowenig geeignet wie ihre Anwendung als Überwachungsparameter zur Diagnose einer Asphyxiegefährdung. Diese anfangs sehr stark in den Vordergrund gerückte Hoffnung hat sich nicht bestätigt.

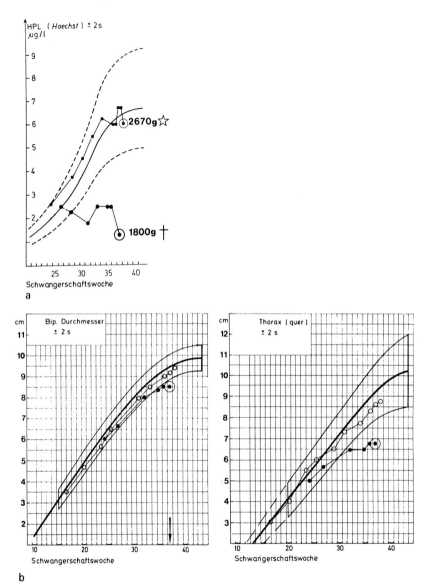

Abb. 7 a–c. Verlaufsbeobachtung zweier Schwangerschaften derselben Patientin. Das verstorbene Kind resultierte aus der ersten Schwangerschaft

Ich schließe in der Hoffnung, daß dieser Beitrag zum kritischen Nachdenken über die hochgelobten Errungenschaften der modernen Geburtshilfe anregt. Wir haben vieles erreicht, sind aber insbesondere in der pränatalen Geburtsmedizin noch weit davon entfernt, nur noch von einem Restrisiko sprechen zu können.

Literatur

Brandt J (1981) Braingrowth, fetal malnutrition, and clinical consequences. J Perinat Med 9:3

Diczfalusy E (1969) Steroid metabolism in the foetoplacental unit. In: Pecile A, Finzi C (eds) The foeto-placental unit. Excerpta Medica, Amsterdam, pp 65–109

Gruenwald P (1975) The supply line of the fetus: definitions relating to fetal growth. In: Gruenwald P (ed) The placenta and its maternal supply line. MTP, Lancaster

Hall MH, Cheng PK, MacGillivray I (1980) Is routine antenatal care worth-while? Lancet 2:78

Hillemanns HG, Quaas L, Steiner M (1986) Perinatalmedizinische Möglichkeiten und Grenzen des geburtshiflichen Zentrums – eine Analyse der Ursachen perinataler Mortalität 1982–1985. Z Geburtshilfe Perinatol 190:215–219

Lang N, Bellmann O, Hansmann M, Nocke W, Niesen M (1977) Klinik und Diagnostik der intrauterinen Mangelentwicklung. Fortschr Med 95:482

Spellacy WN, Soon Teoh E, Buhi WC (1970) Human chorionic somatomammotropin (HCS) levels prior to fetal death in high-risk pregnancies. Obstet Gynecol 35:685

Spielmann F, Goldberger MA, Frank RT (1933) Hormon diagnosis of viability of pregnancy. JAMA 101:266

Tulchinsky D, Okada DM (1975) Hormones in human pregnancy. Am J Obstet Gynecol 121:293

Villar J, Belizan JM (1986) The evaluation of the methods used in the diagnosis of intrauterine growth retardation. Obstet Gynecol Surv 41:187

Voigt HJ, Landendörfer W, Segerer H (1987) Geburtshilfe bei schwerer fetaler Wachstumsretardierung. Pränatale Diagnostik und geburtshilfliche Resultate. Gyn Rundschau 27 [Suppl 2]:133–135

Westergaard JG, Teisner B, Hau J, Grudzinskas JG (1984) Placental protein measurements in complicated pregnancies. I. Intrauterine growth retardation. J Obstet Gynaecol 91:1216

2.5 Gestose

2.5.1 Gestose heute

C. Goecke (Aachen)

Die Gestose ist auch heute eine der Hauptursachen der perinatalen kindlichen wie auch maternalen Mortalität. Weltweit wird die *Häufigkeit* einer Gestose mit 7–35% beziffert. Es kann angenommen werden, daß jährlich über 20000 Mütter und nahezu 500000 Neugeborene an dieser Erkrankung oder ihren Folgen sterben. In der Bundesrepublik liegt die Gestosehäufigkeit bei 7–10%. Der Anteil an der perinatalen kindlichen Mortalität beträgt hier etwa 20%, der Anteil an der maternalen Mortalität etwa 15%.

Wichtigster *Parameter für den Verlauf* einer Gestose ist der Blutdruck. Die Schwere der Erkrankung korreliert mit der Höhe des diastolischen Blutdrucks, der mehrfach an der sitzenden Schwangeren gemessen werden soll, wobei das Leiserwerden der Korotkoff-Töne bewertet wird. Die perinatale kindliche Mortalität wie auch die Häufigkeit der bei der Geburt untergewichtigen Kinder <2500 g steigt mit der Zunahme des diastolischen Blutdrucks, insbesondere wenn ein Wert von 110 mmHg überschritten wird. Ähnlich verhalten sich niedrige Apgar-Werte und die Häufigkeit der in der körperlichen Entwicklung zurückgebliebenen Neu-

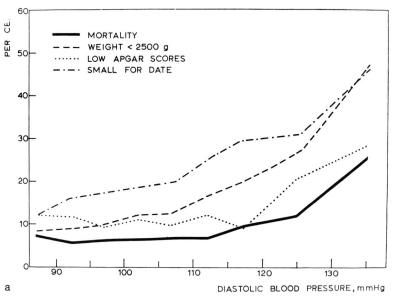

Abb. 1 a–c. Zunahme der Komplikationshäufigkeit bei steigendem Blutdruck und Proteinurie der Mutter ($n=4485$)

geborenen (Abb. 1a). Ebenfalls nimmt die Komplikationsrate bei einem systolischen Blutdruck, der Werte von 160 mmHg übersteigt, zu (Abb. 1b). Auch bei einer Proteinurie von mehr als 2 g/l häufen sich die Komplikationen (Abb. 1c).

Unterschiedlich wird die Ausbildung der Ödeme unter Berücksichtigung des Neugeborenenzustandes bewertet (Abb. 2). So fand sich bei einem Kollektiv von 2000 Gestosepatientinnen in Helsinki keine Korrelation mit dem Schweregrad

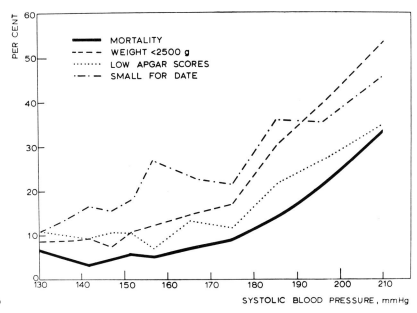

Abb. 1b

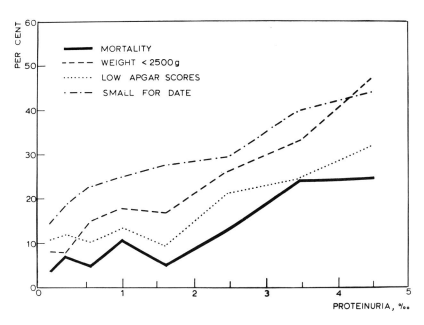

Abb. 1c

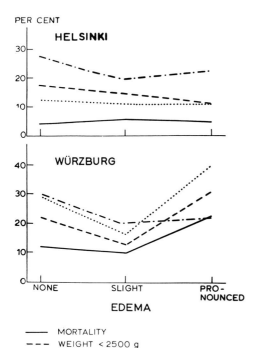

—— MORTALITY
--- WEIGHT < 2500 g
.... LOW APGAR SCORES
—·— SMALL FOR DATE

Abb. 2. Neugeborenenzustand und Ausprägung der Ödeme bei zwei verschiedenen Kollektiven

der Erkrankung, wogegen in einem Kollektiv aus Würzburg ($n=2485$) bei 5% der Patientinnen generalisierte Ödeme festgestellt werden konnten, die zu einer Erhöhung der Komplikationsquote führten. Auch aufgrund dieser Untersuchungen wird heute der Ödembildung beim Krankheitsbild der Gestose nur eine geringe Bedeutung zugesprochen, wobei allerdings zu berücksichtigen ist, daß bei 80% der Gestosekranken Ödeme nachweisbar sind.

Hauptursache für das Entstehen einer Gestose oder schwangerschaftsbedingten Hypertension (angloamerikanische Bezeichnung) ist eine Veränderung der Gefäßreagibilität. Die Natriumkonzentration in der glatten Gefäßmuskulatur scheint erhöht. Die Na-K-ATPase-Aktivität ist vermindert, ebenso die Aktivität der Natrium-Kalzium-Pumpe. Durch diese Veränderungen, an der maßgeblich die Zellmembran der glatten Gefäßmuskulatur beteiligt ist, wird die Ansprechbarkeit auf vasopressorische Substanzen erhöht. Ein weiterer ursächlicher Faktor scheint die bei Gestose meist nachweisbare Hämokonzentration zu sein, in deren Folge es sowohl zu einer Abnahme des in den Herzvorhöfen gebildeten atrialen natriuretischen Hormons als auch zu einem Anstieg der intrazellulären Natriumkonzentration kommen kann. Eine Gestose mit gleichzeitig bestehender Hypervolämie ist selten. Im Unterschied zur normalen Schwangerschaft im 3. Trimenon sind bei der schwangerschaftsbedingten Hypertonie der periphere Widerstand und die Reaktion der Gefäße auf pressorische Substanzen erhöht. Neuere Untersuchungen haben gezeigt, daß das Gleichgewicht zwischen Prostacyclin und Thromboxan A_2 gestört ist, wobei es zu einer Verminderung des vasodilatatorisch wirkenden Prostacyclins und einer Vermehrung des in der Plazenta und den Thrombozyten gebildeten vasokonstriktorisch wirkenden Thromboxan A_2 kommt.

Da die Ursache einer Gestose letztendlich nicht geklärt ist, kann nur eine *Einteilung* nach Ausprägung und Schwere der Symptome erfolgen. In Mitteleuropa hat sich die Mitte der 60er Jahre eingeführte Einteilung der EPH-Gestose durchgesetzt. Man unterscheidet eine monosymptomatische und eine polysymptomatische Gestose, darüber hinaus – meist aufgrund der Nachuntersuchung – zwischen aufgepfropfter und essentieller Gestose. Im vergangenen Jahr wurde eine weitere Einteilung der hypertensiven Schwangerschaftserkrankung empfohlen, die sich nicht wesentlich von der genannten unterscheidet, in der jedoch die Ödeme richtigerweise unberücksichtigt bleiben. Es sei denn, man möchte, und das war das Ziel der Organisation Gestosis, die Ödeme als ein Frühwarnsymptom für mehr als 80% aller Gestosekranken beibehalten. Entsprechend wurden auch im Gestoseindex, der sich in der Klinik gut bewährt hat und der eng korreliert ist mit den Komplikationsquoten der perinatalen kindlichen Mortalität und Untergewichtigkeit, die Ödeme mit berücksichtigt, wenn auch lediglich mit maximal 2 von insgesamt 11 erreichbaren Punktwerten (Abb. 3, Tabelle 1). Aufgrund dieser Punktwerte des Index kann eine leichte von einer schweren Gestose unterschieden werden.

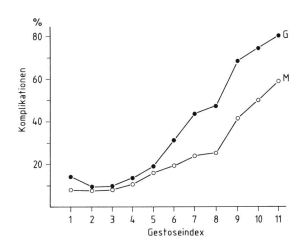

Abb. 3. Gestoseindex und Neugeborenenkomplikationen (*M* perinatale Mortalität; *G* Geburtsgewicht <2 500 g)

Tabelle 1. Gestoseindex

	0	1	2	3
Ödeme nach Bettruhe	Keine	Tibiale	Generalisierte	–
Proteinurie [g-%] (+/++++)	< 0,5 (+)	0,5– 2 (++)	> 2– 5 (+++)	> 5 (++++)
Blutdruck systol.	<140	140 –160	>160–180	>180
Blutdruck diastol.	< 90	90 –100	>100–110	>110

Bei einer leichten Gestose, mit einem Blutdruck von 140–160 mmHg systolisch und/oder 90–100 mmHg diastolisch und/oder 0,5–2 g Protein pro Liter Urin kann bei zuverlässiger Mitarbeit der Patientin eine ambulante *Behandlung* erfolgen. Zu empfehlen sind Bettruhe in linker Seitenlage, Magnesiumgaben oral und eine eiweißreiche Kost. Eine Hämodilution und Diuresesteigerung kann durch Vollbäder von mindestens 30 min Dauer erreicht werden. Gelegentlich können Medikamente wie Hydralazin oral gegeben werden. Diuretika sollen nicht verabreicht werden, da sie zu Hämokonzentration und Elektrolytverschiebungen führen.

Die ausgeprägte Gestose mit Blutdruckwerten über 160 mmHg systolisch und über 100 mmHg diastolisch sowie mit über 2 g Protein pro Liter Urin muß stationär behandelt werden, zunächst wie bei ambulant zu betreuenden Patientinnen, jedoch intensiver. In der Therapie steht bei manifester Gestose die Sedierung durch Diazepam und Magnesium im Vordergrund, gefolgt von der Hämodilution durch HAES-Infusion, Eiweißsubstitution und die allmähliche Blutdrucksenkung mit Hydralazin oder ähnlichem. Eine frühzeitige Sectio, wenn keine Besserung der Befunde eintritt, wenn pathologische CTG-Veränderungen auftreten oder ein Wachstumsstillstand nachgewiesen werden konnte, ist angezeigt.

Im Rahmen der *Gestosevorsorge* ist es notwendig, bereits bei der Betreuung der gesunden Schwangeren und im Rahmen von Schwangerenkursen Aufklärung über das Krankheitsbild der Gestose zu geben, im besonderen über die oft nur geringen subjektiven Beschwerden bei ausgeprägter Symptomatik und die teilweise schwerwiegenden Folgen. Außerdem sollte im Rahmen der Vorsorge eine Risikogruppe mit belasteter Familienanamnese (Hypertonie), Vorerkrankungen (Niere) und Streßsituationen herausgefiltert werden. Dann sind regelmäßige Kontrollen von Blutdruck und Urin, vor allem aber Ultraschalluntersuchungen erforderlich, um Wachstumsretardierungen festzustellen. Prophylaktisch haben sich orale Magnesiumgaben, eiweißreiche Kost und bei bereits geringer Ödembildung Vollbäder bewährt (Hämodilution und anschließend gesteigerte Diurese). Die Erfahrungen mit Azetylsalizylsäure (vorsorglich 80 mg pro Tag) sind noch gering. Die rechtzeitige stationäre Einweisung ist wichtig.

In der *Nachsorge* nach Gestose sind regelmäßige Blutdruckkontrollen durchzuführen, die Nierenfunktion durch Konzentrationsversuche und i.v.-Pyelogramm zu testen und die Leberfunktion fortlaufend bis zur Normalisierung zu kontrollieren, denn nur eine rasche Normalisierung der Befunde läßt ein Wiederholungsrisiko der Erkrankung in erneuter Schwangerschaft gering erscheinen. Gegebenenfalls muß die Diagnose aufgrund persistierender pathologischer Befunde korrigiert werden.

Für die Zukunft muß es unsere Aufgabe sein, die *Forschung* auf dem Gebiet der Gestose zu intensivieren. Wie anfangs gezeigt, ist die Gestose noch immer die Hauptursache der perinatalen kindlichen und mütterlichen Mortalität. Die Forschung wird sich konzentrieren auf Veränderungen an den Zellmembranen der glatten Muskulatur und auf vasopressorische Substanzen. Nicht ausgeschlossen ist – neuere Untersuchungen ergeben dafür einen gewissen Anhalt –, daß in der Schwangerschaft gebildete spezifische Polypeptide eine Rolle spielen können. Die gezielte Therapie sollte versuchen, die Ursachen zu beseitigen. Zu berücksichtigen ist bei jeglicher Therapie einer Gestose, daß mit nur wenigen Medikamenten auch das schwerste Krankheitsbild behandelt werden kann.

Neu ist, daß dem diastolischen Blutdruck mehr Bedeutung zukommt, daß der Gefäßspasmus vermutlich nicht nur generalisiert, sondern auch lokalisiert auftreten kann (HELLP-Syndrom), daß keine Diuretika mehr gegeben werden sollten, daß eine Hämodilution angestrebt werden muß und daß die Indikation zur Schnittentbindung großzügig zu stellen ist.

2.5.2 Gestose in Schweden

B. Westin (Solna)

Mit Hilfe eines IBM-Großcomputers [1] wurden von fast 900 000 Schwangerschaften etwa 59 000 Frauen, die 3mal Einlinge geboren hatten, extrahiert und longitudinal in 8 Kohorten im Hinblick auf Hypertension, Proteinurie, Präklampsie und Eklampsie untersucht. Diese 4 Komponenten wurden in der Studie (Stufe I) zusammengefaßt und HP-Krankheit genannt. *Primäre HP-Krankheit* wurde als Krankheit nur in der ersten oder in der zweiten Schwangerschaft definiert. Bei *sekundärer HP-Krankheit* sind die Frauen mindestens in der ersten Schwangerschaft gesund (G) und danach krank (K), oder sie sind in allen 3 Schwangerschaften erkrankt.

Die Kohorte Nr. 1 besteht aus gesunden Schwangeren, während die Kohorten 2-8 Zeichen der HP-Krankheit aufweisen. Die Frequenz der HP-Krankheit ist am höchsten bei den I-Parae, am niedrigsten bei den II-Parae und scheint bei den III-Parae wieder anzusteigen (Tabelle 1). Im ganzen handelt es sich um 1 959 Fälle von HP-Krankheit. Wenn man nur eine erstmalige HP-Krankheit als schwangerschaftsbedingt akzeptiert, beträgt die Frequenz nur 34%. Maximal kann eine schwangerschaftsbedingte HP-Krankheit in 44% der Fälle vorliegen (Tabelle 2).

Bei primärer HP-Krankheit findet man eine normale Altersverteilung, aber erhöhte Frequenzen von Harnwegsinfektionen, Diabetes mellitus und fetalen Mißbildungen. Dazu kommt eine relative Erhöhung der Häufigkeit von weiblichen Feten, wenn man sie mit dem Referenzmaterial vergleicht. Bei sekundärer HP-Krankheit findet man eine Verschiebung zum höheren Lebensalter, Neigung

---

[1] Ich bin Direktor Anders Ericsson, M.P. Sci. und Jan Gunnarskog B.A., „Socialstyrelsen", Stockholm für wertvolle Hilfe bei der Planung der Computerprogramme zu Dank verpflichtet.

Tabelle 1. Häufigkeit der HP-Krankheit in Relation zur Parität

Parität	Häufigkeit je 1000 Geburten
I	47,4
II	24,0
III	28,7

Tabelle 2. Häufigkeit von schwangerschaftsbedingten Krankheiten. (Nach [5])

Zustand	Frequenz [%]
Hypertension	30
Proteinurie	40
Milde und mäßige Präeklampsie	50
Ernste Präeklampsie	64

zu Diabetes mellitus und ebenfalls eine relative Erhöhung der Frequenz von weiblichen Feten (Tabelle 3).

Bei der HP-Krankheit kann eine Verminderung der immunologischen Antwort gegen die fetalen Antigene von Bedeutung sein. Ebenso könnte das Geschlecht des Feten hierbei eine Rolle spielen.

Sowohl bei der primären als auch bei der sekundären HP-Krankheit ist das Risiko für eine fetale Wachstumshemmung erheblich erhöht. Ein erhöhtes Risiko für Geburtsasphyxie und Geburtsschäden konnte nur bei I-Parae mit primärer HP-Krankheit nachgewiesen werden (Tabelle 4).

Tabelle 3. Kennzeichen der primären und sekundären HP-Krankheit

Zustand der Schwangeren	Primäre HP-Krankheit	Sekundäre HP-Krankheit	Kommentar
Alter	Verteilung wie im Kontrollkollektiv	Verschiebung zu höherem Lebensalter	Kardio-renovaskuläre Krankheit beginnt spät
Harnwegsinfektionen	Erhöhte Frequenz	Nicht vom Kontrollkollektiv zu trennen	Neigung zu Infektion deutet auf verminderten Immunschutz
Diabetes mellitus	2,5mal erhöht	5,5mal erhöht	HP-Krankheit hat Merkmal von Endokrinopathie und herabgesetztem Immunschutz
Frequenz von weiblichen Feten	Relative Erhöhung	Relative Erhöhung noch ausgeprägter	Die Abwehr gegen Invasion von Plazentagewebe ist bei weiblichen Feten herabgesetzt
Fetale Mißbildung	Erhöhte Frequenz	Nicht vom Kontrollkollektiv zu trennen	Toleranz für Mißbildungen deutet auf herabgesetzten Immunschutz hin
Anteil von weiblichen Feten bei Mißbildungen	Relative Erhöhung	Mehr weibliche als männliche Feten	Bei weiblichen Feten ist der Immunschutz herabgesetzt

Tabelle 4. Risiken für Zuwachshemmung, Geburtsasphyxie und Geburtsschäden. Primäre und sekundäre HP-Krankheit im Verhältnis zu gesunden (GGG) Schwangeren

Zustand	Primäre HP-Krankheit (KGG+KKG)	Sekundäre HP-Krankheit (GGK+GKK+KKK)
Geburtsgewicht	1,7mal erhöht	2,6mal erhöht
Zuwachshemmungsindex	42% erhöht, aber nur bei Parae I–II	44% erhöht
Geburtsasphyxie	1,6mal erhöht, aber nur bei Parae I	Nicht signifikant erhöht
Geburtsschäden	22% erhöht, aber nur in Parae I	Nicht vom Kontrollkollektiv zu trennen

Die perinatale Mortalität ist für jede Kohorte entsprechend der Parität aufgegliedert. Die geringste Mortalität (21,6‰) wiesen die gesunden Frauen ohne HP-Krankheit auf. Die höchste Mortalität (75,6‰) trat bei den Frauen auf, die 3mal HP-krank waren.

Der prozentuale Anteil von Totgeburten an der gesamten perinatalen Mortalität betrug 56% bei gesunden Frauen, 66% bei primärer und 71% bei sekundärer HP-Krankheit.

Der relative Beitrag der HP-Krankheit zur totalen Müttersterblichkeit hat sich in den letzten 2 Jahrzehnten halbiert. Bei etwa 100000 Geburten pro Jahr stirbt, statistisch gesehen, alle 2 Jahre eine Frau an Eklampsie und alle 5 Jahre eine Frau an HP-Krankheit ohne Eklampsie.

Literatur

1. Cauchi MN (1981) Obstetric and perinatal immunology. Arnold, London
2. Chesley LC, Annitto JE, Cosgrave RA (1976) The remote prognosis of eclamptic women. Am J Obstet Gynecol 124:446
3. Mac Gillivray I (1983) Preeclampsia. The hypertensive disease of pregnancy. Saunder, London
4. Socialstyrelsen (1982) Klassifikation av sjukdomar, 4. Aufl. Göteborgs Offsettryckeri AB, Stockholm, S 70
5. Westin B (1983a) Schwangerschaftsinduzierte Hypertension. VII Bremer Perinatologisches Fortbildungsseminar. Milupa AG, Friedrichsdorf, S 65
6. Westin B (1983b) Hypertensive disease in pregnancy; effects on the fetus and on maternal mortality. Dilemmas in gestosis. Int. Symposium, Vienna. Thieme, Stuttgart, S 303

2.5.3 Diagnostik der Gestose

F.-J. Kaltenbach, J. Schulze-Tollert (Düsseldorf)

Aufgrund der Multisymptomatik und des Vorkommens verschiedener Sonderformen von hypertensiven Erkrankungen in der Schwangerschaft bis hin zur Eklampsie bestehen diagnostische und differentialdiagnostische Probleme, die es so früh wie möglich zu lösen gilt.

Die wichtigsten Zeichen pathologischer Schwangerschaftserkrankungen – Hypertonie und Proteinurie – sind Veränderungen, die von der schwangeren Frau bei fehlender Arztkonsultation unter Umständen nicht bemerkt werden. Erst wenn sich Symptome wie Kopfschmerzen, Sehstörungen oder epigastrische Schmerzen entwickeln, wird ein krankhafter Zustand erkannt. Dann liegt häufig jedoch schon ein schweres Krankheitsbild in Form einer Präeklampsie, evtl. mit beginnender Eklampsie vor. Will man das Restrisiko dieser ernsten Erkrankung verringern, so gilt es, die Frühsymptome als solche zu erkennen und zu bewerten. Weniger problematisch ist heutzutage die Diagnostik der Präeklampsie und Eklampsie, da die Schwangeren mit diesen schwersten Krankheitsbildern zumeist in Zentren mit modernsten diagnostischen Möglichkeiten überwacht und hospitalisiert werden.

Hypertonie

Der erhöhte Blutdruck ist das wichtigste und schwerwiegendste Symptom der krankhaften Schwangerschaftsveränderungen. Bei der Beurteilung der Hypertonie in der Schwangerschaft ist dem diastolischen Druck eine besondere Bedeutung beizumessen. Hierbei ist zu beachten, daß ein diastolischer Druck von mehr als 90 mmHg pathologisch ist, besonders dann, wenn er über längere Zeit persistiert. Erforderlich sind mehrere Blutdruckmessungen, sowohl bei ambulanter Betreuung als auch unter stationären Bedingungen. Zur Beurteilung des Blutdrucks, insbesondere der diastolischen Werte, sind Messungen unter Ruhebedingungen zu erheben, wobei die Intervalle 6 h nicht überschreiten sollten.

Wichtiger als die Registrierung des diastolischen Einzelwerts ist die Verlaufsbeobachtung. Ein Blutdruck von 140/90 mmHg ist bei einem Ausgangswert von 90/60 mmHg anders zu bewerten als bei einem Ausgangswert von 130/80 mmHg.

Die Berechnung des mittleren arteriellen Blutdrucks (MAP), stellt ein besseres Kriterium zur Beurteilung des Kreislaufverhaltens in der Schwangerschaft dar, da er ein physiologischer Index des peripheren Widerstandes ist. Page u. Christianson [8] wiesen erstmals auf die Bedeutung des mittleren arteriellen Blutdrucks hin und stellten anhand einer größeren Statistik das Verhalten während der Schwangerschaft dar. Sie konnten zeigen, daß der mittlere arterielle Blutdruck im 2. Trimenon eine Senkung um mindestens 10 mmHg erfährt, um gegen Ende der Schwangerschaft wieder anzusteigen. Diese Daten wurden im deutschsprachigen Raum durch mehrere Studien erhärtet [3, 9]. Zudem ließ sich nachweisen, daß ein MAP von mehr als 90 mmHg im 2. Trimenon mit einer erhöhten Rate von präpathologischen Veränderungen im „fetal monitoring" und mit einer signifikanten Häufung von niedrigen Apgar-Werten verbunden war [3]. Daher kommt der Beobachtung des MAP im mittleren Drittel der Schwangerschaft (MAP II) eine besondere Bedeutung in der Routinediagnostik zu.

Allerdings sollten die Blutdruckwerte einer schwangeren Patientin stets kritisch analysiert werden, da neben Abhängigkeit von Gewicht, Lokalisation der Blutdruckmanschette und Position der Schwangeren auch der zirkadiane Rhythmus einen Einfluß auf die Blutdruckhöhen hat. So konnten höchste Werte in der Schwangerschaft zwischen 12.00 Uhr und 24.00 Uhr und tiefste zwischen 9 Uhr und 8.00 Uhr beobachtet werden.

Proteinurie

Eine Proteinurie kann einer Blutdruckerhöhung vorausgehen. Hier muß die physiologische Proteinurie von der pathologischen abgegrenzt werden. Bislang wurde die Proteinurie in ihrer prognostischen und diagnostischen Bedeutung unterschätzt.

Mikroelektrophorese-Verfahren wie die SDS-PAA-Disc-Elektrophorese ermöglichen die Abgrenzung verschiedener Proteinformen [4, 5, 11]. Diese Untersuchungsmethode hat heute bereits in vielen diagnostischen Laboratorien Eingang gefunden. Wenn auch nicht in der Routine einsetzbar, gibt sie dem Erfahrenen doch die Möglichkeit, eine glomeruläre oder gemischt glomerulär-tubuläre von einer rein tubulären Proteinurie zu unterscheiden.

Wie wir zeigen konnten, gibt es Hinweise dafür, daß die glomerulären Proteinurieformen pathognomonisch für die Existenz einer präexistenten oder in der Schwangerschaft entstandenen Erkrankung des Glomerulums sind [4]. Eine gemischte Proteinurie spricht eher für eine in der Schwangerschaft entstehende Vaskulopathie als Ursache der Hypertonie, wie sie von Spargo [10] als kapilläre Endotheliosis bei genuiner Gestose beschrieben wurde. Die tubuläre Proteinurie ist Ausdruck einer interstitiellen Erkrankung, die für die Entstehung einer Hypertonie in der Schwangerschaft irrelevant ist (Abb. 1). Unsere Untersuchungen zeigten außerdem, daß die Grenze der physiologischen Proteinurie bei 0,5 g pro Tag liegt. Das heißt jedoch nicht, daß unterhalb dieses Normwertes keine pathologischen Proteinmuster auftreten können.

Ödeme

Ödeme sind ein diagnostisch schlecht verwertbares Symptom, das in der Beurteilung subjektiven Schwankungen unterliegt. Die sog. „E-Gestose" gibt es nicht. Diagnostische Bedeutung besitzen lediglich generalisierte Ödeme, wenn sie gemeinsam mit Proteinurie oder Hypertonie auftreten. In diesem Zusammenhang

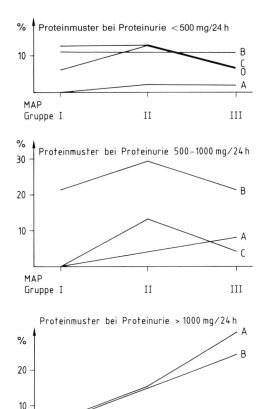

Abb. 1. Quantitative Proteinurie in den verschiedenen MAP Gruppen Proteinmuster. *I* MAP 80–100 mm Hg; *II* MAP 100–120 mm Hg; *III* MAP 120–200 mm Hg; *O* physiologisch; *A* glomerulär; *B* gemischt; *C* tubulär

muß auf die pathophysiologischen Mechanismen der Orthostase sowie auf die Hypalbuminämie hingewiesen werden [2].

Im einzelnen erscheinen für das diagnostische Management sowie zur Verlaufs- und Therapiekontrolle die in Tabelle 1 dargestellten Untersuchungsmethoden hilfreich.

Differentialdiagnose

In der *differentialdiagnostischen Abgrenzung* der schwangerschaftsbedingten Hypertonie bieten sich nicht selten Schwierigkeiten, da sie Symptome anderer Erkrankungen imitieren kann. Oft werden Fehldiagnosen wie akute Gallenkolik, Cholezystitis, Appendizitis, Ulcus duodeni, Mesenterialvenenthrombose, Nephrose oder idiopathische Thrombozytopenie gestellt. In seltenen Fällen liegt einer Gestosesymptomatik eine andere schwere Erkrankung zugrunde, z. B. ein Phäochromozytom oder ein Lupus erythematodes mit Nierenbeteiligung. Daher sind bei schweren Verlaufsformen abgrenzende Untersuchungen notwendig, häu-

Tabelle 1. Diagnostik bei Gestose

A. Blutdruck
  1. Systolisch-diastolisch
  2. MAP-Bestimmung
  3. Lagerungstest nach Gant
  4. MAP-II-Bestimmung
  5. Angiotensin-II-Belastungstest

B. Proteinurie
  1. Gesamteiweiß
  2. Eiweißausscheidung/24 h
  3. Harnsäure im Serum
  4. Nierensonographie
  5. Kreatininclearance
  6. Kreatinin- und Harnstoffbestimmung
  7. Evtl. Disc-Elektrophorese

C. Ödeme
  1. Gewichtszunahme
  2. Serumelektrophorese
  3. Hämatokrit
  4. ZVD

D. HELLP-Syndrom
  1. Fibrin-Spalt-Produkte
  2. Thrombozytenzahl
  3. Serumeisen
  4. Haptoglobin
  5. Blutbild (Sphärozyten)
  6. Leberenzyme
  7. LDH

fig sogar neurologische Untersuchungen wie EEG, Computer- oder Kernspintomographie des Schädels, Lumbalpunktion oder Carotisangiographie.

Literatur

1. Berg D (1987) Hypertensive Erkrankungen in der Schwangerschaft (HES). Der Frauenarzt 4:43–54
2. Goecke CG (1983) Zur Diagnostik der Gestose. In: Schwangerschaftsbedingte Hypertonie. Deutsches Gestose-Symposium, Hannover. Thieme, Stuttgart, S 161–163
3. Kaltenbach F-J, Quaas L, Robrecht D (1982) The mean arterial pressure in the second and third trimester (MAP II and MAP III) and stereological changes of placentae. Ain Shams Univ Press, Kairo, pp 461–465
4. Kaltenbach F-J, Boesken WH, Wilhelm C, Ziupa J, Toussaint MN, Quaas L (1983) Urinary protein patterns and preeclampsia. Clin Exp Hypertens [B] 2(1):133–144
5. Kaltenbach F-J, Quaas L, Wilhelm Ch, Boesken WH (1985) Further investigation of urinary protein patterns in preeclamptic women. Actual standing in EPH-Gestotis, Excerpta Medica, International Congress Series 657:395–399
6. Kaulhausen H, Öney T (1979) Neue Aspekte zur Pathophysiologie und Früherkennung der Gestose. Z Geburtshilfe Perinatol 183:239–248
7. Öney T, Kaulhausen H (1983) Risiko- und Früherkennung hypertensiver Schwangerschaftskomplikationen. In: Schwangerschaftsbedingte Hypertonie. Deutsches Gestose-Symposium, Hannover. Thieme, Stuttgart, S 138–148

8. Page EW, Christianson R (1976) The impact of mean arterial pressure in the middle trimester upon the outcome of pregnancy. Am J Obstet Gynecol 125:740
9. Robrecht D, Kaltenbach F-J (1983) Zur Bedeutung der MAP-Werte bei der Früherkennung und Schweregradeinteilung von hypertoniebedrohten Schwangerschaften. In: Schwangerschaftsbedingte Hypertonie. Deutsches Gestose-Symposium, Hannover. Thieme, Stuttgart, S 148–151
10. Spargo B, McCartney CP, Winemiller R (1959) Glomerular capillary endotheliosis in toxemia of pregnancy. Arch Pathol 68:593
11. Wilhelm C, Quaas L, Kaltenbach F-J, Hillemanns HG (1987) Proteinurie und Schwangerschaft – Ergebnisse der Urin-Disc-Elektrophorese. Arch Gynecol Obstet 242:594–595

2.5.4 Das HELLP-Syndrom

M. Steyer, C. Goecke (Aachen)

Die *pathogenetischen Ursachen* der hypertensiven Erkrankungen in der Schwangerschaft (HES) sind noch hypothetisch. Sie werden in einer immunologischen Inkompatibilität zwischen der Schwangeren und dem Fetus vermutet. In der Frühphase der HES soll die Relation zwischen Prostaglandin-E_2 und Thromboxan-A_2 verändert sein [1]. Als Folge eines Thromboxanübergewichts wird eine Endothelschädigung der Endstrombahn mit Thrombozytenaggregation angenommen. Es kommt zu Mikrozirkulationsstörungen, die sich je nach Ausmaß zunächst durch die Pathologie eines besonders betroffenen Organs bemerkbar machen, z. B. durch Nausea und Erbrechen, durch Proteinurie oder eine Plazentainsuffizienz. Erst in der Folge, jedoch nicht immer, wird die Generalisierung der Kreislaufbeeinträchtigung durch eine Hypertension klinisch auffällig.

Die besondere Beteiligung der Leber bei den HES ist seit langem bekannt [2]. Sie verdeutlicht sich darin, daß Eklampsiefälle in über 80% makroskopisch sichtbare Blutungsherde unter der Leberkapsel aufweisen. Histologisch finden sich dabei im periportalen Bereich ausgedehnte Zellnekrosen. Sie sind die Folge der Blockierung der Kapillaren durch Fibrinthromben.

Im Frühstadium der HES lassen sich histologisch nur geringfügige Abweichungen der Kapillarweite erkennen. Im Krampfstadium der Eklampsie werden größere Kaliberschwankungen der Gefäße mit Hämorrhagien gefunden. Aufgrund dieser Gefäßspasmen soll bei den HES die Leberdurchblutung von normalerweise ca. 1000 ml/min auf ca. 600 ml/min vermindert sein. Der Venendruck ist erhöht.

Todesfälle durch Leberkoma gelten als extrem selten [3], über hämorrhagische Komplikationen der Leber wird häufiger berichtet [4, 5].

HELLP steht für H = hemolysis, EL = elevated liver enzymes, LP = low platelet counts. 1982 definierte Weinstein [6] das *HELLP-Syndrom* als eine Sonderform der HES mit Mikrozirkulationsstörungen im Leberbereich. Aufgrund einer gestörten Plättchen-Endothel-Wechselwirkung werden Thrombozyten und Fibrinbestandteile vermehrt am Leberendothel abgelagert. Zusätzlich zur klassischen Symptomatik der HES (Hypertonie, Proteinurie, Ödeme), die lediglich diskret sein kann, finden sich beim HELLP-Syndrom als Folge der Durchblutungsstörung Anzeichen einer mechanischen Hämolyse (Anämie, Auftreten von Schistozyten, Hämoglobinämie, Hämoglobinurie, Hyperbilirubinämie), der disseminierten, intravasalen Gerinnung (DIG) (Thrombozytenerniedrigung, Fibrinogenverminderung, Gerinnungsstörungen) sowie erhöhte Leberenzyme (SGOT, SGPT). Weitere fakultative Symptome sind abdominale Beschwerden, Übelkeit und Erbrechen, Hämokonzentration und ein Anstieg der Harnsäure. Als unterstützend für das HELLP-Syndrom werden ein Magnesiummangel und ein erhöhter Prolaktinspiegel angenommen.

Die Häufigkeit einer klinischen Manifestation des HELLP-Syndroms wird anhand der bislang spärlichen Literatur [7–13] auf 1–2‰ der Schwangerschaften geschätzt. Die Diagnose läßt sich durch Laborparameter für eine Durchblutungsstörung der Leber (Transaminasen) sichern. Leberbelastungsproben gelten als unzuverlässig für die Beurteilung der Leberfunktion bei HES. Screeninguntersuchungen über die Frequenz auffälliger Laborwerte bei Fehlen von klinischen Anzeichen für eine Leberstörung bzw. eine DIG in Schwangerschaften mit oder ohne EPH-Symptomatik existieren nicht [14].

Das HELLP-Syndrom zeichnet sich durch eine hohe Gefährdung von Mutter und Kind aus. Es kommt hierbei vermehrt zur vorzeitigen Plazentalösung (ca. 20%), die perinatale Mortalität wird mit 8–60% angegeben [15]. Die einzig wirksame Therapie ist die baldmögliche Beendigung der Schwangerschaft.

Differentialdiagnostisch ist das HELLP-Syndrom gegenüber einigen weiteren, seltenen Erkrankungen mit DIG und/oder Leberpathologie abzugrenzen. Unter denen sind zu nennen:

– Epigastrische Beschwerden infolge Vasokonstriktion im Splanchnikusgebiet,
– schwangerschaftsbedingte Lebererkrankungen wie die akute Fettleber,
– immunhämolytische Anämien mit Nachweis von antierythrozytären Antikörpern,
– hämolytisch-urämisches Syndrom,
– thrombotisch-thrombozytopenische-Purpura.

Das HELLP-Syndrom soll im folgenden anhand von 4 Kasuistiken aus 1 200 Geburten des letzten Jahres dargestellt werden, bei denen sich Verdachtssymptome fanden.

Fall 1

24 J., II-Para, II-Grav., 33. SSW, eingewiesen wegen Harnwegsinfekt. Befunde: SGA, RR 160/95, Proteinurie, Ödeme, Oberbauchschmerzen, Thrombo. 94 000, Gerinnung o. B., Schistozyten +, SGOT 27, SGPT 38, am 2./3. Kliniktag RR-Anstieg auf 180/110, nach Nepresol 140/90, Thrombo.-Abfall 76 000–65 000–42 000, Transaminasenanstieg SGOT 39–44, SGPT 37–49.
    Nach Thrombozytenkonzentratgabe und Humanalbumin Sectio wegen HELLP-Syndrom: Kind 1 620 g, Apgar 7/8/10.

Fall 2

32 J., I-Para, I-Grav., 34. SSW, eingewiesen wegen vaginaler Blutung und Rückenschmerzen. Befunde: SGA, RR 180/120, Proteinurie, Ödeme, Serumeiweiß erniedrigt, Kopfschmerzen, Thrombo. 65 000, SGPT 59.
    Sofortige Sectio wegen Verdacht auf vorzeitige Lösung: Kind 1 500 g, Apgar 0/6/8.

Fall 3

26 J., I-Para, II-Grav., 38. SSW, eingewiesen wegen Harnwegsinfekt. Befunde: SGA, RR 160/110, nach Kontrolle 130/90, Oberbauchschmerzen, Thrombo. 118 000, Fibrinogen 1,4 g/l, SGOT 94, SGPT 81.
    Sectio wegen Verdacht auf HELLP-Syndrom: Kind 2 090 g, Apgar 9/9/10.

Fall 4

30 J., I-Para, I-Grav., 36. SSW, eingewiesen wegen Erbrechen und Oberbauchschmerzen. Befunde: RR 130/85, Kopfschmerzen, Thrombo. 245000, Fibrinogen 2,0 g/l, SGOT 149, SGPT 171.
Sectio wegen suspektem CTG bei Verdacht auf HELLP-Syndrom: Kind 2990 g, Apgar 3/8/10.

Die Bedeutung des von Weinstein neu definierten HELLP-Syndroms liegt in der Verdeutlichung dieser seltenen Verlaufsform der HES. Hierbei kann die Leberstörung infolge DIG vor, zusätzlich oder unabhängig von der typischen EPH-Symptomatik auftreten. Sie kann progredient verlaufen, auch bei Ansprechen der Kreislaufsymptomatik auf antihypertensive Maßnahmen, und muß in seltenen, katastrophalen Fällen von Leberversagen als Prodrom angesehen werden.

Sensibilität für erste klinische Hinweise auf eine Leberbeteiligung wie Oberbauchbeschwerden sowie wenige relevante Screening-Laboruntersuchungen wie SGPT und Thrombozytenbestimmung vermögen bei den HES die tödliche Bedrohung für Mutter und Kind zu vermindern.

Literatur

1. Walsh SW (1985) Preeclampsia: an imbalance in placental prostacyclin and thromboxane production. Am J Obstet Gynec 152:335
2. Friedberg V (1967) Die schwangerschaftsbedingten Erkrankungen. In: Käser O, Friedberg V, Ober KG, Thomsen K, Zander J (Hrsg) Gynäkologie und Geburtshilfe, Bd II. Thieme, Stuttgart, S 470
3. Bahrdt M, Stauch G, Golz N, Justus P (1985) The postpartal death of a parturient caused by acute liver dystrophy and fatal eclampsia. In: Goecke C (ed) Actual standing in EPH-gestosis. Excerpta Medica, Amsterdam, p 421
4. Bruch H, Svraka L (1982) Spontane Leberruptur nach Kaiserschnitt – eine seltene Komplikation der Eklampsie-Leber. Geburtshilfe Frauenheilkd 42:758
5. Seeler M, Behrend R, Mörl FK, Körner J (1987) Die spontane Leberruptur bei Eklampsie. Geburtshilfe Frauenheilkd 47:346
6. Weinstein L (1982) Syndrome of hemolysis, elevated liver enzymes and low platelet counts: a severe consequence of hypertension in pregnancy. Am J Obstet Gynecol 142:159
7. De Dycker RP, Neumann RLA (1987) Das HELLP-Syndrom: eine lebensgefährliche Form der Präeklampsie. Geburtshilfe Frauenheilkd 47:128
8. Gesenhues T, Söhngen D, Czekalius P, Kretschmer V, Schulz KD (1987) Die rasch progrediente Thrombozytopenie als bedrohliche Form der Präeklampsie. Z Geburtshilfe Frauenheilkd 191:115
9. Goecke C, Erdem S (1985) Hypoproteinaemia – a case report (clinic of the HELLP-Syndrome). In: Goecke C (ed) Actual standing in EPH-gestosis. Excerpta Medica, Amsterdam, p 429
10. Heyes H, Goecke C (1986) HELLP-Syndrom – Differentialdiagnose und Behandlung. 46. Tagung Dtsch Ges Gynäkol Geburtshilfe, Düsseldorf
11. Kaltenbach FJ, Quaas L, Wilhelm C, Hillemanns HG (1986) Präklampsie-Eklampsie mit Hämolyse, Leberenzymerhöhung und Thrombozytopenie (HELLP-Syndrom). Berichte Gynakol 122:800
12. Loos W (1986) HELLP-Syndrom (4 Fallberichte). Gynäkologe 4:190
13. Mendling W (1983) Präeklampsie mit hämolytischer Anämie, Thrombozytopenie, Leber- und Nierenbeteiligung – eine ungewöhnliche Form der schweren Gestose. Geburtshilfe Frauenheilkd 43:332
14. Koelbl H, Riss PA (1985) The significance of abnormal laboratory findings in the diagnosis and treatment of EPH-Gestose. In: Goecke C (ed) Actual standing in EPH-gestosis. Excerpta Medica, Amsterdam, p 415
15. Berg D (1987) Hypertensive Erkrankungen in der Schwangerschaft (HES). Der Frauenarzt 4:43

2.5.5 Rheologie und Gestose

L. Heilmann (Rüsselsheim)

Die Schwangerschaft ist durch einen Abfall des peripheren Widerstands gekennzeichnet. In Anlehnung an das Ohmsche Gesetz wird der Widerstand im Kreislaufsystem aus Herzzeitvolumen und mittlerem arteriellem Blutdruck berechnet. Unberührt von dieser Überlegung blieb lange Zeit die rheologische Komponente, die vor allem im venösen Teil der Zirkulation Bedeutung erlangt.

Das *Absinken des peripheren Widerstands in der Schwangerschaft* wird verursacht durch die Arteriolendilatation und durch eine Hämodilution mit Absinken der Viskosität vor allem im venösen Schenkel der Zirkulation. Parallel dazu kommt es schon in der frühen Gravidität zu einer Zunahme des Plasmavolumens, wobei die geringer ausgeprägte Erhöhung der Erythrozytenmasse die Hämodilution bedingt. Mit dem frühen Anstieg des Plasmavolumens ist auch das Herzzeitvolumen assoziiert, wobei in der ersten Hälfte der Gravidität mehr das Schlagvolumen zunimmt und in der zweiten Hälfte der Gravidität mehr der Anstieg der Herzfrequenz im Vordergrund steht. Nach Guyton (1963) ist die Zunahme des Herzzeitvolumens durch einen vermehrten venösen Rückfluß bedingt, wobei die niedrige Viskosität des Bluts in der Schwangerschaft eine wesentliche Rolle spielt. Die Veränderungen des Blutdrucks dagegen werden durch die Arteriolendilatation oder -konstriktion hervorgerufen, wobei der Einfluß auf das Herzzeitvolumen äußerst gering ist.

Damit ist eine strenge Korrelation zwischen Blutdruckschwankungen und rheologischen Faktoren nur dann gegeben, wenn gleichzeitig arteriolärer und venöser Widerstand ansteigen (Abb. 1), wobei für die Erhöhung des venösen Widerstands die Plasmavolumenkontraktion eine erhebliche Rolle spielt. *Das Plasmavolumen* ist in unterschiedlichem Maße bei verschiedenen klinischen Stadien vermindert (Tabelle 1). Somit spielen rheologische Phänomene in der Schwanger-

Tabelle 1. Plasmavolumen bei verschiedenen geburtshilflichen Situationen, die mit Mikrozirkulationsstörungen einhergehen. (Nach Goodlin [27])

Diagnose	n	< 53 ml/kg [%]	< 48 ml/kg [%]
Präeklampsie	37	97	57
IUGR	19	84	68
Oligohydramnion	7	100	100

Unkomplizierte Gravidität ($n = 30$ Mittelwert: 62,7 ml/kg.

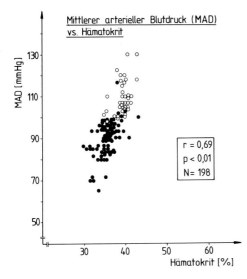

Abb. 1. Beziehung zwischen mittlerem arteriellem Blutdruck (*MAD*) und Hämatokrit. (*Schwarze Punkte* Frauen ohne Hypertonie und Proteinurie, *offene Kreise* Patientinnen mit Präeklampsie)

schaft eine erhebliche Rolle, wobei durch Hämodilution die Blutviskosität vermindert und damit der Sauerstofftransport optimiert wird.

Chien [8] berechnete 1972 verschiedene Kurven, die die *Sauerstofftransportkapazität* (Herzzeitvolumen mal Hämatokrit mal 1,34) des Bluts in Abhängigkeit vom Hämatokrit und den Perfusionsbedingungen hoch (normale Gravidität) oder niedrig (Gestose) darstellen. Dabei versteht man unter Sauerstofftransportkapazität nur die O_2-Abgabe an das Gewebe ohne Berücksichtigung metabolischer oder Diffusionsprozesse. Unter diesen Bedingungen ist die O_2-Transportkapazität direkt proportional dem Hämoglobin und indirekt proportional der Blutviskosität. Aus diesen Kurven ist der günstige Einfluß der Hämodilution bei niedrigen Flußraten abzulesen (Abb. 2). In welchem Bereich der optimale Häma-

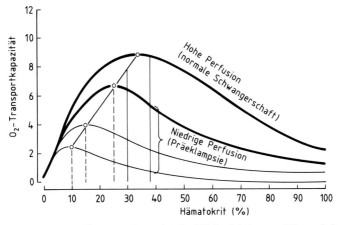

Abb. 2. Sauerstofftransportkapazität in Abhängigkeit vom Hämatokrit. (Nach Chien [8])

tokrit tatsächlich liegen kann, konnte 1981 und 1986 durch zwei prospektive Studien festgelegt werden [19, 56].

Während der Schwangerschaft kommt es zu einem *Abfall des Hämoglobins* und des Hämatokrits entweder kontinuierlich bis zum 3. Trimenon [4, 5, 7, 15, 24, 40, 41] oder mit einem Wiederanstieg im letzten Drittel der Gravidität [37, 49, 50, 62]. Ein Eisenmangelsyndrom mit einem niedrigen Serumferritin war bei den meisten Studien ausgeschlossen und dürfte in praxi nur im letzten Drittel eine Rolle spielen. Entscheidend für die Klinik ist der Eintritt der Hämodilution im 2. Trimenon, da sich bei den großen prospektiven Studien eine enge Korrelation zwischen einem ungünstigen Ausgang der Schwangerschaft mit fetaler Pathologie und dem Ausbleiben der physiologischen Hämodilution ergab. Sowohl von Garn et al. [19] als auch von Murphy et al. [56] wurde der optimale Hämatokrit in der Schwangerschaft zwischen 30 und 38% festgelegt. Das bedeutet einen Hämoglobingehalt von 10–12 g/dl [19] oder 10,4–13,3 g/dl [56]. Werte über 13,2 g/dl oder oberhalb 38% Hämatokrit waren mit einem statistisch signifikanten Anstieg der fetalen Pathologie wie intrauteriner Fruchttod, IUGR, Schwangerschaftsbeendigung vor der 37. SSW und einer erhöhten Inzidenz eines Schwangerschaftshochdrucks verbunden (Tabellen 2 und 3).

Wenn man den Einfluß eines hohen Hämatokrits bei der *Präeklampsie* betrachtet und in Relation zum fetal outcome setzt, so existieren bisher nur Untersuchungen bei schweren Formen. Sagen [60] fand bei der schweren Präeklampsie und fetaler Pathologie in 82% eine Hämokonzentration (Hb > 13 g/dl) und gab aufgrund der Daten aus einer prospektiven Studie ($n=877$) dem Hämoglobinwert einen Voraussagewert (Sensitivität: 0,82; Spezifität: 0,93), der höher lag als die simultan durchgeführten Bestimmungen von HPL (Sensitivität 0,64; Spezifität: 0,83).

Tabelle 2. Perinatale Mortalität und Häufigkeit von IUGR und Präeklampsie ($n=54382$). Zielparameter war das Hämoglobin im 2. Trimenon. (Nach Murphy et al. [56])

	Hb [g/dl]	13.–19. SSW	20.–22. SSW
Perinatale Mortalität	10,4–13,2	16‰	21‰
	>13,2	26‰ ($p<0,01$)	>30‰ ($p<0,01$)
Präeklampsie	10,4–13,2	20‰	21‰
	>13,2	30‰ ($p<0,01$)	>30‰ ($p<0,01$)
IUGR	10,4–13,2	6‰	8‰
	>13,2	9‰ ($p<0,001$)	>10‰ ($p<0,01$)

Tabelle 3. Perinatale Mortalität und Inzidenz von IUGR ($n=50000$). (Nach Garn et al. [19])

	Hb: 10–12 g/dl	Hkt: 31–37%	Hb: >13 g/dl	Hkt: >38%
Perinatale Mortalität [‰]	2,9	2,7	9,9	7,8
IUGR [%]	9,1	9,0	11,2	10,2

Tabelle 4. Hämorheologische Parameter und fetale Pathologie bei schwerer Präeklampsie

Parameter	Anzahl der Patientinnen ($n=30$)	Fetale Pathologie (IUFD, IUGR, Azidose) ($n=9$)
Hämatokrit >38%	24/30	9/9
Hämatokrit >42%	20/30	9/9
Erythrozytenaggregation >28 (−)	14/30	5/9
Erythrozytenaggregation >20 (−)	22/30	7/9

Eigene Untersuchungen an 30 schweren Gestosen (RR > 160/110 mmHg, Proteinurie Harnsäure, > 5 mg/dl) konnten diese Ergebnisse bestätigen. 20 Patientinnen lagen mit ihrem Aufnahme-Hämatokrit oberhalb der 2-SD-Grenze. Alle Frauen, bei denen eine fetale Pathologie vorhanden war, wiesen Werte oberhalb der doppelten Standardabweichung auf. Bei der Erythrozytenaggregation lag bei 5 von 9 Frauen der Wert oberhalb der doppelten Standardabweichung. Berechnet man für beide rheologischen Parameter den Voraussagewert gemeinsam, so liegt die Sensitivität bei 0,78 und die Spezifität bei 0,52 (Tabelle 4).

Das Ausmaß der Plasmavolumenexpansion kann bis zu 40% des Ausgangswerts betragen und korreliert in der normalen Schwangerschaft mit dem Kindsgewicht [40], 6 Wochen post partum sind dann wieder die Ausgangswerte erreicht [41]. Die Ursachen für das erhöhte Plasmavolumen sind die östrogenbedingte Vasodilatation, der Abfall der Serumosmolalität durch Umstellung der hypothalamischen Zentren und die Ausbildung der Plazenta mit einer Erweiterung der Spiralarterien, wobei die Plazentation in einer arteriovenösen Fistel resultiert. Die Plasmavolumenexpansion bewirkt eine Sekretion des atrialen natriuretischen Peptids aus den Vorhofmyokardzellen, das wiederum eine periphere Vasodilatation hervorruft [12]. Damit charakterisiert das hohe Plasmavolumen in der Gravidität einen hypervolämischen Status und führt gleichzeitig zu einer Zunahme des Blutflusses in Niere, Haut, Skelettmuskulatur und Myometrium, während die zerebrale und die Leberdurchblutung unverändert bleiben [7, 16, 17, 22, 25, 27, 34, 35, 49, 50, 54, 59, 64].

Der *niedrige Gefäßwiderstand* in den für die Uterusdurchblutung wichtigen Aa. arcuatae bedingt zusammen mit einem hohen Plasmavolumen einen gesteigerten Blutfluß, den man auch mit dopplersonographischen Untersuchungen nachweisen kann [20].

83% des uterinen Blutvolumens betreffen den mütterlichen Teil der Plazenta. Aufgrund der besonderen anatomischen Situation ist der Widerstand im intervillösen plazentaren System äußerst niedrig, die Gleitfähigkeit und der Fluß sind gleichzeitig hoch. Durch dieses Fließsystem bei niedrigen Shearraten wird der Austausch von Sauerstoff durch Diffusion erleichtert. Der größte Teil des erhöhten Plasmavolumens füllt das venöse System; der venöse Widerstand in der normalen Gravidität wird dadurch niedrig gehalten. Goodlin [25–27], der in neuerer Zeit die größten Erfahrungen in der Bestimmung des Plasmavolumens und der klinischen Einordnung hat, versucht zwischen der venösen Kapazität der Beinvenen und dem Plasmavolumen eine Beziehung herzustellen [28]. Dabei hat er die

Beinvenen als Drainage der uterinen Venen angesehen und mit Hilfe der Impedanzphlebographie den venösen Widerstand gemessen. Damit wird eine Verbindung zwischen hohem Plasmavolumen in der normalen Schwangerschaft und niedrigem venösem Widerstand hergestellt [29].

Auch auf *fetaler Seite* besteht eine enge Korrelation zwischen den rheologischen Faktoren des Nabelschnurbluts und dem Fluß. Jouppilu et al. (1986) fanden eine inverse Korrelation (r = −0,77) zwischen Viskosität des Nabelschnurbluts und dem Blutfluß in der V. umbilicalis bei Patientinnen mit Plazentainsuffizienz, und Gilles (1986) zeigte signifikante Unterschiede im Hämatokrit und der Viskosität bei hohen Shearraten zwischen normalem und pathologisch hohem Gefäßwiderstand (Tabelle 5). Unsere eigenen Untersuchungen [63] konnten dies bestätigen (Tabelle 6). Wir fanden einen statistisch signifikanten Anstieg des Nabelschnurhämoglobins als Zeichen des „fetal distress" bei IUGR und einen noch unerklärlichen Abfall des kolloidosmotischen Drucks im Nabelschnurblut, während die Plasmaviskosität und die Erythrozytenaggregation keine Unterschiede zeigten.

Tabelle 5. Beziehungen zwischen umbilikalem Blutfluß und der Hämorheologie im Nabelschnurblut. (Nach Giles et al. [20])

	Hämatokrit	Blutviskosität bei einer Sheargeschwindigkeit von	
		100/s	0,1/s
Normale Gravidität Normale A/B-Ratio	46,2 ± 1,5	4,12 ± 0,3	49,9 ± 4,5
Risikogravidität Pathologische A/B-Ratio	54,2 ± 3,0***	5,10 ± 0,2**	64,6 ± 9,0*

* Nicht signifikant.
** $p < 0,001$.
*** $p < 0,01$.

Tabelle 6. Beziehung zwischen Nabelschnurrheologie und fetalem Blutfluß in der Aorta

	Hb [g/dl]	Kolloidosmotischer Druck [mmHg]	Plasmaviskosität (cst)	Erythrozytenaggregation	
				Low Shear (−)	High Shear (−)
Normale Gravidität (n=29) Normale A/B-Ratio (3,6 ± 1,1)	14,6 ± 1,7	15,7 ± 3,4	1,102 ± 0,13	2,0 ± 2,0	10,4 ± 4,6
IGUR (n=10) Pathologische A/B-Ratio (12,0 ± 1,7)*	18,0 ± 1,7*	11,7 ± 2,2*	1,102 ± 0,07	2,1 ± 1,7	10,1 ± 8,2

* $p < 0,05$.

Beziehung zwischen Herzzeitvolumen, Blutdruck und Hämorheologie

Nach Guyton (1963) wird der Cardiac output hauptsächlich durch den venösen Rückfluß bestimmt. Dieser venöse Rückfluß kann erhöht sein bei einer ausgeprägten Vasodilatation, bei Hämodilution oder durch einen arteriovenösen Shunt (Plazenta). Der Throphoblast dringt schon zu Beginn der Gravidität in die Wand der Spiralarterien ein und erweitert das Lumen durch Destruktion der glatten Muskulatur auf das Zehnfache [27]. Eine Verminderung des venösen Rückflusses kann auftreten bei einer generalisierten Vasokonstriktion in der peripheren Zirkulation, bei einer Kompression der V. cava inferior, durch die pathologischen Fließeigenschaften des Bluts oder durch Ausbleiben der Vasodilatation.

In der normalen Schwangerschaft kommt es zu einem Absinken des mittleren arteriellen Blutdrucks, der in der 22. Schwangerschaftswoche den niedrigsten Wert erreicht und dann bis zur Entbindung wieder ansteigt. Ein ähnliches Verhalten zeigt der Hämatokrit. Wenn Angiotensin während der Schwangerschaft infundiert wird, so kommt es nicht zu einer Erhöhung des Blutdrucks und des Gefäßwiderstandes – im Gegensatz zu jenen Frauen, die später eine Gestose bekommen [18]. Eine Korrelation zwischen rheologischen Faktoren und erhöhtem Blutdruck bzw. erhöhtem peripherem Widerstand gibt es nur dann, wenn beim Übergang von Vasodilatation zu Vasokonstriktion die Fließeigenschaften des Blutes pathologische Werte annehmen [31]. Dieser Zusammenhang wird aber erst über eine Beeinflussung kardiovaskulärer Parameter möglich. Die niedrige Viskosität in der Schwangerschaft bedingt neben einem hohen Cardiac output einen pulmonalkapillären Verschlußdruck (PCWP), der im normalen bis erhöhten Bereich einer nichtschwangeren Population liegt (5–15 mmHg). Die bisher vorliegenden Daten [30, 33, 46] zeigten bei der Gestose niedrige PCWP-Werte und Herzzeitvolumina. Cotton et al. [10] und Assali [1] fanden die Ergebnisse eher unverändert im Vergleich zu den Frauen mit unkomplizierten Schwangerschaften, während andere Autoren [2, 9, 58, 68] die hyperdyname Situation mit hohem PCWP und Cardiac output vorfanden. Nur Strauss et al. [68] untersuchten den Hämatokrit. Sie fanden eine Hämokonzentration im Zusammenhang mit einem High-output-System. Groenendijk [30] dagegen zeigte die Kombination von Low output und Hämokonzentration. Unsere eigenen Ergebnisse konnten bei den schweren Gestosen ebenfalls neben der Hämokonzentration Herzzeitvolumina messen, die am unteren Limit einer Verteilungskurve für die unkomplizierte Schwangerschaft lagen [65]. Die hyperdynamen Formen der Gestose [23] gehen vielfach ohne Hämokonzentration einher, so daß der Anstieg der Erythrozytenaggregation keine Rolle spielt. Bei dieser Form der Gestose wird die Pathophysiologie allein durch die arterioläre Vasokonstriktion geprägt. Die Verminderung des Querschnitts der kleinen Arterien und der Arteriolen löst aufgrund der hohen Fließgeschwindigkeiten und damit Shearraten eine Freisetzungsreaktion am Endothel aus (Fibronektin [43, 67], Prostacyclin, "endothelium-derived relaxing factor" EDRF). Wahrscheinlich findet in der Endothelzelle auch die Konversion des wenig aktiven Angiotensin I zu Angiotensin II statt.

Die Erythrozytenfluidität in der Schwangerschaft

Die Änderungen innerhalb des hämorheologischen Gleichgewichts betreffen auch den Erythrozyten als Zelle und dessen Fluidität, die in der Vergangenheit als „Deformierbarkeit" bezeichnet wurde.

Die ersten Untersuchungen in der Schwangerschaft wurden 1975 von Durocher et al. [14] mitgeteilt. Die Verfasser benutzten gewaschene Erythrozyten und ließen sie 5-µm-Nuclepore-Filter passieren. Sie fanden im Vergleich zu einer nichtschwangeren Kontrollgruppe eine Verminderung der Fließrate. 1977 untersuchten Heilmann u. Kurz [36] und 1980 Buchan [4] die gleiche Problematik mit der Methode von Reid. Dabei fanden Heilmann u. Kurz [36] eher eine geringe Abnahme der Passagezeit, dagegen Buchan [4] eine Zunahme. Die Erklärung für den ansteigenden „Deformabilitätsindex" [4] scheint an der Vollblutmethode zu liegen. Damit ist auch die strenge Korrelation zwischen Fibrinogen und Deformierbarkeit zu erklären. 1982 fanden Thornborn et al. [69] mit der gleichen Methode ähnliche Ergebnisse. Benutzt man gewaschene Erythrozyten und Pufferlösung als Suspensionsmedium, so fanden Inglis et al. [42] ebenfalls eine Verschlechterung der Fließfähigkeit in der Schwangerschaft. Dagegen gab es keine rheologischen Auffälligkeiten bei der Gestose. Kiesewetter [47] benutzte bei seinen Untersuchungen das Erythrozytenrigidometer und fand eine Verminderung des standardisierten Erythrozytenverformbarkeitsindex. Hält man sich an die Vorschriften von Stuart [66] hinsichtlich der Leukozytenentfernung und der Filtration in einer Pufferlösung, so erhält man in der normalen Gravidität nur geringe, nicht signifikante Veränderungen, dagegen eine Verminderung der Erythrozytenfließfähigkeit bei den schweren Gestosen (Tabelle 7). Auch Buchan [4] und

Tabelle 7. Determinanten der Erythrozytenverformbarkeit und -fragilität in der Schwangerschaft und bei der schweren Präeklampsie

Parameter	1. Trimenon	2. Trimenon	3. Trimenon
MCV			
Normale Gravidität	$90{,}7 \pm 1{,}2$ ($n=30$)	$92{,}8 \pm 1{,}9$ ($n=64$)	$91{,}5 \pm 1{,}7$ ($n=97$)
Schwere Präeklampsie		$89{,}5 \pm 3{,}2$ ($n=7$)*	$91{,}1 \pm 3{,}5$ ($n=23$)
MCHC			
Normale Gravidität	$33{,}4 \pm 1{,}3$ ($n=30$)	$33{,}7 \pm 0{,}3$ ($n=64$)	$33{,}4 \pm 0{,}5$ ($n=97$)
Schwere Präeklampsie		$34{,}4 \pm 1{,}8$ ($n=7$)	$33{,}8 \pm 1{,}7$ ($n=23$)
Serumosmolalität			
Normale Gravidität	$291 \pm 6{,}6$ ($n=30$)	$292 + 9{,}8$ ($n=64$)	$292 \pm 8{,}0$ ($n=97$)
Schwere Präeklampsie		$298 \pm 5{,}1$ ($n=7$)*	$293 \pm 8{,}2$ ($n=23$)
Leukozyten			
Normale Gravidität	$7{,}9 \pm 0{,}4$ ($n=30$)	$8{,}4 \pm 0{,}9$ ($n=64$)	$10{,}0 \pm 0{,}5$ ($n=97$)
Schwere Präeklampsie		$12{,}8 \pm 3{,}4$ ($n=7$)*	$11{,}7 \pm 4{,}3$ ($n=23$)
Erythrozytenfiltrationsrate			
Normale Gravidität	$10{,}7 \pm 1{,}5$ ($n=30$)	$9{,}5 \pm 0{,}7$ ($n=64$)	$11{,}8 \pm 0{,}8$ ($n=97$)
Schwere Präeklampsie		$5{,}3 \pm 3{,}4$ ($n=7$)	$6{,}6 \pm 4{,}3$ ($n=23$)

* $p < 0{,}01$.

Thornborn et al. [69] fanden eine Verminderung der Fließfähigkeit bei der Präeklampsie, obwohl die Methode erhebliche Fehler aufwies.

Folgende Einflußfaktoren müssen bei dem gegenwärtigen Wissensstand diskutiert werden: Mit dem Fortschreiten der Schwangerschaft kommt es im 2. Trimenon zu einem Anstieg des mittleren korpuskularen Erythrozytenvolumens (MCV) im Zusammenhang mit der Abnahme des kolloidosmotischen Drucks und der maximalen Hämodilution. Zusätzlich muß man hier den Effekt des Nikotins berücksichtigen, der ebenfalls eine Zunahme der MCV und eine Abnahme der Verformbarkeit verursacht [11, 13, 66]. Die dadurch entstehende „Makrozytose" der Erythrozyten könnte eine Ursache für die eingeschränkte Verformbarkeit in der normalen Gravidität sein, obwohl keine statistisch signifikante Wasser- und Natriumakkumulation stattfindet [37]. Eine alleinige Formveränderung spielt auch bei der Präeklampsie keine wesentliche Rolle, so daß hier das „Blaustein-Konzept" [3] für die Erklärung dieser Phänomene mit einbezogen werden muß. Dieses fordert über eine Natriumakkumulation einen erhöhten Kalziumeinstrom, wodurch wiederum die Zellverformbarkeit vermindert wird. Damit in Übereinstimmung ist der verminderte Natriumkotransportefflux zu sehen, der bei der Gestose gefunden wurde. Die Ursachen dieses Verhaltens und die Bedeutung für die Pathogenese der Präeklampsie sind noch unbekannt. Von Worley et al. [70] werden Veränderungen der Plasmalipide und/oder die Lipidzusammensetzung diskutiert.

In vivo muß man noch den Faktor Leukozytose berücksichtigen. Der Anstieg der Leukozyten steht im Zusammenhang mit der erhöhten Erythropoese aufgrund der hohen Östrogen- und Progesteronspiegel. Den Hauptanteil bei dem Anstieg stellen die Granulozyten dar, die wiederum eine Verminderung der Verformbarkeit am Übergang vom 2. und 3. Trimenon erfahren. Vergleicht man die Leukozytenkonzentrationen der normalen Schwangerschaft mit denen bei der Gestose, so stellt man eine signifikante Erhöhung fest.

Zusammenfassung

Die Präeklampsie zeichnet sich durch eine rheologische Konstellation mit Plasmavolumenkontraktion, Hämokonzentration und niedrigem Herzzeitvolumen aus. Gleichzeitig ist die Erythrozytenaggregation erhöht und die Fluidität des Einzelerythrozyten erniedrigt.

Von den hämorheologischen Parametern hat nach den vorliegenden prospektiven Studien der maternale Hämatokrit den höchsten Voraussagewert für eine fetale Pathologie. Damit ist die ausbleibende Hämodilution im 2. Trimenon, d. h. ein dauernd konstanter Hämatokritwert über 38% bzw. Hämoglobin über 13 g/dl, ein Marker für eine Hochrisikoschwangerschaft.

Literatur

1. Assali NS, Vaugh DL (1977) Blood volume in pre-eclampsia: fantasy and reality. Am J Obstet Gynecol 129:355
2. Benedetti TJ, Cotton DB, Miller RJC (1980) Hemodynamic observation in severe pre-eclampsia with a flow directed pulmonary catheter. Am J Obstet Gynecol 136:465

3. Blaustein MP (1977) Sodium ions, calcium ions, blood pressure regulation and hypertension: a reassessement and a hypothesis. Am J Physiol 232:C 165
4. Buchan PC (1980) Evaluation and modification of whole blood filtration in the measurement of erythrocyte deformability in pregnancy and the newborn. Br J Haematol 45:97–105
5. Buchan PC (1984) Fetal intrauterine redartation and hyperviscosity. In: Heilmann L, Buchan PC (eds) Hemorheological disorders in obstetrics and neonatology. Schattauer, Stuttgart
6. Buchan PC (1984) Maternal and fetal blood viscosity throughout normal pregnancy. J Obstet 4:143–150
7. Chesley LC (1972) Plasma and red cell volumes during pregnancy. Am J Obstet Gynecol 112:440
8. Chien S (1972) Present state of blood rheology. In: Messmer K, Schmid-Schönbein H (eds) Hemodilution. Theoretical basis and clinical application. Karger, Basel
9. Clark SL, Horeustein JM, Phlean JP, Montay TW, Paul RH (1985) Experience with the pulmonary artery catheter in obstetrics and gynecology. Am J Obstet Gynecol 152:371–378
10. Cotton DB, Gonik G, Dorman KF (1985) Cardiovascular alterations in severe pregnancy induced hypertension seen with an intravenous given hydralazine bolus. Surg Gynecol Obstet 161:240–245
11. Cunningham FG, Lowe T, Guss S, Mason R (1985) Erythrocyte morphology in women with severe pre-eclampsia and eclampsia. Am J Obstet Gynecol 153:318
12. Cusson J, Gutkowska J, Rey E, Michon N, Buocher M, Larochelle (1985) Plasma concentration of atrial natriuretic factor in normal pregnancy. N Engl J Med 313:1230
13. Dintenfass L (1982) On changes in aggregation of red cells, blood viscosity and plasma viscosity during normal gestation. Clin Hemorheol 2:175–188
14. Durocher JR, Weir EG, Lundblad WE, Patow M, Conrad E (1975) Effect of oral contraceptives and pregnancy on erythrocyte deformability and surface charge. Proc Soc Exp Biol Med 150:368–370
15. Foley ME, Isherwood DM (1978) Viscosity, hematocrit, fibrinogen and plasma proteins in maternal and cord blood. Br J Obstet Gynaecol 85:500–504
16. Gallery EDM, Hunyor SN, Györy AZ (1979) Plasma volume contraction: a significant factor in both pregnancy-associated hypertension (pre-eclampsia) and chronic hypertension in pregnancy. Q J Med 48:591
17. Gallery EDM, Delprado W, Györy AZ (1981) Antihypertensive effect of plasma volume expansion in pregnancy-associated hypertension. Aust NZJ Med 11:20
18. Gant NF, Daley GL, Chand S, Whalley, Mac Donal PC (1973) A study of angiotensin II pressor response throughout primigravid pregnancy. J Clin Invest 52:2682
19. Garn SM, Ridella SA, Petzold AS, Falkner F (1981) Maternal hematologic levels and pregnancy outcomes. Semin Perinatol 5:155
20. Giles WB, Lingman G, Marsal K, Trudinger BJ (1986) Fetal volume blood flow and umbilical artery flow velocity wave form analysis: a comparison. Br J Obstet Gynecol 93:461–465
21. Giles WB, Trudinger BJ, Palmer AA (1986) Umbilical cord whole blood viscosity and the umbilical flow velocity time waveforms a correlation. Br J Obstet Gynaecol 93:466–470
22. Goodlin RC, Cotton DB, Haesslein HC (1978) Severe edema-proteinuria-hypertension gestosis. Am J Obstet Gynecol 132:595
23. Goodlin RC, Holdt D, Woods R (1982) Pregnancy-induced hypertension with hypervolemia. Case report. Am J Obstet Gynecol 142:114
24. Goodlin RC (1982) Why treat the physiologic anemias of pregnancy. J Reprod Med 27:639–646
25. Goodlin RC, Dobry CA, Anderson JC (1983) Clinical signs of normal plasma volume expansion during pregnancy. Am J Obstet Gynecol 145:1001
26. Goodlin RC, Quaff MA, Smith JJ (1983) Hypovolemic pregnant women and their risk determinants. Int J Gynecol Obstet 21:45–50
27. Goodlin RC (1983) The importance of plasma volume expansion to normal pregnancy. In: Lauersen NH (ed) Modern management of high risk pregnancy. Plenum Med, New York
28. Goodlin RC, Wodds R, Mc Kinney ME, Hofschire PJ, Russel-Churchill GA (1985) Elevated static pressure and pregnancy well being. Am J Obstet Gynecol 152:462–466

29. Goodlin RC (1986) Expanded toxemia syndrome or gestosis. Am J Obstet Gynecol 154:1227–1233
30. Groenendijk R, Trimbos JBJ, Wallenburg HCS (1984) Hemodynamic measurement in pre-eclampsia: preliminary observation. Am J Obstet Gynecol 149:232–236
31. Guyton AC (1963) Circulatory physiology: cardiac output and its regulation. Saunders, Philadelphia
32. Hamilton HFH (1950) Blood viscosity in pregnancy. J Obstet Gynaecol Br Commonw 57:530–538
33. Hankins GD, Wendel GD, Cunningham FG, Leveno KJ (1984) Longitudinal evaluation of hemodynamic changes in eclampsia. Am J Obstet Gynecol 150:506
34. Heilmann L, Beez M (1987) Neuere klinische Aspekte zur Hämodilution. Schattauer, Stuttgart
35. Heilmann L, Buchan PC (1984) Hemorheological disorders in obstetrics and neonatology. Schattauer, Stuttgart
36. Heilmann L, Kurz E (1977) Die Beschreibung einer einfachen Filtrationstechnik zur Erfassung der Erythrozyten-Verformbarkeit in der Schwangerschaft. Blut 35:213–221
37. Heilmann L, Siekmann U, Schmid-Schönbein H (1985) Die Fließeigenschaften des Blutes in der Schwangerschaft. Dtsch Med Wochenschr 110:1705–1709
38. Heilmann L, Siekmann U, Schmid-Schönbein H, Ludwig H (1981) Hemoconcentration and pre-eclampsia. Arch Gynecol 231:7–14
39. Hobbs JB, Dats JN, Palmer AA, Long PA, Mitchell GM, Lou A, Mc Iver MA (1982) Whole blood viscosity in pre-eclampsia. Am J Obstet Gynecol 142:288–292
40. Hytten FE (1985) Blood volume changes in normal pregnancy. Clin Hematol 14:601–610
41. Hytten FE, Paintin DB (1963) Increase in plasma volume during normal pregnancy. J Obstet Gynecol Br Commonw 70:402–409
42. Inglis TCM, Stuart J, George AJ, Davies AJ (1982) Haemostatic and rheological changes in normal pregnancy and pre-eclampsia. Br J Haematol 50:461–465
43. Jaffe EA, Mosher DF (1978) Synthesis of fibronectin by cultured human endothelial cells. J Exp Med 147:1779–1780
44. Jouppilu P, Kirkinen P, Punkker (1986) Correlation between umbilical vein blood flow and umbilical blood viscosity in normal and uncomplicated pregnancies. Arch Gynecol 237:191–197
45. Kaibara M, Marumoto Y, Kobayashi T (1985) Erythrocyte filterability and fetal development in normal pregnancy. Am J Obstet Gynecol 152:719–720
46. Kagiya A, Shiratori H (1984) Systolic time intervals and impedance cardiogram in pregnant and toxemic women. Acta Obstet Gynecol Jpn 36:1087–1094
47. Kiesewetter H (1983) Bedeutung hämorheologischer Meßverfahren für Diagnostik und Therapie von Durchblutungsstörungen. Essentialia I:151–161
48. Kirkpatrick FH, Hillmann DG, La Celle PL (1975) A 23187 and red cells: changes in deformability, K^+, M^{2+}, Ca^{2+} and ATP. Experientia 31:653–654
49. Koller O, Sagen N, Ulstein M, Vanla D (1979) Fetal growth retardation associated with inadäquad hemodilution in otherwise uncomplicated pregnancy. Acta Obstet Gynecol Scand 58:9–14
50. Koller O (1982) The clinical significance of hemodilution during pregnancy. Obstet Gynecol Surv 37:649–655
51. Lang SD, Lowe GDO, Walter JJ, Forbes CD, Prentice CRM, Calder AA (1984) Blood rheology in pre-eclampsia and intrauterine growth retardation: effect of blood pressure reduction with labetalol. Br J Obstet Gynaecol 91:438–443
52. Larkin HE, Gallery DM, Hunyor SN, Györy AZ, Boyce ES (1980) Cardiac and hemodynamic measurements in hypertensive pregnancy. Clin Sci 59:357–365
53. Liedtke B, Kiesewetter H, Jung F (1985) Comparative rheological invstigations in eclampsia. In: Goeke C (ed) Actual standing in EPH-gestosis. Elsevier Sci, Amsterdam
54. Liley AW (1970) Clinical and laboratory significance and variations in maternal plasma volume in pregnancy. Int J Gynecol Obstet 8:358–364
55. Mathews JD, Mason TW (1974) Plasma viscosity and pre-eclampsia. Lancet I:409
56. Murphy JF, Riordan JO, Newcombe RG, Coles EC, Pearson JF (1986) Relation of hemoglobin level in first and second trimester to outcome of pregnancy. Lancet II:1992–1996

57. Ozanne P, Linderkamp O, Miller FC, Meiselmann HJ (1983) Erythrocyte aggregation during normal pregnancy. Am J Obstet Gynecol 147:576–583
58. Rafferty TD, Berkowitz PL (1980) Hemodynamics in patients with severe toxemia during labor and delivery. Am J Obstet Gynecol 138:263–270
59. Redman CW (1984) Maternal plasma volume and disorders of pregnancy. Br Med J 288:295–296
60. Sagen N, Nilsen ST, Kim HC, Kolöer O (1984) The predictive value of total extriol, HPL and Hb on perinatal outcome in severe pre-eclampsia. Acta Obstet Gynecol Scand 63:603–610
61. Sagen N, Haram K (1982) Hemoconcentration in severe pre-eclampsia. Br J Gynaecol 89:802–804
62. Sagen N, Nilsen ST, Kim HC, Bergsjö P, Koller O (1984) Maternal hemoglobin concentration is closely related to birth weight in normal pregnancies. Acta Obstet Gynecol Scand 63:245–249
63. Schönfeld K, Heilmann L, Bedow W, Fischer WM (in Vorbereitung) Hämorheologie des Nabelschnurblutes und fetale Flußmessung
64. Sibai BM, Anderson GD, Spinnato JA, Shaver DC (1983) Plasma volume findings in patients with mild pregnancy-induced hypertension. Am J Obstet Gynecol 147:16–22
65. Siekmann U (1985) Die Beziehungen zwischen der maternalen Hämodynamik und den Fließeigenschaften des Blutes in der Schwangerschaft. Habilitationsschrift, Essen
66. Stuart J (1985) Design principle for clinical and laboratory studies of erythrocyte deformability. Clin Hemorheol 5:159–169
67. Stubbs THM, Jazarchick J, Hörger ED (1984) Plasma fibronektin levels in pre-eclampsia: a possible biochemical marker for vascular endothelial damage. Am J Obstet Gynecol 150:885–890
68. Strauss RG, Keefer JR, Burke T, Givetta JM (1980) Hemodynamic monitoring of cardiogenic edema complicating toxemia of pregnancy. Am J Obstet Gynecol 55:170–175
69. Thornborn J, Drummond MM, Wigham KA, Lowe GDO, Forbes CD, Prentice CRM, Whitfield CR (1982) Blood viscosity and haemostatic factors in late pregnancy pre-eclampsia and fetal growth retardation. Br J Obstet Gynaecol 89:117–122
70. Worley RJ, Hentschel WM, Cormier C et al. (1982) Increased sodium-lithium countertransport in erythrocytes of pregnant women. N Engl J Med 307:412–416

2.6 Die Übertragung

2.6.1 Klinik der Terminüberschreitung

D. Weisner, P. Kunstmann, U. Krieg (Kiel)

Die erhöhte Gefährdung des Kindes bei verlängerter Tragzeit macht geburtshilfliche Maßnahmen erforderlich. Seit über 80 Jahren wird kontrovers diskutiert, ob mit präventiv oder mit therapeutisch ausgerichtetem Management die besseren Ergebnisse zu erreichen sind (Ballantyne 1902 u. Lamberti 1981). An der UFK Kiel wird bei Überschreitung des errechneten Geburtstermins ein abwartendes Vorgehen mit regelmäßigen 1- bis 2tägigen Kontrollen von Gewicht, Leibesumfang, Fundusstand, E_3-Werten und ausführlichen CTG mit Erfassung endogener Wehentätigkeit praktiziert.

Der *Geburtsverlauf* bei rechnerischer Geburtsterminüberschreitung aus den Jahren 1985 und 1986 wurde retrospektiv untersucht. Im Zeitraum von April 1985 bis Dezember 1986 hatten von insgesamt 3944 Geburten 635 (16,1%) den Geburtstermin um mehr als 10 Tage überschritten. Voraussetzung für die Aufnahme in diese Gruppe war ein stabiler Zyklus vor Schwangerschaftseintritt und glaubhafte Angaben zur letzten Regel. Die Gewichtsverteilung der Lebendgeborenen mit rechnerischer Terminüberschreitung zeigt die bekannte Tendenz zur Makrosomie. 25,5% dieser Kinder wiesen ein Geburtsgewicht über 4000 g auf.

Die Häufigkeit der *operativen Entbindungen* war gegenüber dem Gesamtkollektiv deutlich erhöht. Von insgesamt 261 Vakuumextraktionen entfielen auf die Gruppe der rechnerischen Terminüberschreitung 89 (14%) bei einer Häufigkeit im Gesamtkollektiv von 6,6%. Ein weniger deutliches, aber in der Tendenz entsprechendes Bild zeigt sich bei einer Sectiofrequenz von 10,4% im Gesamtkollektiv und 13,7% in der Gruppe der rechnerischen Terminüberschreitung. Insgesamt entfielen über 20% aller Sectiones auf diese Gruppe. Eine Erklärung für die relative Häufigkeit der operativen Entbindung ist die Tendenz zur Makrosomie bei Terminüberschreitung. Der Vergleich der Hauptindikation zur Sectio zwischen Normkollektiv und der Gruppe der rechnerischen Terminüberschreitung zeigt die Bedeutung der Übermaßigkeit deutlich in dem hohen Anteil an relativem Mißverhältnis.

Ein wichtiger Parameter der *kindlichen Zustandsdiagnostik* ist der arterielle Nabelschnur-pH-Wert post partum. Der Vergleich zwischen beiden Gruppen ergibt eine leicht erhöhte Rate an leichten und schweren Azidosen bei Terminüberschreitung. Die Überprüfung der Fälle mit einem pH-Wert unter 7,0 ergab 2mal eine straffe Nabelschnurumschlingung, eine partielle vorzeitige Plazentalösung und in einem Fall eine verschleppte Querlage, so daß eine Zuordnung zum Umstand der Terminüberschreitung abzulehnen war.

Die grundsätzliche Problematik der *Geburtsleitung* bei rechnerischer Terminüberschreitung liegt darin, daß eine Therapie bei nachgewiesener Gefährdung nicht in jedem Fall zeitlich noch früh genug erfolgt, um negative Folgen abzuwenden.

Als *klinische Symptome* der Überschreitung des wahren Geburtstermins gelten materne Gewichtsreduktion und Abnahme des Leibesumfangs. Um die klinische Relevanz dieser Symptome bei rechnerischer Terminüberschreitung als Ausdruck einer drohenden fetalen Gefährdung zu untersuchen, wurde die Häufigkeit ihren Auftretens in Relation zu der manifesten Dysmaturität gestellt. Die tragzeitabhängigen Symptome – wie vor allem der Haar- und Nagelstatus der Neugeborenen – wurden von den Zeichen der Dysmaturität wie Exsikkose, Reduktion des subkutanen Fettgewebes und Hautsymptome unterschieden.

84 Schwangere (13%) mit rechnerischer Terminüberschreitung wiesen eine sichere Gewichtsreduktion und 98 (15%) eine Abnahme des Leibesumfangs auf. Bei materner Gewichtsabnahme zeigten 37 Kinder (44%) und bei Leibesumfangsabnahme 54 Kinder (55%) Zeichen der Dysmaturität.

Bezogen auf alle Kinder mit Übertragungszeichen bei rechnerischer Terminüberschreitung zeigt die Abnahme des Leibesumfangs mit 55,1% eine höhere Korrelation als die materne Gewichtsreduktion mit 37,7%. Es ist festzustellen, daß die klinischen Symptome Abnahme des Leibesumfangs und Gewichtsreduktion somit ernstzunehmende Hinweise auf eine fetale Gefährdung in Form der drohenden Plazentainsuffizienz bei Terminüberschreitung sind.

Eine moderne Möglichkeit der Überprüfung der Größe des Kindes und damit der Einschätzung des Schwangerschaftsalters stellt der *Ultraschall* mit besonders hohem Aussagewert im 1. Schwangerschaftsdrittel dar. Bei 267 Schwangerschaften mit rechnerischer Terminüberschreitung konnten Ultraschalluntersuchungsdaten zwischen der 16. und 20. SSW den Mutterpässen entnommen und ausgewertet werden. In insgesamt 39,6% der Untersuchungen zeigte sich zu diesem Zeitpunkt eine echoterminale Diskrepanz, von denen nur 10,8% eine relativ präzise Zuordnung erlaubten. Insgesamt stellten die in den Mutterpässen registrierten Daten nur in einer Minderzahl von Fällen eine Entscheidungshilfe bei rechnerischer Terminüberschreitung dar. Die daraus abzuleitende Notwendigkeit einer besseren Schulung der ultraschallanwendenden Kollegen sei nur der Vollständigkeit halber erwähnt.

Zusammenfassend ist festzustellen, daß es in dem genannten Beobachtungszeitraum zu 635 (16,1%) Fällen von rechnerischer Terminüberschreitung von mehr als 10 Tagen kam. Mit einer Frequenz von 25,5% lag das Geburtsgewicht über 4000 g. Die operative Geburtshilfe lag mit 14,0% gegenüber 6,6% bei Vakuumextraktionen und 13,7% gegenüber 10,44% bei den Sectiones deutlich über der des Gesamtkollektivs. Der hohe Anteil an relativem Mißverhältnis als Sectioindikation bei Terminüberschreitung weist auf die Übergewichtigkeit hin. Der kindliche Zustand post partum anhand des Nabelarterien-pH-Werts gemessen, zeigt eine leicht erhöhte Azidosefrequenz, die nach Einzelfallanalyse weniger dem Umstand der Terminüberschreitung zuzuordnen ist. Somit stellt das Kieler Vorgehen eine Methode der Behandlung der rechnerischen Terminüberschreitung dar, die zwar eine mäßige Steigerung der operativen Entbindungsfrequenz, aber keine wesentliche Gefährdung der Kinder mit sich bringt. Die an der UFK Kiel unter anderem eingesetzten Untersuchungen von Leibesumfang und Gewicht sind einfache klinische Methoden mit einem guten Aussagewert. Das zwischen der 16. und 20. SSW durchgeführte Ultraschallscreening zeigt wenig befriedigende Ergebnisse und ist verbesserungswürdig.

Literatur

Lamberti G (1981) Die verlängerte Tragzeit. In: Käser O, Friedberg V, Ober KG, Thomsen K (Hrsg) Gynäkologie und Geburtshilfe, Bd II, Teil 2, 2. Aufl. Thieme, Stuttgart New York, S 9.28

Ballantyne JW (1902) The problem of the post mature infant. J Obstet Gynaec Brit Emp 2:521

2.6.2 Die Funktion der Zervix bei Timingstörungen zwischen Mutter und Kind

H. G. Mutke (München)

Wenn wir das Restrisiko der heutigen Geburtshilfe weiter mindern wollen, dann müssen wir unnötige Übergewichte bei der Geburt verhindern, die bei Timingstörungen zwischen Mutter und Kind häufig zu operativem Eingreifen zwingen und nicht selten auch Schädelfrakturen oder Hirnblutungen mit lebenslangen Schäden zur Folge haben. Unnötige Übergewichte entstehen durch Timingstörungen der 4 biologischen Systeme:

- Zeitlicher Schwangerschaftsverlauf der Mutter,
- Entwicklung des Kindes bis zur „optimalen" Geburtsreife,
- Reifung der Zervix,
- Plazentafunktion.

Timingstörungen in diesem biologischen Vierfaktorensystem können also ganz verschiedene Ursachen haben. Ich kann hier nur einige Beispiele solcher Timingstörungen zwischen Mutter und Kind geben: alles Spontangeburten nach Inseminationen, so daß uns der Tag der Fertilisation genau bekannt war; Erkrankungen der Mutter wurden ausgeschlossen. Wir sahen Diskrepanzen zwischen extrem kurzer Tragzeit und trotzdem hohen Geburtsgewichten, z. B. den Fall mit einer tatsächlichen Tragzeit von nur 265 Tagen und einem Geburtsgewicht von 4290 g.

Wenn man nun drohenden geburtshilflichen Komplikationen früh genug durch Einleiten vorbeugen will, so stellte sich früher die Frage, wie man eine unreife Zervix bzw. Portio beim Einleiten überwinden kann, zumal es früher zu diesem Zweck noch keine Prostaglandine gab. Wir hatten zwar bei hunderten solcher Einleitungen wegen drohenden Übergewichtes schon ab 1967 – seit wir uns bemühten, prophylaktisch solche geburtsmechanischen Risiken durch unnötige Übergewichte zu vermeiden – nie Schwierigkeiten, auch die unreife und rigide Zervix zu überwinden. Der Vorteil der heute intravaginal angewendeten Prostaglandine soll darin bestehen, daß man den Einleitungsversuch abbrechen kann, da ja die Blase nicht gesprengt wird. Die Nachteile sind bekannt: diverse Nebenerscheinungen, langes Warten auf die Wirkung, individuelle Dosierungsschwierigkeiten, hohe Kosten usw.

Ich möchte heute annehmen, daß der *Funktionsmechanismus an der Zervix* folgendermaßen abläuft:

Erst nach Sprengung der Blase und Ablassen des Fruchtwassers kann sich der überdehnte Uterusmuskel tonisieren und an der Frucht direkt ansetzen. Meist treten ja auch 1–2 h nach der Blasensprengung spontan Wehen auf. Der durch den vorangehenden Teil erhebliche direkte Druck auf den oberen Teil der Zervix löst offenbar die lokale Prostaglandinbildung in der Zervix aus. Jedem erfahrenen Geburtshelfer muß schon aufgefallen sein, daß die Zervix eine Eigenfunktion besitzt, da sie sich oft überraschend schnell in ihrer Konsistenz verändern kann, so daß die Einteilung nach „scores" schnell überholt wird und damit oft eine praktische Bedeutung verliert.

Somit müßte man sagen, daß einerseits die lokale Anwendung von Prostaglandinen ohne vorherige Blasensprengung falsch ist und die Geburt unnötig verzögert oder den Einleitungserfolg überhaupt in Frage stellt, andererseits bei richtigem Vorgehen in vielen Fällen auch überflüssig ist, da sie den Ablauf einer natürlichen Geburt eher verzögert, wenn man die Blase vorher nicht gesprengt hat. Man verhindert so die physiologische Prostaglandinbildung und den Spontaneintritt der Wehen. Ich möchte diese Annahme als Hypothese verstanden wissen, kann jedoch aufgrund vieler Beobachtungen eigentlich zu keinem anderen Schluß kommen.

Die heutige moderne Geburtshilfe mit ihrem oft überspitzten Aufwand, der ja besonders aus Laienkreisen und seitens der Presse immer wieder angegriffen wird, benötigt den Einsatz dieser ganzen Technik ja eigentlich nur für einen geringen Teil von Risikogeburten. Diese von vornherein zu vermeiden, sollte unsere Hauptaufgabe sein, um erst gar nicht diese Risiken unnötigen Übergewichts fast mutwillig abzuwarten, wobei ich natürlich voraussetze, daß Gewicht und Reife nicht immer parallel laufen.

Man kann es nicht verantworten, bei einem vielleicht schon lange vor dem Termin erkannten übergroßen Kind wochenlang zu amnioskopieren, bis man feststellen muß, daß es ihm nun endlich so schlecht geht, daß man bei beträchtlichem Übergewicht überstürzt eingreifen muß, obwohl mit den heute zur Verfügung stehenden Möglichkeiten längst ein gesundes reifes Kind auf natürlichem Weg durch vorbeugendes Einleiten hätte zur Welt gebracht werden können. Wartet man bei solchen Timingstörungen zu lange auf eine Spontangeburt, so ist eine „natürliche" Geburt, was immer man darunter verstehen will, meist nicht mehr möglich.

Zeitgeber für die Geburt kann nur die Reife des Kindes sein – im Gegensatz zur sog. „programmierten Geburt", wo immer die Geburtsreife der Mutter, besonders der Zervix, erreicht werden soll – und nicht das von vielen Unabwägbarkeiten abhängige Einsetzen von Spontanwehen. Das Kind ist übrigens sehr wahrscheinlich auch der Zeitgeber bei der ganz normalen zeitgerecht verlaufenden Spontangeburt, nur antwortet die Mutter oft zu spät oder gar nicht auf dieses „Klingelzeichen" des Kindes.

Der „errechnete Termin", an dem sich heute noch weltweit jeder Geburtshelfer orientiert, ist in vielen Fällen untauglich.

Von den vielleicht 15–20% Risikogeburten, die wir haben, beruhen sicherlich 10–15% auf solchen Timingstörungen zwischen Mutter und Kind. Leider ist auch die Natur nicht vollkommen und macht gelegentlich solche Fehler, wobei übrigens „natürlich" nicht immer das Beste sein muß. Auch der Tod ist „natürlich".

Die immer wieder gestellte Frage lautet: Was heißt „optimale Reife"? „Wann ist die optimale Geburtsreife erreicht? Wie kann man sie bestimmen"?

Schon nach meinem Vortrag in Wien, anläßlich der VIII. Tagung „Deutschsprechender Hochschullehrer in der Gynäkologie und Geburtshilfe" im Jahre

1977 (Mutke 1977) hatte ich mit Herrn Kubli eine längere Diskussion, und wir waren uns beide sehr schnell einig, daß der Begriff „optimale Reife" kein bestimmter Tag sein kann, sondern daß es sich dabei um einen Zeitraum von etwa 14 Tagen um einem theoretischen Stichtag herum handeln könne. Innerhalb dieses Zeitraumes zu handeln, bereitet heute mit den Hilfsmitteln der Reifebestimmung des Kindes überhaupt keine Schwierigkeiten mehr. Dabei ist es weit besser, in der ersten Hälfte dieser 14 Tage einzuleiten, wenn eine Timingstörung zwischen Mutter und Kind vorliegt, da man sich in der 2. Hälfte bereits in kritische Situationen für das Kind „hereinwarten" könnte, die dann den heute oft als überspitzt bezeichneten technischen Aufwand erfordern, um doch noch eine komplikationsreiche Geburt zum glücklichen Ende zu bringen.

So lange auf eine Spontangeburt zu warten, bis man darauf angewiesen ist, festzustellen, ob das Kind überhaupt noch in der Lage ist, auf irgendetwas zu reagieren, ist mir unverständlich. Ich halte ein solches Vorgehen für einen Kunstfehler.

Es stellt sich die Frage, warum man überhaupt so lange zuwarten muß, bis es dem Kind nachweislich schlecht geht, daß wir wirklich alles brauchen, was die moderne Geburtshilfe bereit hält, um noch zu retten was möglich ist.

Warum sich der Geburtshelfer auch heute noch scheut, bei Timingstörungen zwischen Mutter und Kind frühzeitig einzugreifen, um eine möglichst „natürliche" und komplikationslose Geburt zu ermöglichen, ist eigentlich unerfindlich.

Wir müssen heute, und dieses ganz besonders in der Geburtshilfe, prophylaktisch denken. Um so unverständlicher ist es für mich, wenn ich in einer Veröffentlichung über „Terminüberschreitung und Gefährdung des Feten" (Husslein 1987) lesen muß: „Aus klinischer Erfahrung hat sich noch immer das Kardiotokogramm, eventuell gekoppelt mit entsprechenden Belastungen, als der geeignetste Test erwiesen; aber auch hier muß, genauso wie bei der Verwendung der Amnioskopie, mit dem Einschreiten so lange zugewartet werden, bis es dem Kind tatsächlich so schlecht geht, daß ein relativer Sauerstoffmangel vorliegt. ... Wenn die Entscheidung, einzugreifen, auf der Evaluierung des fetalen Zustandes basieren soll, muß bei den heute vorhandenen Untersuchungsmethoden letztlich so lange zugewartet werden, bis das Kind bereits nicht mehr optimale intrauterine Verhältnisse vorfindet."

Das Kind ist der Zeitgeber für die Geburt. Und wenn dieses komplizierte biologische System der vorher genannten 4 Faktoren gestört ist, muß sich der Geburtshelfer nur am Kind orientieren und dann eben auch früh genug eingreifen.

Literatur

Husslein P (1987) Terminüberschreitung und Gefährdung des Feten. Speculum, 5,1:18–22
Mutke HG (1977) Die programmierte Beendigung der Schwangerschaft bei optimaler Reife des Kindes. VIII. Akad. Tagung Deutschsprechender Hochschullehrer in der Gynäkologie u. Geburtsh. Separatum, Wien, S 175–178
Mutke HG (1981) Timing-Probleme zwischen Spontangeburt und Reife des Kindes. Extracta Gynaecologica 5:296–301
Mutke HG (1983) Zeitgeber für die Geburt muß das Kind sein. Gynakol Rundsch 23 [Suppl 3]:182–183

Mutke HG (1984) Ist das Kind der Zeitgeber für die Geburt? Der konventionell errechnete Geburtstermin und die Geburtsreife des Kindes. Extracta Gynaecologica 8:179–191

Mutke HG (1985) Timing-Störungen zwischen Mutter und Kind und die „natürliche" Geburt. Gynakol Rundschau 25 [Suppl 2]:225–226

Mutke HG (1986a) Die „natürliche" Geburt, die Kreißsaaltechnik und das geburtsgeschädigte Kind. Gynakol Rundschau 26 [Suppl 2]:59–61

Mutke HG (1986b) Zur Problematik geburtsgeschädigter Kinder, der „natürlichen" Geburt und zum Stand der heutigen klinischen Geburtshilfe: Zeitgeber für die Geburt muß das Kind sein. Geburtshilfe Frauenheilkd 46:917–918

2.7 Fetopathia diabetica

2.7.1 Schwangerschaft bei Diabetes mellitus

R. Rasenack (Freiburg)

Die Chancen für Kinder diabetischer Mütter haben sich in den letzten 20 Jahren deutlich verbessert. Es bleiben jedoch im Vergleich zu Kindern stoffwechselgesunder Mütter bestimmte definierte Risiken, die der Geburtshelfer genau kennen muß:

- Fehlbildungen,
- Plazentainsuffizienz,
- Mangelentwicklung
- Makrosomie sowie
- Frühgeburtlichkeit.

Fehlbildungen

Angeborene Fehlbildungen sind bei Kindern diabetischer Mütter deutlich häufiger. In der Literatur werden folgende Zahlen angegeben: 3–22% (Miller et al. 1981), 4,5–9% (Kucera 1971; Malins 1978; Pedersen u. Mølsted-Pedersen 1981), 6,4% (Lowy et al. 1986), 6–9% (Kitzmiller 1978; Gabbe 1977), 9,9% (Artner et al. 1981; Miller et al. 1981), 6–12% (Martius 1971), 7–18% (Pschyrembel 1973), 13% (Rasenack, UFK Freiburg 1970–1979).

Über die Ursache der gehäuften Fehlbildungen besteht keine genaue Klarheit. Es konnte jedoch eine Reduktion der Fehlbildungshäufigkeit bei Normoglykämie nachgewiesen werden. So berichteten Miller et al. (1981) über eine Fehlbildungshäufigkeit von 3% in einer Gruppe gut eingestellter Diabetikerinnen im Vergleich zu 22% bei schlechter Stoffwechseleinstellung (n = 116).

Die gleiche Beobachtung machte Fuhrmann (1986) bei 620 Schwangeren, von denen die Gruppe mit bereits präkonzeptioneller Normoglykämie nur 1,1% Fehlbildungen aufwies im Vergleich zu 7,1% mit Einstellungskorrektur beim ersten stationären Aufenthalt während der bestehenden Schwangerschaft.

Die Art der Fehlbildungen ist vergleichbar mit Fehlbildungen in einem Durchschnittskollektiv. Es gibt kein typisches Mißbildungssyndrom. Etwa 50% betreffen Herzfehler. Davon kommen alle Variationen vor, vor allem Ventrikelseptumdefekte, Transpositionen der großen Gefäße und Aortenstenosen. Weiter werden ZNS-Fehlbildungen (vor allem Neuralrohrdefekte), Mißbildungen des Verdauungs- und Urogenitaltraktes sowie Skelettfehlbildungen beobachtet. Kucera beschrieb 1965 ein spezielles Syndrom der kaudalen Regression mit Hypo- oder Agenesie der unteren Wirbelsäule sowie der Femora.

Als Konsequenz ist zu fordern, daß bei allen Diabetikerinnen Anstrengungen zum Erreichen der Normoglykämie bereits präkonzeptionell beginnen sollten. Alle schwangeren Diabetikerinnen sollten um die 20. Schwangerschaftswoche einem erfahrenen Sonographen zur genauen Organuntersuchung überwiesen werden.

Plazentainsuffizienz

Die EPH-Gestose kommt bei schwangeren Diabetikerinnen häufiger vor als bei stoffwechselgesunden Frauen. In der älteren Literatur werden Zahlen zwischen 8 und 70% angegeben. Mitzkat (1986) gibt die Gestoserate bei Diabetikerinnen mit 10–50% an. Als Ursache der Gestose werden Gefäßveränderungen angesehen, Plazentadysfunktion sowie die Uteruswandüberdehnung bei Makrosomie und Hydramnion. Manchmal ist die Gestose schwer zu unterscheiden von der diabetischen Nephropathie mit Proteinurie, Ödem und Hypertonie.

Als Konsequenz aus dieser Erkenntnis ist die engmaschige Überwachung der diabetischen Schwangeren in 2wöchigen Abständen zu fordern. Ab der 35. Woche sollte täglich ein CTG geschrieben werden, wöchentlich ist ein Oxytozinbelastungstest notwendig sowie die Messung der Plazentadicke mittels Ultraschall. Durch eine möglichst gute Einstellung sollte das Entstehen eines Hydramnions sowie einer Makrosomie verhindert werden. Eine beginnende Gestose sollte möglichst frühzeitig therapiert werden.

Mangelentwicklung

Die Häufigkeit von SGA (small for gestational age)-Kindern ist abhängig von der Rate der Schwangeren mit diabetischen Spätkomplikationen, Gestosen und Nikotinabusus. Sie wird mit 10% angegeben (Tuncer u. Tuncer 1982; Drury et al. 1983).

Als Konsequenz daraus ergibt sich die schlechte Prognose für Kinder von Müttern mit bereits bestehenden vaskulären Spätkomplikationen. Diagnostisch sollte eine wöchentliche Ultraschalluntersuchung nach der ersten Hälfte der Schwangerschaft durchgeführt werden, um Wachstumsverzögerungen rechtzeitig zu erfassen.

Makrosomie

Die Makrosomie bei Kindern diabetischer Mütter besteht aus einem körperlichen Gigantismus (erhöhtes Gewicht, gesteigerte Länge) sowie einer Viszeromegalie von Herz, Leber und Milz mit exzessiver Glykogenspeicherung. Typisch ist das cushingoide Aussehen. Häufig besteht auch eine Polyglobulie und Erythroblastose. Die Ursache der Makrosomie ist die fetale Hyperinsulinämie im 3. Trimenon durch erhöhte mütterliche Blutzuckerwerte und dadurch verursachte Glukose-Insulin-Mast.

Postpartal besteht die Gefahr der kindlichen Hypoglykämie. Diese ist proportional dem Grad der mütterlichen Hyperglykämie in den letzten Wochen präpartal. Für die Entbindung ergibt sich ein erhöhtes Risiko für Geburtstraumata. Die Inzidenz von Schulterdystokien ist direkt abhängig vom Geburtsgewicht. Schulterdystokien bei Kindern über 4000 g werden mit 1,7–8,4% angegeben (Schwartz u. Dixon 1958; Swartz 1960; Seigworth 1966).

Zur Vermeidung der Makrosomie muß eine Normoglykämie bei der Mutter im 3. Trimenon angestrebt werden. Bei bestehender Makrosomie ist die Indikation zur primären Sectio großzügig zu stellen. Elliott empfahl 1982 eine primäre Sectio, wenn der MAD (mittlerer Abdomendurchmesser) mehr als 1,4 cm größer war als der biparietale Kopfdurchmesser. Dadurch konnte die traumatische Morbidität von 27 auf 9% gesenkt werden.

Frühgeburtlichkeit

Die Rate unreifer Kinder diabetischer Mütter ist erhöht. Ein Teil dieser Kinder wird therapeutisch frühzeitig wegen Plazentainsuffizienz und Makrosomie entbunden. Ein anderer Teil kommt durch spontane Frühgeburt unreif zur Welt. Als Ursache dafür ist wiederum eine schlechte Blutzuckereinstellung verantwortlich zu machen mit Entwicklung einer Makrosomie sowie eines Hydramnions.

Die Häufigkeit von RDS als schwerste Komplikation der Unreife ist bei Kindern diabetischer Mütter 5,6mal höher (Robert et al. 1976). Pedersen (1977) gibt eine RDS-Häufigkeit von 10% an. 50% der Kinder diabetischer Mütter werden unreif geboren (Lunell 1986), davon 43% durch elektive Sectio, 29% durch vorzeitige Einleitung und 28% durch spontane Frühgeburten. Mølsted-Pedersen (1979) gibt ebenfalls 33% spontane Frühgeburten an. Die Behandlung des vorzeitigen Wehenbeginns mit Betasympathomimetika ist problematisch, da durch die glykogenolytische und lipolytische Potenz der Betasympathomimetika eine große Ketoazidosegefahr besteht. Diese Therapie ist nur unter genauester Überwachung und Erhöhung der Insulindosierung möglich. Das gleiche gilt für eine Kortisongabe zur Lungenreifeinduktion.

Zusammenfassung

Zur Minimierung der Risiken für Kinder diabetischer Mütter müssen folgende Forderungen gestellt werden:

– Maximale Anstrengungen zur Erreichung einer Euglykämie, präkonzeptionell und während der gesamten Schwangerschaft.
– Keine schematische Terminierung der Schwangerschaft. Entbindungszeitpunkt und -art abhängig vom individuellen Befund möglichst nahe am Termin.
– Motivierung der Schwangeren zur Mitarbeit. Schlechte Prognose der Kinder nicht kooperativer Frauen.

Bei Erreichen einer sehr guten Stoffwechseleinstellung bereits präkonzeptionell sind die Chancen für ein gesundes Überleben der Kinder vergleichbar mit Kindern stoffwechselgesunder Frauen.

Literatur

1. Artner J, Irsigler K, Ogris E, Rosenkranz A (1981) Diabetes und Schwangerschaft. Z Geburtshilfe Perinatol 1985: 125–136
2. Drury J, Stronge JM, Foley ME, MacDonald D (1983) Pregnancy in the diabetic patient: timing and mode of delivery. Obstet Gynecol 62:279–282
3. Elliot JP, Garite TJ, Freeman RK, McQuown DS, Patel JP (1982) Ultrasonic prediction of fetal macrosomia in diabetic patients. Obstet Gynecol 60:159–162
4. Fuhrmann K (1986) Treatment of pregnant insulin-dependent diabetic women. Acta Endocrinol 112 [Suppl]:277
5. Gabbe SC (1977) Congenital malformations in infants of diabetic mothers. Obstet Gynecol Surv 32:125–132
6. Kitzmiller JL, Clothery JP, Younger MD (1978) Diabetic pregnancy and perinatal morbidity. Am J Obstet Gynecol 131:560–580
7. Kucera J, Lenz W, Maier W (1965) Mißbildungen der Beine und der kaudalen Wirbelsäule bei Kindern diabetischer Mütter. Dtsch Med Wochenschr 90:901
8. Kucera J (1971) Rate and type of congenital anomalies among offspring of diabetic women. J Reprod Med 7:61–70
9. Lowy C, Beard RW, Goldschmit J (1986) The VK diabetic pregnancy survey. Acta Endocrinol 112 [Suppl]:277
10. Lunell N-O (1986) Obstetric complications in diabetic pregnancy. Acta Endocrinol 112 [Suppl]:277
11. Martius G (1971) Lehrbuch der Geburtshilfe. Thieme, Stuttgart
12. Miller E, Hare JW, Clothery JP, Dunn PJ, Gleason RE, Soeldner S, Kitzmiller JL (1981) Elevated maternal hemoglobin A1c in early pregnancy and major congenital anomalies in infants of diabetic mothers. N Engl J Med 304:1331–1334
13. Mitzkat H-J (1986) Diabetes mellitus und Stoffwechselveränderungen in der Schwangerschaft. Risiken für Mutter und Kind. Start Dokumentation 1986:31–36
14. Mølsted-Pedersen L (1979) Preterm labour and perinatal mortality in diabetic pregnancy-obstetric considerations. In: Sutherland HW, Stowers JM (eds) Carbohydrate metabolism in pregnancy and the newborn. Springer, Berlin Heidelberg New York
15. Pedersen J (1977) The pregnant diabetic and her newborn, 2nd edn. Munksgaard, Copenhagen
16. Pedersen J, Mølsted-Pedersen L (1981) Early fetal growth detected by ultrasound marks increased risk of congenital malformation in diabetic pregnancy. Br Med J 283:269–271
17. Pschyrembel W (1973) Praktische Geburtshilfe. de Gryter, Berlin
18. Rasenack R, Schillinger H, Steiner H (1979) Möglichkeiten zur Abklärung von fetalen Mißbildungen bei graviden Diabetikerinnen. Vortrag 14. Jahrestagung der Deutschen Diabetes-Gesellschaft
19. Robert MF, Neff RK, Hubbell JLP, Taensch HW, Avery ME (1976) Association between maternal diabetes and the respiratory distress syndrom in the newborn. N Engl J Med 294:357–360
20. Schwartz BC, Dixon DM (1958) Shoulder dystocia. Obstet Gynecol 11:468–473
21. Seigworth GR (1966) Shoulder dystocia. Review of 5 years experience. Obstet Gynecol 28:764–767
22. Swartz DP (1960) Shoulder girdle dystocia in vertex delivery. Clinical study and review. Obstet Gynecol 15:194–206
23. Tuncer N, Tuncer M (1982) Fetal malnutrition in infants born to diabetic mothers. Turk J Ped 24:245–249

2.8 Morbus haemolyticus

2.8.1 Gibt es noch ein Rh-Risiko?

R. Rasenack (Freiburg), J. Siebers (Offenburg)

Die vor gut 20 Jahren in Deutschland durch Preisler u. Schneider [1], in England durch Finn u. Clarke [2] und in den USA durch Freda u. Gorman [3] fast gleichzeitig eingeführte Anti-D-Prophylaxe hat zu einer dramatischen Reduktion der Rhesusinkompatibilität geführt. Ganz verschwunden ist sie aber nicht [4], und es stellt sich die Frage, wodurch die noch entstandenen Sensibilisierungen verursacht worden sind.

Über einen der zuletzt an der Universitätsfrauenklinik beobachteten Fälle von Rhesus-Inkompatibilität soll exemplarisch berichtet werden. Das Kind starb in der 31. SSW intrauterin an einer letalen Anämie. Es bestand ein massiver Hydrops universalis.

Vorgeschichte: Pat. 33 Jahre, Blutgruppe A, Rh-negativ, 1970 Spontangeburt aus BEL, 1 Amp. Anti-D i.m., 1972 Spontangeburt, direkter Coombs-Test positiv, Austauschtransfusion, 1977 Abort Mens III.

Jetzige Schwangerschaft: 1. Arztbesuch 11. SSW, 1. Antikörperuntersuchung 18. SSW, Anti-D-Titer 1:128, Vorsorgeuntersuchungen 16., 21., 25. und 29. SSW, Ultraschall 30. SSW: fetaler Aszites, Hepatosplenomegalie, Hydrops placentae, 2. Antikörperuntersuchung 31. SSW, Anti-D 1:1024, Überweisung über das Kreiskrankenhaus in die UFKF.

Die Sensibilisierung ereignete sich offensichtlich durch Einschwemmung fetaler Erythrozyten in den mütterlichen Kreislauf während der ersten Geburt, die durch die Gabe einer Standarddosis Anti-D nicht abgefangen werden konnten. In der jetzigen 4. Schwangerschaft wurde trotz vorhandener Antikörper bis zur Feststellung eines fetalen Hydrops keine weitere Diagnostik veranlaßt. Erst eine Woche nach dieser Untersuchung kam die Patientin zu uns. Wir führten als letzten Rettungsversuch eine intrakardiale Transfusion mit Erythrozytenkonzentrat durch, das Hämoglobin des Feten betrug prätherapeutisch 3,2 g%. Leider kam die Transfusion zu spät, 18 h später mußten wir den intrauterinen Fruchttod feststellen.

Tabelle 1 zeigt das *Vorkommen des Morbus haemolyticus fetalis* (Mhf) an der Univ.-Frauenklinik Freiburg von 1975 bis 1987.

Wir haben in diesen 12,5 Jahren insgesamt 123 Schwangerschaften mit Mhf betreut, also 10 pro Jahr. Eine Abnahme ist in unserem Kollektiv nicht zu beobachten, allerdings kann eine verstärkte Einweisung dieser Frauen in die Zentralklinik vermutet werden. Bei den 7 an Mhf gestorbenen Kindern haben 2 Mütter die intrauterine Transfusion abgelehnt, einmal war das hydropische Kind vor der geplanten intrauterinen Transfusion abgestorben. Einmal wurde bei fetalem Hydrops und bestehenden Wehen auf die Transfusion verzichtet. Von 3 intrauterin transfundierten Kindern starb eines an einer Graft-versus-host-Reaktion am 21. Lebenstag, ein anderes an nicht zu beherrschender metabolischer Azidose und das dritte intrauterin bei bestehendem Hydrops in der 29. SSW. Insgesamt wurden in diesem 10-Jahres-Zeitraum bei 13 Patientinnen 37 intrauterine Transfusionen vorgenommen. Im aktuellen Zeitraum ab 1985 wurden 8 intrauterine Trans-

Tabelle 1. Morbus haemolyticus fetalis (Mhf) an der UFK Freiburg

	1975–1984	1985–1987	1975–1987
Schwangerschaften	92	31	123
Patientinnen	86	30	116
FW-Untersuchungen	295	76	371
Perinatal gest. Kinder	12	4	16
Davon an Mhf gestorben	7	1	8
Intraut. Transfusionen	37	8	45

Tabelle 2. Beziehungen zwischen Anti-D-Titer und Liley-Wert

ODD	1:4	1:8	1:16	1:32	1:64	1:128	1:256	1:512	>1:512	n
Negativ	–	2	1	1	1	–	–	1	–	6
I	1	5	4	3	1	2	–	–	–	16
II unten	–	1	10	7	5	–	3	–	–	26
II Mitte	–	–	3	4	4	1	1	–	–	13
II oben	–	–	–	1	1	2	3	1	–	8
III	–	–	2	2	3	3	3	1	3	17
n	1	8	20	18	15	8	10	3	3	86

fusionen an 4 Patientinnen durchgeführt. Das einzige an Mhf gestorbene Kind wurde eingangs vorgestellt.

Tabelle 2 soll daran erinnern, daß die Relation zwischen Anti-D-Titern im mütterlichen Blut und den Hämolysezeichen beim Kind nur sehr lose ist. Die *Schwere der fetalen Anämie* wird abgeschätzt durch den Liley-Wert, d. h. die Lichtabsorption durch in der Probe vorhandene Bilirubinoide, hier angegeben als "optical density difference" (ODD). Da bereits bei Titern von 1:16 schwerste Anämien vorliegen können, ist zur Beurteilung der fetalen Situation die Amniozentese unumgänglich notwendig. Bei einem Liley I kann man davon ausgehen, daß die gesteigerte Hämatopoese die Hämolyse auffängt, so daß die Geburt am Termin erfolgen kann. Ein Liley-II-Wert entspricht einer leichten bis hochgradigen Anämie. Als Therapie erfolgt die Geburt vorzeitig zwischen der 35. und 39. SSW. Wird ein Liley-III-Wert festgestellt, muß vor der 34. SSW dem Kind intrauterin Blut transfundiert werden, nach der 34. SSW ist die Entbindung durch primäre Sectio angezeigt.

Eine Zusammenstellung der *sensibilisierenden Antigene* (Tabelle 3) zeigt, daß außer dem stärksten Antigen (D) auch alle anderen Faktoren im Rhesussystem und das Kell-Antigen vorgekommen sind. Im Gegensatz zur älteren Literatur [5], in der die nicht-D-bedingten Erythroblastosen nur 2% ausmachten, gab es 1975–1984 in 7% der Fälle Antikörper gegen andere Antigene als D, 1985–1987 sogar in 16%.

Die *Ursachen der Sensibilisierung* gegen Faktor D sind in Tabelle 4 zusammengestellt.

Tabelle 3. Sensibilisierendes Antigen bei Morbus haemolyticus fetalis (UFK Freiburg)

Antigen	1975–1984	1985–1987	1975–1987
D	80	24	104
C	1	1	1
D+C	6	2	8
E	1	1	2
c	0	2	2
e	0	1	1
Kell	4	1	5
Gesamt	92	31	123

Tabelle 4. Sensibilisierungsursachen gegen Anti-D (UFK Freiburg)

Ursache	1975–1984	1985–1987	1975–1987
Geburten ohne Anti-D-Gabe	51	5	56
Geburten mit Anti-D-Gabe	6	9	15
Abort ohne Anti-D-Gabe	5	5	10
Abort mit Anti-D-Gabe	1	0	1
Falsche Bluttransfusion	15	1	16
1. Gravidität	3	3	6
Gesamt	81	23	104

Im Zeitraum 1975–1984 stand die nicht durchgeführte Anti-D-Prophylaxe nach der Geburt eines Rh-positiven Kindes im Vordergrund. Bei 3 von 5 Frauen aus dem Zeitraum 1985–1987 war die Blutgruppe im Rh-System falsch bestimmt und deshalb keine Prophylaxe durchgeführt worden. Bei den restlichen 2 Frauen waren die Geburten, die zur Sensibilisierung geführt hatten, zu einer Zeit, in der die Anti-D-Prophylaxe noch nicht überall durchgeführt wurde.

Die Sensibilisierung durch eine Geburt trotz Anti-D-Prophylaxe wird relativ häufiger und sollte in Zukunft verhindert werden. Es handelt sich hierbei um vermehrte Einschwemmungen fetaler Erythrozyten in den mütterlichen Kreislauf, die durch die Standarddosis von 300 µg Anti-D nicht abgefangen werden. Die Standarddosis ist in der Lage, 25–30 ml fetales Blut zu neutralisieren. Wird beim Neugeborenen eine Anämie festgestellt, die nur durch verstärkte fetomaternale Transfusion zu erklären ist, so muß die Anti-D-Dosis erhöht werden. Diese Dosiserhöhung gilt auch für operative Entbindungen. Dazu gehört auch die Manualhilfe mit Kristellern bei BEL wie in unserem obigen Fallbeispiel.

Die Sensibilisierung nach Fehlgeburten betrifft vor allem Frauen, die Schwangerschaftsabbrüche im Ausland durchführen ließen. Die Fehltransfusion als Sensibilisierungsursache scheint im Abnehmen begriffen zu sein.

Der kleine Rest von Frauen, bei denen die Sensibilisierung bereits in der ersten Schwangerschaft eingetreten ist, ließe sich mit einer generellen Anti-D-Prophylaxe bei allen Rhesus-negativen Schwangeren erfassen, wie sie z.B. in Kanada durchgeführt wird [6]. Auch in Skandinavien wird die generelle antenatale Anti-

D-Prophylaxe propagiert [7], während andere [8] nur die selektive antenatale Gabe befürworten.

Aus unserer Analyse ergeben sich folgende Konsequenzen zur *Vermeidung der Rhesusinkompatibilität:*

1) Sorgfältige Identitätssicherung der Blutproben,
2) gewissenhaftes Einhalten der Antikörperkontrollen auch bei Rhesus-positiven Frauen,
3) Erhöhung der Anti-D-Dosis bei operativer Entbindung und manueller Plazentalösung Rhesus-negativer Frauen,
4) Anti-D-Prophylaxe bei Aborten und Abruptiones Rhesus-negativer Frauen,
5) Anti-D-Prophylaxe in der Schwangerschaft bei Blutungen, Gestose und diagnostischen Eingriffen.

Literatur

1. Preisler O, Schneider J (1963) Versuche, die Sensibilisierung Rh-negativer Frauen durch Antikörper-haltige Seren zu verhindern. Geburtshilfe Frauenheilkd 24:124–131
2. Finn R, Clarke CA, Donohoe WTA, McConnell RB, Sheppard PM, Lehane D, Kulke W (1961) Experimental studies on the prevention of Rh haemolytic disease. Br Med J 1:1468–1490
3. Freda VJ, Gorman JG, Pollack W (1963) Successfull prevention of sensitization to Rh with experimental anti-Rh gamma-globulin antibody preparation. Fed Proc 22:374
4. Schneider J (1972) Die Prophylaxe der Rhesus-Sensibilisierung mit Anti-D, zehn Jahre nach Beginn der ersten Untersuchungen. Z Geburtsh Perinatol 176:2–16
5. Schellong G (1976) Hämolytische Neugeborenen-Erkrankung durch Blutfaktoren-Unverträglichkeit außerhalb der Rh(D)- und AB0-Inkompatibilität. Dtsch Med Wochenschr 101:1591–1597
6. Bowman JM, Pollock J (1983) Rh immunization in Manitoba: progress in prevention and management. Can Med Assoc J 129:343–345
7. Herman M, Kjellman M, Jungren CL (1979) Antenatal prophylaxis of Rh immunization with 250 µg anti-D immunoglobulin. Acta Obstet Gynecol Scand [Suppl] 124:4–12
8. Hensleigh PA (1983) Preventing rhesus isoimmunization. Antepartum Rh immune globulin prophylaxis versus a sensitive test for risk indentification. Am J Obstet Gynecol 146:749–755

2.9 Morbus haemorrhagicus

2.9.1 Aktuelle Probleme der Vitamin-K-Versorgung der Neugeborenen

W. Künzer (Freiburg)

Die Annahme, daß bei Neugeborenen *generell* ein Vitamin-K-Mangel vorliege, beruht auf einem Irrtum der Pädiatrie in der ersten Hälfte dieses Jahrhunderts.

Gleichwohl ist nach den derzeit bekannten Fakten davon auszugehen, daß der Vorrat der Neugeborenen an Vitamin K knapp bemessen ist. Insofern verwundert es nicht, daß in einem vergleichsweise allerdings kleinen Prozentsatz der untersuchten Neugeborenen Akarboxyformen des Prothrombinkomplexes gefunden worden sind, also Präkursoren dieser Gerinnungsfaktoren, die bei einem Vitamin-K-Mangel auftreten. Dies geht aus der Tabelle 1 hervor. Als Fazit stützen die vorliegenden Ergebnisse keineswegs die These eines *generellen* Vitamin-K-Mangels bei Neugeborenen. Sie zeigen vielmehr, daß höchstens ein kleiner Prozentsatz der Neugeborenen einen Vitamin-K-Mangel haben könnte.

Häufiger ist bei Neugeborenen ein Vitamin-K-Mangel zu befürchten, wenn belastende Faktoren hinzutreten. Als solche sind zu nennen:

– Ein Vitamin-K-Mangel der Mutter, hervorgerufen durch Fehl- oder Unterernährung, Abführmittelmißbrauch, Malabsorption und Cholestase.
– Bestimmte Medikamente, welche die Mutter während der Schwangerschaft eingenommen hat und die diaplazentar übergehen (wie Kumarine, Rifampicin und Diphenylhydantoin).
– Verspäteter Fütterungsbeginn, d. h. die Nahrungszufuhr beginnt nicht vor Ende des ersten Lebenstages oder noch später.

Aufgrund der skizzierten Sachlage ist in der Bundesrepublik Deutschland über viele Jahre hinweg überwiegend lediglich eine *gezielte* Vitamin-K-Prophyla-

Tabelle 1. Akarboxyformen im Neugeborenenblut

Autoren	Methode	Positiv/ Zahl der Untersuchten	Positiv [%]
Van Doorm et al. (1977)	Crossed immunoelectrophoresis	0/43	0
Muntean et al. (1979)	Crossed immunoelectrophoresis	15/30	50,0
Malia et al. (1980)	Crossed immunoelectrophoresis	0/24	0
Ekelund u. Hedner (1984)	Crossed immunoelectrophoresis	2/105	1,9
Blanchard et al. (1985)	RIA (heteroantibody)	161/181	89,0
Von Kries et al. (1985)	Crossed immunoelectrophoresis	0/40	0
Shapiro et al. (1986)	Immunoelectrophoresis after $BaCO_3$ absorption	27/934	2,9
Büller et al. (1986)	Crossed immunoelectrophoresis	0/113	0

xe bei den vorstehend genannten Situationen durchgeführt worden. Eine *generelle* Prophylaxe mit Vitamin K schien nicht indiziert zu sein.

Nun ist jedoch in letzter Zeit die Frage einer *generellen* Vitamin-K-Prophylaxe erneut aktuell geworden. Den hauptsächlichen Anlaß dafür lieferte das Aufkommen von Krankheitsfällen mit der sog. Spätform des Morbus haemorrhagicus neonatorum, die eine Inzidenz von etwa 1 : 50 000 hat und mit einer hohen Letalität von etwa 25% einhergeht. Diese Krankheit betrifft mehrheitlich Säuglinge zwischen der 3. und 7. Lebenswoche, die voll gestillt werden und die keine Vitamin-K-Prophylaxe bei der Geburt erhalten haben. Da diese pathogenetisch noch ungeklärte Form einer Vitamin-K-Mangelblutung in jenen Ländern nicht oder höchstens sehr selten auftritt, in denen eine Prophylaxe bei der Geburt generell durchgeführt wird, liegt die Folgerung nahe, daß diese Art der Vorsorge die Vitamin-K-Mangelblutungen verhindert. Ein weiterer Grund ist eine gewisse Veränderung der Fütterungsgewohnheiten bei unseren Wöchnerinnen. Anders als früher wird heute bei Neugeborenen meist auf die Zufütterung von Kuhmilchzubereitungen verzichtet und mit einem effektiven Stillen oft nicht vor dem Ende des ersten Lebenstages begonnen. Da Muttermilch erheblich weniger Vitamin K enthält als Kuhmilch, sind aber gerade gestillte Kinder auf einen frühzeitigen Fütterungsbeginn und damit auf eine frühzeitige Vitamin-K-Zufuhr angewiesen.

Daher dürfte die Wiedereinführung einer *generellen* Vitamin-K-Prophylaxe der Neugeborenen unmittelbar nach der Geburt die logische Folgerung sein. Die Ernährungskommission der Deutschen Gesellschaft für Kinderheilkunde hat nun vor kurzem die folgende Empfehlung zur Verhinderung von Vitamin-K-Mangelblutungen gegeben:

– Für alle Früh- und Neugeborenen 1 mg Vitamin K_1 subkutan post partum unabhängig von der Ernährungsform.
– Wird die parenterale Vitamin-K-Gabe abgelehnt, sollte Vitamin K_1 (1 mg) mindestens 2mal/Woche während der ersten 3 Lebensmonate gegeben werden.

Dieser Empfehlung haben wir an anderer Stelle dezidiert und ausführlich widersprochen. Ich kann hier lediglich eine Zusammenfassung der Gründe geben, die gegen die einmalige subkutane Applikation von Vitamin K_1 und gegen die 24malige Vitamin-K_1-Gabe innerhalb 3 Monaten bestehen.

Zur ersten Empfehlung sei folgendes angemerkt:

– Die Aussage des amerikanischen "Comittee on nutrition" (1961) liefert keine Stütze für die alleinige subkutane Prophylaxe. Das Komitee stellt vielmehr die orale Prophylaxe gleichwertig neben die parenterale.
– Die subkutane Applikation von Vitamin K_1 verhütet die Spätform des Morbus haemorrhagicus neonatorum mit Sicherheit ebensowenig wie die orale Gabe. Beide Applikationsformen reduzieren lediglich das Auftreten der Spätform beträchtlich.
– Bei subkutaner Applikation drohen Gefährdungen durch extrem hohe Serumspiegel, Stichverletzungen, Blutungskomplikationen und sogar Gewebssklerosierungen.

Und zur 2. Empfehlung sei bemerkt:

- Die vorgeschlagene Prophylaxe übertrifft die natürliche Vitamin-K-Zufuhr um 2 Zehnerpotenzen.
- Eine einmalige Gabe von 0,5–1 mg Vitamin-K_1 post partum erhöht die Leberkonzentration um etwa das 5000fache und hält diese während mehrerer Wochen über dem Normalwert.
- Die vorgeschlagene Prophylaxe übersieht die großen Erfahrungen in den USA, in der Schweiz und in Schweden. In diesen Ländern tritt nach einer einmaligen Vitamin-K-Applikation post partum die Spätform des Morbus haemorrhagicus neonatorum praktisch nicht auf.

Zusammenfassung

Aufgrund all dieser Umstände scheint uns also die einmalige Gabe von 1–2 mg Vitamin K_1 peroral unmittelbar nach der Geburt die Methode der Wahl zu sein, wie das auch sonst auf der Welt weitgehend üblich ist. Abweichend davon ist zu erwägen, Risikokindern, insbesondere Frühgeborenen unter 1 500 g, Vitamin K_1 in einer Dosis von 0,5–1 mg intramuskulär oder intravenös zukommen zu lassen. Einen höheren Vitamin-K_1-Bedarf als ihn die allgemeine Prophylaxe befriedigt, können auch Neugeborene haben, deren Mütter bestimmte Medikamente, wie Antikonvulsiva und Isoniazid eingenommen haben. Die Vitamin-K_1-Dosis ist dann individuell festzulegen. Während länger dauernder parenteraler Ernährung muß, insbesondere bei kleinen Frühgeborenen, Vitamin K_1 in einer Dosis von 0,5 mg/kg KG einmal in der Woche langsam intravenös substituiert werden.

Unter dem Eindruck der schweren Nebenwirkungen von Synkavit, des früher üblichen Vitamin-K-Analogons, ist die *generelle* Prophylaxe mit Vitamin K bei Neugeborenen vor ca. 25 Jahren aufgegeben worden. Unter dem Eindruck der dadurch heraufbeschworenen Blutungsgefahren hat nunmehr die *generelle* Form der Vitamin-K-Prophylaxe ihre Berechtigung zurückgewonnen, allerdings mit einem Vitamin-K_1-Präparat, das – so ist zu hoffen und auch anzunehmen – keine gefährlichen Nebenwirkungen besitzt.

Literatur

Künzer W, Niederhoff H (1988) Vitamin-K-Versorgung der Neugeborenen. Dtsch Med Wochenschr 113:432–438

2.10 Infektionen

2.10.1 Infektionen in der Geburtshilfe

E. E. Petersen (Freiburg)

Infektionen gehören auch heute noch zu den gefürchteten Komplikationen während Schwangerschaft und Geburt. Mit dem allgemeinen Rückgang von Infektionen sind natürlich auch infektiöse Komplikationen in der Geburtshilfe seltener geworden. Dies hat dazu geführt, daß Komplikationen mit der Folge einer Schädigung des Neugeborenen oder der Mutter immer weniger als schicksalshaft hingenommen werden, und daß sehr häufig versucht wird, dem Arzt ein Fehlverhalten nachzuweisen.

Die Vermeidbarkeit bzw. Unvermeidbarkeit eines infektionsbedingten Schadens hängt von vielen Faktoren ab: von der Erkennung einer ablaufenden Infektion überhaupt, von der frühzeitigen Erkennung und von der Therapierbarkeit. Eine Prophylaxemöglichkeit besteht nur für wenige Infektionen. In der Mehrzahl der Infektionen ist es das Kind, welches gefährdet ist, während die Mutter nur bei schweren, aszendierenden Infektionen mitbetroffen ist.

Einen Überblick über die verschiedenen Infektionen und ihren Infektionsweg geben Tabelle 1 und Abb. 1 wieder.

Virusinfektionen werden überwiegend hämatogen übertragen. Während das hohe Embryopathierisiko durch eine Rötelninfektion heute durch die Impfung und durch serologische Untersuchungen vermieden bzw. erkannt werden kann, bleibt die Schädigung durch eine primäre Zytomegalievirusinfektion (CMV-Infektion) noch immer ein ungelöstes Problem. Wegen der hohen Reaktivierungsrate der latenten Zytomegalievirusinfektion in der Schwangerschaft [ca. 8–10% aller Schwangerschaften (D. Neumann-Haefelin, persönliche Mitteilung 1987)]

Tabelle 1. Infektionen während Schwangerschaft, Geburt und Wochenbett und ihre diagnostischen Möglichkeiten

Blutkultur:	Sepsis, Listeriose
Serologie:	Röteln, Zytomegalie, Hepatitis, Lues, Toxoplasmose, HIV
Nabelschnurblut:	Toxoplasmose etc.
Fruchtwasser:	Chorioamnionitis, Listeriose
Zervixabstrich:	Gonokokken, Chlamydien, Herpes simplex, Streptokokken A, B, D, Staphylokokken
Vaginalabstrich:	E. coli, Gardnerella vaginalis, Anaerobier
Mikroskopie:	Trichomonaden, Candida albicans
Urinkultur:	Harnwegsinfekt, Bakteriurie, Zytomegalie
Laborparameter:	Blutbild, Gerinnung, Entzündungsproteine, z. B. CRP
Histologie:	Chorioamnionitis, Sepsis, Listeriose, Zytomegalie etc.

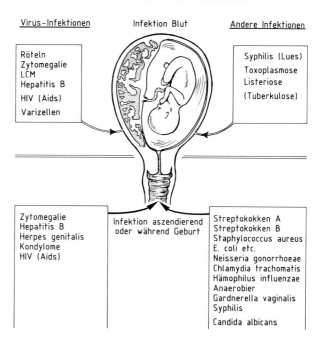

Abb. 1. Infektionen während der Schwangerschaft und der Geburt

ist die sichere Erkennung einer primären Infektion schwierig. Nur die primäre CMV-Infektion bedeutet ein ca. 10%iges Schädigungsrisiko für den Feten, bei der reaktivierten CMV-Infektion liegt es unter 1% [2, 16]. Zur transplazentaren Übertragung der Hepatitis B kommt es fast nur bei einer floriden Infektion während der Schwangerschaft.

Die Übertragung der Hepatitis B bei Carrierstatus der Mutter (HB_S-Antigen-Persistenz) erfolgt überwiegend erst sub partu, so daß durch die sofortige Impfung die Infektion weitgehend verhindert werden kann [2]. Varizellen bedeuten für das Kind nur dann ein erhöhtes Risiko, wenn es unmittelbar vor der Geburt durch die Mutter infiziert wird, bevor die Schutzstoffe (AK) der Mutter transplazentar übergegangen sind. Neu hinzugekommen ist die HIV-Infektion. Etwa 35% der Kinder von HIV-positiven Frauen werden infiziert. Folgen für Mutter und Kind, die sehr schwerwiegend sein können, sind heute noch nicht umfassend abzusehen [11, 14].

Bei den hämatogen übertragenen Infektionen durch *Bakterien und Protozoen* sind aktuell nur die Toxoplasmose und die Listeriose von Bedeutung. Die Syphilis ist eine Rarität und wird durch die in den Mutterschaftsrichtlinien geforderte serologische Untersuchung weitgehend ausgeschlossen. Auch die Tuberkulose spielt derzeit in der Geburtshilfe so gut wie keine Rolle mehr. Dagegen ist die Listeriose auch heute noch Ursache eines Spätaborts oder eines intrauterinen Fruchttodes. Die Erkennung einer Listerioseinfektion in der Schwangerschaft ist schwierig und nur möglich, wenn rechtzeitig diagnostische Schritte veranlaßt werden, wie die Durchführung von Blutkulturen bei Fieber oder die bakteriologische Untersuchung des Fruchtwassers bzw. entsprechende Abstriche beim Spätabort. Dank guter Zusammenarbeit mit dem Mikrobiologen und Pathologen konnten wir in den letzten Jahren mehrere Spätaborte und Totgeburten, deren Ursache zunächst unbekannt erschien, aufklären. Die Infektion beim Kind kann so rasch verlaufen, daß es zu keiner histologisch auffälligen Entzündungsreaktion kommt und die in allen Organen vorhandenen Bakterien nur durch eine spezielle Silberfärbung nachweisbar werden. Die Serologie bei der Listeriose ist wegen der Kreuzreaktion und der Unspezifität fast wertlos. Die Epidemiologie der menschlichen Listeriose ist auch heute noch weitgehend ungeklärt [15]. Häufiger durchgeführte bakteriologische Untersuchungen bei fieberhaftem Abort machen deutlich, daß die Listeriose immer noch eine der Ursachen für infektiöse Komplikationen in der Schwangerschaft ist.

Für die Toxoplasmose muß ein neues Konzept für die Diagnostik und Therapie geschaffen werden. Die derzeitig praktizierte Serologie ergibt zu viele floride Infektionen in der Schwangerschaft, die jedoch keine Gefahr für das Kind bedeuten, wenn sie schon vor der Gravidität bestanden haben. So bringt sie häufig mehr Unruhe als Nutzen [1].

In der Spätschwangerschaft und während der Geburt spielen die *aszendierenden Infektionen* die Hauptrolle. Hier sind es besonders die bakteriellen Infektionen, die sowohl das Kind als auch die Mutter gefährden – allen voran Streptokokken der Gruppe A, die gefürchteten Erreger des Kindbettfiebers, daneben die Streptokokken der Gruppe B, die aufgrund ihrer Häufigkeit neben E. coli zu den wichtigsten Erregern der kindlichen Sepsis, Pneumonie oder Meningitis zählen [12]. Für die Mutter sind Streptokokken der Gruppe A, Staphylococcus aureus, aber auch Enterobacteriaceen (E. coli, Klebsiellen etc.) als Ursache aszendierender Infektionen, die sich über eine Chorioamnionitis bis hin zur Sepsis ausbreiten können, besonders gefürchtet.

Die besonderen Probleme bei der aszendierenden, bakteriellen Infektion sind einmal die frühzeitige Erkennung der zunächst nur lokalen Infektion und dann der Nachweis des für die Infektion verantwortlichen Erregers, da die Vagina und die Zervix von Hause aus bakteriell mehr oder weniger stark besiedelte Gebiete darstellen [9].

Auch *Virusinfektionen* können bei der Passage durch den Geburtskanal auf das Kind übergehen. Hier ist vor allem das Herpes-simplex-Virus gefürchtet, das aber mit 1 Enzephalitis auf 7 500 Geburten selten zu ernsteren Komplikationen führt [7]. Sehr viel häufiger ist die Infektion mit dem Zytomegalievirus, welches etwa 1% aller Neugeborenen infiziert, jedoch wenig bleibende Schäden verursacht. Die Rate der Hepatitis-B-Infektionen während der Geburt ist durch die serologische Erkennung potentiell infektiöser Mütter (0,5–5%) und durch die rechtzeitige Impfung gesenkt worden. Eine Übertragung von Papillomviren findet wahrscheinlich nicht so selten statt, wird aber wegen der fehlenden Symptomatik beim Kind meist nicht erkannt. Wieweit bei einer HIV-positiven Mutter dieses Virus auch noch während der Geburt auf das Kind übertragen wird, ist nicht bekannt. Man geht eher davon aus, daß die Mehrzahl der Kinder transplazentar infiziert werden. Eine zusätzliche Boosterung mit dem Virus während der Geburt ist aber nicht auszuschließen [14].

In der Schwangerschaft und während der Geburt gibt es Infektionsschäden, die vermeidbar sind und wiederum andere, die unvermeidbar erscheinen (s. Abb. 1). Die Röteln sind durch die Titerbestimmung vor der Schwangerschaft und die aktive Impfung weitgehend völlig vermeidbar. Eine Schädigung durch die Zytomegalie ist hingegen weitgehend unvermeidbar. Die klinischen Symptome sind uncharakteristisch oder können ganz fehlen. Die Erkennung einer primären Infektion ist somit schwierig. Abgesehen von einem Schwangerschaftsabbruch stehen keine therapeutischen oder prophylaktischen Möglichkeiten zur Verfügung.

Die Mehrzahl der Infektionen bewegt sich zwischen diesen beiden Extremen. Durch sorgfältige Kontrollen und die kritische Beurteilung von Risikofaktoren können jedoch viele schwerwiegenden Infektionsfolgen vermieden werden. So ist schon längst bekannt und durch uns und andere Arbeitsgruppen gezeigt worden, daß es bei Frauen mit einer gestörten Vaginalflora (z. B. einer Aminkolpitis) häufiger zu infektiösen Komplikationen unter der Geburt und im Wochenbett kommt als bei Frauen mit reiner Laktobazillenflora [5, 8, 10].

Auch die Beurteilung der pathogenen Potenz der nachgewiesenen Keime bei der Mutter oder beim Kind ist für die Einschätzung des bestehenden Risikos wichtig. Die Skala reicht von den heute seltenen aber hochpathogenen Streptokokken der Gruppe A bis hin zu den gering pathogenen, aber häufig vorkommenden Keimen Gardnerella vaginalis und Anaerobiern. Wie wir inzwischen wissen, spielen jedoch auch die wenig pathogenen Keime durch ihre Häufigkeit eine erhebliche Rolle in der Schwangerschaft und im Wochenbett.

Viele Infektionen lassen sich nur dann nachweisen, wenn die entsprechenden Materialien (Blut, Zervixsekret, Punktat) auch mit der *richtigen Technik* entnommen, transportiert und aufgearbeitet werden. So kann eine Chlamydieninfektion nicht mit den üblichen bakteriologischen Entnahme- und Kulturverfahren erfaßt werden. Ihr Nachweis gelingt nur dann, wenn eine spezielle Diagnostik durchgeführt wird. Viele Chlamydieninfektionen verursachen nur geringe Symptome, die oft sehr spät (z. B. als Endometritis im Wochenbett) auftreten [3].

Die *Diagnostik* der einzelnen Infektionen ist in Tabelle 1 dargestellt. Eine Listerioseinfektion kann eben frühzeitig nur durch die Blutkulturen nachgewiesen werden, eine Trichomoniasis nur durch die Mikroskopie des Fluors. Während bei den virologischen Infektionen der serologische Nachweis (mit Ausnahme der Enteroviren) entscheidet, ist die Anzüchtung und Differenzierung die Methode der Wahl bei bakteriellen Infektionen. Aber auch sie kann nur dann erfolgreich sein, wenn die richtigen Materialien vom richtigen Ort und zum richtigen Zeitpunkt entnommen werden. Bei jedem Infektionsverdacht sollten Laborparameter wie Hb, Leukozyten und Thrombozyten wiederholt kontrolliert werden. Die Bestimmung des C-reaktiven Proteins führt in manchen Fällen zu einer frühzeitigeren Erkennung der Infektion [13].

Schwere bakterielle Komplikationen während Schwangerschaft und Geburt sind weniger ein Problem der therapeutischen Möglichkeiten, als vielmehr der rechtzeitigen und umfassenden Diagnostik. Schwerwiegende Fehler können dadurch entstehen, daß der Arzt einer Antibiotikagabe vertraut, ohne gleichzeitig adäquate diagnostische Maßnahmen einzuleiten. Durch die rasche Zunahme der diagnostischen Methoden werden einerseits zu viele sinnlose Analysen durchgeführt, andererseits aber wichtige Untersuchungen nicht veranlaßt. Der Ruf nach einfachen Diagnose- und Therapieempfehlungen ist verständlich, ersetzt aber nicht die Erfahrung des Geburtshelfers und enthebt ihn auch nicht der Aufgabe, sich immer wieder kritisch mit den aktuellen Problemen der Infektiologie auseinanderzusetzen.

Literatur

1. Deufel M (1985) Das Problem der Toxoplasmose in der Schwangerschaft. Dissertation, Freiburg
2. Enders G (1986) Infektionen in der Schwangerschaft – Schutzimpfungen in der Schwangerschaft. Urban & Schwarzenberg, München
3. Hoyme UD (1985) Nachweis, Klinik, Komplikationen und Behandlung von Chlamydieninfektionen in der Gynäkologie und Geburtshilfe. Gynäkologe 18:142
4. Ledger WJ (1986) Infection in the female, 2nd edn. Lea & Febiger, Philadelphia
5. McGregor JA, Lawellin D, Franco-Buff A, Todd JK, Makowski L (1986) Protease production by microorganisms associated with reproductive tract infection. Am J Obstet Gynecol 154
6. Monif GR (1982) Infectious diseases, 3rd edn. Infectious Disease Inc Gainsville, Florida
7. Nahmias AJ, Keyserling HL, Kerrick GM (1983) Herpes simplex. In: Remington JSK, Klein JO (eds) Infectious diseases of the fetus and newborn infant. Saunders, Philadelphia, p 639
8. Petersen EE, Sanabria de Isele T, Pelz K, Hillemanns HG (1985) Die Aminkolpitis, nicht nur ein ästhetisches Problem: erhöhtes Infektionsrisiko bei Geburt. Geburtshilfe Frauenheilkd 45:43
9. Petersen EE (1985) Die Aminkolpitis. Gynäkologe 18:131
10. Petersen EE, Sanabria de Isele T, Pelz K (1986) Disturbed vaginal flora as risk factor in pregnancy. J Obstet Gynecol 6 [Suppl 1]:S16
11. Petersen EE (1987) Das Problem AIDS in der Frauenheilkunde. Ärztebl Rh Pfalz 8:15
12. Peukert W (1987) Streptokokken der Gruppe B. 3. Freiburger Geburtsh. Kolloquium, 4.–5.9.1987
13. Prömpeler H (1987) Vorzeitiger Blasensprung und Infektionsparameter. 3. Freiburger Geburtsh. Kolloquium, 4.–5.9.1987
14. Schäfer A (1987) HIV-Infektion und Schwangerschaft. 3. Freiburger Geburtsh. Kolloquium, 4.–5.9.1987
15. Seeliger HP (1987) Listeriose – aktuell. Dtsch Med Wochenschr 112:359
16. Stagno S, Pass RF, Dworsky MW et al. (1982) Congenital cytomegalovirus infection. The relative importance of primary and recurrent maternal infection. N Engl J Med 16(306):945

2.10.2 Der vorzeitige Blasensprung

H. Prömpeler (Freiburg)

Der vorzeitige Blasensprung (VBS) tritt mit einer Häufigkeit von 15–20% im Verlauf einer Schwangerschaft auf. Er ist eine der Hauptursachen der Frühgeburtlichkeit und somit einer der Hauptfaktoren der perinatalen Morbidität und Mortalität.

Frühgeburten bis zur 32. SSW werden in etwa 1%, bis zur 34. SSW in 2–4% der Graviditäten beobachtet.

Das Vorgehen beim VBS ist uneinheitlich und wird konträr diskutiert. In der UFK Freiburg wird bei reifen Kindern mit günstigem Zervixbefund die Entbindung angestrebt. Bei niedrigem Pelvic-Score und bei unreifen Kindern bis zur 34. SSW ist das Vorgehen konservativ.

Dieses abwartende Verhalten kann bis zum Eintritt zervixwirksamer Wehen verfolgt werden. Durch eine intensive, engmaschige Überwachung muß jedoch eine beginnende aszendierende Infektion frühzeitig erkannt werden. Dabei ist jedoch das Dilemma der ungenügenden Aussagefähigkeit der üblichen Überwachungsparameter bekannt. Blutsenkung, Leukozyten, Temperatur, fetale Herzfrequenz, uterine Schmerzsymptomatik, Geruch des Fruchtwasser, aber auch die vaginale Bakterienflora sind unsensible, unspezifische und nicht pathognomonische Indikatoren einer intrauterinen Infektion.

C-reaktives Protein

Durch die Einführung des Akutphasenproteins CRP als Infektionsparameter in der Geburtshilfe besteht die Hoffnung, auf eine frühzeitigere Diagnostik der Chorioamniitis. In mehreren Studien wurde bisher eine hohe diagnostische Wertigkeit des CRP nachgewiesen. Bei der Überprüfung dieser Ergebnisse durch andere Gruppen konnten diese positiven Ergebnisse jedoch nicht immer bestätigt werden (Tabelle 1).

Zur Verbesserung der Überwachung von Patientinnen mit vorzeitigem Blasensprung haben wir 1986 begonnen, das CRP zusätzlich zu den üblichen Infektionsparametern einzusetzen.

Bisher sind in der Studie 190 Patientinnen erfaßt: 45 Fälle mit VBS zwischen der 17. und 38. SSW, 68 Fälle mit vorzeitigen Wehen, 35 Fälle mit einem geburtshilflichen Infektionsrisiko und 52 Fälle als Kontrolle. Bei den 45 Patientinnen mit VBS ereignete sich der VBS zwischen der 26. und 34. SSW. Diese 31 Fälle werden weiter analysiert (Tabelle 2).

Tabelle 1. CRP als Infektionsparameter-Vergleich von CRP-Studien bei VBS [1–4], bei VBS und vorzeitigen Wehen [5, 6]. Vergleichsbasis: histologischer Plazentabefund [1, 2], klinische Diagnose [3–6]

Autoren	Sensitivität [%]	Spezifität [%]	Positive Eintrittswahrscheinlichkeit [%]	Negative Eintrittswahrscheinlichkeit [%]
[1] Ismail (1985)	82	55	36	91
[2] Hawrylshyn (1983)	88	96	96	89
[3] Evans (1980)	81	100	81	100
[4] Romen (1984)	86–100	97–100	86–100	97–100
[5] Farb (1983)	59	82	50	87
[6] Ernest (1987)	30–77	37–61	9–18	87–93

Tabelle 2. Prospektive Verlaufsstudie UFK Freiburg zur Validität von CRP als Infektionsparameter

190 Patientinnen:	45 Fälle	VBS 17–38. SSW
	68 Fälle	Vorzeitige Wehen 26.–38. SSW
	25 Fälle	Risiko: Gestose, Mangelentwicklung, Diabetes mellitus, Hydramnion, Mehrlinge, vorzeitige Plazentalösung, Blutung
	52 Fälle	Kontrollen

45 Patientinnen mit vorzeitigem Blasensprung, davon
31 Fälle VBS: 26.–34 SSW, Latenz: 169 h (5–1800 h), davon

	19 Fälle	Klinischer Verdacht auf Amnioninfektion (Leukozyten ≥ 14000 und/oder Temperatur $\geq 38,0\,°C$), davon
	16 Fälle	Leukozyten: ≥ 14000
	11 Fälle	Temperatur: $\geq 38,0\,°C$
Entbindung:	14 Fälle	Sectio caesarea, davon 11 Fälle mit V. a. Amnioninfektion
	17 Fälle	Spontangeburten, davon 8 Fälle mit V. a. Amnioninfektion

VBS Latenz:
CRP erhöht:	9 Fälle	87 h (30–208 h)
CRP ansteigend:	10 Fälle	473 h (70 h–11 Wochen)
CRP normal:	12 Fälle	128 h (5–680 h)

Als Kriterium der Diagnose „Verdacht auf Amnioninfektion" wurde eine Leukozytose ≥ 14000 und/oder eine Temperatur $\geq 38,0\,°C$ festgelegt. Bei 19 (61%) Patientinnen waren diese Kriterien erfüllt, 16mal lag eine Leukozytose und 11mal Fieber vor. 14 der 31 Patientinnen wurden durch Sectio caesarea entbunden. Bei 11 der 14 Patientinnen bestand der klinische Verdacht auf eine Amnioninfektion. Dagegen wurden nur bei 8 von 17 spontan entbundenen Patientinnen entsprechende Infektionszeichen gefunden.

Bei 27 der 31 Patientinnen lag eine gestörte Vaginalflora vor. Insgesamt wurden 17 verschiedene Keimarten isoliert.

Bei 21 der 31 Patientinnen wurde eine Antibiotikabehandlung durchgeführt. 3 Neugeborene hatten eine klinisch relevante Infektion, 3 starben an Frühgeburtlichkeit, von diesen hatten 2 zusätzlich eine Infektion.

9 Patientinnen hatten bei der Aufnahme nach VBS bereits ein pathologisch erhöhtes CRP, bei 10 Patientinnen stieg während des stationären Verlaufs das CRP in den pathologischen Bereich, bei 12 blieb das CRP normal. Die mittleren Latenzzeiten vom vorzeitigen Blasensprung bis zur Geburt unterscheiden sich nicht signifikant in den 3 Gruppen.

Die Grenze zu pathologisch erhöhten CRP-Werten wurde übereinstimmend mit anderen Autoren auf 2,0 mg/dl festgelegt. Der Serumspiegel unserer Kontrollgruppe (n=52) ergab für den gesamten Schwangerschaftsverlauf einen konstanten Mittelwert von 0,8 mg/dl. Im VBS-Kollektiv wurden CRP-Werte von 0,3 bis 16,0 mg/dl bei einem Mittel von 4,3 mg/dl gemessen.

Die Beurteilung nach den festgelegten Kriterien (Leukozyten >14 000 und/ oder Temperatur >38,0 °C) zeigt, daß das CRP bei 19 Patientinnen 13mal den Verdacht auf eine Amnioninfektion anzeigte. Dies entspricht einer Sensitivität von 68%. Umgekehrt lag bei 19 Patientinnen mit pathologisch erhöhtem CRP 13mal der klinische Verdacht auf eine Amnioninfektion vor. Dies entspricht einer positiven Eintrittswahrscheinlichkeit von 68% (Tabelle 3).

Vergleicht man das CRP mit dem pathologisch-anatomischen Plazentabefund, so fand sich bei 21 Fällen mit histologischen Entzündungszeichen 16mal ein erhöhtes CRP, entsprechend einer Sensitivität von 76%. Umgekehrt konnte bei 19 Patientinnen mit erhöhtem CRP 16mal eine Amnioninfektion histologisch nachgewiesen werden. Dies entspricht einer positiven Eintrittswahrscheinlichkeit von 84% (Tabelle 4).

Der Vergleich der diagnostischen Wertigkeit von CRP, Leukozyten und Temperatur, bezogen auf den histologischen Nachweis einer Amnioninfektion, zeigte für alle 3 Parameter eine zufriedenstellende positive Eintrittswahrscheinlichkeit. Das CRP scheint eine höhere Sensitivität zu besitzen. Die negative Eintrittswahrscheinlichkeit war für alle 3 Parameter überraschend schlecht (Tabelle 5).

Tabelle 3. Validität von CRP als Infektionsparameter – Analyse: CRP und klinischer Verdacht auf Amnioninfektion (Leukozyten ≧14000 und/oder Temperatur ≧38,0 °C)

	n	Klinischer Verdacht auf V. a. Amnioninfektion	
		Positiv n	Negativ n
CRP ≥2 mg/dl	19	13	6
CRP <2 mg/dl	12	6	6
Gesamt	31	19	12
Sensitivität	68%		
Spezifität	50%		
Postive Eintrittswahrscheinlichkeit	68%		
Negative Eintrittswahrscheinlichkeit	50%		

Tabelle 4. Validität von CRP als Infektionsparameter – Analyse von CRP bezüglich der Identifikation histopathologisch gesicherter Amnioninfektion

	n	Histologische Amnioninfektion	
		Positiv n	Negativ n
CRP ≧ 2 mg/dl	19	16	3
CRP < 2 mg/dl	12	5	7
Gesamt	31	21	10
Sensitivität	76%		
Spezifität	70%		
Positive Eintrittswahrscheinlichkeit	84%		
Negative Eintrittswahrscheinlichkeit	58%		

Tabelle 5. Validität von CRP als Infektionsparameter – Analyse und Vergleich von CRP mit Leukozyten und Temperatur bezüglich der Identifikation von histopathologisch gesicherter Amnioninfektion

	Sensitivität [%]	Spezifität [%]	Positive Eintrittswahrscheinlichkeit [%]	Negative Eintrittswahrscheinlichkeit [%]
CRP ≧ 2 mg/dl	76	70	84	58
Leukozyten ≧ 14000	62	70	81	47
Temperatur ≧ 38,0 °C	43	80	82	40

Zusammenfassung

Das bisherige Ergebnis unserer Studie zeigt, daß das CRP allein nicht aus der diagnostischen Unsicherheit der Infektionsüberwachung herausführt. Zwar ist eine endgültige Beurteilung noch nicht möglich, die Abschätzung läßt aber eine vergleichbare Wertigkeit von CRP und den bekannten Parametern „Leukozyten und Temperatur" erwarten. Das CRP bereichert als ein Parameter neben anderen die Überwachungsmöglichkeit bei Infektionen in der Geburtshilfe. Sein obligater Einsatz kann jedoch aus den vorliegenden Resultaten nicht abgeleitet werden.

Literatur

Ernest JM et al. (1987) C-reactive protein: a limited test for managing patients with preterm labor or preterm rupture of membranes? Am J Obstet Gynecol 156:449

Evans MI et al. (1980) Ce-reactive protein as a predictor of infectious morbidity with premature rupture of membranes. Am J Obstet Gynecol 138:648

Farb HF et al. (1983) C-reactive protein with premature rupture of membranes and premature labor. Obstet Gynecol 62:49

Hawrylyshyn P et al. (1983) Premature rupture of membranes: the role of C-reactive protein in the prediction of chorioamnionitis. Am J Obstet Gynecol 147:240
Ismail MA et al. (1985) The significance of C-reactive protein levels in women with premature rupture of membranes. Am J Obstet Gynecol 151:541
Knitza R et al. (1986) Akut-Phasenproteine in der Geburtshilfe. Arch Gynecol Obstet 240:859
Romem Y et al. (1984) C-reactive protein as a predictor for chorioamnionitis in cases of premature rupture of the membranes. Am J Obstet Gynecol 150:546
Schmidt-Rhode P et al. (1986) Wertigkeit des C-reaktiven Proteins beim Amnioninfektionssyndrom. Arch Gynecol Obstet 240:859

2.10.3 Der totale Muttermundsverschluß zur Prophylaxe von intrauterinen Infektionen

W. Künzel, M. Kirschbaum (Gießen)

Das vorzeitige Ende einer Schwangerschaft als Abort oder als Frühgeburt ist ein Geschehen, dessen Ursachen nicht immer eindeutig zu klären sind. Häufig ist es auch nur ein einmaliges Ereignis. Bei wiederholtem Auftreten in den folgenden Schwangerschaften sollte jedoch nach den möglichen Ursachen gesucht werden. So ist bekannt, daß überzufällig häufig Frühgeburten auftreten (etwa 10%), wenn in den ersten Wochen der Schwangerschaft eine drohende Fehlgeburt vorgelegen hat (Berle 1986). Neben Einflüssen der Berufstätigkeit oder anderer sozialer Faktoren kommen chromosomale und immunologische Störungen, aber auch Infektionen als Ursache von Spätaborten und Frühgeburten in Betracht. Die folgenden Ausführungen sollen die Infektion der Vagina und der Zervix als Ursache von Spätaborten und Frühgeburten herausstellen und belegen, daß der totale Muttermundsverschluß (TMV) in Fällen mit belasteter Anamnese das wohl derzeit einzig mögliche Verfahren darstellt, die Infektion der Amnionhöhle mit pathogenen Keimen und damit die vorzeitige Beendigung der Schwangerschaft zu verhindern.

Die erste Mitteilung über den totalen Verschluß des äußeren Muttermunds erfolgte von Szendi (1961). Bei 5 Fällen wurde der Muttermund in der 26.–28. Woche der Gravidität verschlossen, um einen drohenden Abort oder eine Frühgeburt zu verhindern. Saling hat dieses Vorgehen 1981 wieder aufgegriffen, modifiziert und 1984 über 41 Fälle von *frühem* Muttermundsverschluß berichtet. Diese 41 Frauen hatten in den vorausgegangenen Schwangerschaften 149 Graviditäten mit Kinderwunsch. 45 lebende Kinder wurden geboren (30%); 16 Kinder sind post partum verstorben, so daß nur 29 Kinder (20%) überlebten.

Nach der Durchführung des vollständigen Muttermundsverschlusses wurden 34 (83%) lebende gesunde Kinder geboren. Davon waren 6 Kinder in der 25.–36. SSW geboren worden. In 7 Fällen (17%) konnte der negative Ausgang der Schwangerschaft auch durch den totalen Muttermundsverschluß nicht verhindert werden. In einem Fall erfolgte eine Totgeburt in der 34. SSW nach vorzeitiger Ablösung der Plazenta, in den anderen 6 Fällen Aborte in der 17.–24. SSW.

An der Frauenklinik der Justus-Liebig-Universität Gießen führen wir den totalen Muttermundsverschluß seit 1982 durch. Wir haben bis September 1987 46 Patienten operiert, von denen 41 Patienten in der Zwischenzeit entbunden wurden.

Tabelle 1. Anamnestische Risiken

	Muttermundverschluß ($n=41$) [%]	Kontrolle (HEPS 1985) ($n=33318$) [%]
Sterilitätsbehandlung	26,8	1,3
Uterusoperation	14,6	0,6
Schwangere über 37 Jahre	12,1	3,7
2 oder mehr Aborte	39,0	2,6
Frühgeburten	26,8	1,1
Mangelgeburten	12,2	0,5

Indikation

Im behandelten Kollektiv finden sich ausschließlich Patientinnen, die in den vorausgegangenen Schwangerschaften Frühgeburten, Spätaborte und auch Frühaborte aufwiesen und bei denen es in der bestehenden Schwangerschaft zum Blasensprung und zum Fruchtblasenprolaps gekommen war oder wo ein ähnlicher Verlauf wie in der vorausgegangenen Schwangerschaft befürchtet werden mußte.

In dem Kollektiv war die Sterilitätsbehandlung, die Uterusoperation, die Schwangere über 37 Jahre, der Zustand nach 2 oder mehr Aborten, nach Frühgeburten und Mangelgeburten im Vergleich zu einer Analyse der Hessischen Perinatalstudie (HEPS) von 1985 überproportional vertreten (Tabelle 1).

Die Indikation zum totalen Muttermundverschluß wurde in einem Teil der Fälle durch die Symptomatik während der Schwangerschaft bestimmt, in einem anderen Teil prophylaktisch. An Symptomen bestand am häufigsten eine leichte Wehentätigkeit (51,2%) in Kombination mit leichten Blutungen (41,5%) und eine Zervizitis (48,8%). In einem Viertel der Fälle war die Fruchtblase gesprungen (24,4%) und bei 14,6% lag ein Fruchtblasenprolaps vor. Diese Zeichen der Infektion zeigen sich auch in den bakteriologischen Befunden. In 22 von 41 Fällen konnten verschiedene Keime, in einigen Fällen sogar eine Mischinfektion, nachgewiesen werden. Häufig werden Streptokokken der Gruppe B, Enterokokken und Escherichia coli gefunden (Tabelle 2). Aber auch Mykoplasmen und Chlamydien wurden isoliert. Sie verdienen eine besondere Beachtung in der Planung der präoperativen Therapie bei der Wahl des geeigneten Antibiotikums.

Für die Auswahl von Patienten für den totalen Muttermundverschluß muß daher eine klare Indikation vorliegen (Tabelle 3). Sie ergibt sich aus der Risikoanamnese und den besonderen Ereignissen, die während der Schwangerschaft auftreten. Die Auswahl wird begrenzt durch das Schwangerschaftsalter und durch den aktuellen geburtshiflichen Befund. So ist der operative Eingriff nicht mehr zu vertreten, wenn die Dilatation des Muttermundes zu weit fortgeschritten ist und Zeichen der Infektion mit nicht zu unterdrückender Wehentätigkeit bestehen.

Vorbereitung des operativen Eingriffs

Die präoperative Diagnostik und Vorbereitung für den vollständigen Verschluß des Muttermundes muß darauf gerichtet sein, das Infektionsrisiko möglichst aus-

Tabelle 2. Häufigkeit von Infektionszeichen und Nachweis von Keimen im Zervix-/Vaginalabstrich bei 41 Patienten. (UFK Gießen 1987)

1. Keimnachweis und Keimart		53,6%
a) Streptokokken	40,9%	
b) Enterokokken	27,3%	
c) T-Mykoplasmen und M. hominis	27,3%	
d) E. coli	22,7%	
e) Sproßpilze	9,1%	
f) Chlamydien	4,5%	
g) Serratia	4,5%	
h) Enterobakter	4,5%	
i) Proteus	4,5%	
k) Klebsiellen	4,5%	
2. Klinischer Hinweis auf Infektionen		10,3%
3. Kein Erregernachweis		34,5%

Tabelle 3. Indikationen und Voraussetzungen für den totalen Muttermundsverschluß

1. Indikation → Risikoanamnese
   – Alter der Patienten
   – Uterusoperationen
   – häufige Spätaborte
   – Frühgeburten
2. Voraussetzung → geburtshilflicher Befund
   – ≤ 27. SSW
   – keine Wehentätigkeit
   – Portio ≥ 1/3 erhalten
   – Muttermund ≤ 1,5 cm eröffnet
   – [Blasensprung, Fruchtblasenprolaps]
   – Keine Zeichen einer schweren Infektion

Tabelle 4. Präoperative Diagnostik und peri- bzw. postoperative Therapie beim totalen Muttermundsverschluß

1. Laborbefunde		
Temperatur		< 37,0 °C
Leukozyten		< 15000/mm³
Thrombozyten		> 150000/mm³
C-reaktives Protein		< 6 mg/l
2. Keimnachweis durch Zervixabstriche		
Bakteriologischer Abstrich		
Gardnerella (Nativpräparat)		
Chlamydien		
Mykoplasmen		
3. Peri- und postoperative Therapie		
Cephalosporin	10 Tage	Claforan 3mal 2 g tgl. i. v. bzw. Ceporexin 4mal 1 g tgl. p. o.
Metronidazol	5 Tage	Clont 2mal 500 mg i. v.
Erythromycin	10 Tage	Erycinum 1000 mg/24 h als Dauerinfusion bzw. 4mal 250 mg tgl. p. o.
Tokolyse		

zuschalten. Neben den üblichen Methoden zum Nachweis einer Infektion (Tabelle 4) sollte das C-reaktive Protein bestimmt und ein Antibiogramm durch Abstrich aus dem Zervikalkanal angefertigt werden, um eine gezielte Therapie durchführen zu können. Wir führen jedoch auch bei negativem Keimbefund eine antibiotische perioperative Therapie mit Cephalosporin und Erythromycin durch, da es unserer Erfahrung entspricht, daß nicht immer Keime bei der ersten Analyse isoliert werden können. Metronidazol begrenzen wir auf 5 Tage, wenn der Nachweis einer Infektion mit Gardnerella vaginalis erbracht ist. Mit dieser Therapie sind alle Keimarten erfaßt. Die präoperative Vaginaltoilette geschieht durch Einlage von Betaisodona-Vaginaltabletten.

Operatives Vorgehen

Das operative Vorgehen selbst ist relativ einfach. Nach Spinalanästhesie wird die Patientin in Lithotomieposition gelagert und die Portio mit 2 Haltefäden gezügelt und introituswärts gezogen. Ohne weitere blutstillende Maßnahmen wird die Portiooberfläche 8–10 mm zirkulär desepithelialisiert und die entstandene Wundfläche mit einer versenkten Reihe 3×0 Vicryl versorgt. Diese Nahtreihe dient gleichzeitig der Blutstillung, wie auch die zweite Nahtreihe zur Adaptation des Portioepithels mit gleicher Fadenstärke. Die äußeren Nähte werden nach 7 Tagen entfernt, um das Einschneiden der Fäden zu verhindern und einer Infektion entlang des Fadens vorzubeugen. Nach 6–10 Tagen ist die Wunde in der Regel reizlos verheilt. Gelegentlich kommt es zu einer Rekanalisierung, insbesondere dann, wenn Zervixdrüsen bei der Desepithelialisierung erfaßt wurden und sich die Schleimsekretion wieder einen Weg nach außen bahnt.

Einleitung der Geburt

Bei unauffälligem Verlauf der Schwangerschaft kann die Geburt am errechneten Termin oder später eingeleitet werden. Häufig ist das untere Uterinsegment bereits soweit verstrichen, daß die Eröffnung des Zervixverschlusses in vielen Fällen schmerzlos durch Inzision mit dem Messer am Bereich der dünnen membranösen Adhäsion des Portioepithels erfolgen kann. In anderen Fällen empfiehlt sich die Eröffnung und weitere Dehnung des Muttermundes in Periduralanästhesie. In einigen Fällen war jedoch der Verlauf der Schwangerschaft durch vorzeitige Wehentätigkeit und Wachstumsretardierung des Feten kompliziert, so daß die Entbindung vor der 40. SSW und durch Sectio erfolgen mußte. In jenen Fällen ist es ratsam, die Eröffnung des Muttermundes von abdominal vorzunehmen. In der postpartalen Phase formiert sich die Portio wieder vollständig ohne bleibende sichtbare Defekte.

Ergebnisse des totalen Muttermundsverschlusses

Die Effektivität der Therapie des totalen Muttermundsverschlusses ist relativ schwer zu überprüfen, da praktisch nur der Vergleich mit den vorausgegangenen Schwangerschaften möglich ist. Eine alternierende Untersuchung scheint wiederum in diesem kleinen Kollektiv von Risikopatienten nicht vertretbar, da der operative Eingriff das letzte Mittel der Wahl für diesen besonderen Fall darstellt.

Anamnestisch bestanden im untersuchten Kollektiv insgesamt 100 Graviditäten, aber nur 63 Schwangerschaften gelangten über die 12. SSW hinaus. Diese 63 Graviditäten sind Grundlage der folgenden Berechnungen, da der früheste Muttermundsverschluß nicht vor dem Nachweis einer intakten Gravidität vorgenommen wurde. In 14,3% der Fälle dauerte die vorausgegangene Schwangerschaft

Tabelle 5. Dauer der Schwangerschaft vor und nach dem Muttermundsverschluß

SSW	Anamnese ($n=63$)		nach TMV ($n=41$)	
	n	[%]	n	[%]
13.–16.	9	14,3	1	2,4
17.–28.	27	42,8	8	19,5
29.–37.	13	20,6	8	19,5
≥ 38.	14	22,0	24	58,5

13–16 Wochen, in 42,8% 17–28 Wochen und in 20,6% 29–37 Wochen. Nur in 22% der Fälle wurde die Schwangerschaft bis zum Termin ausgetragen (Tabelle 5). Nach dem totalen Verschluß des Muttermundes war nicht in allen Fällen eine Verlängerung der Schwangerschaftsdauer bis zum Termin zu erreichen. In 22% der Fälle erfolgte die Beendigung der Schwangerschaft vor der 29. SSW und in 19,5% in der 29.–37 SSW. 58,5% der Graviditäten dauerten bis zum Termin an. In diesem Zusammenhang ist zu berücksichtigen, daß eine Gruppe von Erstgebärenden (Tabelle 6) behandelt wurde, die plötzlich Risiken während der Schwangerschaft aufwies. Es waren Patientinnen, die zwischen der 16. und 24. SSW mit Blasensprung bzw. Fruchtblasenprolaps zur Aufnahme kamen. Nur in 2 Fällen konnte die Schwangerschaft bis nahe an den Termin geführt werden, in den anderen Fällen kam es unter nicht zu verhindernder Wehentätigkeit zum Ausstoßen der Frucht.

Einen Überblick über die Versager des totalen Muttermundsverschlusses bei Mehrgebärenden gibt ebenfalls Tabelle 6. In den Fällen, in denen die Schwangerschaft in der 28. SSW und davor beendet wurde, spielen offensichtlich wieder Infektionen eine bedeutende Rolle. Aber auch in den 5 Fällen, die zwischen der 29. und 35. SSW entbunden wurden, sind Infektionen des Genitale nachzuweisen.

Perinatale Sterblichkeit

Die 41 behandelten Patienten mit totalem Muttermundsverschluß sind in 6 Fällen von toten Feten von der 17.–25. SSW entbunden worden. Sie gelten definitionsgemäß als Aborte. Die verbleibenden Patientinnen ($n=35$) haben 39 lebende Kinder, davon 5 Gemini, geboren.

Die Geburtsgewichte sind verständlicherweise von einem Vergleichskollektiv von Schwangeren im Alter von 30–34 Jahren signifikant unterschieden (Tabelle 7). Die Häufigkeit von Kindern mit einem Geburtsgewicht von weniger als 1 000 g betrug in der Gruppe mit TMV 15,4% und 0,2% im Vergleichskollektiv. Ähnliche Differenzen ergeben sich auch für die höheren Gewichtsklassen. 3 Kinder unter 1 000 g sind post partum verstorben. Ein 800 g schweres Kind erlag einer Infektion mit Acetinobacter, ein 900 g schweres Kind verstarb an einer massiven Hirnblutung nach einer schweren Chorioamnionitis und vorausgegangenem vorzeitigen Blasensprung, ein 800 g schweres Kind der 26. SSW verstarb 3

Tabelle 6. Schwangerschaftsbefund bei Erst- und Mehrgebärenden. (UFK Gießen 1987)

Nr.	Alter/Gravidität	Symptome	Besonderheiten	TMW (SSW)	Schwangerschaftsdauer (Wochen)
7	34/I	Blasensprung	Gelblicher Fluor	16	17[a]
12	26/I	Fruchtblasenprolaps	Status nach Cerclage, Gemini	22	37[b]
16	23/I	Blasensprung	Sterilitätsbehandlung	19	20[a]
24	28/I	Fruchtblasenprolaps	Wehen	24	26[b]
30	34/I	Fruchtblasenprolaps	Wehen	21	38[b]
3	36/VIII	Fruchtblasenprolaps	Status nach 7 Aborten	22	25[a]
6	38/II	Vorzeitiger Blasensprung	–	21	24[a]
13	38/IX	Chlamydieninfektion	Status nach Amniocentese, Infektion mit Acinetobacter	14	28 Sectio[b]
21	35/IV	Abortus imminens	β-hämolysierende Streptokokken B IFT	14	17[a]
23b	36/IV	Abortus imminens	Nach TMV E. coli- und Ps. aeruginosa-Nachweis, Blasensprung	26	26[b]
40	29/VII	Abortus imminens	Enterokokken, M. hominis, T-Mycoplasmen, Sproßpilze, E. coli, fieberhafter Abort	12	15[a]
5	28/III	Abortus imminens	β-hämolysierende Streptokokken	19	35 Sectio
8	27/V	–	Wachstumsretardierung	13	31 Sectio
17	25/IV	Hautbiopsie (Fetoskopie)	–	24	32
19	35/II	Abortus imminens, Gemini	Chorioamnionitis	20	29 Sectio[b]
25	35/VI	Status nach Cerclage	Wehentätigkeit	25	30

[a] Tot geboren.
[b] Lebend geboren.

Tage post partum an einer Hirnventrikeltamponade und Niereninsuffizienz bei Aortenisthmusstenose. Bei den anderen 3 Kindern mit einem Gewicht von 730 g, 870 g und 910 g bestand eine Hirnblutung I. Grades und in einem Fall Aufzuchtschwierigkeit wegen Enterokokkensepsis, Sproßpilzinfektion und einer nekrotisierenden Enterokolitis. Eines der Kinder verstarb nach 4 Wochen nach entzündlicher Dünndarmperforation und finaler Niereninsuffizienz.

Tabelle 7. Geburtsgewicht und perinatale Mortalität. (UFK Gießen 1987)

Geburts-gewicht [g]	Anzahl der lebend geborenen Kinder mit TMV		Vergleichs-kollektiv HEPS 1985 30–34 Jahre	Perinatale Mortalität	
	n	[%]	[%]	TMV [%]	HEPS 1985 [%]
<1000	6	15,4	0,2	50	25,0
1000–1499	4	10,2	0,6	0	25,5
1500–1999	1	2,6	1,5	0	10,9
2000–2499	7	17,9	3,9	0	4,1
>2500	21	53,8	93,8	0	0,3
Gesamt	39[c]		n=7516	3/41 = 7,3%	

[c] 5mal Geminischwangerschaft.

Abschließende Beurteilung

Der Muttermundsverschluß ist eine Operationsmethode, mit der die Aszension von Keimen aus der Vagina in den Uterus in vielen Fällen verhindert werden kann. Sie kommt bei besonders belasteter Anamnese oder bei plötzlich auftretenden Ereignissen während der Schwangerschaft, wie Fruchtblasenprolaps und vorzeitigem Blasensprung zur Anwendung. Es ist streng darauf zu achten, daß die vorher genannten Voraussetzungen für den TMV erfüllt sind. Unter solchen Bedingungen läßt sich in vielen Fällen die Schwangerschaftsdauer bis zu einem Zeitpunkt verlängern, zu dem ein Überleben des Kindes möglich ist.

Literatur

Berle P (1985) Fehlgeburt. In: Krebs D (Hrsg) Reproduktion – Störungen in der Frühgravidität. (Klinik der Frauenheilkunde und Geburtshilfe, Bd 3, S 111) Urban & Schwarzenberg, München Wien Baltimore

Saling E (1981) Der frühe totale Muttermundverschluß zur Vermeidung habitueller Aborte und Frühgeburten. Z Geburtshilfe Perinatol 85:259–261

Saling E (1984) Prevention of habitual abortion and prematurity by early total occlusion of the external os uteri. Eur J Obstet Gynecol Reprod Biol 17:165–170

Saling E (1984) Der frühe totale operative Muttermundverschluß bei anamnestischem Abort- und Frühgeburtsrisiko. Gynäkologe 17:225–227

Szendi B (1961) Vollständiges Zusammennähen des äußeren Muttermundes auf blutigem Wege zur Verhinderung von vorgeschrittenen Abortus und Frühgeburten. Zentralbl Gynakol 27:1083–1087

2.10.4 Chlamydia trachomatis und Neisseria gonorrhoeae

U. B. Hoyme (Essen)

Chlamydia trachomatis und Neisseria gonorrhoeae sind bedeutsame peripartale Risikofaktoren. Nach Originaluntersuchung von Credé erwarben vor Einführung der Augenprophylaxe 10% der Neugeborenen eine gonorrhoische Ophthalmia neonatorum bei einer nachträglich geschätzten maternalen Infektionsrate von 30% [11].

Untersuchungen von Elder et al. [3] aus dem Jahr 1971 über den Einfluß von Harnwegsinfektionen auf Verlauf und Ausgang der Gravidität ergaben auch bei harnwegsgesunden Schwangeren einen zusätzlichen günstigen Effekt bei Gabe von Tetrazyklinen in einer Kontrollgruppe im Vergleich mit einem Plazebo (Tabelle 1). So stieg die Gestationsdauer signifikant an, zugleich ergab sich eine deutliche Reduktion der Frühgeburtlichkeit, der neonatalen Morbidität und des postpartalen Fiebers. Auch wenn seinerzeit keine entsprechenden Kulturen vorlagen, so werden diese Ergebnisse in der Literatur doch als Folge der Elimination von Gonokokken und Chlamydien interpretiert.

Die seit der Publikation von Elder bekanntgewordenen Ergebnisse haben bestätigt, daß die *Gonorrhoe* ein peripartaler Risikofaktor ist, der zu septischem Abort, vorzeitigem Blasensprung, protrahiertem Geburtsverlauf, Chorioamnionitis und Frühgeburtlichkeit beiträgt [1, 11, 12]. Beim Neugeborenen werden neben okularen Infektionen solche des Nasopharynx, des Mittelohrs, der Vagina, des Rektums, aber auch Skalpabszesse und septische Verläufe beobachtet [1, 11].

Die Prävalenz von Neisseria gonorrhoeae bei Schwangeren beträgt in Mitteleuropa in allen bekanntgewordenen Berichten weniger als 0,5%, in den USA allerdings zwischen 0,6 und 7,6%, bei derzeit weltweit insgesamt eher abnehmender

Tabelle 1. Einfluß einer 6wöchigen Tetrazyklinbehandlung vor der 32. SSW auf den Verlauf der Schwangerschaft bei 279 harnwegsgesunden Frauen. (Nach Elder et al., 1971)

Kriterium	Tetrazyklin ($n=148$)	Plazebo ($n=131$)	p
Gestationsdauer (Wochen)	39,1	38,1	<0,025
Geburtsgewicht [g]	3277	3141	n. s.
Frühgeburtlichkeit [%]	5	15	<0,025
Totgeburten [%]	1	1	n. s.
Vorzeitiger Blasensprung [%]	10	13	n. s.
Postpartales Fieber [%]	6	12	<0,001
Neonatale Reanimation [%]	8	19	<0,005
Respiratory distress [%]	1	7	<0,05

Tendenz [1]. Während in den USA ein Screening in der ersten Vorsorge und in den Risikogruppen auch wiederholt in der 36.–38. SSW durchgeführt wird, erscheint dies als Routine in Deutschland nicht indiziert. Entschließt man sich bei Risikopatientinnen dennoch zur Diagnostik, so sollte diese mittels Kultur oder Enzymimmunassay erfolgen. Gram- oder gar Methylenblau-Präparat sind wenig sensitiv und obsolet. Die Abstriche sollten von Zervix, Urethra und Anus, insbesondere aber auch vom Rachen entnommen werden, da hier in 15–35% der Fälle der einzige positive Befund erhoben werden kann [1].

Therapeutisch stellt die Gonorrhoe meist kein Problem dar, da die Mehrheit der in Mitteleuropa vorkommenden Stämme noch gegenüber β-Laktamantibiotika sensibel ist und mit einer Einmaldosis eliminiert werden kann. Die Empfehlungen der CDC sind:

– Amoxycillin 3 g p. o. (1 g Probenecid),
– Ampicillin 3,5 g p. o. (1 g Probenecid),
– Ceftriaxon 250 mg i. m.

plus

– Erythromycinbase oder -äthylsuccinat,
– bei Allergie Spectinomycin 2 g i. m.

  plus Erythromycin.

Wegen der häufigen Vergesellschaftung mit einer Chlamydieninfektion sollte jedoch Erythromycin in jedem Fall zusätzlich über mehrere Tage gegeben werden.

Bezüglich der *Augenprophylaxe* beim Neugeborenen mit Silbernitrat, die heute noch in vielen Einrichtungen üblich ist, hat sich die Situation in der Bundesrepublik Deutschland durch die Verkündung des Gesetzes über den Beruf der Hebamme und des Entbindungspflegers (Hebammengesetz-HebG) vom 4.6.1986 verändert, so daß derzeit eine uneinheitliche, nicht eindeutig geregelte gesetzliche Grundlage besteht. So ist z. B. für das Land Nordrhein-Westfalen durch Gesetz- und Verordnungsblatt Nr. 31 vom 23.6.1986 die diesbezügliche Dienstordnung für Hebammen (Heb.DO) vom 19.6.1958 (GV.NW. S. 287) aufgehoben worden. Über eine aktualisierte Empfehlung zur Augenprophylaxe wird derzeit diskutiert. Eine Zusammenstellung aus der Literatur zeigt Ergebnisse mit verschiedenen Pharmaka (Tabelle 2), wobei berücksichtigt werden muß, daß in diese Zusammenfassung unterschiedliche Risikogruppen einbezogen wurden. Unter Berücksichtigung dieser Einschränkung ergibt sich, daß neben Silbernitrat auch Tetrazyklin, Erythromycin und Penicillin eine gute Wirksamkeit aufwiesen, während dies für Sulfonamide und Bacitracin nicht galt, so daß diese Pharmaka auch von den CDC abgelehnt werden [1].

Die Infektion mit *Chlamydia trachomatis* tritt nach den vorliegenden Berichten in der Gravidität etwa um den Faktor 6–10 häufiger auf als die Gonorrhoe [1, 5]. Über die Prävalenz von Chlamydien in der Schwangerschaft liegen bisher nur punktuelle Untersuchungen vor, da diese Infektion gegenüber den nationalen Gesundheitsbehörden noch nicht meldepflichtig ist. Nach den vorliegenden Informationen aus den westlichen Industrieländern muß von einer Prävalenz zwischen 4 und 10% ausgegangen werden (Tabelle 3), wobei in den letzten Jahren weltweit eine eher abnehmende Tendenz beobachtet wurde.

Tabelle 2. Geschätztes Risiko einer gonorrhoischen Opthalmia neonatorum in Abhängigkeit von verschiedenen Pharmaka bei der postpartalen Augenprophylaxe. Gesammelte Daten aus 56 Studien seit 1930. (Nach Rothenberg 1979)

Prophylaxe	n	Risiko [%]	Fälle (n)
Silbernitrat 1%	831737	0,063	526
Tetrazykline	49666	0,012	66
Erythromycin	19077	0,005	1
Penicillin	74638	0,001	1
Sulfonamide	7223	0,11	8
Bacitracin	6311	0,25	16
Keine	171240	0,038	65

Tabelle 3. Prävalenz vom Chlamydia trachomatis in der Schwangerschaft

Autor	Ort	Prävalenz [%]
Simon et al.	Kiel, 1982	8
Hoyme	Tübingen, 1983	10
Martius et al.	Würzburg, 1983	4
Bäumler et al.	Tübingen, 1986	4
Chandler et al.	Seattle, 1977	13
Frommell et al.	Denver, 1979	9
Hammerschlag et al.	Boston, 1979	2
Schachter et al.	San Francisco, 1979	4
Mardh et al.	Lund, 1980	9
Heggie et al.	Cleveland, 1981	18
Wood, Hobson, Rees	Liverpool, 1984	7
Khurana, Deddish, del Munda	Manila, 1985	17
Nugent et al.	Baltimore, 1986	16

Die Auswirkungen der Chlamydieninfektion auf die Schwangerschaft sind bisher nicht völlig geklärt. Veterinärmedizinische Untersuchungen deuten auf einen Einfluß auf die Aborthäufigkeit hin [8]. Einander widersprechende Ergebnisse liegen bezüglich vorzeitigem Blasensprung, Frühgeburtlichkeit, niedrigem Geburtsgewicht und perinataler Morbidität bzw. Mortalität vor [1, 5, 7]. Beim Neugeborenen kommt es nach der Geburt durch die chlamydieninfizierte Zervix in etwa 40% zur Einschlußkörperchenkonjunktivitis, die relativ symptomarm und dadurch häufig unbemerkt verläuft [1, 4, 5]. In etwa 10% der exponierten Neugeborenen kommt es zur atypischen Pneumonie. Otitis media und Infektionen des Nasopharynx wurden ebenfalls beobachtet [1].

Unter der Geburt kann die Chlamydienkolonisation der Zervix zur Chorioamnionitis sub partu sowie im Wochenbett zur späten postpartalen Endometritis führen [1, 5, 13]. Diese bisher wenig beachtete Erkrankung, die auch nach Fehlgeburten auftreten kann [9], entwickelt sich bis zu 8 Wochen nach der Entbindung und verläuft symptomarm, d.h. Fieber, Leukozytose, genitaler Ausfluß und Druckschmerzhaftigkeit des Uterus sind nur diskret entwickelt. Im Gegensatz zum milden klinischen Bild sind die morphologischen Veränderungen schwerwiegend und können über Endometritis-Salpingitis zur sekundären tubaren Sterilität führen bzw. eine Disposition zur ektopischen Gravidität begründen [1, 5].

Ein *Screening* auf Chlamydieninfektionen in der Schwangerschaft wird heute von der Mehrzahl der Autoren gefordert, insbesondere wenn die Prävalenz in der zu betreuenden Bevölkerungsgruppe 8–12% oder mehr beträgt. Auf wissenschaftliche Untersuchungen können sich diese Empfehlungen bisher jedoch nicht beziehen, da entsprechende Studien, die auch die Therapie einbeziehen, noch nicht abgeschlossen sind. Amerikanische Kosten-Nutzen-Analysen sprechen ebenfalls für dieses Vorgehen, wie es von zahlreichen Einrichtungen auch bereits routinemäßig geübt wird. Dabei besteht das eigentliche Problem in der Verfügbarkeit preiswerter und ausreichend sensitiver Tests. Bezogen auf die Zellkultur als Referenzmethode beträgt die Sensitivität des Enzymimmunassay 70–90% bei einer Spezifität im Bereich von 95%. Die Beurteilung des Immunfluoreszenztests ist etwas weniger günstig. Im Vergleich mit der Zellkultur weisen beide Verfahren aber eine bessere Praktikabilität auf, da an den Transport und die Organisation des Labors weniger hohe Anforderungen gestellt werden müssen und der Zeitaufwand deutlich geringer ist.

Die *Therapie* der Chlamydieninfektion ist vergleichsweise unproblematisch. In der Schwangerschaft hat sich Erythromycin bewährt, so daß es auch von den CDC empfohlen wird:

Indikation:
- Nachweis von Chlamydia trachomatis im Urogenitaltrakt;
- Frauen mit mukopurulenter Zervizitis;
- nichtgonorrhoische Urethritis oder Epididymitis beim Sexualpartner.

Medikation:
- Erythromycinbase p. o. 4 × 500 mg für 7 Tage;
- Erythromycinäthylsuccinat, p. o. 4 × 800 mg für 7 Tage als Alternative;
- jeweils halbe Dosis für 14 Tage bei Unverträglichkeit.

Auch hier gilt, daß die Studien, die eine wissenschaftlich fundierte Aussage über den optimalen Therapiezeitpunkt, die Dosierung und die Dauer erlauben, noch nicht abgeschlossen sind. Die Partnertherapie ist obligat.

Die Augenprophylaxe beim Neugeborenen mit Silbernitrat ist gegen Chlamydien wirkungslos. Auch bei der Verwendung von Erythromycin oder anderen Antibiotika wurden Versager beobachtet [1, 4, 5], ebenso bei der lokalen Therapie der Einschlußkörperchenkonjunktivitis [10]. Bezüglich der sonstigen Manifestationen der Chlamydieninfektion bei Neugeborenen ist sie ohnehin wirkungslos, so daß bei Verfügbarkeit geeigneter Nachweismethoden Screening und Therapie in der Gravidität Priorität haben sollten.

Literatur

1. Brunham RC, Holmes KK, Eschenbach DA (1984) Sexually transmitted diseases in pregnancy. In: Holmes KK, Mårdh PA, Sparling PF, Wiesner PJ (eds) Sexually transmitted disease. Mc Graw-Hill, New York
2. Centers for Disease Control (1985) Sexually transmitted diseases. Treatment Guidelines
3. Elder HA, Santamarina BAG, Smith S, Kass EA (1971) The natural history of asymptomatic bacteriuria during pregnancy: the effect of tetracycline on the clinical course and the outcome of pregnancy. Am J Obstet Gynecol 111:441
4. Hammerschlag MR, Chandler JW, Alexander ER et al. (1980) Erythromycin ointment for ocular prophylaxis of neonatal chlamydial infection. JAMA 244:2291
5. Hoyme UB (1985) Untersuchungen zur Bedeutung von Chlamydien im weiblichen Genitaltrakt. Mediamed, Ravensburg

6. Keller CA, Nugent RP (1983) Seasonal patterns in perinatal mortality and preterm delivery. Am J Epidemiol 118:689
7. Martin DH, Koutsky L, Eschenbach DA, Daling JR, Alexander ER, Benedetti J, Holmes KK (1982) Prematurity and perinatal mortality in pregnancies complicated by maternal Chlamydia trachomatis infections. JAMA 247:1585
8. Page LA, Smith PC (1974) Placentitis and abortion in cattle inoculated with Chlamydiae isolated from aborted human placentae tissue. Proc Soc Exp Biol Med 146:269
9. Ovigstad E, Jerve F, Skaug K (1982) Therapeutic abortion and Chlamydia trachomatis infection. Br J Vener Dis 58:182
10. Rees E, Tait JA, Hobson D, Karayiannis P, Lee N (1981) Persistence of chlamydial infection after treatment for neonatal conjunctivitis. Arch Dis Child 56:193
11. Rothenberg R (1979) Ophthalmia neonatorum due to Neisseria gonorrhoeae: prevention and treatment. Sex Trans Dis 6 [Suppl 2]:187
12. Sarrell PM, Pruett KA (1968) Symptomatic gonorrhea during pregnancy. Obstet Gynecol 32:670
13. Wager JP, Martin DH, Koutsky L et al. (1980) Puerperal infectious morbidity: relationship to route of delivery and to antepartum Chlamydia trachomatis infection. AM J Obstet Gynecol 138:1028

2.10.5 Streptokokken der Gruppe B

W. Peuckert * (Freiburg)

Epidemiologie

Nachdem in den beiden vergangenen Jahrzehnten Streptokokken der Serogruppe B (GBS) als wichtigste Organismen im Verursacherspektrum neonataler Infektionen erkannt wurden, konzentrieren sich die Bemühungen von Geburtshelfern und Neonatologen nunmehr auf die Prophylaxe, die Früherkennung und die Frühtherapie der B-Streptokokkensepsis.

Zur Risikoabschätzung wurde in zahlreichen *epidemiologischen Studien* die genitale GBS-Besiedlung erfaßt (Tabelle 1). Je nach Geographie und Populationen finden sich 5–30% GBS-Trägerinnen im gebärfähigen Alter.

Für den südbadischen Raum war 1982/83 eine GBS-Kolonisationsrate von 6,2% bei den Müttern und 4,3% bei den Neugeborenen festzustellen [33]. Bei 72 von 1 119 Geburten wurden B-Streptokokken nachgewiesen (6,4%). Die Transmissionsrate der GBS-positiven Mütter auf ihre Neugeborenen lag bei 47%.

---

* Die im Text angeführten Ergebnisse entstanden, soweit nicht durch Literaturzitate belegt, in Zusammenarbeit mit Ulrike Jäger, Barbara Lung und Saskja Ruckriegel.

Tabelle 1. B-Streptokokkennachweis bei Gebärenden und Übertragungsrate auf die Neugeborenen. (Nach Baker [9], Peuckert [33])

Ort	Mütter [%]	Neugeborene [%]
Houston	22,5	72
	20,4	42
Arkansas	16,0	57
Minneapolis	8,3	50
	8,0	67
Palm Beach	28,7	71
Los Angeles	28,0	63
Atlanta	23,2	58
Birmingham	19,0	47
Rochester	8,0	50
London	15,1	48
Freiburg i. Br.	6,2	47

Tabelle 2. Stadien der vaginalen GBS-Besiedlung	
Kontamination	Gelegentlicher GBS-Nachweis
	Niedrige Keimzahl, Mischflora
Trägerstatus	Permanenter GBS-Nachweis
	Niedrige Keimzahl, Mischflora
Kolonisation	Permanenter GBS-Nachweis
	Steigende Keimzahl, Reinkultur

Tabelle 3. Probleme der Risikoeinschätzung für eine B-Streptokokkeninfektion des Neugeborenen durch präpartale Vaginalabstriche

Keimreservoir: Rektum (Darmtrakt) (Versagen der antibiotischen Sanierungsversuche)

Inkonstanz der B-Streptokokkenbesiedlung
⇒ Falsche Sicherheit bei negativen Befunden
⇒ Verunsicherung bei positiven Befunden

Zeitpunkt?
⇒ 50% der Neugeborenen mit B-Streptokokkensepsis haben ein Gestationsalter unter 38 SSW

Eines der kolonisierten Neugeborenen erkrankte an einer bakteriologisch gesicherten GBS-Sepsis.

Zur Eingrenzung des Risikos der vaginalen GBS-Besiedlung wird zwischen Kontamination, Trägerstatus und Kolonisation unterschieden (Tabelle 2) und erst dann von Kolonisation gesprochen, wenn sich in wiederholten Vaginalabstrichen eine Vermehrung der GBS nachweisen läßt. Nach allen bisherigen Erfahrungen läßt sich jedoch das potentielle Risiko für eine neonatale B-Streptokokkeninfektion durch präpartale Vaginalabstriche nicht eingrenzen (Tabelle 3) [1, 21, 22, 25]. In Longitudinalbeobachtungen zeigte sich, daß bei 19% der in der Schwangerschaft GBS-positiven Frauen der Keim um den Entbindungstermin nicht mehr nachweisbar war [2]. Und bei 42% der am Geburtstermin GBS-positiven Frauen waren im 3. Trimenon die Vaginalabstriche frei von B-Streptokokken [21].

Da der Darm das primäre Reservoir für GBS ist, erklärt sich auch die zu beobachtende Inkonstanz der genitalen Besiedlung und das Versagen antibiotischer Therapien zur Beendigung des Trägerinnenstatus [2, 13, 29, 30]. Zudem bergen Zeitpunkt, Qualität der Entnahme, Transport und bakteriologische Bearbeitung erhebliche Unsicherheiten. Die Fokussierung auf den Vaginalabstrich zur Risikoeinschätzung der GBS-Infektion könnte dem Geburtshelfer ähnliche Probleme bereiten, wie sie der Pädiater mit dem Nachweis von A-Streptokokken aus dem Rachenabstrich gesunder Keimträger zur Genüge kennt, ganz abgesehen von der Unmöglichkeit, bei allen Schwangeren konsequente Vaginalbakteriologie zu betreiben.

Die Risikoeinschätzung einer möglichen GBS-Infektion muß sich also auf Besonderheiten während der Schwangerschaft und auf die Geburt konzentrieren. Der Nachweis von GBS im Vaginalabstrich fiebernder Schwangerer oder Gebärender verweist signifikant auf eine B-Streptokokkenätiologie, und bei GBS-Trägerinnen unter der Geburt ist eine erhöhte Infektionsrate nach Kaiserschnittentbindungen wie auch eine erhöhte Endometritisrate zu beobachten [6, 7, 9, 12, 19, 24, 26, 28, 31, 38].

Frühdiagnose beim Neugeborenen

Der Nachweis von B-Streptokokken beim kranken Neugeborenen ist ein immer ernstzunehmender ätiologischer Hinweis. In der Neugeborenenintensivpflege wurde deshalb die Gram-Färbung des Magensekrets unmittelbar nach der Geburt auf Anwesenheit von Bakterien – speziell von grampositiven Kokken und von Granulozyten – in den vergangenen 10–15 Jahren zu einer wichtigen Methode der Risikoeinschätzung, da ein am 1. Lebenstag und vor der 1. Fütterung gewonnenes Magensekret einen Fruchtwasserrest oder ein unter der Geburt aufgenommenes Sekret repräsentiert [26, 32, 35–37, 41, 42].

Bei der Auswertung von knapp 1 500 bakteriologischen Magensekretuntersuchungen bei Risikoneugeborenen fanden sich 85% der Proben als mikroskopisch frei von Bakterien (Tabelle 4). In den 15% bakterienhaltigen Magensekreten waren zu 80% grampositive Kokken nachweisbar. Kulturell ließen sich jedoch in 27% der Proben Bakterien nachweisen. In 271 als mikroskopisch negativ beurteilen Magensekreten war kulturell ein Bakteriennachweis möglich, darunter 16mal B-Streptokokken. Aus 95 Magensekreten mit positiver mikroskopischer Beurteilung, überwiegend grampositive Kokken, gelang kein kultureller Bakteriennachweis. Von 21 Neugeborenen, die im Untersuchungszeitraum an einer durch Blutkultur gesicherten Frühform der B-Streptokokkensepsis erkrankten, waren bei 5 die mikroskopischen und bei 4 davon auch die kulturellen Magensekretuntersuchungen negativ geblieben. Für die mikroskopischen Magensekretuntersuchung errechnet sich damit eine Sensitivität von 76,2%. Kind [26] benennt in seiner 1984

Tabelle 4. Ergebnisse aus 1494 bakteriologischen Magensekretanalysen von Neugeborenen (September 1981 – Dezember 1985)

I. Direktpräparat nach Gram		S. aureus	18
Kein Hinweis auf Bakterien:		Listerien	1
	1266 (84,7%)	III. Kultureller Keimnachweis bei negativem	
Mikroskopischer Bakteriennachweis:		Grampräparat ($n=271=18,1\%$)	
	228 (15,3%)	S. epidermidis	140
Grampositive Kokken	184 (80,7%)	Vergr. Streptokokken	19
Grampositive Stäbchen	7 (3,1%)	Mischflora	28
Gramnegative Kokken	2 (0,9%)	Corynebakterien	2
Gramnegative Stäbchen	33 (14,4%)	Sporenbildner	18
Candida, Corynebakterien	2 (0,9%)	B-Streptokokken	*16*
II. Kultureller Keimnachweis ($n=402$)		Enterobakterien	38
S. epidermidis	158	Enterokokken	6
Vergr. Streptokokken	29	S. aureus	8
Mischflora	49	P. aeruginosa	1
Candida	5	G-Streptokokken	1
Corynebakterien	4	IV. Positive Gram-präparate ohne kulturellen Keimnachweis ($n=95=6,4\%$)	
Anhämol. Streptokokken	4		
B-Streptokokken	50	Grampositive Kokken	82
C-Streptokokken	1	Grampositive Stäbchen	11
Enterokokken	8	Gramnegative Kokken	1
Enterobakterien	44	Gramnegative Stäbchen	1
P. aeruginosa	2		

Tabelle 5. Prospektive Magensekretanalyse mittels Latexagglutination (n=224)

Gram-Färbung (Pos. Kokken)	Kultur GBS	Agglutination Positiv	Agglutination Negativ
Negativ	–	1	172
Negativ	7	6	1
Positiv	–	–	29
Positiv	9	9	–
Positiv	–[a]	6	–

[a] GBS in anderen Abstrichen nachweisbar.

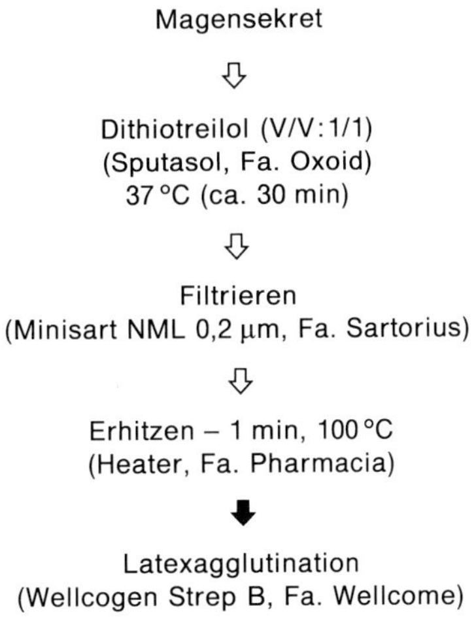

Abb. 1. Latexagglutination von Neugeborenenmagensekreten (Präparationsgang, Reagenzien und Geräte)

Magensekret
⇩
Dithiotreilol (V/V:1/1)
(Sputasol, Fa. Oxoid)
37 °C (ca. 30 min)
⇩
Filtrieren
(Minisart NML 0,2 µm, Fa. Sartorius)
⇩
Erhitzen – 1 min, 100 °C
(Heater, Fa. Pharmacia)
⬇
Latexagglutination
(Wellcogen Strep B, Fa. Wellcome)

veröffentlichen Übersicht zur B-Streptokokkeninfektion des Neugeborenen eine Sensitivität von 81% für das mikroskopische Magensekretpräparat und weist ihm eine ähnliche Bedeutung für die Risikoeinschätzung der neonatalen Sepsis zu wie den Blutbildveränderungen.

Eine weitere Relativierung der mikroskopischen Magensekretanalyse zur Frühdiagnose der neonatalen GBS-Infektion ergab sich aus der Einführung immunologischer Verfahren zum Nachweis von GBS-Antigenen in Körperflüssigkeiten (Urin, Serum, Liquor). Dabei haben durch ihre leichte Handhabung und bessere Sensitivität die Latexagglutination und die Co-Agglutination die bereits längere Zeit praktizierte Gegenstromelektrophorese verdrängt [11, 39, 40].

Im Bakteriologischen Labor der Universitäts-Kinderklinik Freiburg wurde deshalb eine Methode entwickelt, die Latexagglutination auf B-Streptokokken auch für Magensekrete anzuwenden. Dazu wird das Nativmaterial mit Dithiotreilol homogenisiert, mikrofiltriert und erhitzt (Abb. 1). Bei der prospektiven Untersuchung von 224 Magensekreten (Tabelle 5) waren 201 Proben mikroskopisch, kulturell und in der Latexagglutination negativ. Aus 21 in der Latexagglutination positiv reagierenden Magensekreten waren 15mal GBS kulturell nachweisbar, 6mal gelang der GBS-Nachweis aus anderen Untersuchungsmaterialien (Ohr-, Rachen-, Nabelabstrich). Bei 1 Kind fand sich eine positive Latexagglutination im Magensekret ohne kulturelle Bestätigung, bei 1 Kind war bei kulturellem Nachweis von GBS das Magensekret in der Agglutination negativ. Die Agglutination ergab eine Sensitivität von 98% und war damit der Bakterioskopie deutlich überlegen.

Das Erkrankungsspektrum der GBS-Infektion des Neugeborenen wird durch die Frühform der Sepsis (Tabelle 6) bestimmt, die zur Zeit weltweit eine Inzidenz von 1,3–3 Erkrankungen auf 1000 Lebendgeborenen aufweist [1, 4, 9, 31]. Die Frühform manifestiert sich in mehr als 95% in den ersten 24, bei 70% in den ersten 4 Lebensstunden. Für Frühgeborene wird ein um den Faktor 10–15(–20) erhöhtes Risiko der GBS-Sepsis geschätzt [1, 4, 26, 31, 38]. Spätformen der GBS-Erkrankungen werden in Europa ungleich seltener festgestellt, für die USA aller-

Tabelle 6. Formen der GBS-Sepsis

	Frühform (EOD)	Spätform (LOD)
Leitsymptome:	Pneumonie (mit und ohne Bakteriämie) Atemnotsyndrom (RDS) Septikämie (mit und ohne Meningitis)	Meningitis Bakteriämie Osteomylitis/Arthritis nicht Hautnekrosen (cellulitis) obligat
Merkmale:	Beginn vor dem 7. Lebenstag (95% am 1. Lebenstag, 70% vor der 4. Lebensstunde) In 50% Geburtskomplikationen Intrauterine/Intrapartale Infektion Foudroyanter Verlauf Letalität 50–70% GBS-Serotypen I, II und III	7. Lebenstag bis 12. Lebenswoche Unsicherer Infektionsmodus (Geburt?, nosokomial, Umgebung) Letalität: 14–18% Serotyp: überwiegend Typ III
Inzidenz:	1,3–3/1000 Geburten	EOD/LOD ca. 10:1
Risikofaktor für Frühgeborene: 10		

dings mit einer Häufigkeit von 1–1,7/1 000 Lebendgeborenen beziffert [1, 4, 31]. Dazu gehören neben Sepsis und Meningitis auch die Arthritis und Ostitis sowie schwere, nekrotisierende Hautveränderungen (Purpura necroticans).

In den vergangenen Jahrzehnten hatten GBS die gleiche Bedeutung als Erreger ernster Infektionen in den ersten Lebenswochen erlangt wie bis dahin nur E. coli. Seit Beginn dieses Jahrzehntes scheint die GBS-Erkrankungsinzidenz aber eher rückläufig. Eigene Beobachtungen und Berichte aus anderen neonatologischen Abteilungen lassen jedoch vermuten, daß bei einer großen Zahl von Neugeborenen mit pulmonaler Problematik in den ersten Lebenstagen die Isolierung von GBS aus zahlreichen Materialien zwar gelingt, nicht aber aus Blut oder Liquor. Im Krankengut der Universitätskinderklinik Freiburg fanden sich bei einer Zusammenstellung aus den Jahren 1982–1984 neben einer Spätform der GBS-Sepsis 14 durch Blutkulturen gesicherte Frühformen und 14 in den ersten Lebensstunden wie eine GBS-Sepsis imponierende Erkrankungen mit GBS-Nachweis in nahezu allen Untersuchungsmaterialien ohne nachgewiesene Bakteriämie.

Ursachen dieser Verschiebung vom Vollbild der GBS-Sepsis zu Erkrankungen durch GBS ohne nachweisbare Bakteriämie könnten bereits ein Ergebnis von Frühdiagnose und -therapie sein und den Rückgang der GBS-Morbidität nur vortäuschen [34], so daß weiterhin dieser Erreger unsere ganze Aufmerksamkeit verdient.

Risikofaktoren für neonatale GBS-Infektionen

Neben der Besiedlung des mütterlichen Genitaltraktes als Voraussetzung der peripartalen Infektion sind die wichtigsten Risikofaktoren für den Erwerb einer GBS-Infektion niedriges Geburtsgewicht und vorzeitiger Blasensprung [5, 13, 22, 26, 30, 34, 38]. Die Inzidenz der B-Streptokokkensepsis steigt von 0,8/1 000 reifen Neugeborenen über 2 500 g auf 65/1 000 Frühgeborenen mit Geburtsgewichten unter 1 000 g und von 0,7/1 000 Geburten mit einem Blasensprung bis 9 h vor der

Geburt auf 18,3/1000 bei 30 h und länger zurückliegendem Blasensprung [38]. Weitere Risikofaktoren sind Fieber der Mutter während der Geburt, die Cerclage, intrauterine Manipulationen wie Kopfschwartenelektroden und fetale Blutgasanalysen. Geburtsverlauf und geburtshilfliche Manipulationen nehmen ebenfalls entscheidenden Einfluß auf die Infektionsgefährdung (protrahierter Geburtsverlauf, geburtshilfliche Operationen, Vakuumextraktion oder Zangenentbindung, Placenta praevia oder vorzeitige Plazentalösung) [3, 17, 18, 20]. Die Bedeutung des Geburtsablaufs für das kindliche Infektionsrisiko läßt erkennen, daß der Übergang von der Kolonisation mit GBS ohne erkennbare Folgen, wie sie bei 5–10% aller Neugeborenen in Mitteleuropa zur Zeit nachweisbar ist, zur Infektion auch in Zusammenhang steht mit perinataler Hypoxie oder Asphyxie. Auch dem Antikörpergehalt der Mütter gegen GBS wird zunehmend Bedeutung zugemessen, zumal bei der peripartalen Infektion das nicht plazentagängige IgM zwar die Mutter aber nicht das Kind vor der Infektionsausbreitung schützt. Es gilt als gesichert, daß Mütter von Kindern mit GBS-Typ-III-Infektion signifikant niedrigere spezifische Antikörper gegen diesen Serotyp aufweisen als Mütter nicht erkrankter Kinder [10].

Ebenso vielfältig wie die möglichen Faktoren des Infektionsrisikos sind die Ansätze der GBS-Infektionsprophylaxe (Tabelle 7). Zur Immunprophylaxe werden sowohl die Gabe von Gammaglobulinen mit hohen Titern typenspezifischer Antikörper entweder an die Schwangere oder unmittelbar post partum an das Neugeborene diskutiert, wie die aktive Vakzinierung der Schwangeren mit löslichen GBS-Antigenpräparaten 2 Wochen vor dem errechneten Geburtstermin [10]. Die generelle Verabreichung von Antibiotika an GBS-positive Schwangere mit dem Ziel der Keimsanierung scheitert an dem nachweislich schnell wechselndem Besiedlungsmuster und dem verbleibenden Keimreservoir des Darms. Die weitaus meisten Autoren argumentieren deshalb gegen eine präpartale Chemoprophylaxe [8, 14, 16, 27]. Die Berichte mit signifikanter Senkung der neonatalen GBS-Erkrankung durch Antibiotikaverabreichung ab der 38. SSW bis zur Entbindung [15] werden in ihrer Aussage dadurch limitiert, daß mindestens 50% der Neugeborenen mit GBS-Sepsis ein Gestationsalter unter 38 Wochen aufweisen.

Tabelle 7. Prophylaxe der GBS-Infektion

Immunprophylaxe (bisher nur Studien)
Schwangere oder Neugeborene:
    Immunglobuline (Serotypenspezifisch hochtitrig)
Nur Schwangere: Vakzination
    (Polyvalente GBS-Polysaccharidantigene)

Chemoprophylaxe
3. Trimenon:	Sanierung des Trägerinnenstatus (unsicher)
Präpartal:	Ab 38. SSW
Intrapartal:	Fieber während der Geburt, GBS-Infektionsanamnese
Postpartal:	Erkrankter Zwilling, GBS-Infektionsanamnese (?)
Mittel der Wahl:	Breitspektrumpenizillin, Ampicillin (cave: Klebsiella), Mezlocillin, Piperacillin

Tabelle 8. Blutkulturisolate bei Neugeborenensepsis, Finnland, 1975–1980. (Nach Vesikari et al. [43]

Spezies	n	[%]
B-Streptokokken	130	32
S. aureus	90	22
E. coli	81	20
Enterokokken	17	
S. epidermidis	16	
Listerien	9	
Klebsiella	8	
Proteus	4	
Salmonellen	4	
Enterobacter	3	27
Haemophilus	3	
Pseudomonas	1	
Pneumokokken u. a.	1	
Gesamt	410	

Die postpartale Antibiotikaprophylaxe verhindert nicht mit ausreichender Sicherheit die Erkrankung bereits in utero infizierter Kinder [34]. Die peripartale Antibiotikaprophylaxe bleibt deshalb eindeutig erkennbaren Risikoschwangerschaften vorbehalten. Baker [8] empfiehlt die intrapartale Gabe von Penizillin G oder Ampicillin bei Wehenbeginn oder Blasensprung im 4- bis 6stündigen Intervall bis zur Entbindung bei Schwangeren, die bereits ein Kind mit invasiver GBS-Erkrankung geboren haben. Der noch unauffällige Zwilling eines erkrankten Kindes sollte nach Abnahme bakteriologischer Kulturen ebenfalls 72 h antibiotisch behandelt werden. Penizillin G als Monotherapie ist jedoch zur Prophylaxe einer Neugeboreneninfektion nicht ausreichend, da sich die Infektionsprophylaxe nicht auf B-Streptokokken allein konzentrieren darf. Enterobakterien wie E. coli, Klebsiellen, Proteus und Enterobacter sowie Listerien, Haemophilus, Enterokokken, Pneumokokken und Pseudomonasspezies bleiben weiterhin ebenso wichtige Erreger von schweren bakteriellen Erkrankungen des Neugeborenen [23, 43], denen unsere Aufmerksamkeit und Wachsamkeit nicht entzogen werden darf (Tabelle 8). Mittel der Wahl zur peripartalen Infektionsprophylaxe sind deshalb Breitspektrumpenizilline wie Ampicillin (cave: nicht wirksam gegen Klebsiella und Enterobacter), Mezlocillin oder Piperacillin.

B-Streptokokken sind wie alle potentiellen Erreger von Neugeboreneninfektionen Opportunisten. Ihre Anwesenheit im Geburtskanal besagt noch nichts über das potentielle Infektionsrisiko. Risikomindernd kann nur das Erkennen und Vermeiden zusätzlicher Risikofaktoren sein sowie Frühdiagnose und Frühtherapie.

Literatur

1. Aber RC, Allen N, Howell JT, Wilkinson HW, Facklam PR (1976) Nosocomial transmission of Group B Streptococci. J Pediatr 58:346–353
2. Anthony BF (1982) Carriage of Group B Streptococci during pregnancy: a puzzler. J Infect Dis 145:789–793
3. Anthony BF (1985) Epidemiology of GBS in man. Antibiot Chemother 35:10–16
4. Anthony BF, Okada DM (1977) The emergence of Group B Streptococci in infections in the newborn infant. Annu Rev Med 28:355–369
5. Anthony BF, Okada DM, Hobel CJ (1971) Epidemiology of the Group B Streptococcus: maternal and nosocomial sources for infant aquisitions. J Pediatr 95:431–436
6. Baker CJ (1977) Summary of the Workshop on Perinatal Infections due to Group B Streptococcus. J Infect Dis 136:137–152
7. Baker CJ (1979) Group B Streptococcal infections in neonates. Pediatr Rev 1:5–15
8. Baker CJ (1983) Prevention of neonatal Group B Streptococcal disease. Pediatr Inf Dis 2:1–5
9. Baker CJ, Edwards MS (1983) Group B Streptococcal infections. In: Remington JS, Klein JO (eds) Infectious diseases of the fetus and newborn infant, 2nd edn. Saunders, Philadelphia, pp 820–881
10. Baker CJ, Kasper DL (1985) Vaccination as a measure for prevention of neonatal GBS infection. Antibiot Chemother 35:281–290
11. Baker CJ, Rench MA (1983) Commercial latex agglutination for detection of Group B Streptococcal antigen in body fluids. J Pediatr 102:393–395
12. Band JD, Clegg HW, Hayes PS, Facklam RR, Stringer J, Dixon RE (1981) Transmission of Group B Streptococci. Am J Dis Child 135:355–358
13. Boyer KM, Gadzala CA, Burd LJ, Fisher DE, Paton JB, Gotoff SP (1983) Selective intrapartum chemoprophylaxis of neonatal Group B Streptococcal early onset disease. I. Epidemiologic rationale. J Infect Dis 148:795–801
14. Boyer KM, Gadzala CA, Kelly PD, Burd LI, Gotoff SP (1983) Selective intrapartum chemoprophylaxis of neonatal Group B Streptococcal early onset disease. II. Predictive value of prenatal cultures. J Infect Dis 148:802–809
15. Boyer KM, Gotoff SP (1985) Strategies for chemoprophylaxis of GBS early onset infections. Antibiot Chemother 35:267–280
16. Daschner F (1979) Postnatale Infektionen mit Problemkeimen. MMW 121:847–850
17. Davis JP, Moggio MV, Klein D, Tiosejo LL, Welt SJ, Wilfert CM (1979) Vertical transmission of Group B Streptococcus: relation to intrauterine fetal monitoring. JAMA 242:42–44
18. Davis JP, Gutman LT, Higgins MV, Katz SL, Welt SJ, Wilfers CM (1978) Nasal kolonisazion with Group B Streptococcus associated with intrauterine pressure transducers. J Infect Dis 138:804–810
19. Eickhoff TC, Klein JO, Daly AL, Ingall D, Finland M (1964) Neonatal sepsis and other infections due to Group B β-hemolytic Streptococci. N Engl J Med 271:1221–1228
20. Ferrieri P (1985) GBS infections in the newborn infant: Diagnosis and treatment. Antibiot Chemother 35:211–224
21. Ferrieri P, Cleary P, Seeds AE (1977) Epidemiology of Group B Streptococcal carriage in pregnant women and newborn infants. J Med Microbiol 10:103–114
22. Fischer GW, Horton RE, Edelmann R (1983) From the National Institute of Allergy and Infectious Diseases: Summary of the National Institute of Health Workshop on GBS infection. J Infect Dis 148:163–166
23. Freedman RM, Ingram DL, Gross I, Ehrenkranz RA, Warshaw JB, Baltimore RS (1981) A half century of neonatal sepsis at Yale 1928–1978. AM J Dis Child 135:140–144
24. Hood M, Janney A, Dameron G (1961) Beta-hemolytic Streptococcus Group B associated with problems of perinatal period. Am J Obstet Gynecol 82:809–818
25. Hoogkamp-Korstanje JA, Gerards LJ, Cats BP (1982) Maternal carriage and neonatal aquisition of GBS. J Infect Dis 145:800–803
26. Kind C, Gnehm HPE, Seger R, Duc G (1984) Neugeborenensepsis mit Streptokokken der Gruppe B: Probleme der Frühdiagnose, Therapie und Prophylaxe. Helv Paediatr Acta 39:419–438

27. Lewin EB, Amstey MS (1981) Natural history of Group B Streptococcal colonization and its therapy during pregnancy. Am J Obstet Gynecol 139:512–514
28. Lütticken R, Sternschulte W, Günther H, Eibach HW, Bolte A (1983) Neugeborenen-Sepsis und -Meningitis durch Gruppe-B-Streptokokken. Dtsch Arztebl 18:32–36
29. Parker MT (1977) Neonatal streptococcal infections. Postgrad Med J 53:598–606
30. Parker MT (1979) Infections with Group B Streptococci. J Antimicrobiol Chemother 5:27–37
31. Pass MA, Gray BM, Khare S, Dillon HC Jr (1979) Prospective studies of Group B Streptococcal infections in infants. J Pediatr 95:437–443
32. Peuckert W (1982) Bacteriological examination of gastric aspirates for the early diagnosis of newborn infections. Zentralbl Bakteriol Hyg [A] 251:461
33. Peuckert W, Ruckriegel S, Lung B, Petersen E (1984) Epidemiology of Group-B-Streptococci in pregnant women and their neonates. Second annual meeting of the European Society of Pediatric Infectious Disease (ESPID), Interlaken 1984 (Posterdemonstration)
34. Pyati SP, Pildes RS, Ramamurthy RS, Jacobs N (1981) Decreasing mortality in neonates with early-onset Group B Streptococcal infection: reality or artefact? J Pediatr 98:625–627
35. Sahib El-Rhadi A, Jawad M, Mansur N, Jamil I, Ibrahim M (1983) Sepsis and hypothermia in the newborn infant: value of gastric aspirate examination. J Pediatr 103:300–302
36. Slack MPE, Mayon-White RT (1978) Group B Streptococci in pharyngeal aspirates at birth and the early detection of neonatal sepsis. Arch Dis Childh 53:540–544
37. Staudt F, Pringsheim W (1979) Neugeborenensepsis durch Streptokokken. Möglichkeiten einer Frühdiagnose. Kinderarzt 10:1417–1418
38. Stewardson-Krieger PB, Gotoff SP (1978) Risk factors in early-onset-neonatal Group B Streptococcal infections. Infection 6:50–53
39. Storm W (1982/83) Frühzeitiger Erregernachweis bei neonatalen B-Streptokokken-Infektionen durch einen Latex-Agglutinationstest. Päd Prax 27:81–86
40. Storm W (1983) Diagnostik neonataler B-Streptokokken-Infektionen schon in der Geburtsklinik? Geburtshilfe Frauenheilkd 43:147–150
41. Töllner U, Pohlandt F, Usadel U, Teller WM (1984) Früherkennung bakterieller Kontaminationen und Infektionen bei Neugeborenen. Sozialpädiatrie 2:79–84
42. Yeung CY, Tam ASY (1972) Gastric aspirates findings in neonatal pneumonia. Arch Dis Childh 47:735–740
43. Veskari T, Janas M, Grönrods P et al. (1985) Neonatal septicaemia. Arch Dis Childh 60:542–546

2.10.6 HIV-Infektion und Schwangerschaft

A. Schäfer (Berlin)

Bereits Ende 1985 bemerkten wir in der Betreuung HIV-infizierter Schwangerer, daß ein erheblicher Anteil von infizierten Patientinnen nicht in die primäre Risikogruppe einer aktiven oder ehemaligen Drogenabhängigkeit gehörten, sondern das Virus über sexuelle Transmission aufnahmen. In Abb. 1 ist die Zunahme von HIV-infizierten Schwangeren mit *IVDA*-Risiko (IVDA = intravenöse Drogenabhängigkeit) und einer sexuellen HIV-Transmission bis zum Mai 1987 dargestellt. Der Anteil der über sexuelle Transmission infizierten Schwangeren beträgt jetzt 35%.

Aus diesen eigenen Erfahrungen und auch den damals eher spärlich zu uns gelangenden Informationen zur Bedeutung der sexuellen Transmission in Afrika [1,

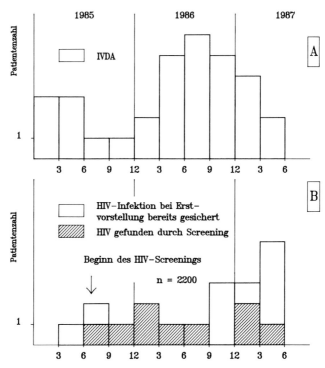

Abb. 1. Anzahl der Schwangeren mit positivem HIV-Antikörpertest im Quartal. A Frauen mit IVDA, B wahrscheinlicher Infektionsweg durch sexuelle Übertragung

2] zogen wir Ende 1985 die Konsequenz, im Rahmen der üblichen *Schwangerenvorsorge* an unserer Klinik einen HIV-Antikörpertest anzubieten. Diese Untersuchung wird routinemäßig neben Tests auf andere Infektionsrisiken wie Röteln, B-Hepatitis, Toxoplasmose und Lues angeboten und durch ein Informationsblatt erläutert. Die Teilnahme ist selbstverständlich freiwillig. Ausgesondert wurden Schwangere mit eigenem Risiko wie IVDA und Transfusionempfängerinnen vor Mitte 1985 oder einem beim Partner liegenden HIV-Risiko, sofern es der Patientin bekannt war.

In diesem Zusammenhang sind bisher 2200 Schwangere untersucht worden, bei denen in der üblichen Anamnese, die der Aufnahme in die Vorsorge vorangeht, keine Risiken für eine HIV-Infektion erkennbar waren. Die Anzahl der Patientinnen, die einen HIV-Test ablehnten, lag in diesem Fall unter 0,1%. Bei den 2200 untersuchten Schwangeren fand sich bei 17 ein positiver ELISA, der sich jedoch nur in 9 Fällen als spezifische HIV-Infektion in Western-Blot bestätigen lies. Wegen der zu erwartenden unspezifisch positiven ELISA wurden die Patientinnen erst nach eindeutiger Immunoblotbestätigung mit der Diagnose einer HIV-Infektion konfrontiert. Von diesen 9 HIV-positiven Patientinnen waren nur 3 in das Bild einer Lymphadenopathie einzuordnen, die von ihnen selbst nicht bemerkt worden war. 5 Patientinnen zeigten suspekte Laborbefunde wie erniedrigte T-4/T-8-Rationes und T-4-Zellen. Die anderen 4 boten Anfangsbefunde und waren sonst asymptomatisch.

Um die Frage des Infektionsweges zu klären, wurden die aktuellen Partner mituntersucht. Alle bis auf einen waren auch gleichzeitig die Kindsväter. Ein Partner wollte keinen HIV-Test durchführen lassen. In 4 Fällen konnte keine HIV-Infektion nachgewiesen werden, bei den anderen 4 Partnern fanden sich HIV-Antikörper. Von diesen 4 HIV-positiven Männern waren sich 2 keinerlei Risiken bewußt, einer gab an, vor 3 Jahren kurz Kontakte zur Drogenszene gehabt zu haben, und der vierte war einmal mit einer ehemaligen Fixerin zusammen.

Unsere ursprüngliche Befürchtung, die wir nach den ersten positiven Befunden hatten, daß es zu einer explosiven Ausbreitung des HIV durch sexuelle Transmission kommen könnte, lies sich bei der eher gradlinigen Zunahme der Patientinnen aus unserem Screening nicht bestätigen (s. Abb. 1). Die Inzidenz einer HIV-Infektion in der Schwangerschaft liegt in unserem Klientel unverändert bei 0,4%. Dieser überraschend hohe Anteil von HIV-positiven Schwangeren ohne primäres Risiko kann vielleicht mit einer mehr aus dem Innenstadtbereich stammenden Patientenstruktur erklärt werden, die sicher nicht für andere geburtshilfliche Kliniken relevant sein muß. Dennoch wird durch ihn die zunehmende Gefahr einer langsamen Ausbreitung des HIV-Virus außerhalb der anamnestisch erfaßbaren Risikogruppen deutlich.

Da von den 9 (0,4%) HIV-positiven Patientinnen keine HB_5Ag-positiv war und keine eine positive Luesserologie aufwies, lassen diese keinen Hinweis auf eine mögliche HIV-Infektion zu. Da dies aber auch nicht aus der Anamnese möglich ist, erscheint zumindest in Ballungsgebieten mit HIV-Inzidenz nur eine Routinevorsorge auf HIV-Antikörper bei allen Schwangeren – möglichst in der Frühschwangerschaft – sinnvoll.

Dieser Zahl von Schwangeren ohne primäres Risiko stehen die aus der Breitenuntersuchung ausgesonderten mit *primärem Risiko* gegenüber. Hier erwies sich bei 25 untersuchten Drogenabhängigen, wie zu erwarten, über die Hälfte (n = 13) als HIV-positiv. Diese Rate steht in guter Übereinstimmung mit dem Anteil HIV-positiver Serologie in dieser Risikogruppe beim Bundesgesundheitsamt in Berlin. Bei 55% unserer Patientinnen wurde die Diagnose einer HIV-Infektion durch uns gestellt (n = 51). Dies zeigt, wie wichtig die Stellung des Geburtshelfers für die Erstdiagnose einer HIV-Infektion ist.

Bei der *Betreuung HIV-positiver Schwangerer* sind regelmäßige immunologische Kontrollen im Rahmen einer engmaschig geführten Schwangerschaftsüberwachung notwendig. Dazu gehören Bestimmungen der T-Lymphozytensubpopulation, Antigenstimulation und Mitogenstimulation, Bestimmung der Killerzellaktivität, Immunkomplexe und Immunglobuline genauso wie der Nachweis von HIV-Virämien durch Virusanzucht. Die daraus erarbeiteten Informationen lassen nicht nur Aussagen über die Gefährdung der Schwangeren durch den ihre Erkrankung begleitenden immunsuppressiven Einfluß der Gravidität zu [3], sondern können auch wertvolle Informationen für die weiteren pädiatrischen Maßnahmen bieten [4].

Für den Geburtshelfer ist natürlich die Frage einer Progredienz des klinischen Bildes einer HIV-Infektion durch die Schwangerschaft eine wesentliche Frage. Diese läßt sich aus unserer Erfahrung mit bisher 35 ausgetragenen Schwangerschaften und postpartalen Kontrollen über 6 Monate nicht eindeutig beantworten. Bei keiner der Patientinnen haben wir in der Schwangerschaft und postpartal eine Symptomzunahme im Sinne eines AIDS beobachten können. Vergleiche mit Langzeitbeobachtungen von HIV-positiven Nichtschwangeren lassen es bisher nicht zu, den natürlichen Verlauf der HIV-Infektion eindeutig von einer möglichen Forcierung durch eine Schwangerschaft zu trennen. In diesem Zusammenhang soll aber auf 3 in dieser Gruppe aufgetretene Karzinome hingewiesen werden: 2 Plattenepithelkarzinome der Zervix und 1 muzinöses Ovarialkarzinom. Der Zusammenhang mit HIV und Schwangerschaft ist jedoch zur Zeit eher spe-

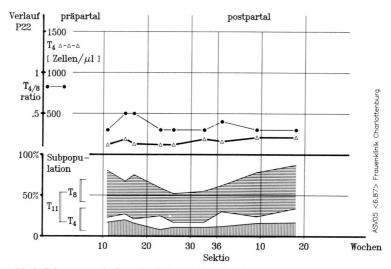

Abb. 2. Schwangerschaftsverlauf einer Patientin mit ARC

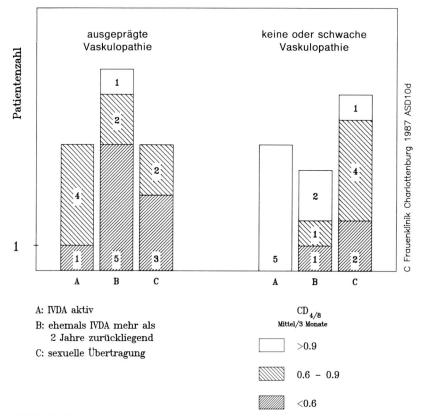

Abb. 3. Veränderungen in Allantoisgefäßen der Plazenta bei 34 infizierten Frauen

kulativ. Auffällig ist weiter der in diesem Patientenkollektiv mit 30% ($n = 46$) hohe Anteil von Dysplasien und Neoplasien der Zervix bei der zytologischen Routinekontrolle.

Den Verlauf einer Schwangerschaft bei einer Patientin mit ARC zeigt Abb. 2. Hier fanden sich von Anfang an deutlich erniedrigte Parameter mit allen ins Bild passenden Werten wie einer polyklonalen Hypergammaglobulinämie, Neopterinerhöhung, B-2-Mikroglobulinerhöhung, weitgehendem Verlust der Lymphozytenstimulierbarkeit etc. Der Verlauf war bis auf einen leichten Verlust von T-11-, T-4- und T-8-Rezeptoren bei deutlich erniedrigter T-4-/T-8-Ratio und mit etwa 150 T-4-Lymphozyten/µl unauffällig. Auch das postpartale follow up zeigte in einem 6 monatigen Zeitraum keine Besonderheit. Bei dieser Patientin fand sich jedoch im Schwangerschaftsverlauf ab der 18. SSW ein langsam in seiner Größe progredientes Kystom. Ultrasonographisch wuchs die Zyste 1kammerig glatt begrenzt, bis sich in der 35. SSW papillomatöse Strukturen fanden. Einer Primärintervention kam die Ruptur des inzwischen auf 2,5 l angewachsenen Kystoms zuvor, und es fand sich ein muzinöses Ovarialkarzinom vom Borderline-Typ.

Ein weiterer Befund zeigt die Bedeutung der systematischen Untersuchung der Plazenta bei HIV-positiven Patientinnen. In einer Gruppe von 34 Plazenten fiel bei 53% eine ausgeprägte Vaskulopathie der Allantoisgefäße auf. Charakteristisch fand sich eine ausgeprägte Mediaverdickung mit vermehrten und unstrukturiert angeordneten Zellen. Vermehrt fand sich auch das Bild einer villösen disseminierten Plazentitis mit Entzündungszellen im Zottenstroma. Bei Endothelschwellung und vasokonstriktiven Allantoisarterien ließen sich selektive Areale nicht mehr mit Ulex European Antigen, einem Lektin, das am ungeschädigten Endothel vollständig bindet, nachweisen. Diese Veränderungen standen nicht mit dem Lebensstil aktiver oder ehemaliger Heroinabhängigkeit oder der Art der HIV-Transmmission (sexuelle Transmission oder Drogenabhängigkeit) in Verbindung, sondern korrelierten signifikant mit der Klinik (Abb. 3). 75% der Patientinnen mit einer T-4/T-8-Ratio unter 0,6 im Vierteljahresdurchschnitt zeigten diese Vaskulopathie. Ob diesen Befunden eine Bedeutung bei der HIV-Transmission auf den Feten zukommt oder welche Ursachen sie bedingen, bleibt abzuwarten.

Literatur

1. Piot P, Quinn TC, Taelman H et al. (1984) AIDS in an heterosexual population in Zaire. Lancet II:65–69
2. Biggar RJ, Giase PL, Melbye M et al. (1985) ELISA HTLV retrovirus antibody reactivity associated with malaria and immune complexes in healthy Africans. Lancet II:520–523
3. Gehrtz RC, Christianson WR, Linner KM et al. (1981) A longitudinal analysis of lymphocyte proliferative responses to mitogens and antigens during pregnancy. Am J Obstet Gynecol 140:665–670
4. Mok JQ, Giaquinto C, Grosch-Wörner I et al. (1987) Infants born to mothers seropositive for human immunodeficiency virus. Lancet II:1164–1168

2.11 Geburtsmechanische Risiken

2.11.1 Die Beckenendlage – primäre Sectio oder vaginale Entbindung?

H. Mecke, H.-H. Riedel, D. Weisner, K. Semm (Kiel)

Der Streit um den Entbindungsmodus beim Kind in Beckenendlage (BEL) ist alt. Während bei unreifen Kindern in BEL allgemein die Entbindung durch Sectio empfohlen wird, ist bei reifen Kindern die mütterliche Morbidität und Mortalität durch den operativen Eingriff gegen das Risiko der fetalen Morbidität und Mortalität durch Azidose und geburtstraumatische Schäden bei vaginaler Entbindung abzuwägen.

Retrospektiv untersuchten wir 268 BEL-Entbindungen der Jahre 1984–1986. Der *Anteil der vaginalen Entbindungen* stieg von 12,8% im Jahre 1984 auf 34,4% im Jahr 1985 und 41,2% im Jahr 1986 an. Entsprechend sank die Sectiofrequenz von 87,2% auf 58,8%. Der Anteil der sekundären Sectiones war gering und betrug 4,3%. Die Indikationen hierzu waren:

Geburtsstillstand,
protrahierter Geburtsverlauf,
Nabelschnurvorfall und
drohende intrauterine Asphyxie (suspektes CTG).

Der Anteil der vaginal aus Beckenendlage entbundenen Erstgebärenden stieg von 0% im Jahr 1984 auf 40% im Jahr 1986 an. Entsprechend dem ungünstigen Durchtrittsplanum des vorangehenden Teils wurden Fußlagen überwiegend durch Sectio entbunden.

In 77,8% gelang bei vaginaler Entbindung die Entwicklung nach Bracht. Bei 14,8% wurde nach Bracht-Versuch eine Kopfentwicklung nach Veit-Smellie angeschlossen. In 4,9% waren andere Manualhilfen erforderlich. In 2,5% mußte eine Extraktion durchgeführt werden.

Die unbereinigte *perinatale Mortalität* der Beckenendlagenkinder (Geburtsgewicht ≥ 1000 g) betrug bei vaginaler Entbindung 4,9%, bei Entbindung durch Sectio 1,6%. Es sind in beiden Gruppen ausschließlich sehr kleine Frühgeborene oder Kinder mit schweren Mißbildungen betroffen.

Die *perinatale Morbidität* wurde anhand des Apgar-Index, der Verlegungsfrequenz in die Kinderklinik und des Nabelschnur-pH untersucht. 5,8% der durch Sectio entbundenen BEL-Kinder (Geburtsgewicht ≥ 2500 g) und 31,8% der Kinder mit einem Geburtsgewicht von 1 500 g–2 499 g, gegenüber 4,6% der vaginal entbundenen BEL-Kinder (Geburtsgewicht ≥ 2500 g) und 18,2% der Kinder mit einem Geburtsgewicht von 1 500 g–2 499 g wiesen einen Apgar nach 1 min von ≤ 6 auf. Die Sectiones wurden in Allgemeinanästhesie durchgeführt, die Wirkung von auf den Feten übergegangenen Narkosemitteln mag hierbei eine Rolle spielen (Tabelle 1).

Die Verlegungsfrequenz bei Kindern mit einem Geburtsgewicht unter 2500 g ist für den Entbindungsmodus nicht aussagekräftig, da sie überwiegend durch den Anteil der unreifen Neugeborenen bestimmt wird. Bei den BEL-Kindern mit einem Geburtsgewicht von 2500 g und mehr betrug die Verlegungsfrequenz bei den durch Sectio entbundenen 3,2%, bei vaginal entbundenen Kindern 7,7%. Beim Sectiokollektiv waren die Indikationen zur Verlegung Unreife, psychiatrische Erkrankung der Mutter, polyzystische Nieren, Fetopathia diabetica sowie Makrozephalus. Bei einem vaginal entbundenen Kind mit einem Geburtsgewicht von 2500 g und mehr war die Verlegung nach protrahiertem Geburtsverlauf wegen postpartaler Asphyxie wohl durch den Geburtsmodus bedingt. Hier wurde nach protrahiertem Geburtsverlauf bei sekundärer Wehenschwäche eine vaginale Entbindung durchgeführt. Die Azidose ist in der verlängerten Austreibungsperiode aufgetreten. Die Indikationen zur Verlegung bei den anderen 4 vaginal entbundenen Kindern waren, wie auch beim Sectiokollektiv, unabhängig vom Geburtsmodus.

Arterielle Nabelschnur-pH-Messungen ($NSpH_{art.}$) unmittelbar nach der Geburt lagen von 194 Kindern vor. Bei den vaginal entbundenen BEL-Kindern (Geburtsgewicht $\geq$ 2500 g) fanden wir signifikant ($p < 0,05$) niedrige $NSpH_{art.}$ gegenüber den durch Sectio entbundenen Kindern (Tabelle 2 und 3). Bei dem pH-Wert

Tabelle 1. Apgar ≤ 6 nach 1 min bei BEL-Kinder ≥ 1000 g ($n = 265$)

Geburtsgewicht	Durch Sectio entbunden	Vaginal entbunden
$\geq$ 2500 g	9 von 154 = 5,8%	3 von 65 = 4,6%
1500–2499 g	7 von 22 = 31,8%	2 von 11 = 18,2%
< 1500 g	2 von 8	3 von 5

Tabelle 2. $NS\ pH_{art.}$ der durch Sectio entbundenen BEL-Kinder ≥ 1000 g

Geburtsgewicht	$NS\ pH_{art.}$			
	< 7,00	7,00–7,09	7,10–7,19	$\geq$ 7,20
$\geq$ 2500 g ($n = 116$)	1 (0,9%)	2 (1,7%)	4 (3,4%)	109 (94,0%)
1500–2499 g ($n = 16$)	0	1 (6,25%)	1 (6,25%)	14 (87,5%)
< 1500 g ($n = 3$)	0	0	1	2

Tabelle 3. $NS\ pH_{art.}$ der vaginal entbundenen BEL-Kindern ≥ 1000 g

Geburtsgewicht	$NS\ pH_{art.}$			
	< 7,00	7,00–7,09	7,10–7,19	$\geq$ 7,20
$\geq$ 2500 g ($n = 49$)	1 (2,0%)	0	9 (18,4%)	39 (79,6%)
1500–2499 g ($n = 8$)	0	0	2	6
< 1500 g ($n = 2$)	0	1	0	1

<7,00 handelte es sich um den oben beschriebenen Kasus mit protrahiertem Geburtsverlauf. Während schwere Azidosen mit NSpH$_{art}$. <7,10 in beiden Kollektiven selten sind, fällt der hohe Anteil der vaginal entbundenen BEL-Kinder mit mäßiger bis leichter Azidose (pH 7,10–7,19) auf. Diese Azidose ist sicherlich durch die am Ende der Austreibungsperiode auftretende Nabelschnurkompression mitverursacht. Hierbei ist weiterhin zu berücksichtigen, daß wir in einem unausgewählten vaginal entbundenen Schädellagenkollektiv von 300 Kindern (Geburtsgewicht ≧2500 g) in 15% ebenfalls einen pH 7,10–7,19 fanden. Im Gesamtgeburtengut 1984–1986 schwankt der Anteil leichter bis mäßiger Azidose zwischen 14% und 15%.

Unterschiede zwischen Erst- und Mehrgebärenden bestanden nicht. Die Einzelfallanalyse der Kinder mit pH <7,10 zeigt, daß im Sectiokollektiv Komplikationen wie vorzeitige Lösung der Plazenta, Nabelschnurvorfall, also nicht dem Geburtsmodus anzulastende Faktoren, mit für die fetalen Azidosen verantwortlich zu machen waren. Bei den vaginal entbundenen Kindern (Geburtsgewicht ≧2500 g) fanden wir 2 Claviculafrakturen. Bei den durch Sectio entbundenen Kindern sind keine geburtstraumatischen Schäden aufgetreten. In den Gewichtsklassen <2500 g sind die von uns untersuchten Kollektive zu klein, um Rückschlüsse auf den anzustrebenden Entbindungsmodus zuzulassen.

Zusammenfassung

Entsprechend den in der Literatur fast einheitlich angegebenen Empfehlungen, so auch in dem Bericht der „Standardkommission Beckenendlage" führen wir, wenn möglich, bei den Kindern zwischen der 28. und 34. SSW die primäre Sectio durch. Bei reifen Kindern (Geburtsgewicht ≧2500 g) ist aufgrund der vorgelegten Zahlen unter den Vorbedingungen – Kind nicht zu groß, normales Becken, zügiger Geburtsfortschritt – die vaginale Entbindung vertretbar. Dies gilt auch für Erstgebärende. Zur Vermeidung von geburtshilflichen Komplikationen, ist eine großzügige Indikationsstellung zur sekundären Sectio erforderlich.

Literatur

Berg D, Albrecht H, Dudenhausen JW et al. (1984) Bericht der Standardkommission Beckenendlage. Z Geburtshilfe Periantol 188:100–103
Hochuli E (1987) Geburtsleitung bei früher Frühgeburt. Gynäkologie 20:32–40
Hochuli E, Käch O (1981) Die Beckenendlage. Geburtshilfe Frauenheilkd 41:23–31
Kubli F, Rüttgers H, Meyer-Menk M (1975) Die fetale Azidosegefährdung bei vaginaler Geburt aus Beckenendlage. Z Geburtshilfe Perinatol 179:1–16

2.11.2 Die prophylaktische äußere Wendung

H. Haefeli (Bruderholz)

Lage des Kindes in Utero

Die kindliche Lage in utero ändert sich im Verlauf der Gestation. In den ersten Monaten ist noch keine Übereinstimmung der kindlichen Längsachse mit irgendeiner Uterusachse festzustellen, vielmehr kann das Kind im nahezu kugelförmigen Cavum uteri bei reichlichen Fruchtwassermengen jede beliebige Lage einnehmen. Verantwortlich für die Lage des Kindes ist einerseits die Form des Cavum uteri und andererseits der zur Verfügung stehende Raum. Die Fixation in einem Cavum mit Kugelform ist nicht möglich. Zur Fixation des Kindes in Längslage muß das Cavum längsoval sein und damit eine der kindlichen Form ähnliche Konfiguration aufweisen. Damit die Übereinstimmung der Längsachse des Cavum uteri mit der Längsachse des Kindes bestehen bleibt, darf die Hohlform des Cavum uteri nicht sehr viel größer sein als die Form des kindlichen Körpers. Die in der ersten Schwangerschaftshälfte kugelige Form des Cavum uteri wird später zunehmend längsoval, wobei der Fundus deutlich weiter ist als der kaudale Abschnitt. Das Cavum uteri nimmt damit die Form einer umgekehrten Birne an.

Mit dem Wachstum des Feten wird das Raumangebot knapp, um so mehr als die relative Fruchtwassermenge abnimmt. Dies führt zur Angleichung der Längsachse des kindlichen Körpers und der des Cavum uteri zu Beginn der zweiten Schwangerschaftshälfte. Die beste Übereinstimmung der Formen ergibt sich, wenn sich der zu diesem Zeitpunkt noch größte Teil, nämlich der Kopf, im Fundus einstellt. Damit wird die Beckenendlage zur physiologischen Lage nach der 20. SSW und bleibt es auch, solange sich die Proportion des Feten nicht ändert.

Spontane physiologische Wendung

Vor der 28. SSW findet sich der Fetus häufiger in Beckenendlage als in Kopflage, mit dem weiteren Wachstum des Kindes ändert sich jedoch die Situation, am Termin nehmen 96% der Feten eine Kopflage ein. Zwar bleibt der Kopf der größte Teil, aber sein Wachstum verlangsamt sich im Verhältnis zum übrigen kindlichen Körper. Besonders rasch wachsen die Beine des Kindes, und ihre Bewegungen werden zunehmend kräftiger. Damit wird der Steiß des Kindes mit den strampelnden Beinen zum funktionell größten Teil, dessen Raumbedarf denjenigen des Kopfes übersteigt. Die stärker werdenden Kindsbewegungen führen dazu, daß die Übereinstimmung zwischen dem Uterusinnenraum und dem kindlichen Körper nicht mehr gegeben ist. Mit steigender Intensität der kindlichen Beinbewegungen muß eine neue Übereinstimmung gefunden werden. In Anpassung an das Cavum uteri dreht sich das Kind in Kopflage: Der funktionell größte kindliche Teil, der Steiß mit den zappelnden Beinen, findet im Fundus den weitesten Raum.

Die als spontane physiologische Wendung bezeichnete Drehung des Kindes aus Steißlage in Kopflage erfolgt – wie Geburtshelfer schon vor der Zeit der Ultraschalluntersuchung festgestellt haben – meist zwischen der 28. und 32. SSW. Die spontane Wendung kann selbstverständlich auch später stattfinden, in seltenen Ausnahmefällen noch am Termin. Mit fortschreitender Schwangerschaft wird aber die Wahrscheinlichkeit, insbesondere bei I-Parae, geringer.

Ultraschalluntersuchungen (Göttlicher u. Madjaric 1985) haben gezeigt, daß bei einer Beckenendlage in der 29. SSW bei Erstgebärenden noch in 30% eine spontane Wendung erfolgt, während sich bei Mehrgebärenden sogar noch 70% der Feten in Kopflage drehen. Andererseits kann nach der 37. SSW kaum noch mit einer spontanen Wendung gerechnet werden.

Die Konstanz, mit der die spontane physiologische Wendung im Zeitraum des 8. Lunarmonats beobachtet werden kann, ist auffallend. Die Vermutung ist naheliegend, daß verschiedene, die spontane Wendung begünstigende Voraussetzungen in diesem Zeitraum erfüllt sind. Wichtigste Vorbedingung dürfte dabei das Wachstum des Feten, insbesondere das Wachstum der Beine sein. Die zunehmende Kraft und Amplitude der Beinbewegungen führen zur Drehung des Feten. Der funktionell größte Teil des Fetus – Steiß und strampelnde Beine – beanspruchen den weitesten Abschnitt des Cavum uteri im Fundus, während sich der Kopf in den engeren basalen Abschnitt einpaßt und dort fixiert wird. Voraussetzung dafür, daß sich die physiologische Wendung tatsächlich so abspielt, ist einerseits die normale Form des Cavum uteri. Ein sich aktiv bewegendes Kind wird sich solange drehen, bis die beste Übereinstimmung von Körperform und Cavum gefunden ist. Damit diese Drehung des Kindes möglich ist, muß durch eine adäquate Fruchtwassermenge die notwendige Bewegungsfreiheit gegeben werden. Zu geringe Fruchtwassermengen geben zu wenig Spielraum, die Drehung kann nicht erfolgen. Ebenso wirken straffe Uteruswandungen hemmend auf die Wendeversuche des Kindes. Andererseits darf die Wendung aber auch nicht zu leicht möglich sein. Nach der Wendung soll ja das Kind seine Lage beibehalten. Der jetzt nicht mehr als größter kindlicher Teil wirksame Kopf soll an seinem neuen Standort bleiben.

Ausbleiben der physiologischen Wendung

Uterine wie auch fetale Ursachen können die physiologische Wendung im 8. Lunarmonat behindern oder unmöglich machen. So beobachtet man ein Ausbleiben der spontanen Wendung bei Fehlbildungen, die abnorme Körperproportionen zur Folge haben, bei Oligohydramnie mit Einschränkung des zur Wendung notwendigen Spielraums oder bei Feten mit verminderter Beinaktivität. Den gleichen Effekt können Fehlbildungen des Uterus haben oder die Form des Cavum uteri verändernde Ursachen wie Myome oder der abnorme Sitz der Plazenta.

Gesteigerte Wehenbereitschaft und erhöhter Grundtonus der Uterusmuskulatur erschweren die spontane Wendung, insbesondere wenn die Kinder groß sind.

Der zur Drehung notwendige Spielraum ist nur vorhanden bei genügender Fruchtwassermenge und dehnbarer Wandung.

Oft läßt sich nicht mit Sicherheit angeben, aus welchen Gründen die spontane Wendung ausbleibt. Im Einzelfall fehlt eine plausible Erklärung immer dann, wenn durch das Zusammenwirken mehrerer Bedingungen die spontane Wendung verhindert wird. Im Schwangerschaftsverlauf nach dem 8. Lunarmonat wird die spontane Wendung durch weitere Faktoren erschwert. Dazu gehören die Entfaltung des Isthmusabschnitts und seine Einbeziehung in den Fruchthalter, das Tiefertreten des vorangehenden Teils und die damit verbundene Fixation im Beckeneingang, die relative Abnahme der Fruchtwassermenge und die zunehmende Wehenbereitschaft des Uterus (Luterkort et al. 1984).

Äußere Wendung von Beckenendlage in Kopflage

Die gleichen Faktoren, welche nach dem 8. Lunarmonat die spontane physiologische Wendung des Feten erschweren, sind auch dafür verantwortlich, daß aktive Wendeversuche immer schwieriger, gefahrvoller und aufwendiger werden. Wendeversuche in den letzten Schwangerschaftswochen sind nur erfolgversprechend unter Narkose und Tokolyse (Brocks et al. 1984). Es erscheint deshalb sinnvoll, Wendeversuche gegen Ende der Zeitspanne vorzunehmen, in der physiologischerweise die Wendung des Feten aus Beckenendlage in Kopflage erfolgen sollte, also spätestens in der 30.–32. SSW. Diese Erkenntnis ist nicht neu, scheint aber in den letzten Jahrzehnten in Vergessenheit geraten zu sein. So ist zu diesem Thema in der Praktischen Geburtshilfe von Pschyrembel (1958) seit 30 Jahren zu lesen.

„Prophylaktische Wendung: Durch die äußere Wendung der Beckenendlage in Kopflage soll die hohe Mortalität der BEL-Geburt auf die geringe der primären Schädellagen herabgemindert werden. Diese Wendung ist oft mit Erfolg durchgeführt worden. Newell gelang es, bei 1161 äußeren Wendungen in 72% der Fälle eine Schädellagengeburt zu erzielen (vgl. auch Reifferscheid und Siegel und Mc Nally). Die Wendung wird am Ende des 8. Monats (Chatillon) durchgeführt, und zwar mit zarter Hand ohne Narkose. Man kann die äußere Wendung unter Umständen mit 2 Fingern von der Scheide her unterstützen (Pinard). Fixierung durch Gürtel oder Bandage. De Lee spricht sich auch für die äußere Wendung bei BEL aus, desgleichen Gaddy, der sie in Knieellenbogenlage ausführt."

Diese Empfehlung wurde im Lauf der letzten 12 Jahre an unserer Klinik befolgt. Bei allen Frauen, die während der ganzen Schwangerschaft in unserer Kontrolle standen, wurde darauf geachtet, daß jeweils eine Untersuchung in die Zeit zwischen der 28. und 32. SSW fiel.

Konnte zu diesem Zeitpunkt eine Beckenendlage festgestellt werden, so erfolgte – wenn nicht eine besondere Gegenindikation bestand – der Versuch, das Kind durch äußere Wendung in Kopflage zu drehen. Sicher wird bei diesem Vorgehen häufiger eine äußere Wendung durchgeführt, als dies notwendig wäre. Wenn wir wissen, daß sich bei der Erstgebärenden noch rund ein Drittel der in der 29. SSW in Beckenendlage befindlichen Kinder spontan in Kopflage drehen, so bedeutet dies, daß 1 von 3 Wendungsoperationen nicht notwendig wäre, bei Mehrgebärenden sogar 2 von 3. Damit stellt sich die Frage nach der Gefährlichkeit des Wendeversuchs zu diesem Zeitpunkt. Nur wenn die äußere Wendung praktisch gefahrlos ist, läßt es sich verantworten, mehr Wendungen durchzuführen als eigentlich notwendig wären.

Der Versuch, eine Sectio caesarea wegen Beckenendlage zu vermeiden, darf nicht dazu führen, notfallmäßig eine Sectio in der 28.–32. SSW mit schlechten Aussichten für das Kind auszuführen.

Durchführung der äußeren Wendung

Der Wendeversuch soll ohne Gewaltanwendung und – wie Pschyrembel sich ausdrückt – „mit zarter Hand und ohne Narkose" vorgenommen werden.

Auch nach unseren Erfahrungen ist eine Narkose unnötig und unerwünscht. Wenn der Wendeversuch mit Schmerzen verbunden ist, wird zuviel Gewalt angewendet. Nur die wache Frau kann Schmerz empfinden und uns auf die zu große Krafteinwirkung aufmerksam machen. Vor dem Wendeversuch soll eine Ultraschallkontrolle Klarheit über die genaue Lage des Kindes, seine Herzaktion, den Sitz der Plazenta und die Fruchtwassermenge schaffen. Es darf keine erhöhte Wehenbereitschaft bestehen. Der Uterus muß beim Wendeversuch schlaff sein. Der vorangehende Teil muß über dem Beckeneingang beweglich sein. Seine Fixation im Beckeneingang verhindert die Wendung.

Der Wendeversuch gelingt daher am leichtesten auf dem gynäkologischen Untersuchungsstuhl, da oft zuerst der vorangehende Teil hochgeschoben werden muß. Bei relativ tiefstehendem vorangehenden Teil gelingt dies am leichtesten von der Scheide aus durch Anheben des Steißes mit 2 Fingern. Der Steiß wird danach von außen her suprasymphysär mit der einen Hand weiter hochgeschoben, während die andere Hand den Kopf auf der Gegenseite nach unten drückt. Abwechselnd wird einmal der Steiß hochgeschoben und einmal der Kopf nach kaudal gedrückt. Bei schlaffem Uterus läßt sich der Fortschritt des Wendeversuchs leicht verfolgen. Der Versuch soll abgebrochen werden, wenn er Schmerzen auslöst. Die Wendung darf nicht erzwungen werden. Bei gewaltsamen Vorgehen sind Schädigungen von Mutter und Kind möglich. In Frage kommen Nabelschnurkomplikationen, vorzeitige Plazentalösungen, Sensibilisierungen der Mutter durch fetomaternellen Blutübertritt. Nach jedem Wendeversuch ist eine Ultraschallkontrolle zur Überprüfung der kindlichen Lage, der Herzaktion und der Plazenta durchzuführen.

Keine Wendeversuche sollten nach unserer Meinung vorgenommen werden bei:

Plazenta praevia,
Tubeneckenplazenta,
größeren submukösen Uterusmyomen,
Rh-Inkompatibilität,
Mehrlingen,
Sterilitätsfällen.

Ergebnisse

Im Verlauf der letzten 12 Jahre haben wir an unserer Klinik darauf geachtet, daß bei Patientinnen, die während der ganzen Schwangerschaft in unserer Kontrolle standen, eine Untersuchung zwischen der 28. und 32. SSW stattfand. Wurde in diesem Zeitraum eine Beckenendlage gefunden, so wurde versucht, das Kind durch äußere Wendung in Kopflage zu drehen. Bei 1 182 Patientinnen stellten wir dabei 126mal (11%) eine Beckenendlage fest und versuchten in jedem Fall das Kind zu wenden. 112mal verlief dieser Wendeversuch erfolgreich (88%), 14mal (12%) gelang die Wendung nicht. Unter den 126 Patientinnen, bei denen ein oder mehrere Wendeversuche unternommen wurden, fanden sich 38 Erstgebärende und 88 Pluriparae. 107mal gelang die Wendung im ersten Versuch, und das Kind blieb anschließend in Kopflage. 2 Wendeversuche in der gleichen Schwangerschaft wurden bei 5 Patientinnen unternommen:

- II-Para, Wendungsversuch mit 27,5 Schwangerschaftswochen erfolglos, 2. Versuch in der 29. Schwangerschaftswoche erfolgreich. Geburt spontan am Termin aus Kopflage.
- II-Para, Wendungsversuch in der 27. Schwangerschaftswoche erfolgreich. Bei Kontrolle in der 33. Schwangerschaftswoche erneute Beckenendlage → 2. erfolgreiche Wendung. Geburt am Termin aus Kopflage.
- III-Para, Wendungsversuch in der 26. Schwangerschaftswoche erfolgreich, bei Kontrolle in der 32. Schwangerschaftswoche erneut Beckenendlage → 2. erfolgreicher Wendeversuch. Geburt am Termin aus Kopflage.
- I-Para, erfolgreicher Wendeversuch mit 25,5 Schwangerschaftswochen. Bei Kontrolle mit 36,5 Schwangerschaftswochen erneut Beckenendlage → erfolgreicher Wendeversuch. Geburt am Termin aus Kopflage mit Forzeps.
- I-Para, erfolgloser Wendeversuch in der 30. Schwangerschaftswoche. 2. Wendeversuch mit 33,5 Schwangerschaftswochen war ebenfalls ohne Erfolg. Geburt am Termin durch Sectio caesarea (Feststellung eines orangengroßen submukösen Myoms).

Bei einer Patientin, einer Erstgebärenden, wurden im Verlauf der Schwangerschaft insgesamt 4 erfolgreiche Wendungsversuche in der 25., 27., 29. und 30. SSW durchgeführt. Die Geburt erfolgte am Termin aus Kopflage.

Im weiteren Schwangerschaftsverlauf erfolgte zu unserer Überraschung noch in 8 Fällen, bei denen erfolglos eine Wendung versucht worden war, eine spontane Drehung in Kopflage, und zwar bei 4 Primiparae und bei 4 Pluriparae, so daß von 14 Patientinnen mit erfolglosen Wendeversuchen nur noch bei 6 am Termin eine Beckenendlage bestand. Bei einer III-Para drehte sich nach erfolgreicher Wendung in der 27. SSW das Kind wieder in Beckenendlage.

Im Endeffekt resultieren mit unserem Vorgehen am Termin nur noch 7 Bekkenendlagen, was einer Häufigkeit von 0,59% entspricht. Von diesen 7 Schwangeren wurden 3 vaginal mit Manualhilfe, alle Mehrgebärende, entbunden. 4mal erfolgte die Entbindung durch Sectio caesarea. Bei 2 Fällen handelte es sich dabei um Primiparae. Bei 5 Patientinnen wurde in 2 aufeinanderfolgenden Schwangerschaften im 8. Monat eine Beckenendlage festgestellt und eine äußere Wendung ausgeführt.

Von unseren 126 Patientinnen mit Wendeversuchen im Verlauf der Schwangerschaft wurden 9 durch Sectio caesarea entbunden. 5 von diesen 9 Patientinnen hatten eine erfolgreiche Wendung, 4 einen erfolglosen Wendeversuch hinter sich. Die Sectiofrequenz für alle Geburten an unserer Klinik bewegt sich zwischen 10 und 12%.

In unserem Patientinnenkollektiv mit Wendeversuchen im 8. Lunarmonat war damit die Sectiofrequenz mit rund 7% recht klein. Wir haben bei allen Wendeversuchen nie ernsthafte Komplikationen erlebt, was nicht heißt, daß es keine geben kann.

Fetale Tachykardien oder Herzfrequenzabfälle wurden nach keinem Wendeversuch beobachtet. Nabelschnurumschlingungen fanden sich bei der Geburt der 37 gewendeten Kinder (ca. 30%) gleich häufig wie bei allen anderen Geburten. Bei allen Schwangeren führten wir Antikörpertests in der 34. SSW und am Termin durch. Wir fanden nach Wendeversuchen nie eine Sensibilisierung der Mutter.

Aufgrund unserer Erfahrungen glauben wir, die prophylaktische äußere Wendung im 8. Lunarmonat zur Verhütung einer Beckenendlage am Termin empfehlen zu können, nachdem

- unsere Wendungsversuche in rund 90% erfolgreich verliefen,
- nie eine kindliche Asphyxie als Folge einer Wendung beobachtet wurde,
- keine plazentaren Komplikationen oder Sensibilisierungen bei der Mutter festgestellt wurden,
- die Sectiofrequenz durch die Wendungsversuche herabgesetzt wurde,
- Nabelschnurumschlingungen nicht häufiger beobachtet wurden,
- und der Aufwand klein und für die Patientin nicht belastend war.

Literatur

Brocks V, Philipsen T, Secher NJ (1984) A randomized trial of external cephalic version with tocolysis in late pregnancy. Br J Obstet Gynaekol 91(7):653–656

Göttlicher S, Madjaric J (1985) Die Lage der menschlichen Frucht im Verlauf der Schwangerschaft und die Wahrscheinlichkeit einer spontanen Drehung in die Kopflage bei Erst- und Mehrgebärenden. Geburtshilfe und Frauenheilkd 45:534–538

Luterkort M, Persson P-H, Weldner BM (1984) Maternal and fetal factors in breech presentation. Obstet Gynecol 64(1):55–59

Pschyrembel W (1958) Praktische Geburtshilfe, 6. Aufl. de Gruyter, Berlin

2.11.3 Schulterdystokien

C. Münch, G. Martius (Berlin)

Die Schulterdystokien und besonders der hohe Schultergeradstand stellen eine akute geburtshilfliche Komplikation dar, die in erster Linie das Kind bedroht. Die Gefährdung ist mit der Hypoxie, aber auch mit den operativen Maßnahmen zur Gewinnung des Kindes zu erklären.

Hypoxiefolgen:
– Azidose,
– zerebrale Schädigung,
– subpartualer Kindstod.

Skelettverletzungen:
– Claviculafraktur,
– Schulterblattfraktur,
– Humerusfraktur,
– Epiphysenlösung,
– Luxationen.

Nervenverletzungen:
– obere und untere Plexuslähmung,
– Horner-Symptomenkomplex,
– Wurzelabriß mit bleibender Plexuslähmung.

Aber auch die Mutter ist durch die erforderliche schnelle Entwicklung des Kindes gefährdet. Uterusrupturen mit massiven Blutungen aus tiefen Weichteilverletzungen, Sphinkter- und Darmläsionen können vor allem als Folge forcierter operativer Handgriffe auftreten.

Bei Betrachtung der Schulterrotation über und im Beckeneingang in Abhängigkeit von der Einstellungsänderung des kindlichen Kopfes während der einzelnen Geburtsphasen wird die Pathogenese der Schulterdystokie verständlich.

In Tabelle 1 sind die Ergebnisse einer radiologischen Studie von Borell und Fernström (1958) zusammengefaßt. Wichtig sind folgende Feststellungen:

– Bei einem Höhenstand des Kopfes in der Interspinalebene steht die Schulterbreite noch in 60% im hohen Geradstand.
– Bei geborenem Kopf findet sich noch in 40% ein tiefer Schulterquerstand.

Aus diesen Zahlen lassen sich leicht die klinischen Beobachtungen und statistischen Untersuchungen ableiten. Faktoren, welche die ohnehin spät erfolgende Rotation der Schulterbreite erschweren bzw. behindern, führen gehäuft zu Einstellungsanomalien der Schultern:

Tabelle 1. Schultereinstellung in Abhängigkeit vom Höhenstand des Kopfes. (Nach Borell u. Fernström 1958)

Höhenstand des Kopfes (nach De Lee [cm])	Schultereinstellung im Beckeneingang		
	Gerade	Schräg	Quer
0	60%	20%	20%
+3	20%	20%	60%
+4	10%	50%	40%
Kopf geboren	Wenige	50%	40%

- Hohes kindliches Geburtsgewicht,
- frühzeitiger und intensiver Fundusdruck,
- Beginn einer vaginalen operativen Entbindung aus Beckenmitte,
- extrem wenig Fruchtwasser,
- Weichteildystokie der Mutter.

Aus geburtsmechanischen und pathogenetischen Gründen, vor allem aber unter therapeutischen Aspekten, ist es notwendig den hohen Schultergeradstand vom tiefen Schulterquerstand in Analogie zur Einstellungsanomalie des Kopfes zu unterscheiden.

Klinisch imponiert die Verschiedenartigkeit der Symptomatik:

- Für den hohen Schultergeradstand ist charakteristisch, daß der Kopf nach seinem Austritt nicht von den Weichteilen freigegeben wird. Er erscheint in die Vulva hineingezogen (Abb. 1).

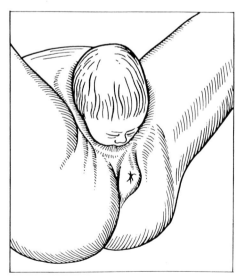

Abb. 1. Hoher Schultergeradstand. Der Kopf ist tief in die Vulva eingezogen. Durch die Arretierung der Schultern im Beckeneingang sind Tiefertreten und äußere Drehung behindert. (Nach Martius 1986)

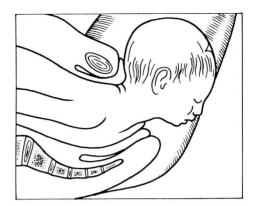

Abb. 2. Tiefer Schulterquerstand. Die Entwicklung des Rumpfes ist erschwert, da die Schulterbreite über dem längsovalen Beckenausgang im Querdurchmesser steht. (Nach Martius 1986)

— Beim tiefen Schulterquerstand steht der Kopf dagegen vor der Vulva. Es unterbleibt lediglich die äußere Drehung des Kopfes infolge der fehlenden inneren Drehung der Schulterbreite zum tiefen Geradstand (Abb. 2).

Die Liste der therapeutischen Empfehlungen ist lang. Bereits die Vielfalt der Methoden läßt die Problematik der Überwindung insbesondere eines hohen Schultergeradstandes erkennen. Für den hohen Schultergeradstand ist es sinnvoll, zwischen externen, vaginalen und abdominalen Maßnahmen zu unterscheiden (Tabelle 2).

Tabelle 2. Therapie des hohen Schultergeradstandes

I. Externe Maßnahmen	II. Vaginale Entwicklungsmethoden	III. Abdominale Entbindung

— Ausgiebige mediolaterale Episiotmie
— Stellungsänderung der Symphyse (Gonik 1983)
— Rütteln der vorderen Schulter (Disimpacting by rocking: Rubin 1964)
— Rückdrehung des Kopfes (Hibbard 1969)
	— Digitale Rotation der Schultern:
	  — Druck auf die vordere Schulter
	  — Druck auf die hintere Schulter (Woods u. Westbury 1942)
	— Digitale Adduktion der Schultern (Rubin 1964)
	— Traktion der hinteren Schulter in die sakrale Exkavation (Benson u. Danford 1982)
	— Entwicklung des hinteren Armes (Barnum 1945)
	— Instrumentelle Drehung der Schultern mit der Parallelzange (Shute 1962)
	— Embryotomien:
	  — Digitale oder instrumentelle Frakturierung der vorderen Klavikula (Kinch 1962)
	  — Dekapitation mit Herunterholen der Arme nach Fruchttod (G. Döderlein 1962)
		— Prophylaktische Schnittentbindung (?):
		  a) Bei Makrosomie des Kindes
		  b) Anstelle operativer Entbindungen aus Beckenmitte
		— Zavanelli-Manöver:
		  a) Reposition des Kopfes nach äußerer Drehung
		  b) Schnittentbindung

Frühe äußere Überdrehung des Kopfes

Die frühe äußere Überdrehung des kindlichen Kopfes berücksichtigt das Rotationsdefizit der Schultern beim hohen Schultergeradstand (Abb. 3). Geburtsmechanisch besteht folgende Situation: Bei der 1. Stellung fehlt die Drehung der Schulterbreite nach rechts, bei der 2. Stellung die Drehung nach links.

Die wichtigste Aufgabe des Geburtshelfers muß deshalb darin bestehen, diese Drehung nachzuholen.

Die erfolgreiche Anwendung dieser operativen Maßnahme hat 2 *Voraussetzungen*:

1. Die Drehung des Kopfes muß frühzeitig, d.h. möglichst zu einem Zeitpunkt erfolgen, zu dem weder am Kopf gezogen, noch versucht wurde, die Schulterdystokie durch Kristeller-Expressionen zu überwinden. Die damit eintretende Einkeilung bzw. Arretierung der vorderen Schulter auf der Symphysenoberkante beeinträchtigt die Effektivität der äußeren Kopfdrehung erheblich.

2. Dem Operateur muß mit Sicherheit die Stellung des Rückens bekannt sein, damit er die äußere Drehung entsprechend dem Einstellungsdefizit der Schultern und nicht – die Situation verschlechternd – in Form der Rückdrehung vornimmt. Dies gelingt problemlos mit einem routinemäßigen Ultraschall zur Stellungsdiagnostik im Kreißsaal.

Die *Indikation* zur „frühen äußeren Überdrehung des Kopfes" besteht bei folgenden 3 geburtshilflichen Gegebenheiten:

1. Bei der vaginal-operativen Entbindung eines Kindes mit sonographisch und klinisch geäußertem Verdacht auf Makrosomie,
2. bei einer oberhalb des Beckenbodens begonnenen vaginaloperativen Entbindung,

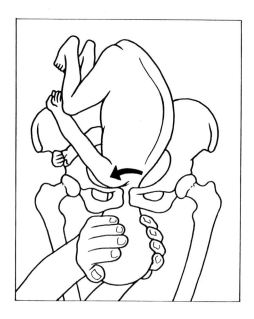

Abb. 3. Behandlung des hohen Schultergeradstandes bei 1. Stellung durch die äußere Überdrehung des Kopfes nach rechts. (Nach Martius 1986)

3. Bei der Spontangeburt bzw. operativen Gewinnung eines auffallend großen Kopfes, der die Entstehung einer Schulterdystokie wahrscheinlich werden läßt.

In allen 3 Fällen wird sofort nach dem Austritt des Kopfes ohne Zug am Kopf und ohne Kristeller-Expression mit flach am Kopf angelegten Händen die äußere Überdrehung, d. h.,

– bei 1. Stellung die Drehung des Hinterhauptes nach rechts
– bei 2. Stellung die Drehung des Hinterhauptes nach links

ausgeführt.

Der Operateur fühlt während dieser Drehung den Übergang des hohen Schultergeradstandes in die formgerechte Einstellung an dem Tiefertreten des entwickelten Kopfes.

Ergebnisse

Die Seltenheit der Schulterdystokien, insbesondere des hohen Schultergeradstandes, erschwert verständlicherweise die Erstellung einer Ergebnisstatistik.

Seit 1984 ergab sich bei 30 Entbindungen von knapp 6000 die Notwendigkeit der Behandlung eines hohen Schultergeradstandes. Die kindlichen Geburtgewichte lagen erwartungsgemäß oberhalb der Norm. 17 von 30 Kindern wogen mehr als 4000 g (Abb. 4).

Für die Effektivität der äußeren Überdrehung des Kopfes sprechen folgende Befunde:

– In allen Fällen gelang es allein mit Hilfe dieser Methode das Kind zu entwickeln. Zusätzliche Maßnahmen waren nicht erforderlich.
– Die Apgar-Werte nach 1 min lagen, bis auf einen Fall, alle über 4, bei 24 von 30 Kindern aber über 7 Punkten. Der schlechte Apgar-Wert ließ sich durch eine fetale Sepsis erklären (Abb. 5). Bei Apgar-Werten nach 10 min zeigten alle Kinder Werte über 7, 24 von 30 erreichten sogar 10 Punkte.

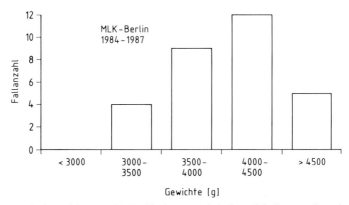

Abb. 4. Kindsgewichte von 30 Entbindungen mit hohem Schultergeradstand

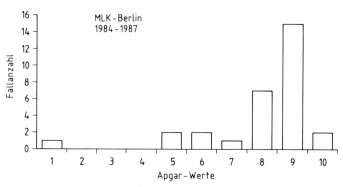

Abb. 5. Apgar-Werte der Entbindungen mit hohem Schultergeradstand

– Die pH-Werte von 26 Neugeborenen lagen nur bei 2 Fällen unter 7,20. Ein Wert unter 7,10 bezog sich wieder auf die schwere Sepsis.

Diese postnatal erhobenen Befunde wie auch die operative Erfahrung geben uns die Berechtigung, die „äußere Überdrehung des Kopfes" als einfache und wirkungsvolle Methode sowohl zur Behandlung als auch zur Prävention des hohen Schultergeradstandes zu empfehlen.

Literatur

Bellmann O, Niesen M (1974) Die Schulterdystokie. Gynäkologe 7:95–101
Borell U, Fernström I (1958) Radiographic studies of the rotation of the foetal shoulders during labour. Acta Obstet Gynecol Scand 37:54–61
Martius G (1985) Lehrbuch der Geburtshilfe, 11. Aufl. Thieme, Stuttgart
Martius G (1986) Geburtshilflich-perinatologische Operationen. Thieme, Stuttgart
Martius G (1987) Zur Behandlung des hohen Schultergeradstandes. Geburtshilfe Frauenheilkd 47:197–201

2.11.4 Zervikale Dystokie – Bedeutung der Periduralanästhesie

H. Steiner, D. Richter, M. Dittmann, F. Renkl (Bad Säckingen)

In der Geburtshilfe sind die Vorteile der Epiduralanästhesie (EA) schon lange bekannt. Dies führte in den 70er Jahren zu einer übertriebenen Indikationsstellung. In einigen geburtshilflichen Abteilungen gehörte sie unter dem Schlagwort „schmerzlose Geburt" zu einer Art Serviceangebot und wurde fast bei allen Geburten angewandt [9].

Die zunehmende Übertechnisierung der Geburtshilfe, verstärkt auch durch solche „geburtserleichternden Maßnahmen", löste Ende der 70er Jahre eine starke Gegenbewegung aus, die in fatalen Forderungen wie „zurück zur Hausgeburtshilfe" etc. gipfelte. Der Einsatz der EA wurde grundsätzlich verteufelt. Seit 1981 wurde jedoch auf allen ernstzunehmenden geburtshilflichen und anästhesiologischen Tagungen dieser generellen Ablehnung der EA entgegengewirkt [10]. Bei den darauffolgenden Kongressen der Deutschen Gesellschaft für Perinatale Medizin wurde wiederholt betont, daß die bessere Atmosphäre im Kreißsaal durch Zurückdrängung der Technik auf ein vernünftiges Maß durchaus die Forderungen nach größtmöglicher Sicherheit für Mutter und Kind nicht beeinträchtigen muß.

Aufgrund dieser Überlegungen erarbeiteten wir am Kreiskrankenhaus Bad Säckingen gezielte Indikationen für diese zur Geburtshilfe hervorragend geeignete Analgesiemethode.

Aus der Perinatalstatistik 1986 des Landes Baden-Württemberg [11] geht hervor, daß die Frequenz der EA zur Zeit bei 9,9% liegt. Die heutigen Möglichkeiten der Kathetertechnik haben eine titrierbare Analgesie möglich gemacht, so daß Überdosierungen, wie sie vor allem bei „Single-shot-Techniken" auftreten, zur Rarität wurden. Hauptsächliche Komplikation bleibt die unbeabsichtigte Duraperforation mit der Möglichkeit postspinaler Kopfschmerzen [3, 5].

Indikation zur Epiduralanästhesie

Wir sehen eine optimale Indikationsstellung zur EA nur durch ein kooperatives Vorgehen von Geburtshelfer und Anästhesist gewährleistet. Nur der Geburtshelfer kann den richtigen Einsatz der EA bestimmen, so wie er sein manuelles und medikamentöses Repertoire zum Einsatz bringt. Wird er andererseits durch unkritischen Gebrauch die EA applizieren lassen, d. h. in Verkennung der pathophysiologischen Gegebenheiten, so kann seine Erwartungshaltung sowie diejenige der Gebärenden nicht befriedigt werden. Es wird in Grenzfällen, z. B. bei zu engem Becken, trotz der EA nicht zur Spontangeburt kommen können. Der in

Tabelle 1. Indikationen zum Einsatz der Epiduralanästhesie (1982–1986)

	n
1. Zervikale Dystokie und protahierte Geburt	216
2. Schmerzhafte Eröffnungsperiode, mangelnde Kooperation	48
3. Geburtsbeschleunigung bzw. Sectiobereitschaft bei pathologischer Schwangerschaft (Beckenendlage, Gemini, auffälliges CTG, SGA)	26
4. Primäre Sectio	40
5. Wunsch der Patientin	2
6. Infans mortuus	1
7. Schmerzhafte Beckenringlockerung (Symphysenschaden)	2
Gesamt (ohne primäre Sectiones: 293)	333

der Epiduralanästhesietechnik geübte Anästhesist wird i. allg. weniger ungewollte Duraperforationen produzieren und der Überwachung des Kreislaufs der Schwangeren eine andere Aufmerksamkeit schenken können, als der mit der Geburtsleitung beschäftigte Gynäkologe.

Hauptindikation zur EA ist nach unserer Erfahrung die protrahierte Geburt bei zervikaler Dystokie oder bei primärer Wehenschwäche (Tabelle 1). Aber auch die schmerzhafte Eröffnungsperiode und unkooperative Patientinnen können eine EA notwendig machen. Weitere Indikationen sehen wir in der Geburtsbeschleunigung bzw. bei Sectiobereitschaft, wie z. B. bei Beckenendlagen und bei pathologischer Schwangerschaft. Ziel ist selbstverständlich die Vaginalgeburt. Bei primär geplanter Schnittentbindung empfiehlt sich die EA als alternatives Analgesieverfahren vor allem dann, wenn die fetale Oxygenierung nicht durch zusätzliche Anästhetika beeinträchtigt werden soll.

Patientengut und Methode

Vom 1.1.1982 bis 31.12.1986 wurden im Bereich der geburtshilflichen Klinik durch die Anästhesieabteilung 333 EA bei insges. 3346 Geburten durchgeführt. Zur Auffindung des Epiduralraums benützen wir den "loss of resistance". Zur besseren Erfassung der anästhesiologischen wie geburtshilflichen Daten wurde die Studie prospektiv mittels eines Protokolls geführt. Wir verwandten i. allg. 0,25%iges Bupivacain ohne Adrenalin initial 3–5 ml. Alle Patientinnen hatten einen offenen Venenzugang, über den Ringer-Lactat-Lösung gegeben wurde. Blutdruckkontrollen der folgenden 20–30 min wurden durch den ausführenden Anästhesisten vorgenommen. Die Folgedosen von Bupivacain wurden nach Verordnung des Anästhesisten von der Hebamme gegeben, sofern im Blutdruckverhalten der Patientinnen keine Besonderheiten vorlagen.

Die Kriterien zur Wirksamkeitsprüfung aus anästhesiologischer Sicht waren:

1. Blutdruckreaktion,
2. Vasodilatation der unteren Extremitäten,
3. subjektives Empfinden der Patientin,

Tabelle 2. Geburtshilfliche Kriterien zur Beurteilung der Wirksamkeit der EA

Mittlere Eröffnungsdauer bis Beginn EA:	11 h 16 min ± 4 h 11 min
Mittlere Wehenfrequenz bei Beginn EA:	3–5 min
Muttermundsbefund bei Beginn EA:	3,5 cm ± 1,4 cm
Wehendauer EA-Geburt:	3 h 58 min ± 2 h 51 min

4. Dermatome der Schmerzgrenze,
5. eingeschränkte Motorik der unteren Extremitäten.

Die kontinuierliche Kardiotokografie (CTG) ist unverzichtbarer Bestandteil der Geburtsleitung unter EA. Die Kriterien des Erfolgs aus geburtshilflicher Sicht ließen sich letztlich nur aus dem Geburtsverlauf ableiten, weshalb einige Parameter zur Fixierung dieser Kriterien eingeführt wurden. Diese werden in der folgenden Tabelle mit den Mittelwerten der Ergebnisse aufgeführt (Tabelle 2).

Ergebnisse

Bei 333 Gebärenden wurde die EA angewandt. Bei 40 Frauen erfolgte dies im Rahmen einer primären Schnittentbindung; 293 Gebärende (88%) erhielten die EA nach der Indikationsstellung in Tabelle 1. Aus der Tabelle 2 läßt sich ablesen, daß die Wehentätigkeit durch die EA nicht beeinträchtigt wurde. Durch die maximale Entspannung ließ sich die zervikale Dystokie meistens durchbrechen, und es kam zur raschen Eröffnung mit nachfolgender Geburt. Als „Versager" galt die Geburtsbeendigung durch *sekundäre* Sectio, in unserem Kollektiv 16% (n = 48). Diese „Versager" werden in der folgenden Tabelle aufgeschlüsselt (Tabelle 3). Aus dieser Tabelle geht hervor, daß trotz ausreichender Analgesie letztlich nur 9 sog. „Versager" resultierten. Insgesamt konnten 245 Gebärende (84%) auf natürlichem Weg entbunden werden. Bei 18% der Vaginalgeburten war eine vaginaloperative Entbindung erforderlich (36 Vakuumextraktionen, 19 Forceps-Extraktionen) (Tabelle 4).

Tabelle 3. Hauptursachen der Versager

	n
1. Relatives Mißverhältnis	25
2. Drohende kindliche Asphyxie	11
3. Drohende Uterusruptur bei Zustand nach Sectio	1
4. Mentoposteriore Deflexionen	2
5. Nichtüberwindbare zervikale Dystokie	9
Gesamt	48

Tabelle 4. Geburtsverlauf unter EA (Vergleich mit dem Gesamtkollektiv der Klinik und der Perinatalstatistik 1986 Baden-Württemberg)

Geburtsmodus	Kollektiv EA 1982–1986		Gesamtgeburten- gut 1986 Bad Säckingen		Perinatalstatistik 1986 Baden- Württemberg	
	n	[%]	n	[%]	n	[%]
Spontan	190	66	560	77,9	66037	76,7
Forceps	19 (55)	18	27 (82)	11,4	1354 (6794)	7,9
VE[a]	36		55		5440	
Sek. Sectio	48	16	28	3,9	5845	6,4
Prim. Sectio			30	4,2	6871	8,0
Ges. Sectio				8,1		14,4

[a] *VE* Vakuumextraktion.

Tabelle 5. Fetal outcome unter EA im Vergleich zur Klinikstatistik[a] Bad Säckingen und Perinatalstatistik 1986[b] Baden-Württemberg

	Kollektiv EA		Klinik Bad Säckingen		Perinatalstatistik Baden-Württemberg	
	n	[%]	n	[%]	n	[%]
Geburten total	293	100	707	100	90987	100
Perinat. Mortalität	0		7	0,97	605	0,7
Azidosen						
Schwer	0		4	0,60	163	0,2
Mittelschwer	6	2	9	1,30	742	0,9
Leicht	38	13	77	10,80	5437	6,3
pH gemessen	291	98		94,70	58687	64,5

[a] Risikoanteil 54,9%.
[b] Risikoanteil 54,7%.

Fetal outcome

Es gab keine perinatalen Todesfälle und keine schweren Azidosen. Bei 6 Neugeborenen (2%) fand sich eine mittelschwere Azidose mit einem Nabelarterien-pH von 7,0–7,1, bei 38 Neugeborenen (13%) fanden wir eine leichte Azidose mit einem Nabelarterien-pH von 7,1–7,2. Vergleichen wir hierzu das Gesamtkollektiv der normalen Geburten in der geburtshilflichen Abteilung ohne EA, so bewegt sich die Häufigkeit der mittelschweren und leichten Azidosen im Bereich des Gesamtgeburtengutes bei 12,1% (Tabelle 5).

Anästhesiologische Komplikationen

Bei 3 Patientinnen kam es zu einer Duraperforationen mit entsprechenden postspinalen Kopfschmerzen. Nur bei einer Patientin sahen wir eine hypotone Kreislaufreaktion (Blutdruckabfall um mehr als 20% des Ausgangswerts), die sich mit Volumensubstitution beheben ließ. Bei 2 Patientinnen war es aufgrund einer Adipositas permagna (Körpergewicht über 100 kg) nicht möglich, den Epiduralraum in vertretbarer Zeit aufzufinden.

Zusammenfassung

Eine maßvolle Indikationsstellung zur EA hat sich bewährt. Hauptindikation ist die protrahierte Geburt. Diese wird nach den Empfehlungen der deutschen Gesellschaft für Geburtshilfe und Gynäkologie und der Gesellschaft für Perinatale Medizin wie folgt definiert. Eine Geburtsdauer von 12 h kann ohne weiteres toleriert werden, 24 h sollten in keinem Fall überschritten werden. Wir wissen, daß gerade solche Richtzahlen durchaus interpretierbar sind und je nach individueller Einschätzung und Temperament des erfahrenen Geburtshelfers zu Variablen werden können. Daher haben wir auch nur durchschnittliche Geburtszeiten bis zum Beginn der EA angegeben und keine strikte 12-h-Grenze eingehalten. Aus der Gesamtzahl der geburtshilflichen EA läßt sich ableiten, daß wir mit 12% (Mittelwert der letzten 3 Jahre) nur wenig über dem Landesdurchschnitt von 9,9% liegen. Trotz des gleich hohen Risikoklientels (54,9% Bad Säckingen, 54,7% Land Baden-Württemberg, Perinatalstatistik 1986) ist die Gesamtsectiofrequenz von knapp 8% (1982–1986), im vorgegebenen Beobachtungszeitraum der Perinatalstudie 1986 mit 8,1% gegenüber dem Landesdurchschnitt von 14,4% niedrig (Tabelle 6).

Wir sind überzeugt, daß außer einer „konservativen kontrollierten Geburtsleitung bei Frühgeburtlichkeit und Beckenendlagen der gezielte Einsatz der EA zu dieser deutlichen Senkung der Sectiofrequenz beigetragen hat [16]. Sectiofrequenzen von 20% und darüber erscheinen uns nicht vertretbar, da immer noch der Satz gilt: „Die gefährlichste Entbindungsart ist für die Mutter der Kaiserschnitt" [7].

Tabelle 6. Maßnahmen zur Reduzierung der Sectiofrequenz (1986

	Klinik Bad Säckingen		Perinatalstatistik Baden-Württemberg	
	n	[%]	n	[%]
Geburten total	707		90987	
EA	100	14,1	8414	9,9
PGE$_2$ i. v. 19 v. Geburtseinleitungen	133	18,8	Keine Angabe Geburtseinleitung	9,7
Äußere Wendung	4		Keine Angabe	
BEL				
Manual Hilfe IpI–Para		24,0		7,5
Mehr-Para		58,0		33,5
Sectio bei Zustand nach Sectio		25,6		49,0
Sorgfältige CTG-Interpretation – MBU[a]				

[a] *MBU* Mikroblutuntersuchung.

Bei der erweiterten Indikationsstellung zur EA wurde durchaus ein Zustand nach Sectio bei vorangegangener Geburt nicht als Kontraindikation angesehen, obwohl sich in der Literatur einige Autoren dagegen aussprechen [2]. Die Gefahr einer drohenden Ruptur (1 Fall in unserem Patientengut) kann bei sorgfältiger klinischer Beobachtung durch den Geburtshelfer sowie durch die Beurteilung der Schmerzqualität durch den Anästhesisten – wobei Überdosierungen des Anästhezikums gerade hier tunlichst vermieden werden müssen – durchaus vernachlässigt werden. In unserem Patientengut sind 14 Fälle mit Zustand nach Sectio bei vorausgegangener Geburt enthalten. Bei 10 Gebärenden konnte eine Vaginalgeburt erreicht werden.

Als „Methode der Wahl" bei der primären Sectio kann die EA durchaus empfohlen werden. Sie hat bei zu vernachlässigenden Nachteilen letztlich nur Vorteile. Eine „Narkotisierung des Kindes" wird vermieden. Die fetale Zirkulation sollte vor allem bei drohender kindlicher Asphyxie und anderen Gefahrensituationen nicht noch zusätzlich durch volatile Anästhetika beeinträchtigt werden. Der Sauerstoffaustausch im intervillösen Raum wird nicht kompromittiert. Von anderen Autoren wird dieses Vorgehen ebenfalls unterstrichen [5, 19]. Der Operateur kommt nicht in Zugzwang, da solche Gefahrenzustände oft schon absehbar sind und eine EA zur Sectiobereitschaft lange vor der operativen Entbindung in Ruhe geplant und angelegt wird. Die psychologischen Vorteile sind nicht unerheblich, da sich die Hektik des geburtshilflich-anästhesiologischen Teams unweigerlich auf die verängstigte Gebärende überträgt. Ein nicht zu vernachlässigender Vorteil bei der Schnittentbindung in EA ist, daß die Mutter an der Geburt ihres Kindes teilhaben und sofort nach der Entwicklung des Kindes visuellen- und Hautkontakt aufnehmen kann. Auch die sekundäre Sectio wird von der Gebärenden nicht unbedingt als Versager der Methode empfunden, da sie vorher über mögliche operative Entbindungsverläufe ausreichend durch Anästhesist und Geburtshelfer informiert wurde. Die Schmerzfreiheit in der Präpartalphase kompensiert daher oft letztlich die von der Mutter bei normaler Geburtshilfe geäußerte Versagenshaltung. Das Geburtserlebnis als solches wird kaum beeinträchtigt. Mit einer „sog. Versagerquote" von 16% liegen wir bei einem Risikoklientel von 54,9% in einem Schnittentbindungsbereich, der anderswo durchaus als normale Sectiofrequenz angesehen wird [15].

Kritiker dieser Analgesiemethode weisen immer auf die erhöhte vaginal-operative Entbindungsfrequenz hin. Wir hatten in unserem Kollektiv 18% vaginal-operative Entbindungen, gegenüber 11,4% im Gesamtgeburtenkollektiv und gegenüber einer vaginal-operativen Entbindungsfrequenz von 7,9% der Perinatalstatistik 1986 des Landes Baden-Württemberg. Die Zahlen sind schwer zu interpretieren, da sie aus Abteilungen mit verschieden großen Risikoklientelanteilen zusammengesetzt sind. Die EA wird bei uns per se bei einem Risikokollektiv eingesetzt, was logischerweise eine Erhöhung der operativen Entbindungsfrequenz mit sich bringt [4, 8].

„Die größte Gefahr für Mutter und Kind ist besonders bei dieser Analgesieform jedoch der unerfahrene Anästhesist" [5]. Als schwere Komplikationen, ausgelöst durch Anästhesiefehler, werden langdauernde fetale Bradykardien beschrieben [12]. Wir beobachteten in unserem Krankengut keine solchen Komplikationen. Ein besonders erfreuliches Ergebnis ist die sehr niedrige perinatale mütterliche und kindliche Morbidität, da es wenig anästhesiologische Komplikationen seitens der Mutter gab. Die Komplikationsraten lagen in einem Bereich, der in der Literatur angegeben wird [4]. Auf der kindlichen Seite fanden sich keine schweren Azidosen, wohl aber 2% mittelschwere und 13% leichte Azidosen. Da an unserer Klinik sehr konsequent der Nabelarterien-pH gemessen wird (94,7% der Gesamtgeburtenzahl gegenüber 64,5% im Landesdurchschnitt), sind diese Werte aussagekräftig. Verglichen mit der Gesamtgeburtenzahl von 3 346 liegen die mittelschweren Azidosen (1,3%) und die leichten Azidosen (10,8%) im Streubereich (Perinatalstatistik Baden-Württemberg 1986 0,9%–6,3%), so daß die Methode der EA bei der Selektion eines Hochrisikoklientels nur schwer als Ursache hierfür herangezogen werden kann.

Literatur

1. Albrecht H (1982) Gibt es die ideale Sectionarkose. Gynecol Praxis 6:643
2. Albrecht H, Strasser K (1981) Lumbale und kaudale Peridural- und Spinalänesthesie. In: Käser O, Freiburg V (Hrsg) Gynakologie und Geburtshilfe, Bd II. Thieme, Stuttgart, S 11.25
3. Bhate H (1984) Identifizierung des Periduralraumes mittels der Infusionsmethode in bezug auf die Häufigkeit der unbeabsichtigten Duraperforation. Regionalanästhesie 7:44
4. Bromage PR (1978) Epidural analgesia. Saunders, Philadelphia
5. Dick W (1973) Anästhesie in der Geburtshilfe. Gynakol Praxis 7:35
6. Dittmann M (1982) Thorakale Epiduralanalgesie (TEA). Springer, Berlin Heidelberg New York
7. Dudenhausen W (1986) Praxis der periantalen Medizin. Thieme, Stuttgart, S 221
8. Ellert A (1979) Der Einfluß der Epiduralanästhesie auf die vaginale operative Entbindungsfrequenz. Eine Untersuchung anhand von 6 110 Geburtsverläufen, davon 4 590 unter Epiduralanästhesie. Geburtshilfe Frauenheilkd 39:1042
9. Hickl EJ, Auenberger H (1978) Zur Anwendung der Periduralanästhesie als Routinemaßnahmen in der Geburtshilfe. Prakt Anästhesie 13:28
10. Hillemanns HG, Steiner H, Richter D (1983) Die familienorientierte, humane sichere Geburt. Thieme, Stuttgart, S 483
11. Arbeitsgemeinschaft Baden-Württemberg Qualitätssicherung Leistungen im Krankenhaus (1986) Perinatalstatistik Baden-Württemberg
12. Maltau JM (1975) The frequency of fetal bradykardia during selective epidural anaesthesia. Acta Obstet Gynecol Scand 54:357
13. Müller-Holve W., Saling E (1985) Vor- und Nachteile der Periduralanästhesie im Routineeinsatz. Perinatale Medizin, Bd 6. Thieme, Stuttgart
14. Saling E (1982) Diskussions-Beitrag zur Arbeit von Albrecht H et al. Gynakol Praxis 6:643
15. Scott DB, Aitken REG (1986) Obstetric anaesthetic services in Scotland in 1982. Anaesthesia 41:370
16. Steiner H, Dittmann M, Richter D (1984) Das Management der protrahierten Geburt durch Katheterperiduralanästhesie. Perinatale Medizin, Bd 10. Thieme, Stuttgart, S 292
17. Thorburn J, Moier DD (1980) Epidural analgesia for elective caesarean section, technique and its assessment. Anaesthesia 35:3
18. Uppington J (1983) Epidural analgesia for elective caesarean section. Anaesthesia 38:336
19. Wingate NBL (1974) The effect of epidural analgesia upon fetal and neonatal status. Am J Obstet Gynecol 119:1101

2.12 Psychosoziale Risiken

2.12.1 Die psychosomatische Risikoschwangerschaft

D. Richter (Bad Säckingen)

Folgt man dem Verlauf dieser Tagung, so ist man beeindruckt von dem Fortschritt der Geburtshilfe und der Perinatalmedizin. Betrachtet man allerdings Schwangerschaft, Geburt, Wochenbett und Stillzeit aus psychosomatischer Sicht, d. h. aus einer Perspektive, die nicht nur körperlich-physiologische oder pathologische Vorgänge registriert, sondern auch individual-psychologische, interpersonale und soziale Phänomene mitberücksichtigt, so stellt sich ein anderes Bild dar.

Abgesehen von schwierigen äußeren psychosozialen Bedingungen wie z. B. unerwünschter Schwangerschaft, Schwangerschaft ohne Partner, gibt es eine ganze Reihe von psychosomatischen Störungen und Krankheiten, die ein erhebliches Risiko für Mutter und/oder Kind darstellen können, deren psychogenetische Zusammenhänge erforscht und bekannt gemacht worden sind, von einer immer noch überwertig organmedizinisch ausgerichteten Geburtshilfe und Perinatalmedizin aber nicht zur Kenntnis genommen werden. Es sei nur erinnert an Krankheitsbilder wie vorzeitige Wehentätigkeit mit Frühgeburtlichkeit, die essentielle EPH-Gestose, habituelles Abortgeschehen oder eine ganze Reihe von psychosomatisch bedingten Gebärstörungen, die unter dem Begriff zervikaler oder uteriner Dystokie subsummiert werden.

Es muß festgestellt werden, daß der *Standard an psychosomatischem Können* in Diagnostik und Therapie bei weitem nicht die inzwischen erreichten hohen Standards der organmedizinischen Geburtshilfe und Perinatalmedizin erreicht.

Das folgende *Fallbeispiel* wird diese Aussage belegen:

Habituelles Abortgeschehen

Vom Chefarzt eines anderen Krankenhauses wird telefonisch eine Patientin nach 3 Spätaborten annonciert mit der Frage, ob man da vielleicht als Psychosomatiker etwas erreichen könne. Es handelt sich um eine 23jährige Patientin. Der erste Abort ereignete sich mit 20 Jahren in der 23. SSW. Nach unauffälligem Schwangerschaftsverlauf traten plötzlich wehenartige Unterbauchschmerzen auf. Das Kind wurde wenige Stunden später im Krankenhaus ausgestoßen. 3 Monate später wurde die Patientin erneut schwanger. Die Schwangerschaft verläuft zunächst wiederum ganz normal. Bei einer Vorsorgeuntersuchung in der 20. SSW findet sich jedoch eine auf 3 cm eröffnete Zervix. In einem anderen Krankenhaus wird eine Notfallcerclage gelegt. Eine Woche später abortiert die Patientin ein zweites Mal. Nach 8 Monaten kommt es zur dritten Schwangerschaft. Die Patientin wird dieses Mal in der 9. SSW zur prophylaktischen Cerclage stationär aufgenommen und verbleibt 4 Wochen im Krankenhaus. Im weiteren Verlauf hält sie zu Hause strenge Bettruhe ein. Bei 2wöchentlichen gynäkologischen Kontrollen ergeben sich unauffällige Befunde. In der 24. SSW treten unvermittelt krampfartige Unterbauchschmerzen auf. Trotz intravenöser Tokolyse kommt es nach kurzer Zeit zum dritten Abort.

Die Patientin wird danach an eine Universitätsfrauenklinik überwiesen. Die urologisch-nephrologischen, humangenetischen und gynäkologischen Untersuchungen sind unauffällig, eben-

so die Abklärung des HLA-Systems. Durch Hysteroskopie wird eine uterine Aborturache ausgeschlossen. Vom Oberarzt der Universitätsfrauenklinik erhält die Patientin schließlich einen Brief der – die Untersuchungsbefunde zusammenfassend – ausführt: „... Sehr geehrte Frau P. Nach Vorliegen aller Untersuchungsergebnisse muß man sagen, daß die drei Fehlgeburten bei Ihnen wahrscheinlich durch das frühe Entstehen einer sogenannten Schwangerschaftsvergiftung (Gestose) entstanden sind. Eine Nierenerkrankung konnte bei Ihnen nicht festgestellt werden. Aus der Untersuchung der Gewebe-Antikörper im humangenetischen Institut lassen sich keine Behandlungsmöglichkeiten ableiten. Als einzige Chance für Sie, ein Kind zur Welt zu bringen, sehe ich nur die Möglichkeit, daß Sie von Beginn der Schwangerschaft an strenge Bettruhe unter ärztlicher Aufsicht einhalten müssen. Dies sollte in unserer Klinik geschehen.
Mit freundlichen Grüßen ..."

Im Arztbrief an den zuweisenden Gynäkologen wird noch weiter ausgeführt: „... Im Zusammenhang mit der nach dieser Schwangerschaft histologisch gefundenen Fibrosierung der Plazenta muß der dringende Verdacht auf das Vorhandensein einer früh einsetzenden Gestose gestellt werden. Insgesamt ist damit die Prognose für weitere Schwangerschaften ungünstig, da die Schwangerschaften bereits vor der 30. Wo. zugrunde gingen. Die einzige Chance, die Schwangerschaften zeitlich noch etwas weiter zu bringen, wäre eine absolute Bettruhe von der 10. SSW an ..."

Zur ersten Untersuchung erscheint eine 160 cm große, sehr adipöse junge Frau. Sie spricht ohne Hemmungen über ihre Adipositas, die seit der Kindheit besteht, insgesamt hätten 6 je 4wöchige Abmagerungskuren in verschiedenen Kliniken keinen Erfolg gehabt. Die gelernte Konditorin hatte nach dem ersten Abort den Beruf aufgegeben, um sich ganz auf die weiteren Schwangerschaften konzentrieren zu können. Neben der Adipositas bestehen Magenfunktionsstörungen und Sexualstörungen. Zu Hause herrscht absolute Sauberkeit. Der Tagesablauf besteht aus morgendlichem Saubermachen der Wohnung, Einkaufen, Aufsuchen der Mutter. Die Mutter arbeitet ganztags als Serviererin in einem Gasthaus. Am Nachmittag schmust sie mit ihren Haustieren, einem Hund, einer Katze und einem Papagei. Am Nachmittag holt sie ihren Mann, einen Verwaltungsangestellten, vom Büro ab. Dann gehen sie wieder beide zur Mutter ins Gasthaus. In dieses Gasthaus war sie von der immer ganztags berufstätigen Mutter auch schon als Kleinkind mitgenommen worden. Sie kann sich erinnern, wie sie im Bettchen hinter der Theke lag oder mit den Gästen Fangen spielte. Die Mutter war die bestimmende Person in der Familie. Der Vater, ein 2 Jahre älterer Textilarbeiter, hatte wenig zu sagen. Die um 2 Jahre jüngere Schwester wurde von der Mutter vorgezogen. Mit 20 Jahren lernt die Patientin ihren Mann kennen und zieht nach der Hochzeit ins Haus der Schwiegereltern, die offen gegen sie und die Hochzeit sind. Einen geplanten Auszug aus dem schwiegerelterlichen Haus versucht die Schwiegermutter mit Enterbungsdrohungen gegenüber dem Mann der Patientin zu verhindern. Nach der zweiten Fehlgeburt sagt die Schwiegermutter zu ihr: „Entweder Du bekommst einen Sohn, dann bekommt ihr das Haus, sonst lasse meinen Sohn gehen zu einer anderen Frau ..." und sie fügt triumphierend hinzu: „... meine Tochter ist in der Lage, Kinder zu bekommen. Du nicht ..." – Dem jungen Paar gelingt es schließlich auszuziehen.

Bei der zweiten Konsultation wird die Patientin – auf unseren Wunsch hin – von ihrem Mann begleitet. Er beteiligt sich kaum am Gespräch, wirkt geistesabwesend, so als ginge ihn die ganze Problematik nichts an. Direkt angesprochen reagiert er unsicher. Er interessiert sich für Minigolf, Flippern und ist ein begeisterter Anhänger der örtlichen Fußballmannschaft. Mit eher vorwurfsvollem Unterton äußert er, daß er seiner Frau zuliebe diese Fahrt hierher mitgemacht habe.

Kurz vor dem vereinbarten dritten Paargespräch ruft die Patientin an und berichtet, daß sie wieder schwanger sei. So werden die weiteren vereinbarten Termine statt zu psychosomatischen Explorationen zu ersten Schwangerschaftsvorsorgeuntersuchungen. Die Patientin stimmt einer Behandlung bei uns zu, obwohl sie 80 km entfernt wohnt. Der Ehemann erklärt sich bereit, sie wegen ungünstiger Verkehrsbedingungen jedesmal mit dem Auto zu fahren. In der 8. SSW wird sonographisch die intakte 4. Schwangerschaft bestätigt. In der 12. SSW wird die Patientin für 1 Woche stationär zur Cerclage aufgenommen. Die weiteren Untersuchungen erfolgen 1mal wöchentlich ambulant, wobei die Patientin jedesmal von ihrem Mann begleitet wird. Die Patientin erhält unsere private Telefonnummer mit der Bemerkung, daß sie uns auch außerhalb der Sprechstundenzeiten erreichen könne, wenn einmal etwas Besonderes sein sollte. Sie ruft auch tatsächlich in der 18. SSW einmal am Sonntag an und klagt über heftige Magenschmerzen und

Sodbrennen. Auf unseren Vorschlag hin wird sie wieder einige Tage ins Krankenhaus aufgenommen. Die Schwestern und Stationsärzte werden über die Problematik der Patientin informiert. Eine junge, schlanke Schwester äußert spontan bei der Stationsbesprechung: „Solche Frauen sollten keine Kinder bekommen" – eine ältere, sehr mütterliche Stationsschwester bemerkt: „... was wird aus dem Kind werden?" Während der Visiten und in kürzeren Gesprächen im Stationszimmer phantasieren wir mit der Patientin aus, was sich ändern sollte, wenn das Kind da wäre. So müßte der Ehemann mehr Aufgaben zu Hause übernehmen, man könnte die Mutter und die Schwiegereltern nicht mehr so häufig besuchen. Unsere Intervention, daß 3 Tiere neben dem Baby vielleicht zu viel sein könnten, wird überhört. Zu Beginn der 20. SSW wird die Patientin erneut stationär aufgenommen, weil sie auffallend unruhiger wird. In der 21. SSW hatte sie das zweite Kind verloren. Wir behandeln einige Tage mit Bettruhe und freuen uns bei einer längeren Sonographiekontrolle wie das Kind in der Gebärmutter „herumturnt". Der Mann ruft täglich mehrmals an wegen banaler Alltagsprobleme, wie Heizungs- und Stromkostenabrechnungen, Banküberweisungen, wo er was einkaufen solle usw. Per Telefon, vom Bett aus, gibt die Patientin ihrem Mann Anweisungen, wie er was zu erledigen habe. In der 23. SSW einigen wir uns, daß die Patientin vorläufig stationär bleibt. Sie erlernt das autogene Training und nimmt am im Krankenhaus stattfindenden Geburtsvorbereitungsprogramm teil.

In der 26. SSW kommt die Mutter unerwartet zu Besuch. Sie erzählt ihrer Tochter, daß sie eine geplante Urlaubsflugreise abgesagt habe, da ja das Baby in dieser Zeit möglicherweise geboren würde. Vom Geld der Reise werden Babyausstattung und Kinderwagen gekauft. Der Besuch der Eltern endet mit einer „Sahnekuchenschlacht". Die Patientin ist in den nächsten Tagen und Wochen wie verwandelt, sie lacht während der Visiten, eine Schwester äußert: „die kann ja unheimlich nett sein." Der Mann hat sich inzwischen in der Nähe des Krankenhauses ein Zimmer gemietet. Er kommt Freitagabend und bleibt das Wochenende über da. An diesen Wochenenden unternehmen sie Spaziergänge und Fahrten in die Umgebung. Wiederholt fragt die Patientin, wie groß das Kind jetzt sei, wieviel Gramm es wiege und ob es schon leben könne. In der 32. SSW treten Kontraktionen auf, bei PS 4. Frau P. macht sich Sorgen über ihren Mann, der plötzlich nächtelang ausgeht, telefonisch nicht zu erreichen ist und ein Wochenende auch nicht zu Besuch kommt. Sie erfährt, daß er mit einem Bekannten nächtliche Streifzüge durch diverse Lokale unternimmt. Beim nächsten Besuch kommt es zu einer heftigen Auseinandersetzung des Paares. In der 37. SSW wird die Cerclage entfernt. Mitte der 38. SSW treten spontane Wehen auf, und nach rascher Eröffnungsperiode kommt es zur Spontangeburt eines lebensfrischen 3 200 g schweren Kindes. Während der ersten beiden Wochenbettstage ist Frau P. sehr niedergeschlagen, überläßt das Kind weitgehend den Kinderschwestern zur Versorgung, danach übernimmt sie aktiv die Pflege des Kindes, das Stillen kommt gut in Gang. Die Entlassung erfolgt unter großer Anteilnahme der Wochenstation.

Bei habituell abortierenden Frauen besteht ein tiefer Ambivalenzkonflikt zwischen dem Wunsch nach einem Kind als enormem Selbstwertproblem bei gleichzeitiger großer Angst vor der Realität des Kindes. Mit der *Annahme und dem Durchhalten einer psychosomatischen Arzt-Patienten-Beziehung* wird der Patientin zunächst die Möglichkeit einer schützenden Regression gegeben, bis sie schließlich in die Lage versetzt wird, selbständige Reifungsschritte zu vollziehen.

Wir erlauben uns zu diesem Fall die Auffassung, daß Frau P. ohne psychosomatische Diagnostik und Therapie wohl ein viertes Mal abortiert hätte. Solche Fallbeispiele aus der Geburtshilfe lassen sich beliebig erweitern um Kasuistiken von Patientinnen mit vorzeitigen Wehen, essentieller Gestose oder psychosomatischen Gebärstörungen, die zu geburtshilflichen Komplikationen geführt haben. Die psychosomatischen Zusammenhänge dieser Störungen sind – wie bereits betont – weitgehend erforscht. Daß diese Erkenntnisse außerhalb von Fachkreisen noch nicht genügend bekannt und verbreitet sind, mag sicher mit daran liegen, daß – zugegebenermaßen – diese Zusammenhänge z. T. nicht einfach erfahrbar und auch nicht einfach darzustellen sind und eine psychosomatisch-tiefenpsychologische Fort- oder Weiterbildung des einzelnen Geburtshelfers verlangen. Wir

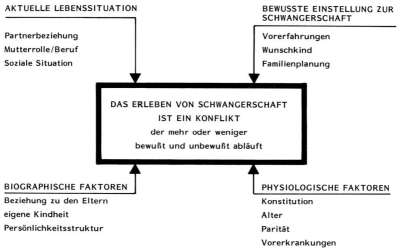

Abb. 1. Der Schwangerschaftskonflikt

sind aber der Auffassung, daß es nur eine Frage der Zeit sein wird, bis sich psychosomatische Erkenntnisse weiter verbreiten. Einige ganz kurze grundlegende und leicht einsehbare Zusammenhänge seien im folgenden dargestellt.

Es ist sehr hilfreich, sich die Aussage der Abb. 1 zum Verständnis des Schwangerschafts- und Geburtsverlaufs immer wieder zu verdeutlichen. Schwangerschaft und Mutterschaft verlangen eine tiefgehende Neuorientierung aufgrund einer sich verändernden Realität. Hierbei kann es zu erheblichen Interessenskollisionen kommen. Die schwangerschaftsbedingten körperlichen Veränderungen können diesen Spannungszustand noch verstärken. Viele Faktoren beeinflussen diesen Schwangerschaftskonflikt. Das erklärt die höchst unterschiedliche individuelle Auseinandersetzung der Schwangeren mit diesem Konflikt. Betrachten wir die *aktuelle Lebenssituation*, so ist es unschwer vorstellbar, daß gute soziale Verhältnisse oder eine stabile, glückliche Partnerbeziehung die Schwangerschaft günstig beeinflussen können. Gleiches gilt natürlich im umgekehrten Sinne für eine problemgeladene aktuelle Lebenssituation. Schwieriger zu beantworten ist schon die Frage, ob eine befriedigende Betätigung als Hausfrau und Mutter oder Freude an anerkannter Berufstätigkeit positiv in den Schwangerschaftskonflikt eingehen. Es könnte nämlich sein, daß zwar vordergründig ein Kind gewünscht wird, unbewußt aber durch das Kind auch Ängste für weitere Fixierung in der Nur-Hausfrauen-Rolle, vor endgültiger Abhängigkeit vom Partner oder vor Aufgabe der Berufstätigkeit mobilisiert werden. *Der bewußte Wunsch nach einem Kind schließt also keinesfalls eine unbewußte Angst vor einem Kind aus.* Diese Diskrepanz im bewußten und unbewußten Erleben wird für den psychosomatisch arbeitenden Geburtshelfer täglich offenbar. Darüber hinaus werden sich physiologische Faktoren, wie Konstitution der Frau, Alter, Parität, eventuelle Vor- und Begleiterkrankungen auf die Schwangerschaft auswirken.

Von größer Bedeutung sind jedoch *biographische Faktoren*. Die Beziehung zu den eigenen Eltern, insbesondere zur Mutter, die fördernden und hemmenden

Einflüsse, die man in der eigenen Kindheit erfahren hat und die im Falle der Hemmung zumeist verdrängt und damit unbewußt werden, prägen entscheidend das Erleben von Schwangerschaft. So können z. B. kindheitsbedingte latente Konflikte, neurotisch-irrationale Ängste durch die Belastung der Schwangerschaft aktualisiert werden und die körperlich-seelische Einheit der Frau gefährden. Eine „gesunde" Schwangere kann sich im Laufe der Zeit in etwa ihrer realen Konflikte und Ambivalenzen bewußt werden. Sie erlebt ihre Konflikthaftigkeit. Gerade darum kann sie Lösungen finden, z. B. die vorübergehende oder längere Aufgabe von zuvor befriedigend erlebter Berufstätigkeit zugunsten der Pflege des kleinen Kindes. Eine neurotische Persönlichkeit wird mit Ängsten und Konflikten unter Umständen nicht fertig, weil sie sich dieser Konflikte nicht bewußt ist. Viele Schwangere glauben, eine konfliktfreie Einstellung zum Kind zu haben, untergründig schwelen die Probleme aber um so mehr.

Wenn wir also aus psychosomatischer Sicht eine Voraussage machen wollten über den voraussichtlichen Schwangerschafts- und Geburtsverlauf, über die spätere Einstellung der Frau zu ihrem Kind, so scheint das nur möglich, wenn wir uns über das bewußte und unbewußte Erleben der Schwangeren in etwa Klarheit verschaffen können. Die Auseinandersetzung mit Schwangerschaft und Mutterschaft ist kein statisches Problem, sondern ein dynamisches Geschehen (Abb. 2).

Dauert eine unbewußte, ungelöste Schwangerschaftskonfliktspannung an oder kommen zusätzlich negative Einflüsse hinzu, können pathologische Verhaltenszustände wie psychosomatische oder seelische Störungen, Sucht oder Verwahrlosungstendenzen ausgelöst werden. Die *häufigsten Störungsmöglichkeiten* während Schwangerschaft, Geburt und Wochenbett, wie sie sich einem psychosomatisch orientierten Geburtshelfer darstellen, sind:

Identitätsprobleme in bezug auf Mutterschaft,
Verhaltensstörungen (Launen, tyrannisches Wesen),
Impulsneurosen (Schwangerschaftsgelüste, Stehlen),
Psychoneurosen, Schwangerschaftspsychose,
Wochenbettdepression,
Wochenbettpsychose,
übermäßige allgemeine körperliche Beeinträchtigung,

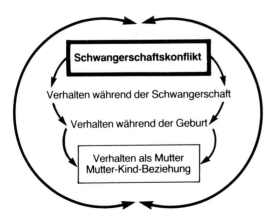

Abb. 2. Der Schwangerschaftskonflikt, ein dynamisches Geschehen

Hyperemesis gravidarum,
psychogener habitueller Abort,
Frühgeburtsneigung – vorzeitiger Wehenbeginn,
EPH-Gestose,
psychogene Gebärstörungen,
Stillstörungen.

Diese und andere vielfältige Möglichkeiten können sich, wenn therapeutisch nicht eingegriffen wird, über eine gestörte Mutter-Fetus-Wechselbeziehung, über ein gestörtes Gebärverhalten, über eine gestörte Mutter-Kind-Beziehung bis hin zu einem falschen erzieherischen Verhalten fortsetzen und dadurch beim späteren Jugendlichen oder Erwachsenen wiederum körperlich-seelische Störungen oder dissoziales Verhalten verursachen. Aus Unkenntnis über perinatale Mutter-Kind-Wechselwirkungen werden diese späteren Störungen aber kaum mehr mit Schwangerschaft, Geburt, Wochenbett und früher Kindheit in ursächlichen Zusammenhang gebracht.

Einen dramatischen Ausdruck eines unbewußten, nicht lösbaren Ambivalenzkonflikts finden wir im Krankheitsbild der essentiellen EPH-Gestose wieder. Obwohl sich bereits 1959 im *American Journal of Obstetrics and Gynecology* eine ausgezeichnete psychosomatische Arbeit von Soichet findet, der an einem größeren Kollektiv von Schwangeren die Psychodynamik dieser noch immer mit hohen Risiken behafteten schwangerschaftsspezifischen Erkrankung geklärt hat – diese Befunde wurden von Psychoanalytikern unserer Tage bestätigt – wird diese Erkrankung je nach Interessensbereich des einzelnen Untersuchers als primäre Nierenfunktionsstörung, als Folge von Ernährungsstörungen, als anaphylaktische Reaktion, als ein Gefäßproblem oder als rheologisches Phänomen gedeutet. Tabelle 1 stellt die *Basisforderungen für eine psychosomatisch orientierte Geburtshilfe* dar, wie sie von der Deutschen Gesellschaft für Psychosomatische Geburtshilfe und Gynäkologie erarbeitet worden sind.

Zusammenfassung

Nachdem festgestellt worden ist, daß Geburtshilfe und Perinatalmedizin einen Standard erreicht haben, welcher die allermeisten organischen Risiken für Mutter und Kind beherrschbar gemacht hat, könnten sich zukünftige Forschungsinitiativen eigentlich vermehrt mit psychosomatischen Probleme auseinandersetzen. Daß dies bisher nur bescheidenen Umfang geschieht, hängt mit der historischen Entwicklung einer überwertig naturwissenschaftlich orientierten Medizin und dem damit verbundenen Selbstverständnis von Krankheit zusammen. Die vermehrte Beschäftigung mit der psychosomatischen Sichtweise von Krankheit erscheint uns allerdings eine gute Investition in die Zukunft zu sein. Nach einer Infra-Test-Untersuchung erwartet der Patient der nächsten 10 Jahre von seinem Arzt, daß dieser vermehrt und ganz selbstverständlich auch die psychologischen und sozialen Bedingungen bei der Krankheitsentstehung mitberücksichtigt und darüber hinaus möglichst natürliche Heilmittel und schonende Untersuchungsverfahren einsetzt. Und dies vor dem Hintergrund, daß sich die Patientenzahl pro Arzt in der BRD bis zum Jahre 2000 von 985 auf 555 verringern wird.

Tabelle 1. Basisforderungen an eine psychosomatisch orientierte Geburtshilfe

Schwangerenbetreuung
- Kenntnisse über normale psychische Veränderungen während der Schwangerschaft und deren Konfliktmöglichkeiten
- Kenntnisse über die psychischen und psychosomatischen Störungen bzw. Erkrankungen während der Schwangerschaft
- Psychosomatisch orientierte Schwangerenbetreuung mit ärztlich-therapeutischer Grundhaltung:
Freundliche Zuwendung, emotionale Offenheit, Vermittlung des Gefühls von Geborgenheit
- Während der Schwangerschaftsbegleitung Gespräche über Erwartungen, Ängste und Gefühle der Schwangeren

Geburtsvorbereitung
- Paarweise Vorbereitung in Gruppen
- Angstabbau durch Aufklärung über den natürlichen Geburtsablauf, dabei Vorstellung der apparativ-technischen Überwachungsmethoden lediglich als Sicherheit bringende Hilfsmittel
- Besichtigung der für die Geburt ausgewählten Klinik unter Kontaktaufnahme zum geburtshilflichen Team
- Körperarbeit mit Erfahrung der eigenen Leiblichkeit, Atem- und Entspannungsübungen

Geburtshilfe
- Angstfreie, schmerzarme, möglichst natürliche Geburt als individuelles Geburtserlebnis
- Anwesenheit des Partners oder vertrauter Bezugsperson
- Psychologische Geburtsleitung durch das Kreißsaalteam
- Förderung der Mutter-Kind-Beziehung durch intensiven Hautkontakt unmittelbar nach der Geburt einschließlich Anlegen des Kindes an die Brust

Wochenbett
- Kenntnisse über Mutter-Kind-Beziehung, Stillen, Signale und Entwicklungsschritte des Säuglings
- Gemeinsame Unterbringung von Mutter und Kind (Rooming-in)
- Versorgen des Kindes durch die Mutter entsprechend seinen Bedürfnissen
- Förderung des Stillens nach dem Eigenrhythmus des Kindes
- Besuchsregelungen für den Partner und die eigenen Kinder

Literatur

Dmoch W, Osorio C (1984) Untersuchungen zur Psychodynamik und Persönlichkeitsstruktur bei Frauen mit vorzeitigen Wehen. In: Frick-Bruder V, Platz P (Hrsg) Psychosomatische Probleme in der Gynäkologie und Geburtshilfe. Springer, Berlin Heidelberg New York Tokyo, S 275

Molinski H (1968) Bilder der eigenen Weiblichkeit, Ärger während der Geburt und Rigidität des Muttermundes. Z Psychosom Med Psychoanal 14:2, 90

Molinski H (1972) Die unbewußte Angst vor dem Kind. Kindler, München

Molinski H (1975) Gesprächsführung bei Schwangerschaftskonflikten. Dtsch Ärztebl 46:3183

Müller P (1982) Wochenbett-Organisation des Wochenbetts aus psychosomatischer Sicht. In: Richter D, Stauber M (Hrsg) Psychosomatische Probleme in Gynäkologie und Geburtshilfe. Kehrer, Freiburg, S 244

Müller P (1984) Die ältere Schwangere. In: Frick V, Platz P (Hrsg) Psychosomatische Probleme in der Gynäkologie und Geburtshilfe. Springer, Berlin Heidelberg New York Tokyo, S 168

Perez-Gay B (1982) Schwangerschaft – Was bedeutet Schwangerschaftsbetreuung aus psychosomatischer Sicht. In: Richter D, Stauber M (Hrsg) Psychosomatische Probleme in Gynäkologie und Geburtshilfe. Kehrer, Freiburg, S 210

Poettgen H (1971) Die Integration des autogenen Trainings in der geburtshilflichen Psychoprophylaxe. Geburtshilfe Frauenheilkd 31:150

Prill HJ (1981) Psychosomatische Symptome und Erkrankungen in der Schwangerschaft. In: Käser O, Freiburg V (Hrsg) Gynäkologie und Geburtshilfe. Thieme, Stuttgart

Prill HJ (1983) Sinn oder Unsinn der vorgeburtlichen Übungsverfahren. In: Hillemanns HG, Steiner H, Richter D (Hrsg) Die humane, familienorientierte und sichere Geburt. Thieme, Stuttgart, S 306

Richter D (1978a) Schwangerschaft und Sexualität, I. Teil. Diagnostik 11:423

Richter D (1978b) Schwangerschaft und Sexualität, II. Teil. Diagnostik 11:487

Richter D (1980) Geburtsvorbereitung – eine präventiv psychologische Aufgabe familienorientierter Geburtshilfe. Therapiewoche 30:612

Richter D (1982a) Schwangeren- und Elternberatung aus der Sicht des ungeborenen Kindes. In: Hau TF, Schindler S (Hrsg) Pränatale und perinatale Psychosomatik. Hippokrates, Stuttgart, S 187

Richter D (1982b) Psychologische Geburtserleichterung. In: Beck L, Albrecht H (Hrsg) Analgesie und Anaesthesie in der Geburtshilfe. Thieme, Stuttgart, S 39

Richter D (1983a) Was bedeutet Geburtsvorbereitung aus psychosomatischer Sicht? In: Richter D, Stauber M (Hrsg) Psychosomatische Probleme in Geburtshilfe und Gynäkologie. Kehrer, Freiburg, S 222

Richter D (1983b) Die psychologische Geburtserleichterung. In: Hillemanns HG, Steiner H, Richter D (Hrsg) Die humane familienorientierte und sichere Geburt. Thieme, Stuttgart, S 244

Richter D (1984) Forderungen an eine psychosomatische Geburtshilfe. In: Jürgensen O, Richter D (Hrsg) Psychosomatische Probleme in der Gynäkologie und Geburtshilfe. Springer, Berlin Heidelberg New York Tokyo, S 203

Stauber M (1982) Geburt – Psychosomatische Forderungen an das Geburtsgeschehen. In: Richter D, Stauber M (Hrsg) Psychosomatische Probleme in Geburtshilfe und Gynäkologie. Kehrer, Freiburg, S 234

Stauber M (1983a) Die ambulante Klinikgeburt. In: Hillemanns HG, Steiner H, Richter D (Hrsg) Die humane, familienorientierte und sichere Geburt. Thieme, Stuttgart, S 79

Stauber M (1983b) Psychohygienische Forderungen an die heutige Geburtshilfe. In: Hillemanns HG, Steiner H, Richter D (Hrsg) Die humane, familienorientierte und sichere Geburt. Thieme, Stuttgart, S 272

Stauber M (1986) Psychosomatik in Gynäkologie und Geburtshilfe. In: von Uexküll Th (Hrsg) Psychosomatische Medizin. Urban & Schwarzenberg, München, S 910

2.12.2 Die Risikoschwangerschaft aus psychosozialer Sicht – heroinabhängige und HIV-positive Patientinnen

M. Stauber (München)

In der Ankündigung dieser Tagung schreibt Hillemanns: „Die großen historischen Risiken der Geburt sind heute beherrschbar, vor allem durch die Fortschritte der perinatalen Medizin seit etwa 1970." Diese Fortschritte stoßen nun auf ein Restrisiko, das zunehmend – in der Relation zu den klassischen Risiken – psychosoziale Ursachen hat. Die moderne Geburtshilfe muß sich demnach auch vermehrt mit psychosozialen Risiken auseinandersetzen, wenn das „Restrisiko der gegenwärtigen Geburtshilfe weiter vermindert werden soll". Denken wir an die „Risikomütter", die ihre Schwangerschaft aus den verschiedensten Gründen ambivalent erleben und oft unbewußt viele Fehler machen: z. B. nicht zur Vorsorge gehen, ständig rauchen, ihre Sorgen mit Alkohol zudecken, Ernährungsvorschriften mißachten, Suchtmittel nehmen oder Infektionsrisiken eingehen. Eine große Chance, solche psychosozialen Risiken zu erfassen und einzuschränken, stehen dem Geburtshelfer durch eine gelungene Arzt-Patient-Beziehung zur Verfügung. Gemeint ist damit eine vorurteilsfreie entgegenkommende Einstellung des Arztes, die vor allem in der Schwangerschaft hilfreich ist.

Untersuchungen an Randgruppen der Gesellschaft machen das psychosoziale Restrisiko besonders deutlich. So zeigten z. B. Weingart et al. (1984), daß Frauen, die ihre *Schwangerschaft im Gefängnis* erleben müssen, gegenüber einem Normalkollektiv mehrfache Quoten an Komplikationen (Frühgeburten, Totgeburten, postnatale Infektionen) aufweisen. Ähnlich betrifft dies heroinabhängige Frauen, sowie Schwangere, die durch einen positiven HIV-Antikörperbefund belastet sind.

An der Universitäts-Frauenklinik Berlin-Charlottenburg wurden über 80 schwangere *heroinkranke Frauen* nach einem mehrdimensionalen Behandlungskonzept betreut. Medizinische, soziale und psychische Aspekte wurden gemeinsam berücksichtigt.

Von medizinischer Seite fielen folgende häufige Begleiterscheinungen in der Schwangerschaft bei Heroinabhängigkeit auf: venerische und parasitäre Erkrankungen, Abszesse und Thrombophlebitiden, Hepatitiden, Gewichtszunahme und Gestosen. Von kindlicher Seite war gehäuft eine fetale Retardierung und eine vorzeitige Wehentätigkeit aufgefallen. In der Literatur findet man in einem hohen Prozentsatz noch das Auftreten eines intrauterinen Fruchttodes im Zusammenhang mit abrupten Entzügen bei der Mutter. Als Konsequenz hieraus wird in der Schwangerschaft die Gabe von Methadon als Überbrückungshilfe empfohlen. In unserem Behandlungskonzept wird die aktuelle Heroindosis auf eine analoge Polamidondosis umgesetzt und schrittweise eine Reduktion bis zum langsamen endgültigen Entzug vorgenommen.

Von psychischer Seite fällt bei dieser Patientengruppe immer wieder das innere Gefühl der Leere auf. Unlust und Depressionen werden vermehrt im Behandlungsverlauf beobachtet. Kompliziert wird die Situation durch soziale Probleme der Arbeitslosigkeit, Prostitution und Kriminalität.

Während der Geburt ist bei noch aktueller Suchtmittelabhängigkeit mit starken mütterlichen Entzugssymptomen zu rechnen. Unruhe, Schwitzen, Tremor, Blutdruck- und Temperaturanstieg werden dabei häufig beobachtet. Die parallel ablaufenden Entzugserscheinungen beim Kind machen sich durch vermehrte Kindsbewegungen und eine eventuelle intrauterine Asphyxie bemerkbar. Es kommt deshalb gehäuft zu operativen Entbindungen.

Im Wochenbett treten vermehrt Infektionen auf. Hier wird aus juristischen Gründen kein Methadon mehr eingesetzt. Sedativa und Analgetika leichterer Art dienen zum Auffangen von Entzugssymptomen. Besonders problematisch ist die psychische Ebene bei den heroinkranken Wöchnerinnen. Wir beobachteten vermehrt Schuldgefühle gegenüber dem Kind, Selbstzweifel und Versagensängste. Auch Depressionen bis hin zu Suizidalität waren zu beobachten. Nicht selten kam es zu Spannungen mit dem Personal und zur Selbstentlassung der Patientin.

Was die Neugeborenen betrifft, so wird bei ihnen meist einige h nach der Geburt ein Entzugssyndrom (Unruhe, Zittern, Tremor, schrilles Schreien, Schwitzen, Krämpfe) deutlich. Zu erwähnen ist auch die erhöhte Morbidität wie Frühgeburtlichkeit, intrauterine Retardierung, Hyperbilirubinämie, Hypoglykämie.

Mit der erwähnten kontrollierten Überbrückungshilfe durch Methadon, das täglich gegeben wird, lassen sich in Begleitung sozialer und psychischer Maßnahmen Schwangerschafts- und Geburtskomplikationen deutlich senken. Obwohl der Umgang mit dieser Risikogruppe extrem zeitaufwendig und oft frustrierend erscheint, gelang es in den letzten Jahren nahezu jede 2. Patientin während der Schwangerschaft durch dieses Behandlungskonzept vom Heroin zu entwöhnen. Dies gelang immer nur dann, wenn wir die Patientin auf der Basis einer vertrauensvollen Arzt-Patient-Beziehung zur Mitarbeit gewinnen konnten. Für die Mutter bedeutete dies:

1. weniger Komplikationen in der Schwangerschaft,
2. weniger operative Entbindungen,
3. die Chance zu einem drogenfreien Neuanfang.

Das Kind, das wir bei unseren Bemühungen besonders berücksichtigen, zeigt bei einer gelungenen Entwöhnung

1. weniger Untergewichtigkeit,
2. weniger Frühgeburtlichkeit,
3. weniger Komplikationen in der perinatalen Zeit.

Auch eine Nachuntersuchung (Dahmen 1987) zeigt, daß die weitere Lebenssituation ehemals schwangerer heroinabhängiger Frauen durch dieses Behandlungskonzept nicht mehr so bedrückend ist wie vor einem Jahrzehnt.

Eine neue Risikogruppe von Schwangeren sind Frauen mit einer *HIV-Infektion*. An der Universitäts-Frauenklinik Berlin-Charlottenburg kam es zu einer Ansammlung solcher Patientinnen, da durch das Polamidonentzugsprogramm bei heroinabhängigen Schwangeren die Hauptrisikogruppe vorlag. Der weitaus größte Teil hatte eine symptomlose HIV-Infektion, eine kleine Gruppe war dem Lymphadenopathiesyndrom zuzuordnen und nur eine Patientin hatte AIDS. Ein perinatales Risiko bestand einmal durch die Möglichkeit zur intrauterinen, intrapartalen bzw. postpartalen Infektion des Kindes mit z. Zt. noch schlechter Prognose für das Kind. Ein weiterer Risikofaktor bestand für die Mutter selbst, da man aufgrund der physiologischen Immunsuppression in der Schwangerschaft mit einer Verschlechterung der Situation der Mutter rechnen mußte. Ein weiteres Problem bestand in den meist zusätzlichen sozialen Problemen bei Heroinabhängigkeit mit gelegentlicher Prostitution und Beschaffungskriminalität. Die Führung dieser Patientinnengruppe ist deshalb besonders problematisch. Auch das Thema des Schwangerschaftsabbruchs aus mütterlicher und auch aus kindlicher Indikation ist Bestandteil der Erstaufklärung. Nicht selten haben sich die Mütter bewußt für das Kind entschieden – schon auch deshalb, um durch die Erwartungen an das Kind vom eigenen Problem abzulenken. Reale Argumente waren dabei häufig von untergeordneter Bedeutung für die Patientinnen.

Die einzelnen Betreuungsschritte von Frauen mit positivem HIV-Antikörperbefund wurden in früheren Arbeiten (Stauber et al. 1986) dargelegt. Wichtig erscheint uns hier der psychosomatische Zusammenhang. So bedeutet die Mitteilung eines Positivbefundes für die betreffende Frau stets ein Signal für den möglichen Tod. Eine reaktive Depression, nicht selten in Verbindung mit suizidalen Tendenzen, fällt als erste Gefühlsäußerung auf. In der Folgezeit haben wir wiederholt labile Zustände bei diesen Schwangeren beobachtet. Sie wehren die erlebte Erschütterung durch verschiedene Mechanismen ab, wie z. B. durch manische Verleugnung, durch Regression, durch Projektion, durch Rationalisieren. Eine Reihe der heroinabhängigen Schwangeren fiel wiederholt in die Sucht zurück und war ärztlich besonders schwer zu führen. Einen Unterschied hierzu haben wir bei den Frauen gesehen, die nicht heroinabhängig waren und die Infektion über eine sexuelle Transmission bzw. über Blutprodukte erhalten haben. Diese Gruppe fiel besonders dadurch auf, daß sie realitätsadäquat reagierte. Angst, Trauer und Verzweiflung standen im Mittelpunkt der ersten Reaktionen. Angemessenes Verhalten mit dem Bemühen, eine Reinfektion zu vermeiden, war hier besonders auffällig. Weingart et al. (1987) haben hierzu eine Untersuchung durchgeführt, die vor allem die schwierige Betreuung heroinabhängiger Schwangerer mit zusätzlicher HIV-Infektion kennzeichnen.

Für den betreuenden Frauenarzt ist es jedoch wichtig, einen emotionalen Zugang zur HIV-positiven Patientin zu finden. Die jeweilige Affektlage sollte ähnlich wie bei jungen Krebspatientinnen erkannt und darauf eingegangen werden. Eine ärztlich-psychologische Führung ist bei dieser Patientinnengruppe besonders wichtig. Ein „Holding" sowie ein ständiges Kontaktangebot hilft dieser Patientinnengruppe am ehesten aus den häufig beobachteten Krisensituationen.

Literatur

Dahmen A (1987) Zur weiteren Lebenssituation ehemals schwangerer heroinabhängiger Frauen. Inaugural-Dissertation zur Erlangung der medizinischen Doktorwürde an den Medizinischen Fachbereichen der Freien Universität Berlin

Schäfer A, Jovaisas E, Stauber M, Löwenthal D, Koch MA (1986) Nachweis einer diaplazentaren Übertragung von HTLV III/LAV vor der 20. Schwangerschaftswoche. Geburtshilfe Frauenheilkd 46:327

Stauber M, Schäfer A (1986) Zum AIDS-Problem in der Geburtshilfe. Vortrag auf der Gemeinschaftssitzung der Berliner und Hamburger Gesellschaft für Geburtshilfe und Gynäkologie 15.11.1986

Stauber M, Schäfer A, Löwenthal D, Weingart B (1986) Das AIDS-Problem bei schwangeren Frauen – eine Herausforderung für den Geburtshelfer. Geburtshilfe Frauenheilkd 46:201–205

Stauber M, Schäfer A, Löwenthal D, Weingart B (1986) HTLV-III-Screening und Konsequenzen für die Geburtshilfe. Vortrag auf der 46. Tagung der Deutschen Gesellschaft für Gynäkologie und Geburtshilfe. Düsseldorf 24.9.1986

Weingart B (1984) Schwangerschaft, Geburt und Wochenbett bei inhaftierten Frauen in Berlin. In: Jürgensen O, Richter D (Hrsg) Psychosomatische Probleme in Gynäkologie und Geburtshilfe. Springer, Berlin Heidelberg New York Tokyo

Weingart D, Schäfer A, Stauber M (1988) Zur psychosomatischen Verarbeitung des AIDS-Problems bei schwangeren Frauen. In: Prill HJ, Stauber M, Teichmann A (Hrsg) Psychosomatische Gynäkologie und Geburtshilfe. Springer, Berlin Heidelberg New York Tokyo, S 141–151

2.12.3 Kinderwunschmotive – Risiko für Mutter und Kind?

W. Schuth (Freiburg)

Es mag überraschen, daß im Rahmen eines Kongresses, der sich mit dem Restrisiko gegenwärtiger Geburtshilfe beschäftigt, ein solches Thema vertreten ist. Durch einige selektive Anmerkungen soll aber gezeigt werden, daß Kinderwunschmotive durchaus zum Risiko für den Fetus- und das Neugeborene, die Mutter, die Partnerschaft und die Kindesentwicklung werden können. Absicht ist es, den Geburtshelfer, mehr aber noch den Reproduktionsmediziner, auf diesen Risikofaktor, seine Auswirkungen und die Verantwortung des Arztes hinzuweisen, so daß der Beitrag auch mit einem Appell schließen wird. Durch die Trennung von Fortpflanzung und Sexualität mittels der Verfügbarkeit sicherer Antikonzeption einerseits und die Fortschritte der Reproduktionsmedizin andererseits wird das Kinderwunschmotiv quantitativ und qualitativ in zunehmendem Maß zu einem noch zu beschreibenden Risikofaktor werden.

Der *Kinderwunsch ist ein typisches zusammengesetztes Motiv,* d. h. zahlreiche, nicht direkt beobachtbare, sondern nur indirekt zu erschließende Impulse führen zu einem beobachtbaren Verhalten. Diese Impulse sind teils bewußt und damit direkt verbalisierbar, teils unbewußt und nicht verbalisierbar, sondern nur indirekt zu erschließen, was ihre Wahrnehmung und Berücksichtigung in der Sterilitätsbehandlung und Geburtshilfe natürlich sehr erschwert. Es können ferner gleichzeitig gegensätzliche Impulse unterschiedlicher Intensität wirksam sein. Andererseits ändern diese Impulse ihre Intensität, Richtung und Qualität in der Zeit, so daß zu einem gegebenen Zeitpunkt immer nur eine aktuell gültige Resultante wirksam ist.

So ist es unzulässig, in „gewollte" versus „ungewollte" Schwangerschaft zu dichotomisieren. Es sind zum Zeitpunkt der Feststellung der Gravidität nur rund 70% erwünscht bzw. akzeptiert, 30% strikt abgelehnt, zum Zeitpunkt der Geburt aber nur noch 5% strikt abgelehnt (Netter 1984). Ferner kann die Schwangerschaft auf der bewußten Ebene extrem gewollt, auf der unbewußten Ebene extrem abgelehnt sein, beispielsweise bedingt durch die Abnahme der partnerschaftlichen Zufriedenheit (Rottman 1974; Lukesch 1975). Auch ist eine „geplante" Gravidität niemals automatisch gleichzusetzen mit einer auch emotional und unbewußt gewollten oder gewünschten Schwangerschaft.

In grober *Klassifizierung* lassen sich die Bereiche, die den Kinderwunsch und damit das generative Verhalten bestimmen, benennen als

1. sozio-ökonomische Hintergrundvariablen: z. B. verfügbares Einkommen, schulische und berufliche Ausbildung der Partner, Wohnungsgröße;
2. individuelle Wertorientierung: z. B. traditionelles versus emanzipatorisches Rollenverständnis und Rollenverhalten von Frau und Mann sowie Partner-

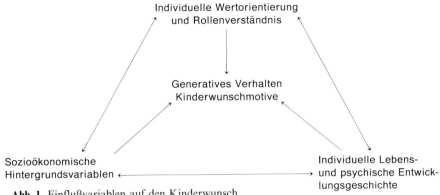

Abb. 1. Einflußvariablen auf den Kinderwunsch

schaft und Familie; Konsum und Freizeit versus postmaterielle Wertorientierung;
3. individuelle Lebensgeschichte: z. B. allgemeiner Gesundheitszustand, eheliche Zufriedenheit, bisherige Kinderzahl, Abstand zwischen den Geburten, Ausgang und Erleben vorausgegangener Schwangerschaften und Geburten, Alter, Persönlichkeitsmerkmale (wie Intra-Extraversion, allgemeines Angstniveau, Depressivität, Neurotizismus), Bewertung der eigenen Lebensgeschichte.

Die genannten Bereiche stehen in kontinuierlicher Wechselwirkung miteinander, so daß Stärke und Richtung des Kinderwunschs sowie des generativen Verhaltens ebenfalls ständigen Veränderungen unterliegen (Abb. 1).

Am stärksten verhaltensbestimmend sind die individuellen lebensgeschichtlichen Faktoren, gefolgt von der individuellen Wertorientierung, die ihrerseits in weitem Umfang wieder abhängig ist von der kollektiven Wertorientierung, ob sich z. B. eine gegebene Gesellschaft als kinderfreundlich definiert und entsprechende günstige Rahmenbedingungen zur Verfügung stellt. Die sozioökonomischen Hintergrundsvariablen haben nur einen geringen verhaltensbestimmenden Einfluß im Sinne eines sog. „Sonderangebotseffekts". Alle staatlichen Bemühungen zur Hebung der Nettoreproduktionsrate durch Prämienanreize - in welcher Form auch immer - haben nur einen kurzfristigen Effekt: Da aktuell mehr materielle Angebote gemacht werden, wird der Kinderwunsch vorzeitig realisiert, aber nur bis zur individuell gewünschten Kinderzahl. Diese selbst wird davon nicht verändert, so daß langfristig auch keine Erhöhung der Nettoreproduktionsrate eintritt. Der geringe Effekt sozioökonomischer Variablen zeigt sich auch darin, daß erwartungswidrig eine Schwangerschaft um so mehr akzeptiert wird, je schlechter die berufliche Situation der Mutter ist (Tietze 1982).

Wie wirksam noch traditionelles Rollenverständnis ist, zeigt sich in einer repräsentativen Umfrage für die Bundesrepublik Deutschland noch in den 80er Jahren. Das führende Kinderwunschmotiv bei den Männern lautete: „Ich möchte einen Stammhalter; ich möchte meinen Namen weitergeben". Umgekehrt taucht das für die Frauen dominierende Motiv „Es gehört einfach zum Frausein und zur Ehe" bei den Männern nur völlig untergeordnet auf. Schon nach diesem Befund darf also, z. B. in der Sterilitätssprechstunde, nicht davon ausgegangen werden, daß bei Frau und Mann in einer Partnerschaft ein gleich intensiver und motivgleicher Kinderwunsch vorliegt.

Hinlänglich bekannt und erwiesen ist inzwischen, daß ein negativer Kinderwunsch, aus welchen individuellen Motiven auch immer, ein Risiko für die organische, psychische und soziale Entwicklung von Mutter, Vater, Fetus, Neugeborenem und Kind sowie für die Partnerschaft bedeutet.

Unter „*negativem Kinderwunsch*" sei pauschal die Ablehnung der eingetretenem Gravidität durch die Mutter, die persistierende Ablehnung des Fetus und des Neugeborenen und die daraus resultierende ausbleibende Erlernung der Mutterrolle verstanden. Sorgfältige Längsschnittuntersuchungen an ausgewählten Stichproben (Rottmann 1974; Lukesch 1975) und vor allem die Repräsentativuntersuchung von Mau und Netter von 6 117 Schwangerschaften einschließlich des Wochenbettverlaufs (Netter 1984) belegen hinlänglich die Häufung geburtshilflicher, sozialer und teils auch pädiatrischen Komplikationen bei „negativem Kinderwunsch".

Für viele Reproduktionsmediziner und Gynäkologen nur mit Widerstand nachzuvollziehen ist allerdings die Tatsache, daß ein bewußt geäußerter *positiver Kinderwunsch* – also der drängend und bedrängend vorgetragene Wunsch nach einer Schwangerschaft oder einem Kind – durchaus auch zu einem Risiko in geburtshilflicher, psychischer, sozialer und partnerschaftlicher Hinsicht werden kann. Dieses Dilemma stellt sich natürlich vor allem in der sog. Sterilitätssprechstunde, wo der Mediziner für die Erfüllung oder Nichterfüllung des so überzeugend und bedrängend vorgetragenen Wunsches verantwortlich gemacht und dadurch unter Handlungszwang gesetzt wird.

Für die Klientel einer allgemeinen Sterilitätssprechstunde hat Stauber (1979) nachgewiesen, daß bei diesen Patientinnen und Paaren nach Erfüllung des Kinderwunschs statistisch gehäuft Scheidungen auftreten, die Beschwerden- und Komplikationsdichte in Gravidität, Geburt und Wochenbett erhöht ist, die eheliche Zufriedenheit eher abnimmt. Das so ersehnte Kind hat in diesen Fällen nicht die Frau bzw. die Partnerschaft geheilt, sondern im Gegenteil Schaden gestiftet. Das Kind konnte seiner illusionär zugedachten Messias-Rolle nicht gerecht werden, sondern wurde zum Sprengsatz für das intrapsychisch und partnerschaftlich labile Gleichgewicht.

Durch die Möglichkeit der *In-vitro-Fertilisation* und des Embryotransfers (IvF) hat sich nunmehr für eine Gruppe ungewollt kinderloser Paare eine neue Therapiemöglichkeit ergeben. Paradigmatisch für die Gruppe mit „hochpositivem Kinderwunsch" und ohne Anspruch auf Generalisierbarkeit sollen einige Ergebnisse eigener Untersuchungen zum Kinderwunschmotiv bei Frauen und Männern dargestellt werden, die sich an unserer Klinik um Aufnahme in das IvF-Programm bemühten. Den Versuchsplan zeigt Tabelle 1. Verglichen wurden die Interview- und Fragebogenergebnisse dieser 20 Paare, im folgenden „IvF-Gruppe" genannt, mit denen von 20 Paaren, bei denen die Frau wegen drohender Fehlgeburt der erwünschten 1. Schwangerschaft bis zur 12. SSW stationär behandelt wurden, im folgenden „Abortgruppe" genannt. Einige demographische Angaben gibt Tabelle 2.

Hinsichtlich der Kinderwunschmotive – soweit sie bewußt und damit direkt verbalisierbar sind – findet sich bei allen Motiven in der Tendenz eine Häufung

Tabelle 1. Versuchsplan

	IvF-Gruppe	Abortgruppe
Frauen ($n=20$)	Fragebogeninterview mit 80 Fragen S–S–G [a] FPI–B [b]	Parallelisiertes Fragebogeninterview S–S–G FPI–B
Männer ($n=20$)	Parallelisiertes Fragebogeninterview FPI–B	Parallelisiertes Fragebogeninterview FPI–B

[a] S–S–G. Ein Fragebogen zur Messung von Einstellungen zu Schwangerschaft, Sexualität und Geburt (Lukesch u. Lukesch 1976).
[b] FPI–B. Das Freiburger Persönlichkeitsinventar (Fahrenberg et al. 1978).

Tabelle 2. Demographische Angaben

	IvF-Gruppe		Abortgruppe	
	Frauen	Männer	Frauen	Männer
1. Alter [Jahre]				
Mittelwert	30,9	35,5	26,3	29,6
Standardabweichung	3,2	3,0	3,0	5,3
Bereich	25–38	19–46	12–33	22–39
2. soziale Schichtzugehörigkeit				
Untere Unterschicht	1	0	0	0
Unterschicht	6	3	6	4
Untere Mittelschicht	12	12	14	9
Mittlere Mittelschicht	1	5	0	7
3. Derzeitig berufstätig	18	20	18	20
4. Zivilstand				
In 1. Ehe verheiratet	15	12	20	20
Nach Scheidung wieder verheiratet	3	6		
Unverheiratet in fester Partnerschaft	2	2		
5. Dauer der aktuellen Ehe/Partnerschaft [Jahre]				
Mittelwert	5,45		2,1	
Standardabweichung	3,3		1,4	
Bereich	1–13		1–5	
6. Bruttomonatseinkommen des Paares [DM]				
Mittelwert	3310.–		3460.–	
Standardabweichung	973		742	
Bereich	1800–6000		1500–6800	
7. Anzahl Geschwister				
Mittelwert	2,3	2,0	1,8	1,8
Bereich	0–5	0–4	0–4	0–5
8. Anzahl Nichten und Neffen				
Mittelwert	2,4	1,6	1,7	1,9
Bereich	0–9	0–7	0–5	0–4

Tabelle 3. Kinderwunschmotive (Mehrfachnennungen möglich)

Ich möchte ein Kind weil ...	IvF-Gruppe		Abortgruppe	
	Frauen	Männer	Frauen	Männer
... ein Kind einfach zur Ehe gehört	13	9	8	9
... ich es meinem Partner schuldig bin	3	2	1	1
... für mich ein erfülltes Leben ohne Kind unmöglich ist	13	8	7	2
... ich ohne Kind minderwertig bin	5	3	1	1
... ich es meinen Eltern/Schwiegereltern schuldig bin	2	1	0	0
... ein Kind das Wichtigste in meinem Leben ist	6	4	2	2
... ich in meinem Kind weiterleben will	4	6	4	3
... wozu sollte ich mich sonst im Leben anstrengen?	6	6	1	2
... ich sonst nicht vollwertig Frau/Mann bin	5	2	1	2
... ich eine Schwangerschaft haben will	2	0	1	0
... ein Kind die Ehe besser zusammenhält	1	2	1	1
... ich in meinem Kind die Welt noch einmal neu erleben will	7	5	15	14
... ich einem Kind alles geben kann, was ich sonst niemandem geben kann	4	5	2	1
... ich das Weiterleben der Menschheit sichern will dto. „der Deutschen"	2 0	4 2	1 0	1 0
... mein Kind einmal alles besser machen soll als ich	1	4	1	2
... ich meinem Partner ein Kind schenken will	11	6	4	2
... ich die Freude an meinem eigenen Leben weitergeben will	8	3	12	9
... ich jemanden ganz für mich haben will	2	5	1	0

fragwürdiger, mancher würde sagen „neurotischer" Motive bei der IvF-Gruppe, umgekehrt in der Abortgruppe in der Tendenz gehäuft psychologisch-psychohygienisch gesehen nichtneurotische Motive (Tabelle 3).

In der IvF-Gruppe erscheint das noch nicht gezeugte Kind Substitut für das eigene, unbefriedigend gelebte Leben, also weniger als Wert um seiner selbst willen, sondern in Dienst gestellt für die nicht erfüllten Wünsche, Bedürfnisse, Sehnsüchte und Schuldgefühle der Partner. Extrem formuliert das eine Probandin so: „Ich wollte, ich wäre tot, wenn ich dafür nur ein Kind haben könnte."

Die unterschiedliche Motivverteilung zwischen den Gruppen ist nicht, wie die demographischen Angaben zeigen, auf sozioökonomische Unterschiede zurückzuführen oder auf die frustrierende erfolglose, langwierige vorausgegangene Sterilitätstherapie, sondern viel eher auf die individuelle Lebensgeschichte der IvF-Teilnehmer. Ausschnitthaft sind die Angaben in Tabelle 4 zusammengefaßt.

Mit aller Zurückhaltung kann ein Kontinuum für die Probanden der IvF-Gruppe aufgezeigt werden. Sie empfinden sich eher als unerwünschte Kinder in einer eher disharmonischen elterlichen Ehe. Diese Befindlichkeit äußert sich auf der Verhaltensebene in einer Häufung von Primordialsymptomen in Kindheit und frühem Jugendalter, die in der Psychotherapie als Indikatoren einer bereits

Tabelle 4. Lebensgeschichtliche Daten

	IvF-Gruppe		Abortgruppe	
	Frauen	Männer	Frauen	Männer
1. Einschätzung selbst eher				
Erwünschtes Kind	7	8	12	10
Unerwünschtes Kind	12	12	7	6
Nicht erinnerlich	1	0	1	4
2. Einschätzung der Ehezufriedenheit der Eltern:				
Eher gut	4	1	8	6
Mittel	3	8	6	9
Eher schlecht	13	11	6	5
3. Einschätzung der eigenen Ehe – Zufriedenheit:				
Eher gut	13	13	12	11
Mittel	2	1	6	7
Eher schlecht	5	6	2	2
4. Trennung vom Partner ernsthaft erwogen	15	16	5	4
5. Partner/Partnerin nochmals heiraten				
Ja	11	6	17	15
Vielleicht	3	8	1	2
Nein	6	6	2	3

gestörten oder gefährdeten psychosozialen Entwicklung gelten (Tabelle 5). Die gestörte psychosoziale individuelle Entwicklung führt daher auch zu einer gehäuft als unbefriedigend erlebten, gestörten Partnerschaft: z. B. würden nur 11 Frauen bzw. 6 Männer der IvF-Gruppe ihren jeweiligen Partner nochmals heiraten. Ferner liegen ganz massive, aber verdrängte Kommunikations- und Wissensdefizite über den Partner vor, z. B. dessen Kinderwunschmotive, deren Intensität, die Kinderwunschanzahl, die Bereitschaft zur Mitarbeit bei der Sterilitätstherapie, dessen Einschätzung der ehelichen Zufriedenheit, auch auf sexuellem Gebiet. Dennoch ist die Partnerschaft die soziale Rückzugsposition. Andere soziale Kontakte werden aus Angst, Introversion, Depressivität und sozialer Impotenz eingeschränkt, aber nicht infolge des unerfüllten Kinderwunschs, sondern individueller weitgehender Unfähigkeit zur Gestaltung sozialer Kontakte. Die eigene Lebensperspektive ist eher passiv-rezeptiv als aktiv-gestaltend. 17 Frauen geben z. B. als Hobby an „Zu Hause sitzen und stricken".

Diese Beschreibung der Probanden der IvF-Gruppe, wie sie sich aus den Ergebnissen der Interviews zusammenfassend geben läßt, findet sich nicht in den Fragebögen FPI-B und S-S-G wieder. Hier finden sich keine von den Werten der Eichstichprobe bzw. der Abortgruppe abweichenden Ergebnisse. Es muß offen bleiben, ob diese Unterschiede tatsächlich nicht vorhanden sind, oder – was wahrscheinlicher ist – durch eine Beantwortungstendenz der „Sozialen Erwünschtheit" verdeckt werden. Letzteres ist wahrscheinlicher, da die Probanden der IvF-Gruppe in der sog. Lügenskala des FPI-B als Stichprobe einen Wert erreichen, der eine valide Interpretation der übrigen Skalen verbietet. Dieser Wert läßt sich so interpretieren, daß sich die Probanden in ihren Antworten der Fragebogenitems so darstellen, wie sie gesehen werden möchten bzw. wie sie annehmen, daß der Inter-

Tabelle 5. Primordialsymptomatik

	IvF-Gruppe		Abortgruppe	
	Frauen	Männer	Frauen	Männer
1. Nägelbeißen	9	8	4	2
2. Einnäßen nachts ungewöhnlich lange	3	6	2	3
3. Einnäßen tags ungewöhnlich lange	1	2	1	0
4. Einkoten nachts ungewöhnlich lange	0	2	1	1
5. Einkoten tags ungewöhnlich lange	0	1	0	1
6. Haare ausreißen	0	2	0	0
7. Eßstörungen allgemein	7	1	2	0
8. Anorexie in Pubertät	1	0	0	0
9. Weglaufen von zuhause	3	6	2	3
10. Angstzustände allgemein	3	6	2	3
11. Angst vor Dunkelheit	6	5	2	2
12. Angst vor bestimmten Orten	9	6	3	2
13. Kleinere Diebstähle	2	1	2	1
14. Allg. Überforderung in der Schule	2	4	2	1
15. Daumenlutschen ungewöhnlich lange	2	4	1	1
16. Gehäuft und ungewöhnlich lange Lügen	3	5	2	3
17. Wenig Kontakt zu Gleichaltrigen	3	3	2	3
18. Sonstige berichtete Störungen	1	5	1	1

viewer sie sehen möchte. Dieser Befund unterstreicht die Notwendigkeit, bei der objektiven Erfassung so sensibler Bereiche wie Persönlichkeitsmerkmalen oder Einstellungen zu Sexualität, Schwangerschaft und Geburt unbedingt Kontrollskalen zu verwenden.

In Konsequenz dieser Ergebnisse kann zumindest für die hier untersuchte und vorgestellte, nicht repräsentative Stichprobe aller an der IvF-Gruppe beteiligten Paare festgestellt werden, daß sich hinter dem drängend und bedrängend vorgebrachten, intensiven, aber diffusen extrem positiven Kinderwunsch dieser Paare höchst bedenkliche Motive verbergen können – aber nicht müssen –, die ihrerseits wieder Ausdruck eigener, nicht geglückter individueller Lebensgeschichte, Entwicklung und aktueller Partnerschaft sind. Der Wunsch nach dem Kind kann zur suchtartigen Ersatzbefriedigung anderweitig nicht stillbarer, zu befriedigender Bedürfnisse werden und Ausdruck der neurotischen Erwartung sein, daß das Kind, allein durch seine Existenz, im Sinne eines Wunders alle Wunden heilt und alle Wünsche erfüllt. Praktische Zielsetzung der vorgelegten Untersuchung ist es daher, den Gynäkologen, insbesondere aber den Reproduktionsmediziner, auf die Existenzmöglichkeit des beschriebenen neurotischen Kinderwunschs hinzuweisen und ihn dafür zu sensibilisieren.

Die schwierige, Arzt und Paar belastende Aufgabe wäre dann, vor Einleitung jeglicher Diagnostik und Therapie zu *prüfen, ob neurotische Motive den Kinderwunsch mitbestimmen* und in welchem Ausmaß und ob das Kind eigene Lebensdefizite des Paares ausgleichen soll. Voraussetzung seitens des Arztes neben der Fähigkeit zur behutsamen Gesprächsführung ist die zumindest anfangs erforderliche Distanzierung von einem gedankenlosen und fraglosen Mitagieren und von der Versuchung der rein technischen Machbarkeit der Sterilitätstherapie. In weiterer Konsequenz müßte in Einzelfällen der Arzt sicher die Mitarbeit und damit Mitverantwortung im medizinischen Sinne verweigern und das Paar darauf verweisen, daß statt der Erfüllung des Kinderwunsches zunächst seine gemeinsame und individuelle Lebensperspektive, -entwicklung, -gestaltung und Werthaltung überprüft und ggf. revidiert wird. Gefährlich verkürzt sollte er sich fragen, ob sich die Natur – was auch immer das sei – nicht etwas dabei „gedacht" haben könnte, daß gerade dieses Paar jetzt keine Kinder bekommt. Und er sollte sich die Frage zunächst selbst und dann dem Paar vorlegen, ob das, was das Paar will – nämlich ein Kind – auch tatsächlich das ist, was das Paar zu einer befriedigenderen Lebensgestaltung braucht. Seine Verantwortung kann sich dann durchaus darin dokumentieren, daß er die Sterilitätsbehandlung zunächst ablehnt und das Paar auf eine andere Möglichkeit verweist, z. B. die Beratung, Ehepaar- oder Psychotherapie, die in diesen Fällen die kausale Therapie mit höherer Erfolgrate und niedrigeren Kosten darstellt.

Er könnte sich dann die ungeheure, sprachlose Enttäuschung vielleicht ersparen und dem Kind eine höchst gefährdete Entwicklung, wie sie einen engagierten Reproduktionsmediziner oder Gynäkologen aus der abschließenden Kasuistik geradezu anspringen muß. Sicher läßt sich mit einer Fallgeschichte alles und auch das genaue Gegenteil „beweisen". Dennoch soll sie hier beispielhaft nachdenklich machen und sensibilisieren für die komplexe Variable „Kinderwunsch", wie sie uns in der Praxis begegnet.

Kasuistik

G. Z., geb. 1946
1977 Nach 5 Jahren Ehe, 4 Jahren frustranem Kinderwunsch und 3 Jahren konservativ-hormoneller Sterilitätstherapie diagnostische Pelviskopie.
Diagnose: Hyper- und Dysmenorrhö, Z. n. Adnexitis, pelviskopisch kein Anhalt für Endometriose.
Therapie: Moorbadekur, Gestagene zur passageren Ruhigstellung der Ovarien.
1978 Nach gyn. Untersuchung Therapie: Kaufmann-Schema, anschl. OH für 4 Monate, Moorbadekur im Heilbad.
Auf Intervention des Hausarztes Psychotherapie; von der Pat. nach 3 h abgebrochen, da der Psychotherapeut „unfähig" sei.
1979 Nach gyn. Untersuchung: VD auf Endometriose.
Therapie: Winobanin über 6 Monate.
Persistierend frustraner Kinderwunsch und Beschwerdebild.
Chromopelviskopie: Tuben bds. verzögert durchgängig, Ut. arcuatus, mobile Retroflexio uteri, ausgedehnte Adhäsionen.
Hysteroskopie und Zervixdilatation bei persistierender Dysmenorrhö.
1982 Inspektionslaparotomie bei persistierenden Beschwerden und Kinderwunsch.
Diagnose: ausgedehnte Adhäsionen, hist. gesicherte Endometriosis des li. Ovars mit großen Endometriosezysten.
Therapie: ausgedehnte Adhäsiolyse, Ovarektomie li.
1985 Konzeption nach hormoneller Ovulationsauslösung.
Insgesamt 17 Wochen in stationärer Behandlung während Gravidität wegen: Hyperemesis gravidarum, allgemeine Erschöpfung, Ab.-imminens-Blutung, Frühamniozentese, vorzeitige Wehentätigkeit, drohende Zervixinsuffizienz, Cerclage, Überwachung bei Risikogravidität.
Geburtsbeendigung durch VE von BB wegen Geburtsstillstand.

1987 Zuweisung aus der gyn. Sprechstunde zur Exploration und Therapievorschlag in die Psychologische Sprechstunde wegen „allgemeiner Erschöpfung".
Diagnose: postpartal exazerbierte und chronifizierte neurotische Depression.
Nach Einschätzung der Patientin sind für ihren Zustand verantwortlich: „Mein Mann und der Balg (d. h. der 1985 geborene Sohn), wär' der doch bloß nicht gekommen!"
Die der Patientin dringend vorgeschlagene weitmaschige Psychotherapie und antidepressive Medikation wird von ihr abgelehnt.

Juni
1987 Nach spontaner Konzeption Abruptio aus Notlagenindikation, in der 13. Woche post menstruationem.

Literatur

1. Fahrenberg J, Selg H, Hampel R (^{3}1978) Das Freiburger Persönlichkeitsinventar FPI. Hogrefe, Göttingen
2. Lukesch M (1975) Psychogene Faktoren in der Schwangerschaft – mit einer empirischen Untersuchung über die Bedeutung der Partnerbeziehung für die Einstellung der Mutter zur Schwangerschaft. Dissertation, Psychologisches Institut, Salzburg
3. Lukesch H, Lukesch M (1976) S-S-G. Ein Fragebogen zur Messung von Einstellungen zu Schwangerschaft, Sexualität und Geburt. Handbuch. Hogrefe, Göttingen
4. Netter P (1984) Determinanten des Kinderwunsches und ihre Auswirkungen auf das Kind. In: Tewes U (Hrsg) Angewandte Medizinpsychologie. Fachbuchhandlung für Psychologie, Frankfurt/M, S 382–390
5. Rottmann G (1974) Die vorgeburtliche Mutter-Kind-Beziehung. Dissertation, Psychologisches Institut, Salzburg
6. Stauber M (1979) Psychosomatik der sterilen Ehe. Grosse, Berlin
7. Tietze KW (1982) Epidemiologische und sozialmedizinische Aspekte der Schwangerschaft. Bundesministerium für Arbeit und Sozialordnung, Bonn

3 Präventives Management

3.1 Schwangerenvorsorge

3.1.1 Organisation und Praxis der Geburtshilfe in europäischen Ländern

H. G. Hillemanns (Freiburg)

Diese Übersicht kann nur ein erster Versuch sein. Unsere Daten beruhen auf den Angaben verfügbarer Perinatalregister, auf Literatur- und Kongreßstudium sowie Gesprächen mit erfahrenen Geburtshelfern einzelner Länder und persönlichen Eindrücken.

Wir haben Organisation und Praxis der Schwangerenvorsorge einschließlich der Geburtsvorbereitung, der Dokumentation und der Aufgabenverteilung von Arzt und Hebamme analysiert. Besondere Bedeutung kommt der Frage zu, wo Geburtshilfe stattfindet: Gibt es gegliederte Versorgungsstufen? Besteht eine Regionalisierung oder Zentralisierung bzw. eine Dezentralisierung der Entbindungen? Wie ist die Auslastung der Gebäranstalten? Wie sind die Aufgaben der Ausbildung gesichert?

Weitere Punkte sind die Normen und Gepflogenheiten apparativer Ausstattung in der Routinediagnostik und Überwachung, die neonatale Versorgung und der Stand der geburtshilflichen Dokumentation. Wichtig erschien uns auch die Frage nach der gegenwärtigen Basisphilosophie in der Geburtshilfe der verschiedenen Länder: Besteht eine eher konservative oder eine eher aktive Geburtsleitung? Wie ist die Stellung technischer Überwachungsmethoden? Wie steht es um die ambulante Entbindung oder die Hausgeburt? Schließlich ergründeten wir die Probleme aktueller Aufgabenstellungen und die Trends zukünftiger Entwicklungen.

Im folgenden wird die *Situation der Geburtshilfe* verschiedener Länder stichwortartig umrissen:

Bundesrepublik Deutschland

- Dezentralisierte Geburtshilfe,
- gesetzliche Verankerung der Vorsorge durch den Mutterpaß (mehr als 12 Untersuchungen bei 54% der Schwangeren),
- totale Hospitalisierung der Geburt,
- hoher apparativer Standard,
- abnehmende Selbständigkeit der Hebamme.

Probleme:
- Fehlende Gliederung der Versorgungsstufen,
- unzureichende Geburtenzahlen zur Erfüllung des Ausbildungsauftrags,
- unzureichende neonatale Versorgung am Geburtsort,
- weitgehende Trennung von Schwangerenvorsorge und Geburtsbetreuung.

Trend:
- Gliederung und Aufgabenverteilung verschiedener Versorgungsstufen (3-Stufen-Plan),
- bessere Ausnutzung der Klinikkapazitäten, (Öffnung der Geburtskliniken für Belegärzte?),
- Vereinheitlichung von Dokumentation und Statistik (Perinatalerhebung).

Österreich

- Partiell regionalisierte Geburtshilfe (zwei Drittel der Entbindungen finden in Abteilungen über 500 Geburten statt),
- kein Geburtenmangel in Gebäranstalten,
- 20% der Entbindungen liegen in der Hand selbständiger Hebammen.

Basisphilosophie:
- Aktive, klinisch orientierte Geburtshilfe,
- hohe ärztliche Erfahrung,
- hohe apparative Ausstattung,
- frühe Selektion von Risikofällen.

Trend:
- Verbesserung der Schwangerenvorsorge (Mutter-Kind-Paß),
- weitere Zentralisierung der Geburtshilfe und Gründung neonatologischer Einheiten,
- einheitliche Dokumentation.

Schweiz

- Föderalistische Struktur der medizinischen Versorgung,
- 65% der Entbindungen finden in Privat- und Belegkliniken statt,
- totale Hospitalisierung der Geburt,
- hohe Arztdichte,
- Geburtenmangel der großen Gebäranstalten.

Basisphilosophie:
- Kein Trend zur Zentralisierung,
- hohes ärztliches Ausbildungsniveau,
- hohe apparative Ausstattung,
- frühe Selektion von Risikofällen.

Trend:
- Ausbau der Schwangerenvorsorge,
- einheitliche Dokumentation,
- Etablierung neonatologischer Einheiten,
- Zulassung von Belegärzten an Geburtskliniken? (Medicare Hotels?)

Frankreich

- Dezentralisierung der Schwangerenvorsorge,
- Zentralisierung der Geburtshilfe,
- starke Stellung gut ausgebildeter Hebammen,
- 55% der Geburten finden in Gebärkliniken, 45% in Privatkliniken statt,
- totale Hospitalisierung der Geburten,
- kein Geburtenmangel an Gebäranstalten,
- hohes Ausbildungsniveau der Ärzte und Hebammen.

Basisphilosophie:
- Kontinuierliche Betreuung von Schwangerschaft und Geburt,
- Prävention vorrangig,
- Schwangerenvorsorge durch Risikoaufklärung (Prämiensystem),
- Hausbetreuung durch Hebammen,
- Vermeidung technologischer Orientierung,
- Neonatologie in zentralen Kliniken.

Trend:
- Weitere Zentralisierung der Geburtshilfe (Schließung kleinerer Häuser),
- Öffnung der Zentren für Belegärzte?
- einheitlicher Mütterpaß,
- Dokumentation der Geburtshilfe.

Großbritannien

- Zentralisierung der Geburtshilfe (abnehmende Bedeutung kleinerer Anstalten),
- aktives Sozialsystem in Vor- und Nachsorge,
- totale Hospitalisierung,
- in großen Kliniken Bettenmangel,
- 30% Belegsystem,
- Neonatologie in der Klinik.

Basisphilosophie
- Vor- und Nachsorge durch Arzt, Hebamme und Klinik auf hohem Niveau,
- zentralisierte Geburtshilfe unter Verantwortung von Spezialisten,
- neonatologische Einheiten,
- Mutter-Kind-Einheit vorrangig,
- apparative Medizin sekundär,
- großes Geburtengut und große Erfahrung der Geburtshelfer,
- Geburtshilfe eher konservativ.

Holland

- Regionalisiertes Regierungsprogramm,
- Hausgeburtshilfe unter 30% (jährlich um 2,5% abnehmend),

Tabelle 1. Geburtshilfliche Praxis in verschiedenen europäischen Ländern (Zahlen: annähernde Häufigkeitsangaben in %)

	D	CH	A	NL	F	GB	S	ZA[a]
Schwangerenvorsorge[b]	A	A	A	H (A)	H (A)	H+A	H (A)	H (A)
Leitung der Spontangeburt	A+H	A+H	H (+A) 20	H (+A) 40	H (+A) 50–70	A+H	H (+A) 100	H (+A) 100
Vollkommene Spontangeburt	20	20	10		30–40	20	20	60
Geburtsunterstützung:								
– Wehenmittel	50	30–50	60	+/–	10–20	7–60	+/–	20
– Analgetika	50	30–50	80		++	++	+/–	++
– Periduralanästhesie	8	2–8	10–30	+/–	20–40	–60	13	10
– Frühamniotomie (MM 3–5)	++	++	++	+	50	++	+	++
– Episiotomie	73				40		++	++
Geburtseinleitung	14	15	20–30	5–10		25	7	
Programmierte Geburt	6–15	6–15	6–15		3–10	+	+/–	
Sectiorate	12	10	12	5	12–15	14	12	7
Vag.-operative Entbindung	11	8	12–18	5–7		15–20	6	15
Sectio BEL (I. Para)	87	40–60	40–60			100	33	
Äußere Wendung	+	+/–	+/–	+/–	+/–		33	

[a] ZA Südafrikanische Union, ein Land europäischer Wissenschaft und Medizin, aber völlig anderer Bevölkerungsstruktur zum Vergleich.
[b] A, Arzt; H, Hebamme; ++ oft; +/– selten.

- "home care team" mit Risikoselektion,
- Schwangerenvorsorge durch Hebamme und Hausarzt,
- Hospitalisierung unter 7%,
- 30% Hebammengeburtshilfe,
- Klinikatmosphäre „home like".

Basisphilosophie:
- Schwangerschaft und Geburt sind physiologisch,
- intensive Vorsorge selektioniert Risiken,
- Vermeidung von Medikalisierung und Hospitalisierung der Schwangeren,
- Geburt so spontan wie möglich,
- Schwangerschafts- und Geburtsbetreuung sollen medizinisch und menschlich eine Einheit sein in der Hand eines Teams.

Trend:
- Zunehmende Hospitalisierung,
- Abnahme der Hausgeburtshilfe.

Schweden

- Zentralisierte, regionalisierte und gegliederte Geburtshilfe,
- Schwangerenvorsorge mit über 12 Untersuchungen obligat,
- nur 5% der Entbindungen finden in Kliniken unter 500 Geburten statt,
- totale Hospitalisierung,
- kein Geburtenmangel in Gebäranstalten,
- Hebammengeburtshilfe,
- Neonatologe in der Klinik,
- einheitliche Dokumentation und Statistik.

Basisphilosophie:
- Einfache Strukturen und Organisationsformen,
- einheitliches Versorgungssystem im Lande ohne staatlichen Zwang,
- Propagierung durch Weiterbildung und Veröffentlichung der Ergebnisse.

Zweiter Schwerpunkt unserer Übersicht ist die Darstellung der *geburtshilflichen Praxis im Kreißsaal:* Wie wird die unkomplizierte Geburt geleitet? Wird ein vollkommen spontaner Ablauf angestrebt? Welche Bedeutung haben Amniotomie, Analgesie, Periduralanästhesie, die Anwendung von Wehenmitteln und die Episiotomie? Wie sind die Gepflogenheiten der Geburtsbeendigung, der operativen Entbindung? Schließlich wird das aktuelle Problem der Beckenendlagenbehandlung und der Schnittentbindung vergleichend dargestellt (Tabelle 1).

In *Zusammenfassung* unserer Analyse der Geburtshilfe in europäischen Ländern kommen wir zu dem Eindruck, daß unterschiedliche Organisationsformen und Gepflogenheiten durchaus zu vergleichbaren Ergebnissen führen können. Gewachsene Strukturen sind oft schwer zu ändern, sollten aber doch einer nachdenklichen Überprüfung unterzogen werden.

3.1.2 Schwangerenvorsorge aus deutscher Sicht – der neue Mutterpaß

D. Berg (Amberg)

Die Schwangerschaftsberatung ist die älteste organisierte Maßnahme der Präventivmedizin überhaupt. Sie hat zweifellos entscheidend und in großem Umfang dazu beigetragen, daß die perinatale Mortalität und Morbidität unserer Kinder heute auf einem Stand sind, der sich im internationalen Vergleich sehen lassen kann (Abb. 1 und 2). Ausgehend von überaus hohen Mortalitätsziffern nach dem Krieg werden unsere Ergebnisse heute nur noch von denen Finnlands, Schwedens und der Schweiz übertroffen. Einen wichtigen Beitrag hierzu leisteten auch die Perinatalerhebungen, die es gestatteten, Risikomerkmale besser als bisher herauszuarbeiten und mit Mortalitäts- und Morbiditätsdaten in Beziehung zu setzen.

Die Vorsorge hat ihren Nutzen durch die Vermeidung, Früherkennung und bedarfsweise die Eliminierung oder Milderung von Risiken für Mutter und Kind bewiesen. Dieser Segen der Vorsorge hat aber auch eine Kehrseite, auf die noch einzugehen sein wird.

Die Schwerpunkte der *Fortschritte in der Schwangerschaftsberatung* bestehen

- in der Erfassung anamnestischer und befundeter Risiken mit nachfolgender ärztlicher Bewertung;
- in der Ultraschalldiagnostik, hier insbesondere in der Biometrie und in der Mißbildungsdiagnostik;
- in der Vertiefung der genetischen Beratung und Diagnostik in der Frühschwangerschaft.

Für alle 3 Parameter bot der alte Mutterpaß keinen ausreichenden Dokumentationsraum. Dieser Mangel wird noch deutlicher, wenn man die Entwicklung der Vorsorge in naher Zukunft betrachtet. Die künftige Schwangerschaftsvorsorge wird noch 3 weitere sehr wichtige Aspekte berücksichtigen müssen:

- die Ultraschall-Doppler-Durchblutungsmessung uteriner und fetaler Gefäße;
- die Zunahme der genetischen Diagnostik durch die DNA-Analyse;
- die Erkennbarkeit pränataler Infektionen.

Diese diagnostischen Möglichkeiten sind auch im neuen Mutterpaß noch nicht unterzubringen. Sie sind auch noch nicht Bestandteil der täglichen Routine und der Mutterschaftsrichtlinien. Man wird aber davon ausgehen können, daß in absehbarer Zeit eine Fortschreibung des Mutterpasses notwendig sein wird. Einen Stillstand auf diesem so wichtigen Gebiet der Vorsorge wird es ebensowenig geben wie ein Ende der Dokumentationspflicht, die übrigens eine bezahlte Leistung ist wie die ihr zugrunde liegende ärztliche Maßnahme selbst.

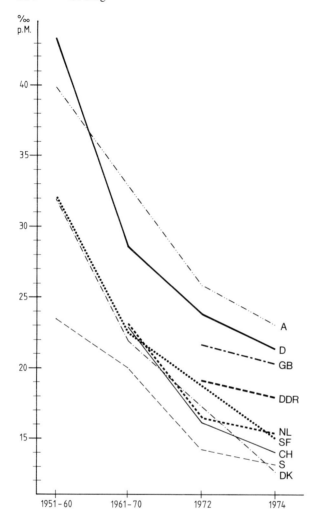

Abb. 1. Perinatale Mortalität (p. M.) im europäischen Vergleich für die Jahre 1951–1974

Die Kehrseite der verbesserten Vorsorgemöglichkeiten besteht im *Risiko der Vorsorge*. Dieses Risiko hat sich – etwas überspitzt formuliert – von der Patientin zum Arzt verlagert, denn die verbesserten Möglichkeiten der Prävention erhöhen die Anspruchshaltung der Patientin und ihren einklagbaren Rechtsanspruch.

Zwischen der Verbesserung der Präventionsmöglichkeiten, der Intensivierung ärztlicher Leistungen und der gesteigerten Anspruchshaltung und auch -berechtigung der Patientin besteht ein zwingender logischer Zusammenhang. Die mit dieser Entwicklung eng verknüpfte Dokumentation ist dabei nicht nur eine gesetzlich verankerte Notwendigkeit, sondern auch ein Mittel, unberechtigten Rechtsansprüchen zu begegnen. Ich darf daran erinnern, daß sich die Zunahme gerichtlicher Klagen zwar weiterhin im wesentlichen auf die klinische Geburtshilfe erstreckt, daß aber zunehmend auch Fehler gerichtlich geahndet werden, die in der Schwangerschaftsberatung selbst gemacht werden. Gemeint sind hier das sog. Rötelnurteil und das Amniozenteseurteil des BGH.

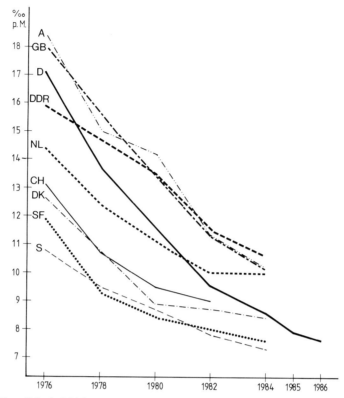

Abb. 2. Perinatale Mortalität (p. M.) im europäischen Vergleich für die Jahre 1976–1986

Nach eigenen Berechnungen aus Daten der Bayerischen Perinatalerhebung ist einigermaßen zuverlässig abzuschätzen, daß allein in Bayern jährlich 20 Kinder mit einer Trisomie geboren werden, bei denen die Mutter einer genetischen Untersuchung hätte zugeführt werden müssen, wenn die geltenden Richtlinien beachtet worden wären. Welche forensische Brisanz darin steckt, möchte ich der Phantasie der Leser überlassen.

Die tägliche Arbeit als Klinikchef und als Beobachter bundesdeutscher Perinatalerhebungen deckt eine weitere Lücke der Betreuung auf: Die in den Mutterschaftsrichtlinien geforderte Vorstellung der Schwangeren in der Geburtsklinik wird unter dem zunehmenden Konkurrenzdruck immer seltener veranlaßt. Das ist

– unverständlich, denn diese Vorstellung kostet den überweisenden Arzt nichts;
– medizinisch bedauerlich, denn die Vorteile einer gemeinsamen Fallbeurteilung von Praktiker und Kliniker werden nicht genutzt;
– forensisch bedenklich. Nach allen bisher freiwillig erbrachten Leistungsverbesserungen wäre es bedauerlich, wenn jetzt auf den Richter gewartet werden müßte.

In zunehmendem Maß werden auch auf anderen Gebieten der Schwangerschaftsbetreuung rechtliche Ansprüche geltend gemacht werden. Denken Sie an derartige und andere Unterlassungen oder an eine ultrasonographische Fehldiagnose, bei der eine schwere Fehlbildung des Kindes übersehen wurde, deren frühzeitiger Nachweis die Mutter veranlaßt hätte, die Schwangerschaft unterbrechen zu lassen.

Ein konstruierter Fall wirft noch eine Reihe weiterer und ganz anders gearteter Probleme auf, die zukünftig in der Schwangerschaftsberatung zu lösen sein werden:

Eine Schwangere von etwa 30 Jahren sucht ihren Arzt mit der Bitte auf, eine Untersuchung zum Ausschluß einer fetalen Fehlbildung durchzuführen. Die Untersuchung ergibt einen mittelschweren fetalen Defekt. Die Patientin ist verzweifelt, wünscht die Interruptio und trägt – nachdem diesem Wunsch nicht entsprochen wurde – die Schwangerschaft aus. Es entstehen erhebliche pflegerische Kosten und seelische sowie familiäre Belastungen.

An diesem banalen Fall entzünden sich einige schwer zu lösende Probleme:

— Hat die Patientin ein medizinisch begründetes Anrecht auf die Untersuchung?
 Werden die Kosten von der Kasse getragen?
 Besteht ein Rechtsanspruch auf die Durchführung der Untersuchung?
— Hat die Patientin ein Anrecht auf die Interruptio,
 oder ist das Austragen der Schwangerschaft zumutbar?
 Was ist „krank" und was ist zumutbar für die Mutter?
 Wer entscheidet darüber?
 Was sind und wer vertritt die Interessen des Kindes?
 Wer beurteilt die Relation der Interessen der Mutter zu denen des Kindes?
 Welche Konflikte entstehen moralisch, ethisch, religiös, juristisch?
— Wenn die Mutter die Schwangerschaft austrägt: Wie kann man ihr psychologisch, ärztlich und sozial/finanziell helfen?
— Welche Folgen hat die Ablehnung einer solchen Untersuchung bzw. welche Folgen hat die Nichterkennung einer solchen Fetalerkrankung in

 – psychischer (Mutter),
 – medizinischer (Kind),
 – finanzieller (Eltern),
 – forensischer (Arzt) Hinsicht?

Zusammenfassend werden Sie mir zustimmen, daß der alte Mutterpaß den gesteigerten medizinischen Möglichkeiten und den gesteigerten forensischen Ansprüchen in keiner Weise mehr gewachsen war und korrekturbedürftig erschien. Es stand also der *Mutterpaßkommission* wohl an, die Schwangerschaftsberatung auf einem höheren Niveau anzusiedeln. Zweifellos bedeutet dies, daß einzelne Kollegen, die sich diesen erhöhten Anforderungen nicht stellen wollen oder können, es vorziehen werden, die Mutterschaftsvorsorge nicht mehr auszuüben. Das liegt angesichts sinkender Geburtenzahlen zweifellos auch im Interesse aller derjenigen Kollegen, die bisher schon so untersucht und dokumentiert haben, wie es der neue Mutterpaß ermöglicht, die aber nicht ausreichend Raum und Übersichtlichkeit für ihre Dokumentation im alten Mutterpaß fanden. Die große Zahl von selbstgebastelten Mutterpässen in Deutschland (Saling, Langnickel u. a.) beweisen, daß ein Verbesserungsbedarf bestand.

Ist aber die Verbesserung gelungen?

Die Hauptkritik am neuen Mutterpaß betrifft nicht nur die Fülle der Daten, sondern auch das Format des Mutterpasses. Hier bitte ich zu bedenken, daß – wie schon ausgeführt – ein Verzicht auf Daten nicht möglich ist. Zudem entspricht der Risikokatalog exakt den Risikokatalogen der bundesdeutschen Perinatalerhebung, so daß auch hier Abstriche nicht sinnvoll sind. Daraus folgt, daß das Format des Mutterpasses wegen der Datenfülle nicht noch verkleinert werden kann. Die Notwendigkeit einer synoptischen Darstellung aller relevanten Befunde bedeutet zugleich den Verzicht auf die Unterbringung der Daten auf mehreren verschiedenen Seiten. Wer jetzt den Mittelteil des Mutterpasses nach beiden Seiten aufklappt, hat eine vollkommene Übersicht über alle in dieser Schwangerschaft erhobenen relevanten anamnestischen und befundeten Daten.

Auch die serologischen Befunde sind übersichtlicher angeordnet als dies im alten Mutterpaß möglich war. Früher wurden Kontrolluntersuchungen auf verschiedenen Seiten des Mutterpasses dokumentiert, heute werden sie in üblicher Schreibweise von links nach rechts chronologisch abgelesen. Eine weitere Verbesserung betrifft die graphische Darstellbarkeit wichtiger ultrasonographischer Befunde, die die Interpretation der biometrischen Daten erleichtern soll. Großes Gewicht wurde auf die Erstuntersuchung in der Schwangerschaft gelegt, die sicherlich mehr Zeit beansprucht als das Viele, aber nicht alle, gewohnt waren. Der neue EBM sieht hierfür jedoch auch eine verbesserte Bezahlung der Erstuntersuchung vor.

Zusammenfassung

Der neue Mutterpaß ist eine zwangsläufige Folge der notwendigen Anpassung der Dokumentation an die medizinischen Möglichkeiten einerseits und an die gestiegenen Erwartungen der Patientinnen und die gestiegenen Rechtsansprüche andererseits. Er soll helfen

- die Datenerfassung zu erleichtern und zu vervollständigen,
- die Übersichtlichkeit der Befunde zu erhöhen,
- die Interpretierbarkeit der Befunde zu verbessern und
- letztlich die Qualität der ärztlichen Leistung zu beweisen.

3.1.3 Schwangerenvorsorge aus schweizerischer Sicht

W. Stoll (Aarau)

Drei Facetten der vorgegebenen Problematik werden im folgenden beleuchtet: die erste in gesamtschweizerischer, die zweite in lokaler und die dritte in regionaler Sicht. Anhand der Datensammlung der Arbeitsgemeinschaft Schweizerischer Frauenkliniken können wir Einblicke in den Fragenkreis Schwangerschaftskontrollen und fetaler outcome geben. Die Zusammenstellung der Zahlen, die sich auf den Zeitraum zwischen 1.1.1983 und 1.9.1986 beziehen und auf 117 461 Fällen basieren, verdanke ich Herrn PD Dr. M. Litschgi (Frauenklinik, Kantonsspital Schaffhausen). Das Datenmaterial der erwähnten Arbeitsgemeinschaft repräsentiert derzeitig 40% der Schwangerschaften und Geburten in der Schweiz.

Der weitaus größte Anteil der *Schwangerschaftskontrollen* entfällt auf den Gynäkologen in der freien Praxis ($n = 57974$), 35 700 auf Hausärzte und 23 429 auf Ambulanzen. Bei 358 Frauen wurden keine Kontrollen durchgeführt. Bei der Altersverteilung fällt auf, daß das Kollektiv ohne Schwangerschaftskontrollen einen auffallend hohen Anteil jugendlicher Frauen unter 20 Jahren aufweist (Tabelle 1). Beim Zivilstand fällt wiederum die Gruppe der Frauen ohne Kontrollen mit einem relativ hohen Anteil an Ledigen und Geschiedenen auf (Tabelle 2). Der anamnestisch belastende Faktor „Status nach Frühgeburt" wird sinnvollerweise häufig bei Frauen erhoben, die an Zentren betreut werden. Noch höher ist aber der prozentuale Anteil bei den Frauen ohne Schwangerschaftskontrollen (Tabelle 3). Beeindruckend hoch sind denn auch die prozentualen Anteile der Frühgeburten und der Fälle mit unklarem Termin bei Frauen ohne Kontrollen (Tabelle 4).

Am häufigsten fanden sich pH-Werte im Nabelarterienblut $\leq 7{,}10$ bei Kindern, deren Mütter während der Schwangerschaft nie kontrolliert wurden (Tabelle 5). Allerdings sind die Differenzen zu den andern Gruppen klein. Es darf ange-

Tabelle 1. Ort der Kontrollen und Altersverteilung der schwangeren Frauen

Alter [Jahre]	Klinik	Gynäkologe	Hausarzt	Keine Kontrolle
	[%]			
0–19	1,8	1,6	2,6	*10,0*
20–29	61,3	61,6	68,4	*66,2*
30–39	35,5	35,6	27,8	*20,4*
≥ 40	1,4	1,2	1,2	*3,4*

Tabelle 2. Ort der Kontrollen und Zivilstand der schwangeren Frauen

Zivilstand	Klinik [%]	Gynäkologe	Hausarzt	Keine Kontrolle
Ledig	4,5	4,0	4,4	29,88
Verheiratet	94,5	95,28	94,82	66,57
Verwitwet	0,13	0,14	0,13	0,0
Geschieden	0,7	0,5	0,53	3,0
Getrennt	0,17	0,08	0,12	0,55

Tabelle 3. Ort der Kontrollen und Schwangerschaftsanamnese

Anamnese	Klinik [%]	Gynäkologe	Hausarzt	Keine Kontrolle
Frühere SS unauffällig	35,0	40,4	43,1	38,5
Status nach Interruptio	2,8	1,9	1,6	1,6
Status nach Abort	5,4	4,3	3,7	3,0
Status nach Frühgeburt	2,2	1,7	1,5	2,5

Tabelle 4. Ort der Schwangerschaftskontrollen und Geburtstermin

Geburtstermin [SSW]	Klinik [%]	Gynäkologe	Hausarzt	Keine Kontrolle
≤28	0,3	0,3	0,2	2,5
29–32	0,4	0,6	0,4	2,2
33–35	1,2	1,3	1,2	2,5
36–37	4,0	4,5	3,7	9,2
38–41	85,8	87,8	86,8	59,6
>41	7,0	4,4	5,8	1,1
Unklarer Termin	1,3	1,1	1,9	22,9

Tabelle 5. Ort der Schwangerschaftskontrollen und pH-Wert ≤7,10 im Nabelarterienblut

	[%]
Klinik	1,3
Gynäkologe	1,1
Hausarzt	1,3
Keine Kontrolle	1,7

Tabelle 6. Ort der Schwangerschaftskontrollen und perinatale Mortalität

	Spital	Gynäkologe	Hausarzt	Keine Kontrolle
	[%]			
Perinatale Mortalität	0,7	0,9	0,87	4,45

nommen werden, daß das Kollektiv, das an den Zentren („Spital") kontrolliert wurde, vermehrt Risikofälle umfaßte. Schließlich weist das Kollektiv der Kinder, deren Mütter sich in der Schwangerschaft nicht kontrollieren ließen, eine deutlich erhöhte perinatale Mortalität auf (Tabelle 6).

Diese wenigen Zahlen zeigen, daß es dringend geboten ist, *jede* schwangere Frau für die Schwangerschaftsüberwachung zu gewinnen. Wie dargelegt wurde, unterziehen sich 3‰ der schwangeren Frauen keinerlei Kontrollen. Offensichtlich fehlt es in der Schweiz noch an einer allgemein überzeugenden Aufklärung über die Schwangerschafts- und Geburtsrisiken. Oder fallen zeitbedingte Gegenkräfte aus der Alternativszene ins Gewicht?

Wir sind heute in der glücklichen Lage, das Kind in utero während der Schwangerschaft und vor allem während der Geburt mit biophysikalischen und biochemischen Methoden exakt überwachen zu können. Andererseits stellen wir fest, daß das Wissen um wesentliche primärprophylaktische Maßnahmen in der Schwangerschaft häufig rudimentär ist. Die *Ernährung* gehört zu den wichtigsten Faktoren, die Verlauf und Ausgang der Schwangerschaft beeinflussen. Allerdings wird der Ernährung in unserer Bevölkerung und insbesondere während der Schwangerschaft allgemein zu wenig Beachtung geschenkt.

Wenn sich eine Frau noch nie mit den Besonderheiten der Schwangerschaft befaßt hat, ist es ein zeitaufwendiges Unterfangen, sie umfassend mit den Grundsätzen der Ernährung während der Schwangerschaft vertraut zu machen. Allgemeine Gebote und Verbote bringen wenig Gewinn. Die ungezielte Gabe von Vitamin- oder Mineralstoffpräparaten ist fragwürdig. In Anbetracht der weitverbreiteten Unwissenheit der schwangeren Frauen, der beschränkten ärztlichen Kapazität und auch in Anbetracht der Unsicherheit vieler Ärzte, ist dem Problem ohne Hilfe von kompetenten Fachkräften nicht beizukommen.

Wir haben an unserer Klinik 1976 das Modell der Diabetikerschulung für die Beratung der schwangeren Frauen übernommen. Die Anforderungen an die mitarbeitenden *Ernährungsberaterinnen* liegen einerseits in profunder Fachkenntnis der Ernährungssituation in der Schwangerschaft, andererseits in der Fähigkeit, schwangere Frauen zu motivieren und zu führen. Alle bei uns kontrollierten Frauen werden zu Beginn ihrer Schwangerschaft der Beratungsstelle zugeführt. Mit dieser Einrichtung werden folgende Ziele verfolgt:

- Jede Frau soll Sicherheit bekommen in ihrem Wissen um die Anforderungen, die ihre Schwangerschaft an die Ernährung stellt. Dabei soll sie ihre Ernährungsfehler erkennen können.

- Sie soll in der Lage sein, ihre Ernährungsgewohnheiten zu korrigieren. Dies aber benötigt eine entsprechende Führung und Besprechung individuell angepaßter Maßnahmen.
- Schließlich soll der schwangeren Frau gezeigt werden, daß sie mit Kenntnis und Phantasie viele schmackhafte und abwechslungsreiche Mahlzeiten entsprechend den Schwangerschaftsbedürfnissen zubereiten kann und ihr und ihrer Familie die Freude am Essen nicht genommen werden muß.

Zentrale Bedeutung hat die *Ernährungsanamnese*, die anhand eines detaillierten Erhebungsbogens von der Beraterin aufgenommen wird. Es wird eingehend nach Art und Menge der Nahrungsbestandteile gefragt, wobei Kunststoffmodelle der verschiedensten Nahrungsmittel die Mengenangaben sehr genau erfassen lassen. Anhand von Filztafeln und wiederum unter Zuhilfenahme von Nahrungsmittelattrappen geht die Ernährungsberaterin auf die Besprechung der einzelnen Komponenten der Ernährung ein. Die Rolle der Mineralstoffe, der Vitamine, der Zubereitungsarten, der Ballaststoffe usw. wird bis in die letzten küchentechnischen Details besprochen. Zurückgreifend auf den Anamnesebogen überprüft dann die Beraterin zusammen mit der schwangeren Frau die einzelnen Mahlzeiten auf ihre Ausgewogenheit und Vollständigkeit. Wichtig sind Ausweichmöglichkeiten bei Abneigungen gegen essentielle Nahrungsbestandteile. Die Frauen zeigen i. allg. ein erfreuliches Engagement. Die Erfahrung hat gezeigt, daß eine schwangere Frau, die in der Küche täglich ihrer neuen Ernährungssituation bewußt ist, sich auch vermehrt mit ihrer Schwangerschaft auseinandersetzt. Sie wird hellhörig sein für weitere prophylaktische Maßnahmen, und insbesondere läßt sie sich leichter motivieren, auf Genußmittel zu verzichten.

Wir haben uns gefragt, wie hoch der Prozentsatz der Frauen ist, die sich – gemessen an den heutigen Erkenntnissen – am Anfang der Schwangerschaft *eindeutig falsch ernähren* und welche spezifischen Ernährungsfehler am häufigsten auftreten (Tabelle 7). Den in Tabelle 7 aufgelisteten Prozentsätzen liegen 787 Ernährungsanamnesen aus dem Jahre 1976–1978 und 1981–1982 zugrunde.

Ein fehlendes oder ungenügendes Frühstück, d. h. das Fehlen eines Eiweißlieferanten von ca. 7–10 g, ließ sich bei annähernd 60% der befragten Frauen aufdecken. Ein fehlendes Frühstück beeinträchtigt den gleichmäßigen Zustrom der Nährstoffe zum Fetus in hohem Grad. Als ungenügende Eiweißzufuhr wurde ein

Tabelle 7. Ernährungsfehler in der Schwangerschaft

	[%]
Ungenügendes Frühstück	57,2
Ungenügende Eiweißzufuhr	44,2
Zuviel Zucker und Weißmehlprodukte	39,3
Zu reichliches Abendessen	30,6
Zuwenig Milch	28,7
Zuwenig mehrfach ungesättigte Fettsäuren	14,5
Zuwenig Vitamine/Ballaststoffe	10,5

Tabelle 8. Befragung, wie es nach der Beratung weiterging

	Ja	Nein
	[%]	
Nahrungsaufnahme auf 4–5 Mahlzeiten verteilt	77,2	22,8
Zum Frühstück Eiweißlieferant zugefügt	77,2	22,8
Eiweißzufuhr angepaßt	88,4	10,7
Calciumzufuhr eingehalten	76,7	16,3
Durch Beratung Sicherheit gewonnen	87,4	10,2

Tabelle 9. Befragung über den Genußmittelkonsum nach der Beratung

Alkohol	Gleich	Weniger	Kein
	5,1%	33%	60,9%
Rauchen		Ja	Nein
Zu Beginn geraucht		26,5%	73,5%
Während der Schwangerschaft reduziert		33%	
Während der Schwangerschaft aufgehört		63%	

Grenzwert von 50 g tierisches Eiweiß während der 1. Schwangerschaftshälfte und von 60 g während der 2. Schwangerschaftshälfte angesetzt. Fast die Hälfte der befragten Frauen erreichte diese Werte nicht. In Anbetracht der großen Bedeutung einer ausreichenden Proteinzufuhr während der Schwangerschaft für eine ungestörte intrauterine Entwicklung des Kindes sind diese Zahlen beunruhigend. Mit einem Übermaß an sog. „leeren", schnell aufspaltbaren Kohlenhydraten belasteten sich 40% der Frauen. Eine zu reichliche Abendmahlzeit und damit eine unregelmäßige und ungünstige Nährstoffzufuhr für Mutter und Kind fand sich bei 30%. Keine oder zu wenig Milch oder Yoghurt, d. h. weniger als 0,4 l täglich, konsumierten annähernd 30% der werdenden Mütter. Damit ergeben sich Probleme bei der Calciumzufuhr.

Lohnt sich der Aufwand der Beratung? Mit dieser Fragestellung wandten wir uns 1983 an 312 unausgewählte junge Mütter, 215 Antworten ließen sich auswerten (Tabelle 8).

77% der befragten Frauen waren imstande, ihre Nahrungsaufnahme empfehlungsgemäß auf 4–5 Mahlzeiten täglich zu verteilen. Genau so hoch war der Anteil der Befragten, die dem Frühstück den erforderlichen Eiweißgehalt zufügen konnten. Auch bezüglich der Eiweißzufuhr ergab sich eine erfreuliche Verbesserung. Nur noch 10% der Frauen erreichten den Grenzwert von mindestens 60 g tierischem Eiweiß/Tag nicht. Bei der Calciumversorgung lagen mehr als 3/4 der Schwangeren nach der Beratung richtig. Und schließlich bekundeten annähernd 90% der Frauen, daß ihnen die Beratung Sicherheit gebracht hat. Die Situation bezüglich des Konsums von Genußgiften nach der Ernährungsberatung geht aus Tabelle 9 hervor. Einen verminderten Alkoholkonsum gaben 33% der Frauen an, während 5% ihre Gewohnheiten nicht änderten. Von den 26,5% Raucherinnen zu Beginn der Schwangerschaft haben 2/3 das Rauchen aufgegeben und 1/3 reduziert. Wesentliche Erwartungen an den Beratungsdienst werden also erfüllt.

Die regionale Facette, die im Rahmen der Vorsorge angesprochen sei, ist organisatorischer Art und bezieht sich auf die *Selektion von Risikofällen* und deren Zentralisation. Allen Berichten über Regionalisierungskonzepte ist der Hinweis gemeinsam, daß der Anteil der zentralisierten Risikoschwangerschaften klein ist. Die folgenden Darlegungen umfassen unsere Erfahrungen mit dem Regionalisierungskonzept in schweizerischen Verhältnissen, speziell im Kanton Aargau. Da die Sozialindikatoren dieses Kantons allgemein nahe beim schweizerischen Mittel liegen, kommt ihm in gesundheitspolitischen Belangen Modellcharakter zumindest für kleinstädtisch-ländliche Verhältnisse mit durchschnittlicher Industrialisierung zu. Unsere Zahlen beziehen sich auf die Jahre 1982–1984. Gesamtschweizerisch lagen die Geburtenzahlen bei 75 000, in unserem Einzugsgebiet bei 6 000. Unser Überblick umfaßt also 8% der Geburten in der Schweiz. In den vergangenen Jahren lagen die Zahlen der zu uns von auswärtigen Spitälern und Kliniken verlegten schwangeren Frauen zwischen 2 und 11/Jahr. Die Frequenzen der innerhalb der ersten 7 Lebenstage verlegten Neugeborenen bewegten sich in ganz anderen Dimensionen, die jährlichen Zahlen lagen zwischen 120 und 140. Bezogen auf die Geburtenzahlen in den auswärtigen Häusern lag der prozentuale Anteil der verlegten Kinder bei ca. 3%. Teilen wir die ins neonatologische Zentrum eingelieferten Kinder in Gewichtsklassen ein, stellen wir fest, daß die Hälfte dieser Kinder ein Geburtsgewicht von unter 2 500 g aufwies. Die Hochrisikoklasse der Kinder unter 1 500 g machte gute 10% aller abgeholten Kinder aus.

Anhand der uns zur Verfügung stehenden Akten haben wir uns aus geburtshilflicher Sicht die Frage gestellt, wie oft bei *prospektiver Beurteilung* der Risikosituation eine Verlegung ante partum hätte in Diskussion gezogen werden können. Es sei erwähnt, daß mit retrospektiven Aktenanalysen die Tatbestände naturgemäß nur in grober Annäherung erfaßt werden können. Immerhin fällt auf, daß bei den normalgewichtigen Kindern die Krise höchstens in 10% der Fälle prospektiv zu erfassen gewesen wäre. Anders sieht es bei den Frühgeborenen aus. Mit großer Wahrscheinlichkeit hätte man 2/3–3/4 der Kinder in utero transferieren können. Im wesentlichen ging es um Frauen mit vorzeitiger Wehentätigkeit oder um Mangelentwicklungen.

Große Sammelstatistiken weisen bezüglich Mortalität und Morbidität signifikant bessere Zahlen für Frühgeborene aus, die an entsprechend dotierten Zentren geboren wurden, als anderswo. Wir wissen heute, daß den ersten Lebensminuten und -stunden eine große Bedeutung zukommt, wobei die spezifischen Einflußfaktoren noch wenig bekannt sind. Wir haben in unserem Erfahrungsgut nach solchen Tendenzen gesucht.

1982–1984 kamen bei uns im Zentralspital 178 und in den Peripheriespitälern 186 Kinder mit einem Gewicht zwischen 1 000 und 2 500 g zur Geburt. Bei den Maßnahmen im Rahmen der primären Reanimation fällt auf, daß auswärts 5mal häufiger der Nabelvenenkatheterismus und die Pufferbehandlung vorgenommen wurde als am Zentrum. Möglicherweise lagen vermehrt schwerere Notfallsituationen vor. Über Sepsis, Beatmungsbedürftigkeit und Mortalität als 3 wichtige Kenngrößen orientiert Tabelle 10.

Wenn wir an einem Zentrum arbeiten, kommen uns dirigistische Ansätze entgegen. Das Ziel, landesweit die absolute Leistungsgrenze zu erreichen, ist faszinierend. Dieses Leistungsdenken findet allerdings in unserer Bevölkerung wenig Widerhall. In der Treue zum Heimatlichen und Regionalen, im Vertrauen zum eigenen Arzt und zum vertrauten Spital sieht man im Zusammenhang mit Schwangerschaft und Geburt keine potentiellen Gefahren, oder man will sie nicht sehen. Wir müssen festhalten, daß die gezielte Konzentration von Risikofällen noch kaum stattgefunden hat. Aufgabe der Vorsorge ist es aber, Risikosituationen zu erken-

Tabelle 10. Vergleich der im Zentrum und auswärts geborenen Kinder der Gewichtsklasse 1000–2500 g der Jahre 1982–1984 (Nach Abzug der lebensunfähigen Mißbildungen. Verhältnis der Mortalitäten 2:7)

	Zentrum	Auswärts
Zahl	178	186
Sepsis	6,2%	14,5%
Beatmung	6,7%	17,2%
Mortalität	4,5%	6,5%

nen und die schwangere Frau zu motivieren, ihr Kind im Sinne des *Transportes in utero* ins Zentrum zu verlegen.

Literatur

1. Stoll W (1986) Kommentar zum Podiumsgespräch „Geburtsort, Erstversorgung und klinischer Verlauf verlegter Neugeborener". In: Dudenhausen JW, Saling E (Hrsg) Perinatale Medizin, 12. Deutscher Kongreß für Perinatale Medizin, Berlin, Bd XI. Thieme, Stuttgart
2. Stoll W, Schmid T, Sander G (1986) Ernährung in der Schwangerschaft, Bücherei des Frauenarztes, Bd 22. Enke, Stuttgart

3.1.4 Schwangerenvorsorge aus österreichischer Sicht

G. J. Gerstner (Stockerau), B. Gredler (Wien)

Wie in allen vergleichbaren europäischen Industrieländern hat die perinatale Mortalität und die Säuglingssterblichkeit in Österreich in der letzten Dekade beträchtlich abgenommen (Tabelle 1). Obwohl die perinatale Mortalität in Österreich im Jahre 1986 mit 9,2‰ erfreulicherweise erstmals unter die 10‰-Grenze gefallen ist, muß dieser Rückgang vor allem im Vergleich zu sozioökonomisch und kulturell ähnlichen Ländern wie z. B. der Bundesrepublik Deutschland als unbefriedigend betrachtet werden [2, 5, 8, 10, 12, 14, 16, 18].

Als allgemein anerkannte Ursachen für die Abnahme der perinatalen Mortalität in Österreich gelten:

- Die allgemeine und stetige Verbesserung der Lebensbedingungen (Hygienestandard, sozioökonomische Bedingungen und medizinische Versorgung).
- Die Einführung des „Mutter-Kind-Passes" 1974 durch I. Leodolter, welcher 4 geburtshilfliche und eine interne Pflichtuntersuchung sowie 2 Laboruntersuchungen vorsah.
- Die großzügige Bereitstellung von finanziellen Mitteln zur Gründung von geburtshilflichen und neonatologischen Abteilungen mit entsprechender personeller und apparativer Ausstattung etwa ab 1970.

Analyse der perinatalen und der Säuglingssterblichkeit

Uneinigkeit herrscht zwischen Epidemiologen und Geburtshelfern über die quantitative Bedeutung der einzelnen oben angeführten Maßnahmen. Hier konnte ei-

Tabelle 1. Entwicklung der perinatalen Mortalität und Säuglingssterblichkeit in Österreich 1980–1986

Jahr	Perinatale Mortalität	Säuglings-sterblichkeit
1927	62,3 (100)	126,3 (100)
1980	14,2 (23)	14,3 (11)
1981	12,0 (19)	12,7 (10)
1982	11,4 (18)	12,8 (10)
1983	11,3 (18)	11,9 (9)
1984	10,2 (16)	11,4 (9)
1985	10,1 (16)	11,2 (9)
1986	9,2 (15)	10,3 (8)

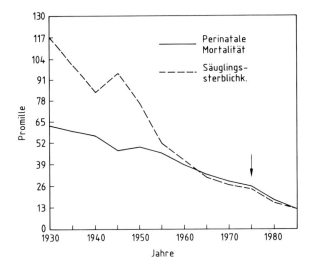

Abb. 1. Perinatale Mortalität und Säuglingssterblichkeit. (Nach [6])

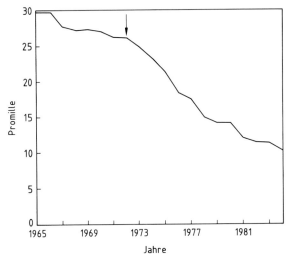

Abb. 2. Perinatale Mortalität. (Nach [6])

ne jüngste Analyse von Endler u. Neumark [6] Interressantes aufzeigen. Die Abb. 1 zeigt die perinatale Mortalität und die Säuglingssterblichkeit in Österreich von 1930 bis 1985. Der Pfeil markiert einen deutlichen Knick in der Mitte der 70er Jahre. Die Abb. 2 zeigt die perinatale Mortalität in Österreich von 1965 bis 1985. Hier findet sich ein noch viel deutlicherer Knick am Beginn der 70er Jahre, so daß man wohl davon ausgehen darf, daß die in diesem Zeitraum gesetzten Maßnahmen in ursächlichem Zusammenhang mit der perinatalen Mortalität stehen. Die Abb. 3 zeigt separat die einzelnen Zeiträume der perinatalen und der Säuglingssterblichkeit. Bei den Totgeborenen fällt der Anteil von ca. 12‰ im Jahr 1965 kontinuierlich auf 5‰ im Jahre 1984. Enttäuschend ist, daß sich gerade in dieser Linie kein Knick zur Zeit der Einführung des Mutter-Kind-Passes findet, was

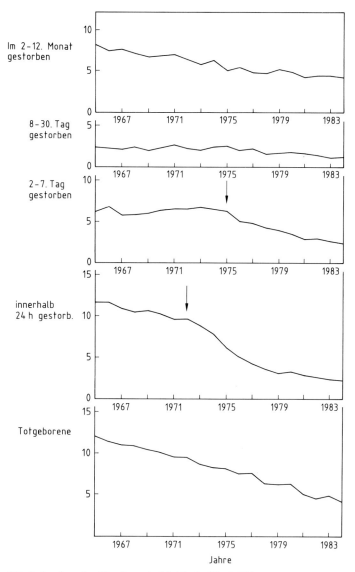

Abb. 3. Analyse der Säuglingssterblichkeit. (Nach [6])

zweifellos auf Mängel in der pränatalen Betreuung, die ja durch den Mutter-Kind-Paß reglementiert wird, zurückzuführen ist [6].

Bei den innerhalb der ersten 24 h verstorbenen Kindern findet sich ein deutlicher Knick im Jahre 1972, welcher wohl einerseits auf die damals eingeführte intensive Geburtsüberwachung zurückzuführen ist, andererseits natürlich auch ein Verdienst der Neonatologen darstellt [6]. Bei den Kindern, welche zwischen dem 2. und 7. Lebenstag verstorben sind, findet sich eine ziemlich gerade verlaufende Kurve bis 1975, welche dann abrupt auf etwa 3‰ abfällt. Die Autoren interpretierten dies als Erfolg der Intensivneonatologie in ganz Österreich, die ja erst ab 1975 so richtig zum Tragen gekommen ist [6]. Die Linie der Kinder, die zwischen dem 8. und 30. Tag verstorben sind, zeigt im Berichtszeitraum keine wesentliche Abnahme. Dies entkräftet allerdings auch den häufig geäußerten Vorwurf, daß Kinder über die erste Lebenswoche hinaus gerettet werden und so die Perinatalstatistik verbessert würde.

Die Kurve der Kinder, die zwischen dem 2. und 12. Lebensmonat verstorben sind, zeigt eine kontinuierlich absinkende Linie. Man kann keinen Einfluß der 4 im ersten Lebensjahr vorgeschriebenen Mutter-Kind-Paß-Untersuchungen des Neugeborenen, welche durch den zweiten Teil der Geburtenbeihilfe honoriert werden, erkennen. Daher schreiben die Autoren den Kurvenverlauf im wesentlichen den verbesserten sozialen Verhältnissen zu und vermuten, daß die 4 Mutter-Kind-Paß-Untersuchungen im ersten Lebensjahr wenig Einfluß auf die Mortalität, aber sicher auf die Morbidität der Kinder haben [6].

Die Analyse der perinatalen Mortalität der einzelnen Bundesländer zeigte, daß Wien durchweg immer oberhalb des Landesdurchschnitts, Salzburg und Tirol hingegen meist unterhalb dieser Linie lagen [6].

Nachdem sich selbst über den langen Zeitraum der Jahre 1930 bis 1985 sowohl in der perinatalen Mortalität als auch in der Säuglingssterblichkeit ein Knick in den 70er Jahren feststellen läßt, schließen Endler und Neumark [6], daß alle finanziellen und persönlichen Anstrengungen dieser Dekade ihre Berechtigung gehabt haben (Abb. 1).

Der Mutter-Kind-Paß

Die Tabelle 2 zeigt das System der Schwangerenvorsorge in Österreich (Mutter-Kind-Paß), welches zur Erlangung der erhöhten Geburtenbeihilfe gesetzlich vorgeschrieben ist. Seit 1987 wurde die oftmals bemängelte Versorgungslücke zwischen der 28. und 35. SSW durch eine weitere, fünfte, obligat vorgeschriebene Mutter-Kind-Paß-Untersuchung zwischen der 30. und der 34. SSW geschlossen. Es sollte dadurch möglich sein, schwerwiegende Komplikationen wie Gestose, intrauterine Wachstumsretardierung und vor allem Frühgeburtlichkeit, welche sich

Tabelle 2. Schwangerenvorsorge in Österreich

Obligate Untersuchung			Fakultative Untersuchung
Nr.	Zeitraum (SSW)	Ausführende Ärzte[a]	
I	<16	PA, GYN, LAB	
II	17–20	PA, GYN, INT	
III	25–28	PA, GYN, LAB	US: GYN, RAD[b]
IV	30–34	PA, GYN	US: GYN, RAD[b]
V	35–38	PA, GYN	
Neugeborenes	1. Woche	PA, PÄD	

[a] PA praktischer Arzt, GYN Gynäkologe, INT Facharzt für innere Medizin, PÄD Pädiater, RAD Radiologe, LAB Laborarzt, US Ultraschall.
[b] Seit 1.1.1987.

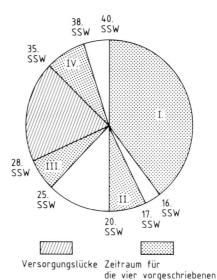

Abb. 4. Zeitplan der Mutter-Kind-Paß-Untersuchungen. (Nach [12])

ja gerade in diesem Zeitraum entwickeln und die perinatale Mortalität besonders belasten, rechtzeitig zu erfassen (Abb. 4). Darüber hinaus wurden 2 fakultative Ultraschalluntersuchungen zwischen der 16.–20. und 30.–34. SSW eingeführt [13].

Erfolge nach 10 Jahren

Analysen der perinatalen Mortalität in Österreich in den letzten Jahren haben gezeigt, daß die erzielten Erfolge vor allem auf geburtshilflichem und neonatologischem Gebiet liegen, während auf dem Gebiet der Schwangerenvorsorge noch bei weitem kein befriedigendes Ergebnis erreicht worden ist [12]. Dies wird einerseits durch den unbefriedigenden Rückgang der Totgeburtlichkeit deutlich, andererseits durch die Tatsache, daß die perinatale Mortalität hinsichtlich der frühneonatalen Sterblichkeit überwiegend aus der Mortalität frühgeborener Kinder resultiert [16]. Man kann somit davon ausgehen, daß eine weitere Senkung der perinatalen Mortalität in Österreich im wesentlichen nicht mehr durch Verbesserungen im geburtshilflichen oder neonatologischen Bereich, sondern ausschließlich durch eine sowohl quantitativ als auch qualitativ verbesserte Schwangerenbetreuung zu erwarten ist [2, 3, 5, 8, 10, 12, 14, 16]. Eine einzige Ausnahme stellen hier die subpartalen Todesfälle dar, welche bei sog. „sanften Geburten" immer wieder infolge fehlender Geburtsüberwachung vorkommen [17]. Bezüglich der apparativen und personellen Ausstattung kann man wohl davon ausgehen, daß der Stand des Jahres 1980 [1] beibehalten bzw. durch die Gründung weiterer Einheiten verbessert wurde [7].

Probleme der Schwangerenvorsorge

Die Einführung des Mutter-Kind-Passes 1974 hat zweifelsohne dazu geführt, daß beinahe alle (96%) Schwangeren erfaßt werden und die durchschnittliche Zahl der Schwangerschaftskontrollen (bis 1986) mit 4 festgelegt wurde [9]. Bedauerlicherweise ging aber nicht nur die Zahl von weniger als 4 Untersuchungen stark zurück, sondern auch die Frequenz von 5 und mehr Untersuchungen [12]. Dies trifft nach einer Grazer Untersuchung insbesondere auch für die Risikoschwangerschaften zu [5]. Das Mutter-Kind-Paß-System mit seinen mindestens 4 vorgeschriebenen Schwangerenkontrollen hat somit in weiten Kreisen der Bevölkerung, aber auch der Ärzteschaft, zu dem fatalen Irrglauben geführt, daß dies ein Optimalprogramm darstellt. Es ist jedoch erwiesen, daß es zum großen Knick in der perinatalen Sterblichkeit erst ab durchschnittlich 7 Untersuchungen/Schwangerschaft kommt [2, 4, 5, 8, 18]. Daher muß uns schon in rein quantitativer Hinsicht das vielzitierte Beispiel Schwedens, wo die durchschnittliche Untersuchungsfrequenz bei 15 Untersuchungen liegt, wegweisend sein [4]. In Schweden erfolgte der wichtigste Knick in der perinatalen Mortalität mit der Einführung der Mutterfürsorge im Jahre 1940, also allein aufgrund von organisatorischen Maßnahmen und lange vor Einführung der modernen geburtshilflichen und neonatologischen Methoden [8]. Auch ist bekannt, daß vor allem Angehörige unterer sozialer Schichten sowie Gastarbeiterinnen von der Schwangerenvorsorge zu einem geringeren Prozentsatz erfaßt werden. Gerade bei diesen Gruppen finden sich jedoch gehäuft medizinische und psychosoziale Risikofaktoren [4, 8, 9, 11, 20].

Zu den qualitativen Problemen der Schwangerenvorsorge in Österreich zählt die nicht routinemäßig durchgeführte vaginale Untersuchung [5]. Eigene [10] sowie Untersuchungen anderer Autoren haben gezeigt, daß selbst bei Fachärzten für Geburtshilfe die vaginale Untersuchung nur in etwa einem Drittel der Fälle vorgenommen wird [12]. Dies ist insofern von großer Bedeutung, als vor allem im ländlichen Raum Mutter-Kind-Paß-Untersuchungen zu einem großen Teil auch von praktischen Ärzten durchgeführt werden, welche über eine bestenfalls 6monatige Ausbildung in Geburtshilfe und Gynäkologie verfügen. Eine repräsentative Stichprobe [10] bei 168 praktischen Ärzten in ganz Österreich im Oktober 1985 hat gezeigt, daß zwar 89% der praktischen Ärzte Mutter-Kind-Paß-Untersuchungen durchführen, jedoch nur die Hälfte eine vaginale Untersuchung vornehmen (Tabelle 3). Die Bedeutung eines regelmäßig erhobenen, standardisierten Vaginalbefundes für die Erkennung einer Zervixinsuffizienz oder drohenden Frühgeburt ist heute unumstritten und die Beurteilung des Verschlußapparates stellt einen ganz wesentlichen Faktor in der Prämaturitätsprophylaxe dar [12].

Gesundheitsschädliches Konsumverhalten (Ernährung, Alkohol, Tabak, Drogen) sollte im Rahmen der Schwangerenvorsorge im Hinblick auf eine Schädigung der Frucht bzw. mögliche Schwangerschaftskomplikationen verstärkt beachtet werden. Es ist bekannt, daß verhaltensmodifikatorischen Maßnahmen während der Schwangerschaft unter Umständen derselbe Stellenwert zukommt wie der Therapie eines akuten organischen Leidens [8, 9].

Das wesentlichste Ziel der Intensivierung und Optimierung der Schwangerenvorsorge stellt die rechtzeitige Erfassung und intensive Betreuung von Risiko-

Tabelle 3. Repräsentativumfrage in Österreich 1985. (Nach [9])

0	MKPU	VAG
	[%]	
Gesamt	89	43
Alter		
Bis 40 Jahre	90	39
Bis 60 Jahre	95	42
Ab 61 Jahre	84	50
Praxisgröße		
Nur Privatpatientinnen	42	(60)
Bis 500 Krankenscheine	86	33
Bis 1000 Krankenscheine	91	41
Bis 1001 Krankenscheine	98	45
Bundesland		
Wien	85	–
Niederösterreich/ Burgenland	87	59
Steiermark/Kärnten	98	57
Oberösterreich/ Salzburg	86	47
Tirol/Vorarlberg	96	63
Topographie		
Großstadt	90	19
Mittel/Kleinstadt	83	47
Ländlich	93	63
Hausapotheke		
Ja	92	50
Nein	89	40

MKPU Mutter-Kind-Paß-Untersuchungen durchführende Praktiker; Basis: alle PA ($n=168$).
VAG regelmäßige vaginale Untersuchung durchführende Praktiker; Basis: MKPU ($n=150$).

schwangerschaften dar. Dabei sollten neben den geburtshilflichen vor allem auch psychosoziale Risikofaktoren mehr beachtet werden, da seit langem bekannt ist, daß ledige Mütter, Erstgebärende unter 16 Jahren, ältere und mehrgebärende Frauen, Gastarbeiterinnen und Frauen mit niedrigem Bildungsniveau bzw. aus niedriger sozialer Schicht häufiger zu Komplikationen während Schwangerschaft und Geburt neigen [9]. Die perinatale Mortalität stellt somit ein klassisches Beispiel für die Wechselwirkung zwischen medizinischen und psychosozialen Risikofaktoren dar.

Selektion von Risikoschwangerschaften – „Risiko-Score"

Zur Selektion von Risikoschwangerschaften wurde wiederholt die Erstellung eines sog. „Risiko-Scores" gefordert. Dabei sollte nach einem Punktesystem den

Risikofaktoren aus der geburtshilflichen, aber auch psychosozialen Anamnese sowie aus den aktuellen Befunden der Schwangerenkontrolle eine zahlenmäßige Gewichtung zugeordnet werden. Fälle mit hohem „Risiko-Score" müßten häufigeren bzw. Spezialuntersuchungen unterzogen werden oder an ein Zentrum überwiesen werden. Damit wäre auch eine meßbare Kontrolle der Qualität der Schwangerenbetreuung gegeben [8].

Aus mehreren Studien ist bekannt, daß auswärts betreute Risikoschwangerschaften im mittleren Schwangerschaftsdrittel am meisten gefährdet sind [12, 14, 18]. So konnte in einer Wiener Untersuchung von 6666 Kindern, die zwischen 1977 und 1981 geboren wurden, gezeigt werden, daß bei einer Einteilung in 3 Gruppen entsprechend der Schwangerenvorsorge (I: kein Mutter-Kind-Paß, II: Mutter-Kind-Paß, III: Mutter-Kind-Paß + Betreuung durch die Klinik) eine vollständige Schwangerenbetreuung (Gruppe III) zu signifikant weniger Frühgeburten, deprimierten und perinatal verstorbenen Neugeborenen führt [18]. Die Unterschiede zwischen den Gruppen I und II waren oft nur gering. Daraus läßt sich folgern, daß die Schwangerenbetreuung erst dann als optimal anzusehen ist, wenn neben den vorgeschriebenen Mutter-Kind-Paß-Untersuchungen durch niedergelassene Ärzte auch die diagnostischen Möglichkeiten einer Abteilung rechtzeitig eingesetzt werden [18].

Zur rechtzeitigen Diagnose einer Prä- und Dysmaturität sollte die leicht durchzuführende Messung des Symphysen-Fundus-Abstandes nach Westin angewandt werden. Zweifelsohne kann man sich von den nunmehr 2 von der Sozialversicherung bezahlten Routineultraschalluntersuchungen Erfolge im Hinblick auf die Diagnose von fetalen Entwicklungsstörungen, der Wachstumsretardierung und der Sicherung des errechneten Geburtstermins erwarten [13].

Die antepartale Kardiotokographie in Form des sog. „Non-Stress"-Tests ab der 32. SSW sollte in breitem Umfang angewendet werden, da die CTG-Apparate selbst an kleinsten Einheiten vorhanden sind und das CTG nach wie vor die einzig sichere Aussage über das Wohlbefinden des Fetus darstellt. Die hier noch in Frage kommenden hormonalen Parameter (HPL und E3) bereiten an peripheren Abteilungen vor allem auf dem Land manchmal organisatorische Probleme. Auch die genetische Beratung und Untersuchung wird die Überweisung an ein entsprechendes Zentrum notwendig machen.

Gestaffelter Interventionsplan

Hand in Hand mit dem „Risiko-Score" müßte somit ein hierarchisch gestaffelter Interventionsplan geschaffen werden, der medizinische, nichtmedizinische und organisatorische Maßnahmen beinhaltet und konkrete Anweisungen für das weitere Vorgehen im einzelnen Risikofall gibt. Von Bedeutung ist hier zunächst die Verbesserung der Dokumentation der Untersuchungsbefunde, welche derzeit ohne Zweifel nicht optimal ist [8]. Risikofälle sollten ab einem bestimmten Punkte-Score rechtzeitig an ein peri- und neonatologisches Zentrum überwiesen werden, wobei auch die Weiterleitung der Risikobefunde erfolgen muß.

Eine gute neonatologische Intensivversorgung, welche einen ganz wesentlichen Faktor zur Senkung der perinatalen Mortalität darstellt, scheint heute in

Österreich einigermaßen gegeben zu sein. Bei Frühgeburtstendenz sollte sich der Geburtshelfer nicht scheuen, eine Patientin zur Entbindung an ein Zentrum mit Intensivneonatologie zu überweisen.

Früherfassung, Behebung und Betreuung psychosozialer Notstände

Neben den aufgezählten, rein medizinischen Maßnahmen wird man in Zukunft psychosozialen Problemen mehr Aufmerksamkeit schenken müssen. Diese Aufgabe kann jedoch nicht vom Arzt allein, sondern nur in Zusammenarbeit mit Hebammen, Krankenschwestern, Fürsorge und Psychologen erfolgen. Die Erkenntnis, daß der Einzelne nur wenig Möglichkeiten hat, zu präventivem Verhalten beizutragen, wenn die individuellen und gesellschaftlichen Rahmenbedingungen unberücksichtigt bleiben, ist uns Geburtshelfern noch viel zu wenig vertraut. Möglicherweise bringen hier Modelle einer ambulanten Intensivbetreuung, wie sie seit einiger Zeit auch in Wien durchgeführt wird, Erfolge [2, 19].

Verbesserung der Geburtsvorbereitung

Auf die Bedeutung der Geburtsvorbereitung braucht hier nicht näher eingegangen werden. Leider wird hier vom entsprechenden Angebot sowohl von den werdenden Müttern wie auch von den Ärzten noch immer zu wenig Gebrauch gemacht [15].

Nachgehende Schwangerenbetreuung

Unter nachgehender Schwangerenbetreuung und Säuglingsfürsorge wäre schließlich eine erweiterte Betreuung von Mutter und Kind zur Erfassung sozialer Risikofaktoren, Aufklärung und Unterweisung der Mutter, Verbesserung der Information über Erkrankungen von Säuglingen und Kleinkindern, über Ernährungsfragen und Stillen zu verstehen. Für Risikofälle sollte der vorzeitige Mutterschutz großzügig verordnet werden.
Die Bedeutung von Familienplanungsmaßnahmen bei Risikomüttern sollte heute eine Selbstverständlichkeit sein [8].

Einzelfallanalyse – Öffentlichkeitsarbeit – Effizienzkontrolle

Die Einzelfallanalysen über die perinatale Mortalität werden heute in allen Bundesländern durchgeführt. Dabei zeigt sich häufig, daß eine weitere Verbesserung nicht mehr von den geburtshilflichen Abteilungen allein ausgehen kann, sondern nur durch Zusammenarbeit mit den niedergelassenen Fach- und praktischen Ärzten, welche die Mutter-Kind-Paß-Untersuchungen durchführen, erzielt werden kann. Die Ergebnisse der Einzelfallanalyse sollten auch die Grundlage für entsprechende Öffentlichkeitsarbeit bilden. Effizienzkontrollen der verschiedenen angeführten Maßnahmen in Form detaillierter Analysen der Mutter-Kind-Paß-Untersuchungen könnten in bestimmten Referenzzentren durchgeführt

Tabelle 4. Intensivierung der Schwangerenvorsorge

I. Quantitativ
Anhebung der Untersuchungsfrequenz von derzeit 5 auf 10, bei Risiko entsprechend mehr

II. Qualitativ
1. Aufdeckung von Risikofaktoren
   a) Geburtsh. *und* psychosoziale Anamnese ⎫ Risikoscore
   b) Untersuchung ⎭
2. Rechtzeitige Diagnose von Prä- und Dysmaturität
   a) Regelmäßige vaginale Untersuchung
   b) Genetische Beratung und Untersuchung
   c) Symphysen-Fundus-Stand (Westin)
   d) Antepartales "nonstress" CTG
   e) Routine-Ultraschall
3. „Hierarchisch gestaffelter Interventionsplan"
   Überweisung von Risikofällen ab best. Punkte-Score an peri- und neonatologisches Zentrum
4. „Verhaltensmodifikatorische Maßnahmen"
   Aufklärung über gesundheitsschädliches Konsumverhalten
   (Ernährung, Alkohol, Tabak, Drogen, Medikamente)
5. Früherfassung, Behebung und Betreuung psychosozialer Notstände
   gemeinsam mit mobilen Hebammen, Krankenschwestern, Fürsorgern, Psychologen
   Vorzeitiger Mutterschutz
6. Verbesserung der Geburtsvorbereitung
7. „Nachgehende Schwangerenbetreuung und Säuglingsfürsorge"
   Stillinformation, Aufklärung über Säuglingspflege, -ernährung etc.
8. Familienplanung bei Risikomüttern
9. Einzelfallanalyse
   Ausweitung auf niedergelassene Fachärzte und Praktische Ärzte
10. Öffentlichkeitsarbeit

---

werden [8]. Die Tabelle 4 zeigt eine Zusammenfassung der angeführten Maßnahmen zur Intensivierung der Schwangerenvorsorge.

Zusammenfassung

Die perinatale Mortalität hat in Österreich seit Einführung des Mutter-Kind-Passes 1974 bzw. aufgrund des großzügigen Auf- und Ausbaus geburtshilflicher und intensiv-neonatologischer Abteilungen von 23,2‰ auf 9,2‰ (1986) abgenommen. Dieser Erfolg muß jedoch im Vergleich mit anderen industrialisierten Ländern der westlichen Welt als noch unbefriedigend angesehen werden (von der WHO wird eine perinatale Mortalität von 5‰ angestrebt). Praktisch alle Experten stimmen darin überein, daß eine weitere Verbesserung nicht mehr auf der Ebene der geburtshilflichen bzw. neonatologischen Abteilungen, sondern nur durch eine quantitative und qualitative Verbesserung der Schwangerenbetreuung zu erreichen sein wird. Besonderes Augenmerk sollte auf die rechtzeitige Erfassung und Betreuung von Risikoschwangerschaften gelegt werden. Hierzu sollte ein Risikoscore im Verein mit einem hierarchisch gestaffelten Interventionsplan ausgearbeitet werden. Neben den rein medizinischen sollten vermehrt psychosoziale

Risikofaktoren Beachtung finden, denn es ist bekannt, daß verhaltensmodifikatorischen Maßnahmen während der Schwangerschaft unter Umständen derselbe Stellenwert zukommt wie der Therapie eines akuten organischen Leidens.

Literatur

1. Baumgarten K, Schröck A (1983) Der Stand der Geburtshilfe in Österreich 1980. In: Hillemann HG, Steiner H, Richter D (Hrsg) Die humane, familienorientierte und sichere Geburt. Ein Einblick in die gegenwärtige Geburtshilfe der Bundesrepublik, Frankreichs, Hollands, Österreichs, Schwedens und der Schweiz. 2. Freiburger geburtshilfliches Kolloquium. Thieme, Stuttgart
2. Baumgarten K (1986) Schwangerenvorsorge. Gynakol Rundschau 26:120–123
3. Beck A (1986) Zur perinatalen Mortalität in Wien 1984 und 1985 – Ergebnisse der Einzelfallanalyse. Gynakol Rundschau 26 [Suppl 2]:40–43
4. Bistoletti P, Gredler B, Gerstner GJ (1988) Organisation der Geburtshilfe und Schwangerenbetreuung in Schweden. ÖH Gesundh Wes 50:630–634
5. Burghardt E (1986) Betreuung der Risikogravidität anhand des Mutter-Kind-Passes. Gynakol Rundschau 26:124–128
6. Endler M, Neumark J (1988) Perinatale Mortalität und Säuglingssterblichkeit 1965–1984 in Österreich – Versuch einer Analyse. Mitteilung Österreich San Verw, S 385–388
7. Gerstner G (1986) Geburtshilfe aktuell – „sanft, aber sicher"! Österreich Ärztezeitung 41:42–44
8. Gerstner G, Gredler B (1986) Intensivierung der Schwangerenvorsorge als wesentlicher Faktor für eine Senkung der perinatalen Mortalität. In: Schindler AE (Hrsg) Prävention in Gynäkologie und Geburtshilfe. Terramed, Überlingen, S 483–493
9. Gredler B (1984) Gesundheit-Krankheit-Lebensstil. Daten zur epidemiologischen Situation in Österreich sowie Anmerkungen zur Intervention. Facultas, Wien, S 128ff
10. Gredler B, Gerstner GJ (1987) Qualitative Probleme der Schwangerenvorsorge. Arch Gynecol 242:697–698
11. Kapaun H, Lorant P (1983) Der medizinische und soziale Hintergrund der Frühgeburten in Wien. Gesundheitsamt, Wien
12. Kowatsch AW, Rosanelli K, Haas J, Zeichen HL, Pusch HH (1985) Der Mutter-Kind-Paß – Ein Informationsvermittler für die Schwangere und für den Arzt? Österreich Ärztezeitung 40:37–42
13. Kratochwil A (1987) Sicherheit der Ultraschalldiagnostik in der Schwangerschaft. Österreich Ärztezeitung 42:31–34
14. Lechner W, Dapunt O (1985) Überlegungen zur weiteren Verbesserung der perinatalen Mortalität. Österreich Ärztezeitung 40:45–54
15. Maspfuhl B, Rauchfuß M (1986) Programm und Effizienz psychologisch orientierter Geburtsvorbereitung. 1. Mitteilung: Verhaltenstherapeutisches Geburtsvorbereitungsprogramm. Zentralbl Gynakol 108:07–103
16. Rosenkranz A (1984) Perinatale Mortalität. In: Enquete über Probleme der Säuglingssterblichkeit in Österreich, veranstaltet vom Bundesministerium für Gesundheit und Umweltschutz am 5. März 1984. Bundesministerium für Gesundheit und Umweltschutz, Wien, S 28
17. Rosenkranz A, Bernert G, Fürnkranz H, Zoder G (1987) Gegenüberstellung der kontinuierlich überwachten Geburt zur nicht überwachten Geburt im Hinblick auf Mortalität und Morbidität des Kindes. Wien Klin Wochenschr 99:69–74
18. Spernol R, Rudelstorfer R, Gruber W (1985) Einfluß der pränatalen Betreuung in Praxis und Klinik auf den Schwangerschafts- und Geburtsverlauf. Wien Med Wochenschr 135:65–69
19. Stewart PJ, Dunkley GC (1985) Smoking and health care patterns among pregnant women. Can Med Assoc J 133:989–994
20. Verhütung angeborener Schäden des Zentralnervensystem (1985) Symposium über medizinische, psychosoziale und gesundheitspolitische Aspekte vom 14.–17. November 1984. Kamillo Eisner-Stiftung, Hergiswil 1985

3.1.5 Schwangerenvorsorge aus schwedischer Sicht

B. Westin (Solna)

Verteilung der Geburten an verschiedenen Krankenhäusern

Es bestand eine Tendenz, Krankenhäuser mit wenigen Entbindungen zu schließen. Aus der Tabelle 1 geht hervor, daß nur 4% der Entbindungen in kleinen geburtshilflichen Krankenhäusern erfolgen. Zwei Drittel der Frauenkliniken haben mindestens 1 500 Geburten und 80% mindestens 1 000 Geburten im Jahr.

Risiken während der Schwangerschaft

Drei Typen gewöhnlicher Risiken während der Schwangerschaft sind in der Tabelle 2 gezeigt. Man sieht, daß alle 3 zu ca. 5% vorkommen und hinsichtlich ihrer perinatalen Mortalität ca. 5‰ über der perinatalen Gesamtmortalität in Schweden liegen. Wenn man hypothetisch die perinatale Mortalität der Risikogruppe halbiert – was wahrscheinlich unmöglich ist – so ist der Gewinn in bezug auf die Gesamtmortalität nur 1 je 1 000 Geburten.

Hochrisikofrühgeburten

Die Frequenz von Kindern mit sehr niedrigem Gesamtgewicht resp. niedrigem Gestationsalter ist in der Tabelle 3 illustriert. Die perinatale Mortalität ist sehr hoch, wenn man sie mit der perinatalen Gesamtmortalität vergleicht. Wenn man,

Tabelle 1. Verteilung von Geburten an verschiedenen Krankenhäusern 1981. Gesamte perinatale Mortalität 7,1‰. (Nach [3])

Geburten-zahl im Krankenhaus	Anzahl der Kranken-häuser	Anteil der Geborenen [%]
– 499	20	4,1
500– 999	20	15,3
1000–1499	10	14,3
1500–1999	11	19,9
2000–2499	9	22,0
≥ 2500	8	24,5

Tabelle 2. Inzidenz und perinatale Mortalität einiger Risikogruppen in Gesamtschweden (1981). (Nach [3])

Diagnose	Inzidenz [%]	Perinatale Mortalität [‰]
Rhesus-inkompati-bilität	5,3	12
Diabetes mellitus	4,9	13
Gestosen	6,3	12
Gesamt	$n = 93\,678$	7,1

Tabelle 3. Inzidenz und perinatale Mortalität bei Frühgeburten in Gesamtschweden (1981). (Nach [3])

SSW Kindesgewicht	Inzidenz [‰]	Perinatale Mortalität [‰]
<1500 g	6,7	339,1
<32. SSW	9,7	218,2
Gesamt	$n=93678$	7,1

Tabelle 4. Frühgeburtenfrequenz in verschiedenen Zeiträumen

Zeitperiode	Frequenz von Frühgeburten [‰]			Geburtenzahl
	≤27. SSW	28.–33. SSW	34.–37. SSW	
1973–1976	2,54	14,26	79,52	421365
1977–1980	2,01	13,66	85,74	381910
Differenz	$-0,53\pm0,11$	$-0,60\pm0,24$	$+6,22\pm0,62$	Gesamt
Signifikanz	$p<0,0001$	$p=0,01$	$p<0,0001$	803275

Tabelle 5. Antenatale Sterblichkeit von Frühgeburten in verschiedenen Zeiträumen

Zeitperiode	Antenatale Sterblichkeit [‰]			Anzahl der Frühgeburten
	≤27 SSW	28.–33. SSW	34.–37. SSW	
1973–1976	53,3	107,4	24,6	40583
1977–1980	26,1	92,0	16,8	38730
Differenz	$-27,2\pm9,0$	$-15,4\pm5,2$	$-7,8\pm1,1$	Gesamt
Signifikanz	$p<0,01$	$p<0,01$	$p<0,0001$	79313

hypothetisch, die Mortalität dieser Risikogruppe halbiert, beträgt der Gesamtgewinn bei der Gesamtmortalität lediglich 1 je 1000 Geburten. In der Tabelle 4 werden 2 Zeitperioden bezüglich der Frühgeburtlichkeit miteinander verglichen. Bei niedrigem Gestationsalter (≤33. SSW) ist eine signifikante Abnahme der Frühgeburtlichkeit festzustellen. Frühgeburten unter der 33. SSW sind während der letzten Zeitperiode mit etwa 100 Fällen/Jahr reduziert. Wahrscheinlich haben Gravidogramme und Zervixkontrollen zu diesem Rückgang beigetragen. In der Tabelle 5 ist die antenatale Mortalität nach den verschiedenen Gestationsaltern aufgeschlüsselt. Man findet den größten Rückgang der Sterblichkeit bei niedrigem Gestationsalter (≤33. SSW). Eine Erklärung liefert wahrscheinlich die verbesserte Überwachung der Schwangerschaft. In der Tabelle 6 ist die neonatale Mortalität nach verschiedenen Gestationsaltern aufgeschlüsselt. Der größte

Tabelle 6. Neonatale Sterblichkeit in verschiedenen Zeiträumen

Zeitperiode	Neonatale Sterblichkeit [‰]			Anzahl der Frühgeburten
	≦27 SSW	28.–33. SSW	34.–37. SSW	
1973–1976	457,9	128,8	12,9	40583
1977–1980	412,5	94,7	10,9	38730
Differenz	−45,4±23	−34,1±5,9	−2,0±0,8	Gesamt
Signifikanz	$p=0,05$	$p<0,0001$	$p<0,02$	79313

Tabelle 7. Geburtsstatistik in Schweden 1984. (Nach [3])

Geburtenzahl	92932
Signifikante Mißbildungen	1,8%
≦37. SSW	5,9%
Vaginale Entbindung	6,6%
Elektive Sektio	4,0%
Akute Sektio	4,1%
Perinatale Mortalität	0,66%

Rückgang der Sterblichkeit ist auch hier bei niedrigem Gestationsalter (≦33. SSW) zu beobachten. Während der letztgenannten Zeitperiode wurden die Kinder wahrscheinlich in einem besseren Zustand geboren und hatten folglich bessere Überlebenschancen.

Die Resultate für 1984 zeigen einen weiteren Rückgang der perinatalen Mortalität in Schweden (Tabelle 7).

Mütterliche Mortalitätsrisiken

Die Kaiserschnittfrequenz ist in den letzten Jahren von 12 auf 8% gesunken. Etwa 50% davon entfallen auf akute Kaiserschnitte. Fast 90% der gesamten mütterlichen Mortalität der schwedischen Kaiserschnittpopulation betrifft die akuten Kaiserschnitte. Die korrigierte, nur durch die Sektio bedingte Mortalität betrug 40% der Gesamtmortalität [2]. Es wäre daher wünschenswert, den Anteil der akuten Kaiserschnitte zu vermindern.

Die Inzidenz der Fruchtwasserembolie (FWE) blieb während der letzten 3 Jahrzehnte annähernd konstant (1/83000). Da sich die maternale Mortalität in diesem Zeitraum erheblich reduzierte, nahm die relative Bedeutung der FWE als Todesursache bedeutend zu [1]. Sowohl die mütterliche als auch die kindliche Mortalität sind sehr hoch. Größere Aufmerksamkeit hinsichtlich der schwangerschaftsbedingten und geburtshilflichen Risiken wie auch der maternalen und fetalen Frühsymptome ist notwendig, um diese Todesursachen zu vermindern.

Entsprechend der von der WHO gesetzten Richtlinien sind etwa 5 kindliche Todesfälle je 1000 Lebendgeborene das derzeit erreichbare Minimum. Wenn wir in Schweden im Jahre 1984 bereits eine neonatale Mortalität von nur 2,9 je 1 000 Lebendgeborene hatten, so sind die Schwierigkeiten weiterzukommen verständlich. In dieser Lage wäre es vielleicht besser, sich auf die mütterliche Sterblichkeit zu konzentrieren. Diese Frage hat aus internationaler Sicht höchste Priorität, weil 95% der mütterlichen Todesfälle in den Entwicklungsländern stattfinden.

Literatur

1. Högberg U (1985) Maternal mortality in Sweden. Umeå Univ. Med. Dissertations. New Series No 156
2. Moldin P, Hökegård KH, Nielsen TF (1984) Cesarean section and maternal mortality in Sweden 1973–1979. Acta Obstet Gynecol Scand 63:7
3. Socialstyrelsen: a. 1979:4; b. H.S., 1984:2
4. Westin B (1985) Das unreif geborene Kind in der Perinatalperiode. IX Bremer Perinatol Fortbild Seminar 11. Milupa AG, Friedrichsfeld

3.1.6 Schwangerschaftsvorsorge durch Sonographie

H. Schillinger (Freiburg)

Wir blicken heute, etwa 30 Jahre nach der erstmaligen Anwendung des Echolots in der Geburtshilfe und Gynäkologie [2] auf eine Entwicklung zurück, die unser Fachgebiet grundlegend verändert hat. War das erste Dezennium der Ultraschallanwendung geprägt durch Pionierleistungen, die im deutschsprachigen Raum verbunden sind mit den Namen Kratochwil (Wien), Holländer (Münster) und Hansmann (Bonn), so gelang es im folgenden Jahrzehnt, die Methode in der Schwangerschaftsdiagnostik soweit zu etablieren, daß sie in den Richtlinien zur Mutterschaftsvorsorge der Bundesrepublik Deutschland gesetzlich verankert wurde [10]. Das letzte Jahrzehnt ist gekennzeichnet durch umwälzende technologische Verbesserungen auf dem Gebiet der Grauwertdarstellung und der Realtime-Technik, die einerseits zu einer nahezu vollständigen apparativen Ausrüstung gynäkologischer Praxen, andererseits zu einer Ausweitung der Indikationsbereiche geführt haben. Die Voraussetzungen für diese Entwicklung lagen in der Methode selbst begründet, die aufgrund ihrer Unschädlichkeit, Weichteildifferenzierung und Zeitauflösung den diagnostischen Anforderungen eines dynamischen Prozesses, wie ihn die Schwangerschaft darstellt, in idealer Weise entgegen kam (Abb. 1). Entsprechend nimmt die Sonographie heute einen *dominierenden Rang in der Überwachung der Gravidität* ein und ist zu einem *integralen Bestandteil* des Fachgebiets der Geburtshilfe und Gynäkologie geworden.

Die *Risiken* der Sonographie beruhen nicht – wie anfänglich befürchtet – auf der Möglichkeit nachteiliger biologischer Effekte, sondern auf der immer noch hohen Rate diagnostischer Fehlleistungen, die sich sowohl im Bereich falsch-positiver als auch falsch-negativer Aussagen bewegen. Ursächlich dafür sind heute weniger apparative Gegebenheiten als Probleme der diagnostischen Qualitätssicherung (Abb. 2).

Im personellen Bereich sind die Vermittlung grundlegender Kenntnisse im Studium, die Aufnahme der Sonographie in der Weiterbildungsordnung und eine

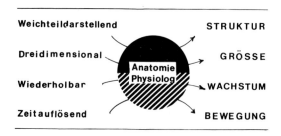

Abb. 1. Diagnostische Charakteristika der Sonographie

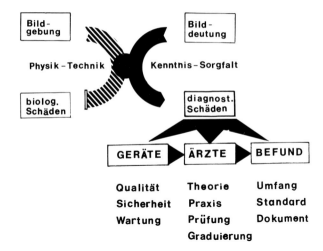

Abb. 2. Faktoren der Qualitätssicherung im Bereich der Sonographie

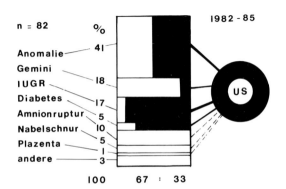

Abb. 3. Integration der Sonographie bei der Bewältigung der residualen perinatalen Mortalität. (UFK Freiburg)

Graduierung der Fortbildung in Anlehnung an das Stufenkonzept von Hansmann [4] anzustreben. Von gleichrangiger Bedeutung sind aber auch organisatorische Maßnahmen, wie die Etablierung von Ausführungsbestimmungen zur Durchführung der Sonographie bei verschiedenen Fragestellungen. Die Ausschöpfung der diagnostischen Möglichkeiten des Ultraschalls erfordert standardisierte Richtlinien hinsichtlich Zeitpunkt, Umfang und Dokumentation der Befunderhebung. Insofern erscheint es bedauerlich, daß in der Neufassung der Mutterschaftsrichtlinien [11] der Weiterentwicklung der Methode nicht Rechnung getragen wurde. In der Bundesrepublik Deutschland geht es darum, den durch die Aufnahme der Sonographie in die Mutterschaftsrichtlinien erreichten organisatorischen Vorsprung durch *Maßnahmen der Qualitätskontrolle* zu sichern.

Die Bedeutung der *Sonographie bei der Bewältigung des Restrisikos* der aktuellen Perinatologie geht aus Abb. 3 hervor. Sie zeigt, daß die Komplexe der fetalen Anomalien und intrauternen Wachstumsstörungen einschließlich der Mehrlingsschwangerschaft mehr als 80% der Residualmortalität ausmachen. Im analysierten Kollektiv hätte die konsequente Anwendung der Sonographie in einem Drittel der Fälle zu einer Risikoerkennung und damit zur Vermeidung der Sterblichkeit geführt. Betrachtet man das Spektrum dieser residualen Mortalität, so ergibt sich, daß die bisherige Empfehlung von Basisuntersuchungen zwichen der 12. und 16. SSW sowie der 32. und 36. SSW der Problematik nur unzureichend gerecht wird. Unbefriedigend erscheint insbesondere, daß der Zeitpunkt der ersten Basisuntersuchung weder eine effektive Abortdiagnostik noch eine ausreichende Erfassung von Fehlbildungen gewährleistet. Im Hinblick auf die derzeitigen technologischen Gegebenheiten erscheint es deshalb geboten, je eine *Basisuntersuchung in jedem Trimenon* der Schwangerschaft durchzuführen (Abb. 4). Dabei würden durch ein erstes Screening um die 10. SSW nicht nur die meisten Abortiventwicklungen erfaßt, sondern auch die bisherigen Ziele der Terminsicherung und der Er-

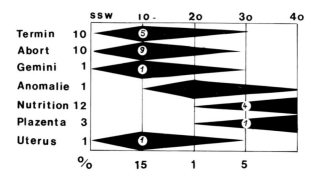

Abb. 4. Häufigkeit klinisch okkulter Pathologie in der Schwangerschaft und ihre Erfaßbarkeit durch sonographische Screeninguntersuchungen. (Nach [13])

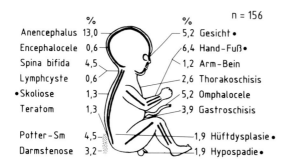

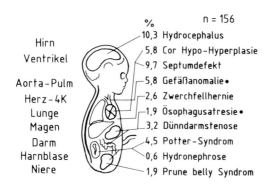

Abb. 5. Manifestation fetaler Fehlbildungen im Bereich sonographisch beurteilbarer Veränderungen des Körperumrisses und der Organstrukturen. (Nach [13])

kennung von Mehrlingen optimal erreicht. Der wesentliche Inhalt einer zweiten Basisuntersuchung um die 20. SSW ist in der frühzeitigen Diagnose fetaler Mißbildungen zu sehen, die zwar nur 1–2% der Graviditäten ausmachen, auf deren Erkennung die Schwangere jedoch berechtigten Anspruch erhebt und die einen erheblichen Teil der Residualmortalität ausmachen. Aufgabe einer dritten Basisuntersuchung in der Spätschwangerschaft ist nach wie vor die Erkennung nutritiver Entwicklungsstörungen [15]. Im Hinblick auf die Erfolge der Neonatologie bei der Senkung der Frühgeborenensterblichkeit wäre eine Vorverlegung in die 30. SSW zur Erfassung frühmanifester Störungen anzustreben. Die Effizienz dieses Screenings stellt hohe Ansprüche an die Biometrie, insbesondere die Abdominometrie, deren Qualität noch zu wünschen übrig läßt. Die zusätzliche Beurteilung der Fruchtwassermenge [8] und der Plazentareife [3, 7] dürfte hier die Erfolgsrate verbessern. Möglicherweise findet auch die Doppler-Sonographie Eingang in die Routine [14].

Im folgenden soll auf die *Basisuntersuchung im zweiten Trimenon zur Erfassung fetaler Mißbildungen* näher eingegangen werden. Es geht darum, ein anato-

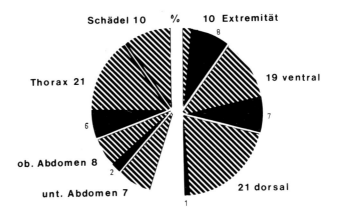

Abb. 6. Erfaßbarkeit fetaler Fehlbildungen durch ein anatomisches Screening (*schwarz:* im Screening nicht erkennbare Anomalien. (Nach [13])

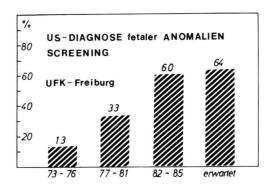

Abb. 7. Erfassung fetaler Fehlbildungen nach Einführung eines anatomischen Screeningprogramms. (UFK Freiburg)

US-Datum			=		**SST**
Uterus	x	x	=		SST
Adnexe					
Chorion	x	x	=		SST
Fet HA		KB			

SSL	mm =	SST =	g
BPD	mm =	SST =	g
MCD	mm =	SST =	g
MAD	mm =	SST =	g
FEM	mm =	SST =	g

Kindslage

Plazenta

Pl.reife		0	1	2	3
FW	0	±	+	n	++

Gesicht

Ventrikel

HWS	**BWS**	**LWS**	Sacr
Humerus	re	li	
Radius	re	li	
Femur	re	li	
Tibia	re	li	
Herz	4-K	Ao	
Lunge	re	li	
Magen		Colon	
Nabel		Galle	
Niere	re	li	
Harnblase		Genit	
Gerät		Dok	

Abb. 8. Untersuchungsbogen zu den sonographischen Basisuntersuchungen in der Schwangerschaft. (UFK Freiburg)

misches Suchprogramm zu verwirklichen, welches hinsichtlich seiner Effektivität die Erkennung der wesentlichen Anomalien, bezüglich seines personellen und apparativen Aufwands die Durchführbarkeit im Screeningverfahren gewährleistet [13]. Die Analyse eines Fehlbildungskollektivs ergab, daß durch die Beurteilung von 4 Parametern der Kontur und der Parameter der 4 Hauptschnittebenen des Feten zwei Drittel der Fehlbildungen erfaßbar sein müßten (Abb. 5). Die Einbeziehung komplizierterer skelettaler und kardialer Strukturen wurde einer speziellen Indikationsstellung vorbehalten. Das Spektrum der dadurch nicht erkennbaren Anomalien beinhaltet jedoch überwiegend korrigierbare Defekte (Abb. 5 und 6). Die Übernahme dieses Suchprogramms in die Schwangerenvorsorge führte an unserer Klinik zu einer annähernden Verdoppelung der Erfassungsrate fetaler Anomalien gegenüber der Ära der Kephaloabdominometrie (Abb. 7). Sie blieb damit nur geringfügig gegenüber der Erwartung zurück. Dabei beruhten 10% falsch-negativer Ergebnisse auf Fehlern in der Handhabung des Screenings. Eine Verbesserung war durch die Festlegung des Untersuchers auf reproduzierbare Befunde in Form einer anatomischen Checkliste, ggf. einer erweiterten Bilddokumentation zu erwarten. Wir haben seither prospektiv den Umfang der 3 Basisuntersuchungen durch einen entsprechenden Erhebungsbogen vorgegeben, der zu einer Optimierung der Resultate führen dürfte (Abb. 8).

Die bisherigen Erfahrungen zeigen, daß die Effektivität sonographischer Vorsorge nur durch eine Sicherung der personellen und organisatorischen Voraussetzung gewährleistet werden kann. Unter diesem *Aspekt* ist eine *Neuformulierung von Zahl, Zeitpunkt, Umfang und Dokumentation sonographischer Basisuntersuchungen* in der Schwangerschaft erforderlich. Im Hinblick auf den erreichten technologischen und diagnostischen Standard ist es geboten, die Ausführungsbestimmungen zur Durchführung der Sonographie im Rahmen der Mutterschaftsrichtlinien zu konkretisieren und in entsprechender Form in die Dokumentation des Mutterpasses aufzunehmen. Nur so scheint es möglich, den in der Bundesrepublik erreichten technologischen Vorsprung diagnostisch umzusetzen. Die personellen Voraussetzungen zur Handhabung des vorhandenen Instrumentariums sind nur durch eine Aufnahme der Sonographie in die Weiterbildungsordnung zu verwirklichen, wobei eine 6monatige ganztägige Ultraschallausbildung und die anschließend begleitende Anwendung der Methode dem Fachgebiet der Gynäkologie und Geburtshilfe gerecht werden.

Literatur

1. Campbell S, Allan L, Guttin D, Little D, Chudleigh LP (1983) The early diagnosis of fetal structural abnormalities. In: Lerski RA, Morley P (eds) Ultrasound 82. Pergamon, Oxford
2. Donald J, Mc Vicar J, Brown TG (1958) Investigation of abdominal masses by pulsed ultrasound. Lancet 1:1188
3. Grannum PAT, Berkowitz RL, Hobbins JC (1975) The ultrasonic changes in the maturing placenta and their relation to fetal pulmonic maturity. Am J Obstet Gynecol 133:915
4. Hansmann M (1981) Nachweis und Ausschluß fetaler Entwicklungsstörungen mittels Ultraschallscreening und gezielter Untersuchung – ein Mehrstufenkonzept. Ultraschall 2:206
5. Hansmann M (1981) Ultraschallscreening in der Schwangerschaft – Vorsicht vor übertriebenen Forderungen. Geburtshilfe Frauenheilkd 41:725
6. Müller-Holve W, Garbe U, Kohlmann H, Martin K (1981) Ultraschall-Basis-Untersuchung (U.B.U.) in der Schwangerschaft. Geburtshilfe Frauenheilkd 41:607

7. Patterson RM, Hayashi RH, Cavazos D (1983) Ultrasonographically observed early maturation and perinatal outcome. Am J Obstet Gynecol 147:773
8. Rabe D, Leucht W, Hendrik HJ, Boos R, Schmidt W (1986) Sonographische Beurteilung der Fruchtwassermenge. II. Oligohydramnion-Bedeutung für den Schwangerschafts- und Geburtsverlauf. Geburtshilfe Frauenheilkd 46:422
9. Ramzin MS (1982) Mißbildungsdiagnostik im Rahmen der Schwangerenvorsorge. Swiss Med 4/6a:77
10. Richtlinien (1980) Richtlinien des Bundesausschusses der Ärzte und Krankenkassen über die ärztliche Betreuung während der Schwangerschaft und nach der Geburt (Mutterschaftsrichtlinien in der Neufassung vom 31.10.1979). Bundesanzeiger 22:1.II.80
11. Richtlinien (1986) Richtlinien des Bundesausschusses der Ärzte und Krankenkassen über die ärztliche Betreuung während der Schwangerschaft und nach der Entbindung (Mutterschaftsrichtlinien) in der Neufassung vom 10.12.1985. Dtsch Arztebl 11:713
12. Schillinger H (1978) Apparative und methodische Aspekte der Ultrasonographie in der Geburtshilfe und Gynäkologie. Gynäkologe 11:2
13. Schillinger H (1984) Sonographische Screeninguntersuchung in der Schwangerschaft. Ultraschall 5:281
14. Schillinger H, Klosa W (1985) Das Doppler-Ultraschallverfahren zur Diagnostik der fetoplazentaren Perfusion. In: Künzel W (Hrsg) Gießener Gynäkologische Fortbildung 1985. Springer, Berlin Heidelberg New York Tokyo, S 103
15. Schmidt W, Kubli F, Garoff L, Hendrik HJ, Leucht W, Runnebaum B (1982) Diagnose der intrauterinen Wachstumsretardierung – Vergleich von Klinik, Gesamtöstrogenbestimmung aus dem 24-h-Urin und Ultraschallbiometrie unter Berücksichtigung des antepartalen und subpartalen CTGs. Geburtshilfe Frauenheilkd 42:709

3.1.7 Psychosoziale Aspekte der Schwangerenvorsorge

B. Gredler, G. J. Gerstner (Wien)

Einleitung und Grundlagen

Die perinatale Mortalität bzw. Säuglingssterblichkeit ist ein komplex verursachtes Geschehen, für das nicht nur rein medizinische und organisatorische Faktoren verantwortlich zeichnen, sondern auch eine ganze Reihe psychosozialer Ursachen, die von sozialen Notständen über psychologische Probleme und berufsbedingte Risikofaktoren bis zu Genußmittelmißbrauch bzw. gesundheitsgefährdenden Lebensweisen reichen [1, 3, 4]. Die Bedeutung von sozialen, psychisch bedingten und ökonomischen Faktoren für das Risiko von Mutter und Kind wurde schon frühzeitig erkannt und hat in den Mutterschutzgesetzen ihren Niederschlag gefunden. Der Ausbau des Mutterschutzes, der Schwangerenbetreuung und auch der Säuglingsfürsorge haben in der Folge wesentlich zur Senkung der perinatalen Mortalität bzw. Säuglingssterblichkeit und Muttersterblichkeit beigetragen [6, 7], wobei aber eine exakte Bewertung der tatsächlichen Wirksamkeit dieser Interventionsmaßnahmen durch die enormen Entwicklungen in der modernen Geburtsmedizin erschwert wurden.

Aufgrund von Untersuchungen von Müttersterbefällen und perinatalen Sterbefällen [1, 3, 5, 6] konnte allerdings nachgewiesen werden, daß psychosoziale Risikofaktoren nach wie vor einen entscheidenden Einfluß auf die Mortalität und Morbidität von Mutter und Kind haben. So werden z. B. in Österreich durch die seit dem Jahr 1974 gesetzlich geregelten Schwangerenvorsorgeuntersuchungen zwar ca. 96% aller Mütter erfaßt, jedoch sind Verbesserungen dieses Systems insofern wünschenswert, als aufgezeigt werden konnte, daß vor allem Angehörige unterer sozialer Schichten, bei denen sich gehäuft Risikofaktoren finden, zu einem geringeren Prozentsatz in diesem Kollektiv vertreten sind und ihre Betreuung teilweise unzureichend ist [1, 5]. Darüber hinaus hat es den Anschein, als ob es in den letzten Jahren durch die Entwicklungen im medizinischen Bereich sogar zu einer Vernachlässigung des psychosozialen Umfeldes als Risikofaktor für Mutter und Kind gekommen wäre.

Primärdaten

So sollten die im folgenden dargestellten Pilotstudien einen ersten Eindruck davon vermitteln, inwieweit die in der Schwangerenvorsorge tätigen Ärzte der Primärversorgung derzeit das psychosoziale Umfeld als möglichen Risikofaktor für Mutter und Kind überhaupt in Betracht ziehen. Neben den Frauenärzten sind hierbei auch die praktischen Ärzte von Interesse, da sie im Bundesdurchschnitt zu 89% (in den ländlichen Gebieten zu 93%) gynäkologische und/oder internistische Mutter-Kind-Paß-Untersuchungen durchführen.

Eine erste im Großraum Wien bei 17 niedergelassenen Gynäkologen im Frühjahr 1986 durchgeführte Expertenbefragung brachte kurzgefaßt folgende Ergebnisse:

Als Risikofaktoren, mit denen sich Gynäkologen am häufigsten konfrontiert sehen, werden spontan genannt: Frühgeburtlichkeit, Hypertonie, Blutungen während der Schwangerschaft, Wachstumsretardation, Spätgebärende, EPH-Gestose, pathologische Gewichtszunahme, Anämie und vorzeitiges Auftreten von Wehen.

Das psychosoziale Umfeld wurde von den Gynäkologen zumeist nur auf direkte Befragung als möglicher Risikofaktor für Mutter und Kind berücksichtigt.

In einer zweiten bei 160 niedergelassenen praktischen Ärzten im Großraum Wien durchgeführten Umfrage konnten diese Ergebnisse erhärtet werden. Die im Rahmen des sozialmedizinischen Pflichtpraktikums im Wintersemester 1986/87 von Medizinstudenten erhobenen Angaben zur Frage „Was bezeichnen Sie als Risikoschwangerschaft?" lassen sich wie folgt zusammenfassen (Tabelle 1): Auf-

Tabelle 1. Angaben zur Frage „Was bezeichnen Sie als Risikoschwangerschaft?" ($n=160$ niedergelassene praktische Ärzte)

	Absolut	Durchschnittliche Nennungen/Arzt	In % aller Nennungen
Medizinische Faktoren	656	4,1	69
Grundkrankheiten/ schlechter Allgemeinzustand	406		
Krankheiten im Zusammenhang mit der Schwangerschaft	172		
Abweichungen in früheren Schwangerschaften	78		
Demographische Faktoren	110	0,7	12
Alter	64		
Erstgebärende	19		
Mehrlingsschwangerschaft	19		
Multiparität	8		
Genußmittelkonsum/Mißbrauch	138	0,9	15
Rauchen, Alkohol, Drogen, Medikamente			
Psychosoziale Faktoren	34	0,2	4
Soziale Mißstände	10		
Berufliche Belastung	6		
Niedere soziale Schicht	4		
Ablehnung der Schwangerschaft	3		
Familiäre Probleme Schlechte Wohnverhältnisse Streß Alleinstehende Mutter	je 2		

fallend ist die dominierende Nennung medizinischer Risikofaktoren mit 69% aller Nennungen bzw. durchschnittlich 4 Nennungen/Arzt, während nur jeder fünfte Arzt psychosoziale Faktoren im engeren Sinn (wie niedere soziale Schicht, Ablehnung der Schwangerschaft etc.) angab. Auffallend ist weiter die geringe Nennungshäufigkeit demographischer Faktoren als Risikofaktor.

27% der befragten Ärzte, von denen rund die Hälfte jünger als 40 Jahre alt war, verneinen sogar spontan die Frage „Würden Sie auch aus psychosozialen Gründen eine Frau als Risikoschwangere bezeichnen?" Von jenen, die auch in psychosozialen Gründen einen Risikofaktor sehen, wurden selbst dann nur durchschnittlich 2 psychosoziale Faktoren im engeren Sinn angegeben.

Unter den von den Gynäkologen genannten Interventionsmaßnahmen zur besseren Erfassung und Betreuung von Risikoschwangeren finden sich entsprechend dem oben skizzierten Antwortenspektrum vor allem:

- „Kurzfristigere Betreuung bzw. mehr Untersuchungen",
- „eventuell medikamentöse Behandlung",
- „Überweisung in Risikoambulanzen" und
- „stationäre Aufnahme".

Demgegenüber zeigten sie sich über mögliche soziale Maßnahmen (wie etwa Ansuchen um vorzeitigen Mutterschutz bei Schwerarbeiterinnen oder Ansuchen um eine Familienbeihilfe für Mütter sehr kinderreicher Familien) nicht in allen Fällen ausreichend informiert.

Zusammenfassend kann somit festgestellt werden, daß die in der Schwangerenvorsorge tätigen Ärzte der Primärversorgung viel zu wenig Augenmerk auf psychosoziale Risikofaktoren legen und über die möglichen Interventionsmaßnahmen entweder nicht in wünschenswertem Ausmaß informiert sind oder nicht genug Zeit haben für eine intensive, begleitende, d. h. kontinuierliche Betreuung der Schwangeren aus psychosozialer Sicht. In diesem Zusammenhang ist allerdings darauf hinzuweisen, daß verhaltensmodifikatorischen Maßnahmen in der Schwangerschaft derselbe Stellenwert zukommt wie der Therapie eines akuten organischen Leidens [6].

Zusammenfassung

Abschließend kann festgehalten werden, daß

- die perinatale Sterblichkeit bzw. Säuglingssterblichkeit ein sehr komplexes Problem ist, woraus sich auch erklärt, daß die Auffassungen der einzelnen Experten auf diesem Gebiet – im Hinblick auf deren verschiedene Arbeitsbereiche – oft sehr divergieren;
- auch heute noch schwerwiegende Ursachen der perinatalen Sterblichkeit und Säuglingssterblichkeit im Vorfeld der ärztlichen Tätigkeit, nämlich im sozialen Umfeld zu suchen sind;
- aus diesem Grund in einigen europäischen Ländern „Gesundheitsschwestern", „Familienhebammen" usw. zu den Schlüsselfiguren in der Prävention zählen und neben Ärzten und Sozialarbeitern einen festen Platz in der primären Gesundheitssicherung von Mutter und Kind einnehmen.

Es soll hier aber nicht für die Etablierung von neuen Einrichtungen der Schwangerenvorsorge eingetreten werden, sondern für die Erhebung einer eingehenden psychosozialen Anamnese. Hinsichtlich der Interventionsmöglichkeiten bei diesen Risikofaktoren muß darüber hinaus auf die Dringlichkeit einer besseren Koordination und Integration der Gesundheits- und Sozialdienste hingewiesen werden [2], insbesondere auf eine intensivierte Zusammenarbeit auf den Gebieten der Familienplanung, Schwangerenbetreuung, Säuglingsfürsorge und Gesundheitsberatung im allgemeinen.

Literatur

1. Gredler B (1984) Gesundheit – Krankheit – Lebensstil. Verhaltensgebundene Risiken für die Gesundheit. Daten zur epidemiologischen Situation in Österreich sowie Anmerkungen zur Intervention. Facultas, Wien
2. Gredler B, Vandevoorde J, Lafortune F et al. (1986) Organisation of prevention in primary health care. Council of Europe, Strasbourg 1986
3. Gredler B, Weiss A, Vutuc Ch (1984) Müttersterbefälle: sozio-demographische Auffälligkeiten und Interventionsvorschläge. Öff Gesundheitsw 46:222–225
4. Gerstner GJ, Gredler B (1986) Intensivierung der Schwangerenvorsorge – als wesentlicher Faktor für eine weitere Senkung der perinatalen Mortalität. In: Schindler AE (Hrsg) Prävention in Gynäkologie und Geburtshilfe. Terramed, Überlingen, S 483–493
5. Gerstner GJ, Gredler B (1983) Das Risiko der Vorsorge aus österreichischer Sicht. In: Hillemanns HG (Hrsg) Das Restrisiko gegenwärtiger Geburtshilfe. Thieme, Stuttgart
6. Sator F, Beck A, Coradello H, Tschida G (1981) Wiener Perinatalstudie '78: Soziologische Aspekte. In: Kunze M, Gredler B, Herberg D (Hrsg) Sozialmedizinische Forschung in Österreich. Facultas, Wien

3.1.8 Das Prinzip der prophylaktischen Hospitalisierung

H. G. Hillemanns, L. Quaas (Freiburg)

In Prophylaxe, Früherkennung und Frühtherapie des Restrisikos für Mutter und Kind hat die Hospitalisierung eine große Bedeutung. Dies in Ergänzung, aber auch Steigerung der häuslichen Bettruhe. Oft stellt der Eintritt in eine Schwangerschaft für körperlich oder psychisch geschädigte Frauen eine vitale Gefahr dar. Sie wird oft erst nach Ablauf der Frühschwangerschaft (einschließlich der Möglichkeit zur Abruptio) manifest. Daneben tritt der Fetus nach Überwindung der Abortperiode in die risikoreiche Spanne zwischen der 26. und 32. SSW ein, in der das Frühgeborene durch schwere Handicaps bedroht ist. Bei gefährdeter Schwangerschaft infolge Plazentainsuffizienz, Mangelentwicklung oder vorzeitigen Wehen erlaubt oft nur die tägliche Risikoüberwachung das Zuwarten bis zum Erreichen eines bestmöglichen „fetal outcome". Die Erfassung des optimalen Zeitpunkts zur prophylaktischen Frühentbindung an der Grenze zur Neonatologie heißt: Bestimmung der Stunde, zu der die Gravidität beendet werden muß, bevor anoxische Schäden irreparabel werden.

Die hohen Kosten der Langzeithospitalisierung stehen in keinem Verhältnis zum Verlust eines erwünschten Risikokindes und – noch bedeutsamer – zur Vermeidung eines zerebral geschädigten Kindes, vor allem aber in keinem Verhältnis zum Gewinn eines gesunden menschlichen Wesens, das sein Leben später selbst meistern und erfüllen kann. Oft steht die prophylaktische Hospitalisierung im Verdacht, sie müsse helfen, Betten zu füllen. Der verantwortungsbewußte und erfahrene Geburtshelfer wird sich leicht über derartige Anwürfe hinwegsetzen.

Klinische Beispiele sollen unser Vorgehen veranschaulichen. Beim ersten Fall war das entscheidende Prinzip die 6½monatige prophylaktische Hospitalisierung mit überwiegender Bettruhe während der Schwangerschaft. Zudem wurde die Gefahr der aszendierenden Infektion vermindert, indem nach Legen der Cerclage nicht mehr vaginal untersucht wurde.

Kasuistik
38jährige II. Para, IX. Gravida, habituelle febrile Aborte, Zervixinsuffizienz.
1964   Spontangeburt 3900 g (anderer Partner).
1975–1978 drei Frühaborte.
1982   Spätabort 22. SSW, Streptokokkensepsis.
1983   Spätabort 23. SSW unklarer Genese.
1984   Spätabort 20. SSW, Chlamydieninfektion.
1985   Spätabort 19. SSW, febriler Abort nach hoher Cerclage. (Insgesamt multiple Abrasiones, Cerclagen, Emmet-Plastik.)
1986   9. Gravidität.
            In der 11. SSW totaler Muttermundsverschluß, anschließend prophylaktische Hospitalisierung.

In der 35. SSW Entschluß zur Schnittentbindung bei drohender Uterusruptur. Geburt eines vitalen, 2 500 g schweren Mädchens.

Grundprinzip des nächsten Beispiels waren kurze stationäre Intervallüberwachungen, ab der 32. SSW die prophylaktische 6wöchige Hospitalisierung.

Kasuistik
33jährige I. Para, I. Gravida.
Nutritiv-toxische Leberzirrhose, Alkoholphase vom 18.–28. Lebensjahr, 1981 Aszites mit Pleuraergüssen und gastrointestinale Blutung.
1986 erste Gravidität.
Ab 15. SSW Intensivüberwachung mit $^3/_4$-Bettruhe.
32.–38. SSW prophylaktische Hospitalisierung.
In der 38. SSW komplikationslose Spontangeburt eines vitalen, 2 830 g schweren Mädchens.

Das Problem der folgenden Beobachtung war eine Plazentainsuffizienz bei ausgesprochener Uterushypoplasie.

Kasuistik
37jährige I. Para, II. Gravida, Gestosetyp mit diskreten Symptomen.
1985   Spätabort nach intrauterinem Fruchttod in der 26. SSW, diastolischer Blutdruck um 90–95 mmHg.
1986/87 2. Gravidität, geringe fetale Wachstumsretardierung, niedrige HPL-Werte. Im Oxytozinbelastungstest beginnende Dezelerationen in der 36. SSW. Frühzeitiger Entschluß zur prophylaktischen Sectio mit Geburt eines 2 130 g schweren vitalen Mädchens. Hypoplastischer Uterus.

Das Behandlungsprinzip im folgenden Fall bestand in der Einhaltung der $^2/_3$-Bettruhe und der Hospitalisierung im Wechsel zwischen Heimatkrankenhaus und Klinik. Dadurch konnte der kritische Zeitpunkt zur prophylaktischen Schnittentbindung erfaßt und die höchst gefährdete Patientin erfolgreich durch 3 Schwangerschaften geführt werden.

Kasuistik
39jährige III. Para, III. Gravida, schwere Pfropfgestose.
1978 1. Gravidität mit schwerer Gestose, prophylaktische Hospitalisierung zwischen der 28. und der 32. SSW bei Präeklampsie, Notsectio mit Geburt eines vitalen, 1 500 g schweren Mädchens. Am 6. Tag post operationem perforiertes Streßulkus, Peritonitis, Relaparotomie.
1982 2. Gravidität mit Präeklampsie und Hepatopathie. 12wöchige Hospitalisierung mit ¾-Bettruhe. In der 36. SSW primäre Resectio mit Geburt eines gesunden, 2 000 g schweren Mädchens (pH 7,18).
1984 3. Schwangerschaft. Hospitalisierung über 4 Monate. In der 36. SSW Entschluß zur prophylaktischen Schnittentbindung mit Sterilisation. Geburt eines vitalen, 2 300 g schweren Knaben (pH 7,21).

Bei einer anderen Patientin erfolgte die prophylaktische Langzeithospitalisierung bei schwerer Angstneurose in der 5. Gravidität nach normalen Spontangeburten.

Kasuistik
29jährige V. Para, V. Gravida. Vorausgegangen war eine nicht erfolgreiche 6monatige stationäre Behandlung in einer psycho-analytischen Fachklinik.
Die Hospitalisierung in der UFK Freiburg verband die geburtshilfliche Betreuung mit der psychotherapeutischen Begleitung. Nach vorzeitigem Blasensprung in der 36. SSW kam es zur

komplikationslosen Spontangeburt eines 2 570 g schweren Mädchens. Der hohe Aufwand führte zu einem gesunden Kind und zur Stabilisierung der großen Familie durch eine gesunde Mutter.

Ein abschließendes Beispiel soll den tragischen Ausgang bei unterlassener prophylaktischer Hospitalisierung deutlich machen.

Kasuistik
34jährige II. Para, V. Gravida, aplastische Anämie Typ Marchiafava (Bluttransfusionen alle 5 Wochen).
1976 Abruptio.
1978 und 1981 spontane Frühaborte.
1984 4. Gravidität, prophylaktische Hospitalisierung ab 32. SSW. In der 34. SSW Notsectio wegen drohender Asphyxie, Geburt eines 1 200 g schweren, vitalen frühmangelgeborenen Mädchens (pH 7,24).
1986 5. Gravidität. 16.–24. SSW zahlreiche stationäre Kontrollen, akute Transfusionshepatitis. Die Patientin wurde ab der 28. SSW dringend zur erneuten Hospitalisierung ermahnt und die prophylaktische Schnittentbindung auf die 34. SSW gelegt. Die Patientin verweigerte die Aufnahme. In der 35. SSW intrauteriner Fruchttod (epikritisch mangelnde Einsicht der Patientin, fehlende Konsequenz ärztlichen Mahnens).

Unsere *Indikationen* zur prophylaktischen Langzeithospitalisierung betreffen Risiken der Mutter und des Kindes. Sie werden beeinflußt von der Anamnese, dem medizinischen Befund und den psychosozialen Verhältnissen (Tabelle 1). Von entscheidendem Einfluß sind auch die Qualifikation und die therapeutischen Möglichkeiten des betreuenden Arztes sowie die Entfernung zwischen Wohnung und Entbindungsstätte.

Tabelle 1. Indikationen zur prophylaktischen Hospitalisierung

1. Anamnestische Risiken:
    Habituelle Aborte
    Zustand nach intrauterinem Fruchttod
    Zustand nach Frühgeburten
    Zervixinsuffizienz (Z. n. Konisation,
        Emmetriß u. a.)
    Zustand nach Uterusruptur

2. Schwangerschaftsrisiken:
    Gestosen
    Drohende Frühgeburt
    Fetale Mangelentwicklung
    Mehrlinge
    Vorzeitiger Blasensprung
    Placenta praevia

3. Mütterliche Risiken:
    Nierenerkrankungen
    Lebererkrankungen
    Herz-Lungen-Erkrankungen
    Psychische Störungen
    Migräne
    Medikamentenabusus

An der UFK Freiburg betrug der Anteil der Langzeithospitalisierten (über 21 Tage) mit jährlich 55 (1982) bis 60 Patientinnen (1986) 4,4–5,2% des Geburtenguts. Er lag damit etwa doppelt so hoch wie im Kollektiv des Baden-Württembergischen Perinatalregisters (2,7%), entsprach jedoch dem hohen Risikokollektiv unserer Klinik von über 55%. Der Anteil der länger als 10 Wochen hospitalisierten Schwangeren erreichte bei uns nur etwa 0,5% der Entbindungen.

Nach der oft schweren Entscheidung zur prophylaktischen Langzeitaufnahme beharren wir aus medizinischer und ärztlicher Überzeugung auf ihrer Durchführung. Abgesehen von wenigen Ausnahmen haben wir meist einsichtige und überaus dankbare Patientinnen erlebt.

3.2 Pränatale Risikoerkennung

3.2.1 Abgestufte Diagnostik des fetalen Risikos

P. Saling (Berlin)

An unserem Haus haben wir seit 1984 ein Multizustandsdiagnostikschema eingeführt. Dieses Schema dient dem Kliniker dazu, in Risikofällen einen möglichst vielseitigen Überblick vom Zustand des Feten zu bekommen, um ggf. gezielt therapeutische Maßnahmen ergreifen zu können.

In diesem Schema unterscheiden wir zwischen dem aktuellen und dem Langzeitversorgungszustand des Feten (Tabelle 1).

Zur *Beurteilung des aktuellen Zustands* des Kindes steht an erster Stelle die Interpretation des CTG. Hier wenden wir ein CTG-Stufenprogramm an, welches sich durch seine Rationalität auszeichnet. Es nimmt wenig Zeit in Anspruch und ist ökonomisch: Ab der 30. SSW wird etwa 10 min lang ein CTG aufgezeichnet. Dieser relativ kurze CTG-Streifen wird, wie bei der Kardiotokographie allgemein üblich, zunächst nach den 3 Grundkriterien beurteilt:

- Basalfrequenz,
- Wehenreaktionstypen (Dezelerationen),
- Kurzzeitschwankungen.

Sind während dieser 10 min die Basalfrequenz und die Oszillationen unauffällig, schauen wir nach *Kindsbewegungsakzelerationen*. Finden wir von solchen Akzelerationen 2 mit einer Amplitude von mindestens 15 bpm (innerhalb von 15 s), wird das CTG als unauffällig befundet, und eine Kontrolle kann je nach Gefährdungsgrad in 8–12 h oder erst nach 24 h erfolgen.

Sind solche Akzelerationen nicht vorhanden, wird das Kind akustisch stimuliert. Dazu benutzen wir speziell vorbereitete Fahrradklingeln, die im Raum bzw. direkt an der Bauchdecke der Mutter betätigt werden. (*Klingeltest* nach Saling).

Untersuchungen an unserer Klinik haben gezeigt, daß ein solches akustisches Signal beim unbeeinträchtigten Feten Reaktionen hervorrufen kann. Reagiert ein Kind mit Akzelerationen, gehen wir davon aus, daß sein Zustand zufriedenstellend ist. Bleibt eine solche Reaktion aus oder reagiert das Kind sogar mit einer Dezeleration, gehen wir zum nächsten Schritt im Stufenprogramm über: zum *Kniebeugenbelastungstest* (nach Saling). Während einer CTG-Aufzeichnung wird die Patientin gebeten, 10–15 Kniebeugen zu machen. Dieser nichtinvasive Belastungstest wird als normal eingestuft, wenn im Zusammenhang mit der Belastung keine Dezelerationen vorhanden sind.

Sind jedoch Dezelerationen, auch bis zu 2 min nach der Belastung zu sehen, folgen *Kontraktionsbelastungstests*. Bei fehlender bzw. nicht gesicherter Lungenreife wird ein Oxytocinbelastungstest durchgeführt. Bei vorhandener Lungenreife verwenden wir zur Weheninduktion intrazervikal appliziertes Prostaglandingel

Tabelle 1. Multizustandsdiagnostik beim Feten

I. Aktuelle Versorgung

CTG	Kindsbewegungsakzelerationen innerhalb von 10 min						
	Klingeltest						
	Kniebeugenbelastungstest (KBT) neg.						
	Keine Tiefs bei spontanen Wehen						
	Oszillationen (Amplitude und Frequenz im Normbereich						
US	Kindsbewegung: 1 und mehr (lebhafte) innerhalb 5 min						
	Thorax-Atem-Exkursionen (Beobachtungszeit in min angeben)						
	Blutflow ungestört ut.-plaz. Gefäße						
	umbilikal. Gefäße						
	fetale Gefäße						
	Fruchtwasser klar bei Amnioskopie oder Amniozentese						
	Fruchtwassermenge normal						

II. Langzeit-Versorgung

Größe des Feten laut Ultraschall im Normbereich						
Symphysen-Fundus-Abstand im Normbereich						
HPL im Normbereich						
Östriol im Normbereich						

(0,4 mg), das im Gegensatz zu Oxytocin gleichzeitig auch die Zervixreifung fördert.

Werden bei einer CTG-Registrierung – mit oder ohne Belastungstest – pathologische Veränderungen der Herzschlagfrequenz festgestellt, wird ein Lagewechsel vorgenommen und eine Hypotonie der Mutter ausgeschlossen. Bleiben die Herzfrequenzmuster pathologisch, kann es sich um eine akute Versorgungsstörung des Feten handeln.

Um in einem solchen Fall eine gesicherte Aussage über den fetalen Zustand zu treffen, wird die Fruchtblase eröffnet und eine Fetalblutanalyse durchgeführt. Liegt keine Azidtitätssteigerung (pH-Werte $\geq 7{,}25$) vor, wird die Patientin – wie im Falle eines vorzeitigen Blasensprungs – nach einem abgestuften Reifungs- und Einleitungsprogramm behandelt. Bei präazidotischen pH-Werten (zwischen 7,24 und 7,20) muß eine sofortige Kontrolle erfolgen. Finden sich sinkende pH-Werte oder gar eine Azidose (pH-Wert <7,20), wird eine Schnellsektio durchgeführt. Bei einer pH-Wert-Erholung kann weiter abgewartet werden.

Bei der Beurteilung der fetalen Gefährdung hat in letzter Zeit bei uns die Blutflußmessung einen zunehmenden Stellenwert eingenommen. Sie hat in manchen Fällen fast schon die gleiche Wertigkeit wie das CTG. Das heißt: ist eines von beiden kritisch, wird – je nach Schwangerschaftsalter – eine Lungenreifediagnostik durchgeführt und im zunehmend kritischen Fall die Geburt vorzeitig mit oder ohne Lungenreifestimulierung beendet.

Ein anderes Kriterium, das zur Multizustandsdiagnostik der aktuellen Versorgung des Feten beiträgt, ist die Beobachtung von Kindsbewegungen und Thorax-Atem-Exkursionen durch Ultraschall. Sind solche Bewegungen vorhanden, sehen wir dies als Zeichen des Wohlbefindens des Feten an. Jedoch kann man beim Fehlen solcher Bewegungen nicht auf eine mögliche Gefährdung des Kindes schließen.

Ein weiteres Kriterium ist die Beurteilung des Fruchtwassers, sei es durch Ultraschall, Amnioskopie oder Amniozentese. Hier sind vor allen Dingen reduzierte Fruchtwassermengen und mekoniumhaltiges Fruchtwasser als Gefährdungsparameter anzusehen.

Bei der *Beurteilung der Langzeitversorgung* steht an erster Stelle die fetale Biometrie durch Ultraschall. Als Parameter dienen uns hier vor allen Dingen der biparietale Durchmesser und der Rumpfquerdurchmesser. Nach Ultraschallwachstumskurven wird der Grad einer eventuell vorhandenen Hypotrophie abgelesen.

Weitere Langzeitversorgungskriterien, jedoch mit geringerer Wertigkeit, stellen Hormonuntersuchungen dar, wie Östriol und HPL.

Als weiteres Kriterium haben wir den einfach zu messenden Symphysen-Fundus-Abstand einbezogen.

Während eines stationären Aufenthalts werden außer den täglichen CTG-Kontrollen alle Kriterien der aktuellen und der Langzeitversorgung 2mal wöchentlich überprüft und in „normal", „gering von der Norm abgewichen", „fast pathologisch", „pathologisch" oder „nicht prüfbar" klassifiziert.

Nimmt die fetale Gefährdung im Beobachtungszeitraum zu, werden die Mütter einem abgestuften Reifungs- und Einleitungsprogramm (siehe Beitrag in diesem Band „Einleitungsprogramm bei Gefahrenzuständen des Feten" von P. Saling) zugeführt.

Zusammenfassung

Die Beurteilung eines potentiell gefährdeten Feten mit unserem Multizustandsdiagnostikschema erfolgt nach seinem aktuellen bzw. Langzeitversorgungszustand.

Wichtige Kriterien hierbei sind: die kardiotokografische Überwachung und die Blutflußmessung. Begleitparameter sind: die Beurteilung der fetalen Größe, Plazentahormonwerte und die Beurteilung des Fruchtwassers nach Farbe und Menge.

3.2.2 Das gepulste Doppler-Verfahren als eine neue Methode zur Erkennung fetaler Gefahrenzustände

W. Klosa, H. Schillinger (Freiburg)

Obwohl in den letzten Jahren deutliche Fortschritte in der Diagnostik und Therapie der EPH-Gestose erzielt werden konnten, stellt diese Erkrankung noch immer die größte Gefahr für Mutter und Kind in der Schwangerschaft dar. Trotz intensiver Forschung auf diesem Gebiet sind Ätiologie und Pathogenese der EPH-Gestose weitgehend ungeklärt. In den USA betrug die Müttersterblichkeit bei der schweren Form der EPH-Gestose 8% der totalen Müttersterblichkeit (Hibbard 1973). Die Müttersterblichkeit im selben Zeitraum betrug in Österreich bei der schweren EPH-Gestose 25 je 100 000 Geburten (Leinzinger 1971). Selbst in Schweden erreichte 1979 der Anteil von Eklampsien an der totalen Müttersterblichkeit 4,8% (Westin 1983).

Die Auswirkungen auf den Feten sind nicht minder dramatisch. Bei verminderter uteriner Durchblutung kommt es in Abhängigkeit vom Schweregrad der Gestose zu mehr oder minder ausgeprägten Retardierungen des Feten. Bei der schwersten Verlaufsform, dem eklamptischen Anfall, kommt es durch Drosselung der plazentaren Perfusion häufig zum intrauterinen Absterben des Feten.

Neben der Bestimmung der biochemischen Parameter Östriol und HPL als Ausdruck der metabolischen Leistungsfähigkeit stehen der weiteren Diagnostik zur Beurteilung des fetalen Befindens das CTG und der Streßtest (Oxytocinbelastungstest) zur Verfügung (Hammacher 1976).

Die wichtigste Methode zur Erfassung der kindlichen Retardierung stellt die Ultraschallbiometrie dar. Durch Messung des biparietalen Kopfdurchmessers und des mittleren abdominalen Durchmessers kann das kindliche Gewicht geschätzt und in Relation zur Schwangerschaftswoche gesetzt werden (Schillinger 1976). Ein weiterer wichtiger Parameter der Ultraschallbiometrie ist die Aussage, ob der retardierte Fetus intrauterin noch wächst oder ob – als gravierendes Zeichen einer vitalen Gefährdung – ein Wachstumsstillstand eingetreten ist.

Trotz dieser bisher zur Verfügung stehenden Methoden ist es für den Geburtshelfer nicht einfach, den optimalen Entbindungstermin zu bestimmen. Mit dem gepulsten Ultraschall-Doppler-Verfahren existiert erstmalig eine noninvasive Untersuchungsmethode in der Geburtshilfe, welche durch Registrierung der fetalen Blutflußsignale in der fetalen Aorta descendens Rückschlüsse auf die fetoplazentare Perfusion und den Zentralisationsgrad des Feten zuläßt (Gill u. Kossoff 1979; Eik-Nes 1980; Klosa u. Schillinger 1982). Ziel unserer Untersuchung mit dem gepulsten Doppler-Verfahren war die qualitative Signalauswertung der Blutflußspektren in der fetalen Aorta descendens bei Patientinnen mit mittelschwerer und schwerer EPH-Gestose.

Methode

Das Untersuchungskollektiv bestand aus 73 Patientinnen. Es wurden bei 50 Fällen mit normalem Schwangerschaftsverlauf die Flußkurven aus der fetalen Aorta descendens zwischen der 28. und 41. SSW mit dem gepulsten Doppler-Verfahren registriert und standardisiert ausgewertet. Ebenso wurde bei 23 Patientinnen mit mittelschwerer und schwerer EPH-Gestose zwischen der 28. und 39. SSW verfahren.

Die aus diesen Daten gewonnenen Rückschlüsse auf das intrauterine fetale Befinden wurden in beiden Kollektiven mit dem jeweiligen CTG verglichen.

Für unsere Untersuchungen stand uns die gepulste Doppler-Kombination (pulsed doppler 8105, linear 8130) der Fa. Kranzbühler zur Verfügung, eine Gerätekombination, die speziell für die geburtshilflichen Blutflußmessungen entwickelt wurde. Simultan wurden das Real-time-B-Bild mit dem eingeblendeten Doppler-Strahl und das einem Gefäß zuzuordnende Blutflußsignal auf einem Polaroidphoto festgehalten.

Das fetale CTG wurde mit den Kardiotokographen HP 8030 A und HP 8040 A der Fa. Hewlett Packard registriert.

Ergebnisse

Um die Blutflußsignale der beiden Kollektive miteinander vergleichen zu können, wurde jeweils ein Doppler-Spektrum aus der fetalen Aorta descendens, welches einem kompletten Herzzyklus mit Systole und Diastole entspricht, in 8 gleiche Teile auf der Zeitachse zerlegt. Weiterhin wurde der jeweils höchste Punkt im Doppler-Spektrum, der sog. peaksystolische Umkehrpunkt, auf der Frequenzänderungsachse gemessen, als 100%-Wert definiert und die folgenden Zeitpunkte des Signals entsprechend ihrer relativen Höhe zum Maximum ausgerechnet (Abb. 1).

Die Flußkurven der fetalen Aorta descendens bei 50 Patientinnen mit normalem Schwangerschaftsverlauf zeigen einen peaksystolischen Umkehrpunkt im Bereich zwischen 1/8 und 2/8, gefolgt von einem steilen systolischen Abfall mit typischem diastolischem Knick im Bereich von 4/8, diastolischem Signalanstieg als Zeichen der aortalen Windkesselfunktion bei 5/8 und leichtem Absinken der Diastole bis in den Bereich von 8/8, was einer kompletten Herzaktion entspricht. Die Kurve, welche die Maxima, Minima und Mittelwerte graphisch darstellt, erreicht niemals die Nullinie (Abb. 2).

Die Flußkurven der fetalen Aorta descendens bei 23 Patientinnen mit mittelschwerer und schwerer EPH-Gestose zeigen im Gegensatz zur Abb. 2 einen flacheren systolischen Anstieg mit einem peaksystolischen Umkehrpunkt bei 2/8, gefolgt von einem etwas flacheren systolischen Abfall mit Aufhebung des typischen diastolischen Signalknicks im Bereich von 4/8. Als Zeichen der Zentralisation der Feten ist der diastolische Anstieg als Ausdruck der aortalen Windkesselfunktion bei 5/8 deutlich geringer als in Abb. 2. Das Signal, welches die Maxima, Minima und Mittelwerte graphisch darstellt, erreicht in 9 der untersuchten Fälle auf der Ordinate zwischen 7/8 und 8/8 die Nullinie.

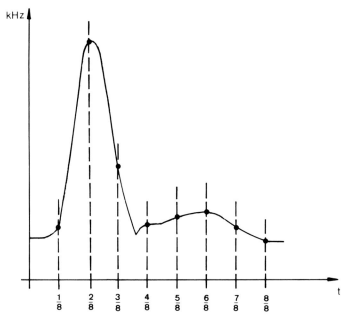

Abb. 1. Schematisierte Darstellung der Signalanalyse in der fetalen Aorta descendens. Das Signal ist in 8 gleiche Zeitabschnitte unterteilt, wobei der höchste Punkt der Kurve 100% entspricht

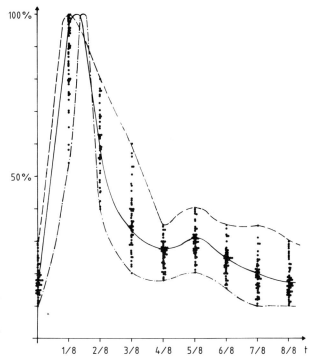

Abb. 2. Darstellung der Flußsignale der fetalen Aorta bei 50 Patientinnen mit normalem Schwangerschaftsverlauf

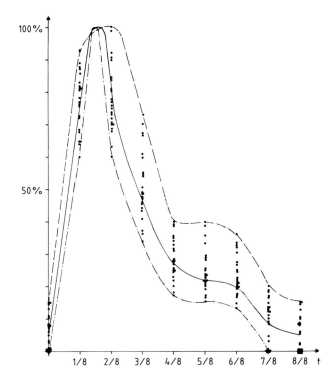

Abb. 3. Darstellung der Flußsignale der fetalen Aorta bei 23 Patientinnen mit mittelschwerer und schwerer EPH-Gestose

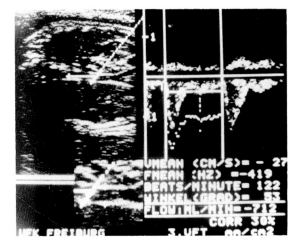

Abb. 4. Aufzeichnung der gepulsten Dopplerultraschalluntersuchung. *Links* sieht man im B-Bild die fetale Aorta descendens, die Bifurkation und den eingeblendeten Doppler-Strahl. *Rechts* ist oberhalb der Abszisse das Signal der V. cava inferior und unten das Signal der Aorta descendens bei normalem Schwangerschaftsverlauf dargestellt. Es sind 2 komplette Herzaktionen erfaßt

In diesen 9 Fällen zeigt das Signal einen Abbruch des diastolischen Flusses im Doppler-Spektrum, welcher als „enddiastolischer Block" bezeichnet wird (Abb. 3).

Abbildung 4 und 5 zeigen die Dopplerkurven bei je einer Patientin mit normaler Schwangerschaft und mit EPH-Gestose.

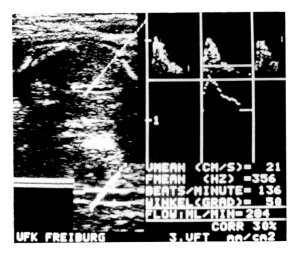

Abb. 5. Aufzeichnung der gepulsten Doppler-Ultraschalluntersuchung bei einer Patientin mit schwerer EPH-Gestose. In der *linken Bildhäfte* sieht man im B-Bild die Darstellung der fetalen Aorta descendens. *Rechts* ist oberhalb der Abszisse das Signal der fetalen Aorta descendens bei dem maximal zentralisierten Feten dargestellt. Es sind 3 komplette Herzaktionen erfaßt, wobei bei allen diastolischen Anteilen der Abriß des Flußsignals auffällt

Von den 23 Patientinnen mit mittelschwerer und schwerer EPH-Gestose wurden 16 Patientinnen aufgrund der ultraschallbiometrischen, biochemischen und kardiotokographischen Befunde vorzeitig durch Sectio caesarea entbunden.

In diesem Kollektiv befanden sich alle 9 Patientinnen, welche in der dopplersonographischen Untersuchung das typische Bild des „enddiastolischen Blocks" gezeigt hatten. In keinem Fall dieses Kollektivs ergab der Doppler-sonographische Befund die Indikation für die Schnittentbindung.

Bei 5 weiteren Patientinnen wurde die Geburt vorzeitig eingeleitet, sie konnten vaginal entbunden werden. 2 Patientinnen konnten nicht weiter verfolgt werden.

Im Vergleich zu Auffälligkeiten im Kardiotokogramm, welche letztlich den Ausschlag zur primären Sectio ergaben, konnte das Signalphänomen des „enddiastolischen Blocks" in allen Fällen mit schwerer EPH-Gestose vorher diagnostiziert werden.

Der kürzeste zeitliche Vorsprung vor dem Auftreten von CTG-Veränderungen betrug 8 h. Die maximale Beobachtungszeit eines „enddiastolischen Blocks" vor dem Auftreten von pathologischen CTG-Veränderungen betrug 21 Tage. In diesem Fall wurde noch 24 h vor der notfallmäßig durchgeführten Sectio ein verlängerter Oxytocin-Belastungstest durchgeführt, welcher völlig unauffällig war. Am folgenden Tag fielen im Routine-CTG schwere verspätete Dezelerationen mit Herztonabfällen bis 60 Schläge/min auf und erzwangen die sofortige Schnittentbindung. Bei der postpartalen Untersuchung der Plazenta zeigte sich ein annähernd zu 50% infarziertes Organ.

Mittelt man die Beobachtungszeiträume der 9 Patientinnen unseres Kollektivs mit schwerer EPH-Gestose und „enddiastolischem Blockbild" im Vergleich zum Auftreten von CTG-Veränderungen, so ergibt sich ein Zeitvorsprung von 8,5 Tagen bei Anwendung der Doppler-Sonographie zur Erkennung irreversibler Gefahrenzustände des Feten.

Zusammenfassung

Die Form des Doppler-Spektrums oder Blutflußsignals der fetalen Aorta ist vor allem im Bereich der Diastole ein Parameter des peripheren Gefäßwiderstands und damit ein Maß für den Zentralisationsgrad des Feten (Stuart et al. 1980; Campbell et al. 1983). Die Erhöhung des peripheren Widerstands weist auf eine Widerstandserhöhung in den Zottengefäßen der Plazenta hin. Als weitere Ursache für die Erniedrigung der enddiastolischen Geschwindigkeit in der fetalen Aorta descendens muß man eine Konstriktion im Bereich der unteren abdominalen Organe und der Extremitäten vermuten (Jouppila 1984).

Die Tatsache, daß der „enddiastolische Block" einen maximalen Zentralisationsgrad repräsentiert, welcher vom Feten gerade noch kompensiert werden kann und deshalb in unserem Kollektiv im Mittel 8,5 Tage vor Eintreten von CTG-Veränderungen beobachtet wurde, konnte auch von anderen Arbeitsgruppen bestätigt werden (Campbell et al. 1986; Fendel et al. 1986).

Da der „enddiastolische Block" einen zwar noch kompensierten, aber irreversiblen Zentralisationsgrad des Feten widerspiegelt, konnte keiner der genannten Untersucher, egal unter welchen therapeutischen Maßnahmen, die Aufhebung dieses hochpathologischen Blockbildes erreichen.

Da man bei dem vorliegenden Gesamtuntersuchungsergebnis davon ausgehen darf, daß der „enddiastolische Block" in der doppler-sonographischen Untersuchung pathologischen CTG-Veränderungen zeitlich immer vorangeht, kann die trotz stationärer Bedingungen häufig noch immer notwendige Notfallsectio, deren Indikation sich in den meisten Fällen aus dem CTG-Befund ableitet, durch eine in Ruhe geplante primäre Sectio caesarea bei Auftreten des „enddiastolischen Blockbildes" ersetzt werden.

Dies ist um so wichtiger, weil Bolte et al. 1987 in einer Untersuchung von 94 intrauterin schwer retardierten Kindern in mehr als der Hälfte eine frühkindliche Entwicklungsverzögerung nachweisen konnten, bei 32% meist leichtgradige neurologische Auffälligkeiten und in 9% der Fälle Zerebralparesen.

Entscheidend ist die Tatsache, daß alle 94 Kinder beim ersten Auftreten von pathologischen CTG-Veränderungen entbunden worden waren.

Bolte leitet daraus ab, daß das CTG häufig die vitale Gefährdung des Feten zeigt und damit ein intrauterines Absterben durch rasche geburtshilfliche Intervention vermieden werden kann. Er stellt aber ebenso fest, daß in über 40% der Fälle die Feten eine mehr oder minder schwere zerebrale Beeinträchtigung durch konstante Hypoxien erleiden, welche im Kardiotokogramm keinen Niederschlag finden.

Wir konnten weiterhin in dem von uns untersuchten Kollektiv zeigen, daß der „enddiastolische Block" einen irreversiblen Endzustand des Kindes dokumentiert. Ein weiteres Wachstum des Feten ist intrauterin nicht mehr möglich.

Wir konnten aber ebenfalls anhand der durchgeführten Signalanalysen zeigen, daß der „enddiastolische Block" nicht plötzlich eintritt, sondern sich das Dopplerspektrum entsprechend der Zunahme der Gefährdung des Feten langsam verändert.

Leider liegen in der Literatur zu dieser Problemstellung bis heute keine Vergleichswerte vor, so daß wir aus der jetzigen Untersuchungsreihe noch nicht genau ableiten können, ab welchem Zeitpunkt vor dem Auftreten des „enddiastolischen Blocks" die Signalanalyse eine sicher beginnende Gefährdung des Feten zeigt. Wir sind aber sicher, daß durch weitere Untersuchungen auch dieser Zeitraum genauer eingegrenzt werden wird.

Mit der vorliegenden Untersuchung kann gezeigt werden, daß mit der gepulsten Dopplersonographie eine weitere wertvolle Zusatzdiagnostik zur Verfügung steht, welche im Entscheidungsfall beim Auftreten eines „enddiastolischen Blocks" die Indikation zur vorzeitigen Schnittentbindung bieten kann.

Literatur

Bolte A, Eibach HW, Gladtke E et al. (1987) Die kindliche Entwicklung nach schwerer intrauteriner Wachstumsretardierung – Ergebnisse von Follow-up-Studien. Geburtsh Frauenheilkd 47:525–532

Campbell S, Diaz-Recasens J, Griffin DR, Cohen-Overbeek T, Pearce JM, Willson K, Teague MJ (1983) New Doppler technique for assessing uteroplacental blood flow. Lancet 1:675–677

Campbell S, Pearce JMF, Hackett G, Cohen-Overbeek T, Hernandez C (1986) Qualitative assessment of uteroplacental blood flow: early screening test for high-risk pregnancies. Obstet Gynecol 68:649–653

Eik-Nes SH, Brubakk AO, Ulstein M (1980) Measurement of human fetal blood flow. Br Med J 280:283–285

Fendel H, Pauen A, Lafon J, Fendel M, Jung H (1986) Fetal and uterine blood flow in normal pregnancy, in tocolytic treated pregnancy and in utero-placental insufficiency. In: Jung H, Fendel H (eds) Doppler techniques in obstetrics. Internat Workshop, Aachen, 1984. Thieme, Stuttgart New York, pp 89–95

Gill RW, Kossoff G (1979) Pulsed Doppler combined with B-mode imaging for blood flow measurement. Contrib Gynec Obstet 6:139–141

Hibbard LT (1973) Maternal mortality due to acute toxemia. Obstet Gynec 42:263–270

Jouppila P, Kirkinen P (1984) Increased vascular resistance in the descending aorta of the human fetus in hypoxia. Br J Obstet Gynaec 91:853–856

Klosa W, Schillinger H (1983) Durchflußmessungen in der fetalen Aorta und Umbilicalvene mit dem gepulsten Dopplerverfahren. In: Otto RC, Jann FX (Hrsg) Ultraschalldiagnostik 82. Thieme, Stuttgart New York, S 174–176

Leinzinger E (1970) Prophylaxe und Behandlung des eklaptischen Symptomenkomplexes. Wien Klin Wochenschr 33/34:584–588

Schillinger H, Müller R, Kretzschmar M, Wode J (1975) Gewichtsbestimmung des Feten durch Ultraschall. Geburtsh Frauenheilkd 35:858–865

Stuart B, Drumm J, FitzGerald DE, Duignan NM (1980) Fetal blood velocity waveforms in normal pregnancy. Br J Obstet Gynaec 87:780–785

Westin B (1983) Schwangerschaftsinduzierte Hypertension. In: Langnickel D, Gunschera H (Hrsg) VII. Bremer Perinatologisches Fortbildungsseminar. Milupa, Friedrichsdorf, S 65–92

3.2.3 Gepulste Doppleruntersuchung am Feten mit dem vollcomputerisierten Ultraschallgerät Acuson 128

W. Stolz, H. Reinhard, M. Stolz, G. Bastert (Heidelberg)

Seit Ende 1986 stand der Universitätsfrauenklinik Homburg mit dem Acuson 128 ein neues Gerät zur Verfügung, welches mit integriertem gepulstem Doppler ausgestattet ist.

Im Zeitraum Januar bis August 1987 führten wir insgesamt 525 dopplersonographische Untersuchungen an 264 Patientinnen durch, von denen 131 bereits entbunden haben (Tabelle 1).

Zunächst beschränkten wir uns auf Messungen in der fetalen Aorta abdominalis unter Einhaltung eines Winkels $\leq 70°$. In Abb. 1 ist ein Normalbefund dargestellt. Gemessen wurden TAV ("time average velocity"), TAM ("time maxi-

Tabelle 1. Dopplermessungen der fetalen Aorta descendens

Ohne Pathologie	190
Gemini	46
EPH-Gestose	11
Plazentainsuffizienz	41
Schwangerschaftsdiabetes	34
Typ-I-Diabetes	23
Vaginale Blutung	20
Kardiale Probleme	36
Überblähte Darmschlingen	30
Sonstige fetale Probleme	94

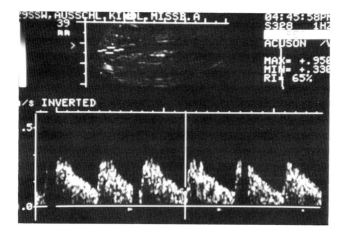

Abb. 1. Normalbefund

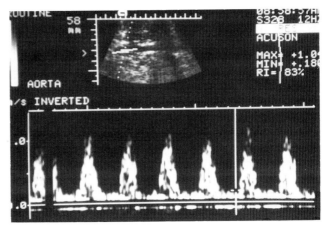

Abb. 2. Plazentainsuffizienz; reduzierter diastolischer Flow

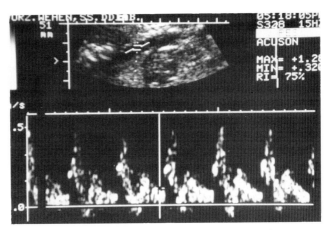

Abb. 3. Diabetes mellitus; grenzwertiger diastolischer Flow

mum velocity") und RI (Resistance Index). RI-Werte bis 70% wurden als normal eingestuft, Werte von 70–80% als kontrollbedürftig und Werte über 80% als pathologisch. Abbildung 2 zeigt eine pathologische Dopplermessung bei einer Patientin mit Plazentainsuffizienz. Alle Patientinnen mit grenzwertigen und pathologischen Dopplerbefunden sowie alle mit den in Tabelle 1 erwähnten Schwangerschaftspathologien wurden wöchentlich untersucht.

Abbildung 3 zeigt die dopplersonographische Messung bei einer Patientin mit Diabetes mellitus und grenzwertigem Flow.

Auch bei fetaler Arrhythmie verspricht die gepulste Dopplermessung wichtige Zusatzinformationen. In Abb. 4 sehen wir die dopplersonographische Messung bei fetaler supraventrikulärer absoluter Arrhythmie und Pleuraerguß.

Bei Geminigraviditäten wird die fetale Biometrie sinnvoll durch die Doppleruntersuchung ergänzt. In Abb. 5 und 6 wird der Flow von Zwillingen dargestellt,

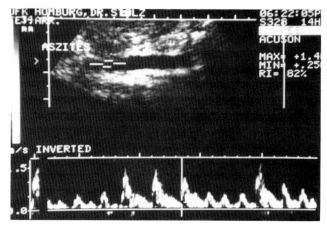

Abb. 4. Fetale Arrhythmie

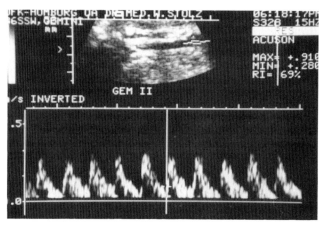

Abb. 5. Gemini; Kind II, normaler Flow, RI: 69%, 2 500 g

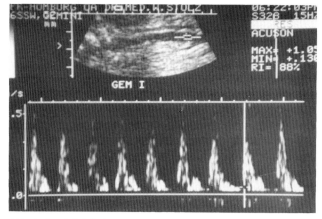

Abb. 6. Gemini; Kind I: reduzierter diastolischer Flow, RI: 88%, 1 900 g

Tabelle 2. RI-Verlauf bei Geminigravidität

SSW	RI [%]		Bemerkungen
	I	II	
24.	56	64	
27.	58	73	
28.	65	79	
30.	69	79	Zeitgerecht
33.	59	72	Knapp zeitgerecht
34.	66	76	
35.	75	81	Retardiert
36.	80	83	Retardiert
Entbindung:	Apgar 9–10–10 pH 7,316 Gewicht 2140 g	3–5–7–9 7,211 2040 g	

wobei Kind II, eutroph, einen normalen RI und Kind I mit zweiwöchiger Retardierung einen pathologischen RI aufweist.

In Tabelle 2 ist der RI-Verlauf einer Geminigravidität bis zur Entbindung in der 36. SSW dargestellt.

Bisher verfügen wir erst über begrenzte Erfahrungen, jedoch verspricht die gepulste Dopplermessung in der Schwangerschaft ein diagnostisches Hilfsmittel von klinischer Bedeutung zu werden. Aus diesem Grund sind in unserer Klinik folgende Programme unter Studienbedingungen geplant:

1) Modellmessungen zur Validierung der Methode
2) Routinemessungen wöchentlich von der 20.–41. SSW bei Schwangerschaften ohne Pathologie an der fetalen Aorta, A. umbilicalis, fetalen A. carotis communis und Aa. arcuatae.
3) Risikogruppen:
   a) Diabetes mellitus,
   b) essentielle Hypertonie,
   c) kardiologische Problematik,
   d) Mehrlinge.
4) Pathologischer Schwangerschaftsverlauf
   a) EPH-Gestose,
   b) Gestationsdiabetes,
   c) Plazentainsuffizienz,
   d) vaginale Blutung.

Unseren bisherigen Erfahrungen entsprechend steht uns mit dem Acuson 128 ein hervorragendes Gerät zur Verfügung. Mit zunehmender Erfahrung und bei kritischer Anwendung wird die Doppleruntersuchung eine signifikante klinische Bedeutung erlangen, weil sie wichtige Informationen über den fetalen Zustand liefert.

3.2.4 Pränatale Diagnose der Nabelschnurumschlingung mit dem gepulsten Doppler-Verfahren

W. Klosa, H. Schillinger, H. G. Hillemanns (Freiburg)

Obwohl sich in den letzten Jahrzehnten ein eindrucksvoller Rückgang der perinatalen Mortalität erzielen ließ, durch eine Intensivierung geburtshilflicher Maßnahmen verbunden mit einer Steigerung der operativen Entbindungen, stellt die Nabelschnurumschlingung des Feten mit intrauterinem Absterben des Kindes noch immer ein erhebliches geburtshilfliches Restrisiko dar. Vergleicht man die Zahlen in der Literatur, so wird von verschiedenen Autoren die Nabelschnurumschlingung als geburtshilfliche Komplikation mit 15–34% angegeben (Schmidt-Matthiesen 1976; Kubli 1966; Bolte et al. 1987). Als antepartale Möglichkeiten, eine Nabelschnurkompression oder Nabelschnurumschlingung zu diagnostizieren, stehen bisher das CTG und der sog. „nucheal-handgrip" (nach C. Mendez-Bauer, persönl. Mitteilung 1986) zur Verfügung, wobei die Methode nach Mendez-Bauer sehr viel Erfahrung voraussetzt und noch genauer auf seine Validität überprüft werden muß.

Eine neue Methode zur Diagnose der Nabelschnurumschlingung wurde durch den Einsatz der gepulsten Doppler-Sonographie möglich. Aufgrund der simultanen Darstellung sowohl des Real-time-B-Bildes als auch der Strömungssignale der im B-Bild-Abschnitt liegenden Gefäße kann eine Aussage hinsichtlich einer straffen Nabelschnurumschlingung mit hoher Sicherheit getroffen werden (Abb. 1–4).

Die Kombination der gepulsten Doppler-Sonographie mit dem CTG ist deshalb wichtig, weil in vielen Fällen das CTG auch bei straffer Nabelschnurumschlingung den akuten Gefahrenzustand des Feten nicht anzeigt.

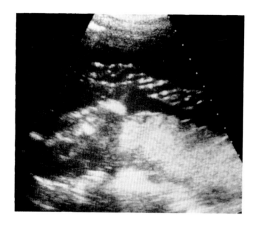

Abb. 1. Längsschnitt durch den Feten mit lockerer Nabelschnur oberhalb des Körpers

Pränatale Diagnose der Nabelschnurumschlingung 391

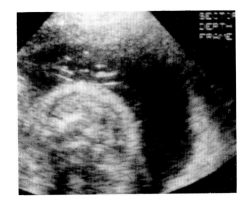

Abb. 2. Querschnitt durch den Schulterbereich des Feten mit lockerer NS-Umschlingung

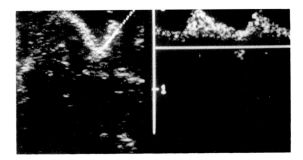

Abb. 3. Im B-Bild (*links*) Längsschnitt durch den Feten im Kopf-Hals-Bereich ohne Anhalt für NS. Im Bild *rechts* eindeutiges NS-Signal im Halsbereich (36. SSW)

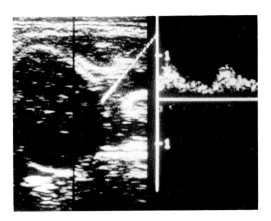

Abb. 4. Im B-Bild (*links*) Längsschnitt durch den Feten im Kopf-Hals-Bereich ohne Anhalt für NS. Im Bild *rechts* eindeutiges NS-Signal im Halsbereich (38. SSW)

Um die Wichtigkeit des Problems zu unterstreichen, sollen im folgenden 2 Kasuistiken angeführt werden.

Fall 1
32jährige IV. gravida/II. para. Komplikationsloser Schwangerschaftsverlauf bis zum 275. Schwangerschaftstag (SST) bei Überwachung in der UFK Freiburg.
    Letzte Kontrolle am 275. SST mit auch retrosp. normalem CTG. Doppler-Sonographie nicht durchgeführt. Intrauteriner Fruchttod am 276. SST.

Obduktion: männlich, 3600 g, grünes Fruchtwasser, Nabelschnur 2mal straff um den Hals mit eindeutigen Strangulationsmarken.

Fall 2

30jährige III. gravida/III. para.
1980 Intrauteriner Fruchttod in der 36. SSW in einem benachbarten Krankenhaus.
   Obduktion: 3mal straffe Nabelschnurumschlingung.
1982 Intrauteriner Fruchttod in der 39. SSW in derselben Klinik.
   Obduktion: 3mal straffe Nabelschnurumschlingung.
1985 Überweisung an die Universitäts-Frauenklinik Freiburg in der 38. SSW zum Ausschluß einer erneuten Nabelschnurproblematik.
   CTG: unauffälliges, mittelgradig reaktives CTG.
   Doppler-Sonographie: Nabelschnursignal im Halsbereich des Feten. Dringender Verdacht auf straffe Nabelschnurumschlingung.
   Die an unserer Klinik sofort durchgeführte Sectio caesarea ergab folgenden Befund: männlich, 3450 g, hellgrünes Fruchtwasser, Nabelschnur 3mal straff um den Hals – das Kind lebt!

Methode

Die Untersuchung umfaßte 102 Schwangere mit Einlingsgraviditäten zwischen der 34. und 41. SSW. Bei allen Patientinnen bestanden Schwangerschaftsrisiken wie Z. n. Abort, intrauterinem Fruchttod, fehlgebildetem Kind oder ungeklärtem Hydramnion.

Für unsere Untersuchungen stand uns die gepulste Doppler-Kombination (pulsed doppler 8105, linear 8130, Fa. Kranzbühler) zur Verfügung. Dieses Gerät wurde speziell für die geburtshilflichen Blutflußmessungen entwickelt. Simultan wurden Real-time-B-Bild, Dopplerstrahl mit festem Winkel und Blutflußsignal auf einem Polaroidphoto festgehalten (Abb. 3, 4). Zusätzlich wurden in Fällen von Verdacht auf lockere Nabelschnurumschlingung im Halsbereich des Feten Ultraschalluntersuchungen mit einem Sector-Real-time-Gerät durchgeführt (Abb. 1, 2).

Ergebnisse

Es wurden die Ultraschallergebnisse bei 102 schwangeren Patientinnen zwischen der 34. und 41. SSW auf das Vorliegen einer möglichen Nabelschnurumschlingung im Halsbereich des Feten untersucht (Tabelle 1).

Wir fanden in unserem Kollektiv mit der neuen gepulsten Doppler-Sonographiemethode in 4,9% der untersuchten Fälle eine straffe Nabelschnurumschlingung des Halses.

Tabelle 1. Ergebnisse des Nabelschnurscreenings

Doppler-Sonographie	Therapie	Befund
5 straffe NS-Umschlingungen	Sectio	Bestätigt
12 lockere NS-Umschlingungen	Vaginale Entbindung	Bestätigt
1 straffe NS-Umschlingung	Sectio	Nicht bestätigt, NS-Konglomerat
84 unauffällig	Vaginale Entbindung	Bestätigt

In 11,8% der Fälle konnte eine lockere Nabelschnurumschlingung in diesem Bereich diagnostiziert werden.

In 82,4% der Fälle ergab sich kein Anhalt für eine Nabelschnurumschlingung im Halsbereich des Feten.

In 0,9% der Fälle (1 Fall) wurde fälschlicherweise der Verdacht auf eine straffe Nabelschnurumschlingung diagnostiziert.

Diskussion

Die Nabelschnurumschlingung im Halsbereich des Feten stellt trotz intensivster Überwachungsmethoden noch immer ein vom Geburtshelfer weitgehend unbeeinflußbares und gefürchtetes Restrisiko in der modernen Geburtshilfe dar. Häufig zeigt das CTG variable Dezelerationen, welche der Nabelschnurkompression zuzuordnen sind. Bereits bestehende oder folgende Hypoxien können die Dezelerationsform modifizieren. In Abhängigkeit von der Nabelschnurkompressionsdauer kommt es dann zur respiratorischen und metabolischen Azidose und im Extremfall zum intrauterinen Absterben des Feten.

Leider ist in ebenso vielen Fällen das CTG klinisch stumm, weil zum Zeitpunkt der externen Ableitung die Nabelschnurkompression mit Strangulation des Halses noch nicht akut ist und erst Stunden später durch intrauterine Bewegungen des Feten sich die Nabelschnur endgültig dem Hals so eng anlegt, daß es zum intrauterinen Absterben des Feten kommt.

Wir konnten an 102 schwangeren Patientinnen im letzten Trimenon zeigen, daß mit der gepulsten Ultraschall-Doppler-Sonographie eine Zusatzmethode zur Verfügung steht, welche in der Lage ist, dieses sowohl für die Eltern als auch für den Geburtshelfer schockierende Ereignis abzuwenden.

In unserem untersuchten Kollektiv betrug die Anzahl der Nabelschnurkomplikationen 17,7%, was mit den wenigen Literaturangaben, die sich mit diesem Thema auseinandersetzen, gut korreliert.

In einem Fall wurde der Verdacht auf eine straffe Nabelschnurumschlingung aufgrund der dopplersonographischen Untersuchung geäußert. Die Sectio caesarea wurde wegen schwerer Dezelerationen vom Typ II durchgeführt. Dabei zeigte sich, daß die Nabelschnur nicht um den Hals des Feten geschlungen war, sondern sich als Konglomerat auf der rechten Schulter befand und unter Wehen diese Dip II im CTG verursachte. Der pH des Kindes betrug 7,15 und zeigte deutlich, daß bei einer Muttermundsweite von 4 cm trotz der primären Fehleinschätzung die Sectio caesarea unumgänglich war.

In 5 Fällen konnte der Verdacht auf eine straffe Nabelschnurumschlingung bestätigt werden, in einem Fall bestand nach 2maligem intrauterinem Fruchttod durch mehrfache Nabelschnurumschlingung ein zwingender Grund zur sofortigen operativen Entbindung.

In 12 Fällen von diagnostizierten lockeren Nabelschnurumschlingungen im Halsbereich des Feten konnte die vaginale Entbindung problemlos durchgeführt werden und bestätigten unsere Befunde.

Da in der B-Bild-Diagnostik der Kopf des Feten in der Deflektionslage im Nackenbereich typischerweise sog. Fettpolster aufweist, die untereinander abgeschnürt erscheinen, ist es dem Diagnostiker nicht möglich zu unterscheiden, ob es sich um diese physiologischen Einschnürungen oder um Einschnitte einer straffen Nabelschnurumschlingung des Halses handelt.

Obwohl die Doppler-Sonographie nicht in der Lage ist, die Anzahl der straffen Nabelschnurumschlingungen, das heißt Mehrfachumschlingungen, zu erkennen, so ist sie doch mit einer hohen Treffsicherheit in der Lage, die straffe Nabelschnurumschlingung im Bereich des Halses des Feten sicher zu erkennen.

Ein zur Zeit noch diskutierter Punkt ist das weitere Vorgehen bei Verdacht auf eine straffe Nabelschnurumschlingung um den Hals des Feten. Bei schwangeren Patientinnen, welche in der Anamnese ein oder mehrere intrauterin abgestorbene Feten aufweisen, sollte die Entscheidung in jedem Fall zugunsten der Sectio caesarea gefällt werden.

In allen anderen Fällen kann unter Umständen, dann aber unter stationären Bedingungen und sorgfältigsten Langzeit-CTG-Kontrollen das weitere Vorgehen nochmals kritisch überdacht werden.

Es wird wohl dennoch unumgänglich sein, zur tatsächlichen Minimierung dieses Restrisikos den Weg zur prophylaktischen Entbindung durch die Sectio caesarea zu wählen, obwohl dadurch die Sectiofrequenz an den großen Kliniken nochmals erhöht werden wird.

Es scheint zum jetzigen Zeitpunkt wichtig zu sein, die Eltern bei dem Verdacht auf Vorliegen einer straffen Nabelschnurumschlingung um den Hals des Feten voll über die diagnostische Treffsicherheit der Methode sowie ihre Fehlermöglichkeit und das letztlich nicht abschätzbare Risiko für das Kind aufzuklären, und sie in die Entscheidung über den Entbindungsmodus einzubeziehen.

Literatur

Bolte A, Fuhrmann U, Hamm W, Kusche M, Schlensker KH, Stenzel B (1987) Geburtshilfliches Management bei schwerer fetaler Wachstumsretardierung. Geburtsh Frauenheilkd 47:518–524

Fischer WM (1981) Kardiotokographie – Diagnostische Methoden in der Perinatologie. Thieme, Stuttgart, S 259–320

Kubli F (1966) Fetale Gefahrenzustände und ihre Diagnose. Thieme, Stuttgart

Schmidt-Matthiesen H (1976) Die Nabelschnurumschlingung. In: Schmidt-Matthiesen H (Hrsg) Geburtshilfe und Gynäkologie, 3. Aufl. Schattauer, Stuttgart, S 315–316

3.2.5 Intrauterine fetale Diagnostik und Therapie durch Nabelschnurpunktion

H.-U. Becker, E. Halberstadt (Frankfurt)

Der *direkte Zugang zum fetalen Blut* während der Gravidität hat in neuerer Zeit zu einer immensen Ausweitung der pränatalen Diagnostik und Therapie geführt. Daffos [1] berichtet über bereits ab der 17. SSW durchgeführte Nabelschnurpunktionen zur Gewinnung von kindlichem Blut. Eigene Erfahrungen mit der Chordozentese haben wir ab der 22. SSW gesammelt.

Das wohl gebräuchlichste Verfahren zur Gewinnung von Nabelschnurblut ist die ultraschallgesteuerte direkte *Punktion der Nabelvene* im Bereich der Insertionsstelle (Abb. 1). Daneben gibt es die Punktion einer Nabelarterie unter Sicht durch das Fetoskop nach Rodeck [2], die Punktion der Nabelvene am Übergang in die fetale Bauchwand nach Hansmann [3], die Punktion freier Nabelschnurschlingen durch ruckartige Punktionsversuche nach Jonatha [4] und als eigene Variante die Punktion eines freien Nabelschnuranteils nach Einschlingen mit einem beweglichen Führungsdraht und Heranziehen an einen freien Bereich der Uterusvorderwand (Abb. 2).

Über die größte Erfahrung mit über 1000 Punktionen der Nabelschnur im Bereich der Insertionsstelle berichtet Daffos [1]. Das Prinzip dieser Technik, die auch von uns überwiegend angewendet wird, entspricht weitgehend dem der Amniozentese unter Ultraschallsicht. Zunächst wird mit einem Sector-(Daffos)- oder Lineartransducer (eigene Erfahrung) von 3,5 oder 5 MHz und hoher Auflösung die Insertionsstelle der Nabelschnur im Bereich der Plazenta aufgesucht und im Real-time-Bild festgehalten. Dies kann sowohl als 2-Personen-Eingriff (Untersucher und Operateur) als auch – wie wir es bevorzugen – als Ein-Person-Technik

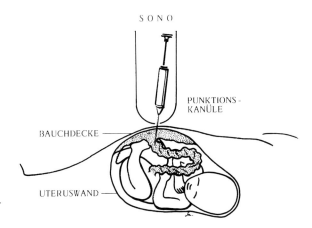

Abb. 1. Ultraschallgesteuerte Punktion der Nabelvene im Bereich der Insertionsstelle

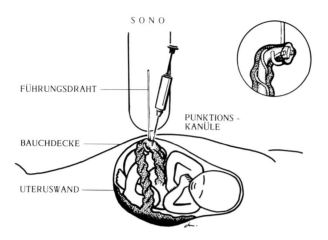

Abb. 2. Punktion einer freien Nabelschnurschlinge nach Fixierung mit einem beweglichen Führungsdraht (Angiomed TBJ)

erfolgen. In jedem Fall wird die Punktionsnadel unter sonographischer Sicht bis an die Nabelvene geführt. Ein Eindellen der Warton-Sulze beweist die optimale Position der Nadelspitze. Dann wird die Nadel vorsichtig in die Mitte des Lumens der Nabelvene vorgeschoben. Besonders schwierig gestaltet sich der Eingriff bei sehr adipösen Patientinnen wegen der schlechten Qualität des Ultraschallbildes und der oft nicht ausreichenden Länge der Punktionsnadel, aber auch die ungünstige Lokalisation der Insertionsstelle hinter dem Feten, wenn seine Lage nicht durch externe Manipulationen zu verändern ist. Im Einzelfall ist die Durchführung des Eingriffs dann nicht möglich.

Zur Punktion verwenden wir eine 20-gg.-Spinalnadel von 10 cm Länge. Die Blutentnahme aus der Nabelschnur erfolgt in eine liqueminisierte Spritze. Die Entnahmemenge beträgt 1–3 ml und erfolgt langsam über 1–2 min. Die nahezu immer zu beobachtende Nachblutung aus der Nabelschnur ist gering und dauert meist weniger als 1 min. Kurzfristig kann eine fetale Bradykardie um 80 Schläge/min für weniger als 30 s beobachtet werden. Die Kontrolle der Nachblutungen und der fetalen Herzfrequenz post punctionem sollte 3–5 min betragen.

Zur Sicherung der fetalen Herkunft des Blutes führen wir den Kleinhauer-Test (Hb-F-Bestimmung) sowie hämatologische Kontrollen am Coulter-Counter und die Blutgruppenbestimmung durch. Mischungen mit maternem Blut sind in jedem Fall zu vermeiden.

Das *Risiko der Nabelschnurpunktion* scheint nach den in der Literatur vorliegenden Ergebnisse, wie auch aus unserer eigenen Erfahrung, erfreulich gering zu sein. Daffos [1] beobachtete bei über 1 000 Nabelschnurpunktionen nur einen intrauterinen Fruchttod bei einem Kind mit Faktor-B-Mangel, wobei in diesem speziellen Fall die unstillbare Nachblutung Ausdruck der gesuchten Diagnose war. Aus der Arbeitsgruppe Trigolette (Banacenot) wurde eine notfallmäßige Sectio wegen anhaltender Bradykardie publiziert. Wir beobachteten einen intrauterinen Fruchttod 24 h nach NS-Punktion in der 23. SSW bei einer Patientin mit schwerer Rh-Inkompatibilität und einem kindlichem Hb von 4,1 g%. Auch die gleichzeitig durchgeführte intravasale Transfusion konnte an diesem schweren Krankheitsbild des Feten nichts mehr verbessern.

Tabelle 1. Indikationen zur NS-Punktion

Indikationen	n
Toxoplasmose	15
Rhesusinkompatibilität	12[a]
Virusinfektionen	4 (Rubellae 3)
Rasche Karyotypisierung	6
Blutgasanalysen	8
	45

[a] 4 Patientinnen erhielten 8 intravaskuläre Transfusionen.

Tabelle 2. Indikationen zur diagnostischen Nabelschnurpunktion

Fetale Infektionen	Toxoplasmose, Virusinfektionen (Rubella, Zytomegalie, HIV)
Fetale Anämien	Blutgruppeninkontabilität (Rh, Kell)
	Hämoglobinopathien (< DNA-Analysen)
Fetale Koagulopathien	Faktor V, VII, IX, XIII, V. Willebrand-Jürgens-Syndrom
Fetale Thrombozytopathien	z. B. Thrombobasthenie Glanzmann
	Immunthrombozytopenien
Fetale Immunmangelkrankheiten	Immundefizienz, Wiskott-Aldrich-Syndrom
Fetale rasche Karyotypisierung	Versäumte AC (jenseits 21.–23. SSW
	Frühe extreme Wachstumsretadierung
	Oligo-Anhydramnie, Hydramnion
	Nichtimmunologischer Hydrops
Fetale Hypoxie	Frühe chron. P. I., unklares CTG < 35. SSW

Wir übersehen bisher 49 eigene NS-Punktionen bei 45 Patientinnen (Tabelle 1). Die *Indikationen* waren überwiegend fetale Infektionen und die Rh-Inkompatibilität, gefolgt von Blutgasanalysen meist in der 28.–30. SSW bei auffälligem, aber noch nicht pathologischem CTG, oft aber auch bei ähnlich gelagerten Fällen gestörter Schwangerschaften mit Verdacht auf fetale Malformation zur raschen Karyotypisierung aus Lymphozytenkulturen.

Wie aus Tabelle 2 zu entnehmen ist, wird die Nabelschnurpunktion bei zahlreichen weiteren Indikationen empfohlen. Dies betrifft einmal fetale Infektionen, wobei der Toxoplasmosenachweis durch IgM-Antikörper – mit allerdings mäßiger Treffsicherheit nach den Untersuchungen von Daffos – und Erregerisolierung im Vordergrund steht. Demgegenüber wird der Wert der IgM-Antikörperbestimmung in der pränatalen Rötelndiagnostik höher eingeschätzt. Hier wird man bei positivem Befund den Abbruch der Schwangerschaft diskutieren. IgM-Antikörper gegen Zytomegalieviren konnten wir bisher einmal bei einer Nabelschnurpunktion bei nicht immunologischem Hydrops nachweisen. Inwieweit in absehbarer Zeit der Ausschluß oder Nachweis einer antenatalen Infektion mit HIV durch Isolierung des Virus oder Nachweis von Virusantigen bei der Frage einer Interruptio oder primären Sectio Bedeutung erlangen wird, bleibt weiteren Untersuchungen vorbehalten.

Nabelschnurpunktionen zur Abklärung fetaler Anämien, besonders bei Blutgruppeninkompatibilität, stehen an zweiter Stelle. Die direkte Untersuchung des kindlichen Blutes hat gegenüber der konventionellen Titerverfolgung und der in ihrer Aussage nicht immer sicheren Delta-E-450-Bestimmung aus dem Fruchtwasser klare Vorteile. Die sich möglicherweise anschließende intravaskuläre Transfusion dürfte die Prognose dieser Kinder bei schweren Erkrankungen in erheblichem Maß verbessern.

Die rasche fetale Karyotypisierung ist bei versäumter Amnionpunktion, bei extremer und früher fetaler Retardierung, bei nicht-immunologischem Hydrops, beim Hydramnion und bei Oligo- bzw. Anhydramnie neben der Bestimmung weiterer Serumparameter von Bedeutung. Wir sind sicher, daß die Nabelschnurpunktion auch zum Nachweis oder Ausschluß einer fetalen Hypoxie vor der 35. SSW bei unklaren CTG-Befunden, besonders in Kombination mit der chronischen Wachstumsretardierung des Feten an Bedeutung gewinnen wird.

Literatur

1. Daffos F, Forestier F, Partolowski MC (1984) Fetal blood sampling during the third trimester of pregnancy. Br J Obstet Gynaecol 91:118
2. Rodeck Ch, Campbell S (1978) Sampling pure fetal blood by fetoscopy in second trimester of pregnancy. Br Med J 2:728–730
3. Hansmann M, Hackelör BJ, Staudach A (1985) Ultraschalldiagnostik in Geburtshilfe und Gynäkologie. Springer, Berlin Heidelberg New York Tokyo
4. Jonatha W (1987) Diagnostische Nabelschnur-Punktionen im 2. und 3. Trimenon. In: Murken J (Hrsg) Praenatale Diagnostik und Therapie. Enke, Stuttgart

3.2.6 Historisches und Aktuelles zur geburtshilflichen Röntgendiagnostik

R. Frischkorn (Göttingen)

1895 war das Jahr der Entdeckung der Röntgenstrahlen, und bereits 1896 finden sich im Zentralblatt für Gynäkologie und Geburtshilfe 4 Hinweise über den Versuch ihrer Anwendung. Es handelt sich dabei noch nicht um wissenschaftliche Berichte, sondern mehr um Schilderungen des ersten „Probierens". Aber schon im selben Jahr erscheint an anderer Stelle ein Bericht von Markuse (zitiert nach Flaskamp 1930) über eine Röntgendermatitis and Alopezie, die nach Durchleuchtungsversuch aufgetreten waren. Dieser und noch ein weiterer Bericht von Leppin (zitiert nach Kepp 1952) aus demselben Jahr über eine noch schwerere Strahlenfolge haben aber offenbar keine Signalwirkung gehabt. Jedenfalls erfreute sich die Röntgenstrahlenanwendung zunehmender Beliebtheit, auch im Gebiet der Geburtshilfe und Gynäkologie.

Die *erste gezielte Anwendung* in diesem Fachgebiet, über die im Zentralblatt berichtet wird, bezieht sich allerdings nicht auf einen eigentlichen gynäkologischen Bereich. 1897 schildert Seiffahrt (Nordhausen) den röntgenologischen Nachweis einer in der Blase eines 18jährigen Mädchens vermuteten Haarnadel. Auf die Wiedergabe der beiden Aufnahmen soll hier verzichtet werden, weil die Darstellung im Zentralblatt 1897 für eine Reproduktion aus Qualitätsgründen wenig geeignet erscheint. Immerhin war die Nadel klar erkennbar und es gelang auch durch die zweite, seitlich verschobene Aufnahme nachzuweisen, daß die beiden freien Enden der Haarnadel nicht sehr weit auseinanderstanden, was für ihre instrumentelle Entfernung durch die Harnröhre wesentlich war. Die von Seiffahrt angegebenen Aufnahmebedingungen sind für die damaligen Verhältnisse ganz aufschlußreich:

1. Einführen eines Glasstreifens mit lichtempfindlicher Gelatine in die Vagina (2mal).
2. Erste Aufnahme 8 min, zweite Aufnahme 12 min belichtet und 4 cm verschoben.
3. Fokus-Haut-Abstand „so kurz wie möglich".
4. Patientin gegen Funken von der Röhre und den Drähten mit Guttaperchapapier abgedeckt.

Bereits im Jahre 1898 schildern dann Levy und Thumin eine sagittale *Aufnahmetechnik des Beckens* in Rückenlage unter Verwendung eines „Meßapparates" und einer Formel zur Eliminierung der spezifischen Verzerrung. Im gleichen Jahr fordert dann Albert sogar schon, die sagittale Beckenaufnahme mit plattenparallelem Beckeneingang vorzunehmen, was ja auch heute noch zum methodischen Standard gehört. Eine erste Indikationsliste für die Anwendung der Röntgenstrahlen zur Diagnostik in Geburtshilfe und Gynäkologie gibt dann H. Freund (Straßburg) 1905:

- Diagnostik der Gravidität,
- Diagnostik der Mehrlingsschwangerschaft,
- Diagnostik der Extrauteringravidität,
- Diagnostik der Lage und Stellung der Frucht,
- Geburtsmechanismus, Beckenform und -größe,
- Differentialdiagnose: Schwangerschaft/Tumor,
- Untersuchung kranker u. mißgebildeter Neugeborener u. Feten, Fremdkörper,
- Verkalkungen und Konkremente.

1908 schließlich erscheint ein *Geburtshilflicher Röntgenatlas* von G. Leopold und T. Leisewitz (Dresden). Dieser wird von Fritsch in einer Buchbesprechung sehr positiv beurteilt und er formuliert, daß der Atlas „die besten und lehrreichsten Röntgenaufnahmen" enthalte.

Es ist eigentlich verwunderlich, daß sich die geburtshilfliche Röntgendiagnostik auch in den folgenden Jahrzehnten nicht allgemein durchsetzte, obwohl es andere diagnostische Möglichkeiten, die die Röntgendiagnostik hätten ersetzen können, ja nicht gab. Das Gewicht dieser Tatsache wird noch größer, wenn man bedenkt, daß die Vermeidung des Kaiserschnitts damals ja noch einen wesentlich höheren Stellenwert hatte als heute. In dieses Bild paßt dann auch der Ausspruch von H. Martius, den er 1927 auf der Tagung der Deutschen Gesellschaft für Gynäkologie und Geburtshilfe machte: „Die Beckenmessung mit Röntgenstrahlen hat sich bisher noch so gut wie gar nicht in die Geburtshilfe eingeführt." Schließlich illustriert auch eine Bemerkung von E. Philipp (persönliche Mitteilung 1954), daß er die geburtshilfliche Röntgendiagnostik für viel zu gefährlich halte, die Problematik. Es läßt sich bis in die heutige Zeit verfolgen, daß die geburtshilfliche Röntgendiagnostik niemals Allgemeingut geworden ist. Fragt man nach den *Gründen für die Nichtanwendung*, so werden im wesentlichen folgende Gründe genannt:

1. Das Röntgenbild gibt keine zusätzliche, für die Geburtsleitung unerläßliche Information.
2. Ablehnung der damit verbundenen Strahlenbelastung.
3. Die Technik wird für zu schwierig gehalten.
4. Fehlende Erfahrung in der Befunddeutung.
5. Fehlen einer unmittelbar zugänglichen Röntgeneinrichtung.

Aus Platzgründen sollen hierzu nur kurze Erläuterungen gegeben werden. Zu Punkt 1 Stellung zu nehmen, wäre zunächst Sache des Geburtshelfers. Dabei wäre ja zu bedenken, daß unsere heutigen Auffassungen vom Strahlenschutz und die Strahlenschutzgesetzgebung gebieten, eine vermeidbare Strahlenbelastung auch tatsächlich zu vermeiden. Ist sie im Falle der geburtshilflichen Röntgendiagnostik vermeidbar? Eine klare Antwort auf diese Frage gibt es bisher nicht.

Den Punkt 2 auszudiskutieren, würde eine eigene größere Arbeit erfordern. Gerade aber weil im Gespräch darüber immer wieder das Wort „gefährlich" auftritt, auf Rückfrage aber oft keine Präsisierung dieser Gefahr erhältlich ist, sollte man sich endlich über einige Grundtatsachen klar werden. Zunächst einmal muß man die somatische Strahlenbelastung des Feten und die genetische Bedeutung der Strahlenbelastung der mütterlichen und kindlichen Gonaden auseinanderhalten. Durch die geburtshilfliche Röntgendiagnostik am Termin eine Erhöhung der Mißbildungsrate zu erwarten – ein Argument, das einem immer wieder begegnet – zeigt die Kritiklosigkeit, mit der solche Gedankengänge bisweilen angestellt werden. Auch die Frage der Dosis muß in diese Überlegungen einbezogen werden. Die somatische Strahlenbelastung des Feten ist bei einer Schwangerschaftsübersichtsaufnahme größer als bei einer seitlichen Aufnahme des Beckens. Die Gonadenbelastung des Feten ist bei Beckenendlage größer als bei Schädellage, wenn nur das mütterliche Becken im direkten Strahlengang liegt. Insgesamt möchte ich aber für die Indikationsstellung zur geburtshilflichen Röntgenaufnahme formulieren, daß die Abwendung eines gegenwärtigen Risikos für eine Person, hier also für Mutter und/oder Kind, immer Vorrang haben muß vor der Vermeidung eines hypothetischen Risikos für ein größeres anonymes Kollektiv späterer Generationen.

Zum Punkt 3 der obigen Aufzählung, also zur Technik, ist wenig zu sagen. Jede röntgendiagnostische Abteilung verfügt über einen Arbeitsplatz, an dem Schwangerschaftsaufnahmen angefertigt werden können. Die Technik ist von Aufnahmetyp zu Aufnahmetyp etwas unterschiedlich in ihrem Schwierigkeitsgrad, im ganzen aber einfach. Allerdings sollte jede Röntgenassistentin der Abteilung damit vertraut sein, damit nicht bei Krankheitsausfall oder Urlaub das große Rätselraten über die Aufnahmebedingungen einsetzt. Insbesondere bei sehr seltener Anwendung derartiger Aufnahmen ist die Gefahr groß, daß sie minderwertig oder sogar unbrauchbar sind und wiederholt werden müssen. Die unzureichende Sicherstellung einer guten Technik wirkt sich aber auf die Strahlenbelastung ganz erheblich aus. Eine Stellungnahme zu den Punkten 4 und 5 dürfte sich erübrigen.

Die meisten *geburtshilflichen Fragestellungen*, die sich auf das mütterliche Becken und den vorangehenden Teil beziehen, können mit der sehr einfachen seitlichen Beckenaufnahme unter Mitabbildung eines Maßstabes zur Eliminierung des Projektionsfaktors beantwortet werden. Man kann den Projektionsfaktor aber auch rechnerisch leicht eliminieren, besonders wenn man sich für seine feststehenden Aufnahmebedingungen eine Tabelle für verschiedene Beckengrößen macht. Anspruchsvollere Verfahren, wie zum Beispiel die Methode nach Westin, stellen naturgemäß auch höhere Anforderungen an die Aufnahmetechnik. Das Gewinnen eines Scores, der u. a. bei Beckenendlage die Entscheidung für oder gegen eine operative Entbindung erleichtert, mag aber diesen Aufwand rechtfertigen.

Die anderen Aufnahmetypen stehen heute vermehrt in Konkurrenz mit der Sonographie, die aber hinsichtlich der Aussagemöglichkeiten über das mütterliche Becken und geburtsfunktionelle Details die Leistungsfähigkeit der Röntgenaufnahme bisher nicht erreichen konnte. Die Röntgenaufnahme liefert einwandfreie Aussagen über die Beckendurchmesser, mit einer gewissen Einschränkung auch über die Kopfmaße, sie zeigt die Konfiguration des Beckens, insbesondere des Kreuz- und Steißbeins und sie läßt erkennen, wie sich der kindliche Kopf mit dem mütterlichen Becken „auseinandersetzt". Das letztere gilt allerdings nur dann, wenn die Aufnahme nach Einsetzen der Wehentätigkeit angefertigt wurde, ein Gesichtspunkt, der nicht vernachlässigt werden sollte.

Welche *zahlenmäßige Bedeutung* hat denn nun heute die geburtshilfliche Röntgendiagnostik? Ich möchte diese Frage stellen und nicht die nach der Indikation, deren Beantwortung ohnehin dem Geburtshelfer obliegen würde. Zur Beantwortung dieser Frage wurden 30 Geburtshelfer angeschrieben. Es wurde dabei nur gefragt, ob an der betreffenden Abteilung oder Klinik geburtshilfliche Röntgendiagnostik betrieben wird oder nicht, und welche Aufnahmetypen Verwendung finden. Zusätzlich wurden von einer Reihe der Befragten aber auch Anmerkungen zur Indikation gemacht. Bei Anfertigung dieses Manuskriptes liegen 29 Antworten vor, die zusammenfassend in den Tabellen 1–3 dargestellt werden.

Tabelle 1 zeigt zunächst einmal, daß das Verhältnis zwischen den Kliniken, die die geburtshilfliche Röntgendiagnostik anwenden und denen, die das nicht tun, etwa 3:2 beträgt. Dabei wurden allerdings Kliniken, in deren Antworten formuliert war „<1mal/Jahr" oder „unter 6000 Entbindungen einmal" der Gruppe der Nichtanwender zugeschlagen. Eine Unterteilung in Universitätskliniken und andere Kliniken erfolgte, um darzustellen, daß der Auftrag der Klinik offenbar keinen Einfluß auf die Einstellung zur geburtshilflichen Röntgendiagnostik hat.

Tabelle 2 zeigt vereinfacht die Aufnahmetypen. Da an manchen Kliniken verschiedene Aufnahmearten in Anwendung sind, entspricht deren Zahl nicht der Anzahl der Anwender.

Nach den Indikationen zur geburtshilflichen Röntgendiagnostik war von mir bewußt nicht gefragt worden. Zum einen hätte die Beantwortung deutlich mehr Aufwand erfordert, zum anderen lag eine Diskussion dieses vielschichtigen Themas nicht in meiner Absicht. Zur Anregung dieser Diskussion im Kreise der Geburtshelfer möchte ich die wenigen Indikationen aber, die mir unaufgefordert berichtet wurden, in Tabelle 3 darstellen.

Tabelle 1. Antwort von 29 geburtshilflichen Abteilungen auf die Frage, ob sie die geburtshilfliche Röntgendiagnostik anwenden

Klinikart	Geburtshilfliche Röntgendiagnostik sub partu	
	Ja	Nein
Univ.-Kliniken	10	6
Andere Kliniken	8	5
Gesamt	18	11

Tabelle 2. Die von den 18 Anwenderkliniken verwendeten Aufnahmearten (vereinfacht)

	Becken seitl.	Becken a/p	Abdomen-Übersicht	Fetographie	CT
Alle Kliniken	11	7	7	1	3

Tabelle 3. Indikationen zur geburtshilflichen Röntgendiagnostik, die von einigen Geburtshelfern zusätzlich angegeben wurden

	Becken-endlage	Verdacht auf Beckendeformität	Protrahierte Geburt	Kindliche Fehlbildung	Geburts-Komplikationen in der Anamnese
8 Kliniken	5	2	2	2	1

Zusammenfassend soll noch einmal festgestellt werden, daß die Röntgendiagnostik eine ausgezeichnete Methode ist, geburtshilflich interessante Details des mütterlichen und kindlichen Skelettsystems zu erkennen, die mit anderen Methoden nicht oder nicht so klar darstellbar sind. Eine in jedem Einzelfall gewährleistete einwandfreie Technik ist Voraussetzung.

Ein Kollege vermerkte auf dem Fragebogen, daß die geburtshilfliche Röntgendiagnostik „bis heute integraler Bestandteil auch der modernsten Geburtshilfe" sei. Diese Auffassung wird offenbar nicht allgemein geteilt. Im Sinne des weiter oben gesagten wäre eine Klarstellung, ob die geburtshilfliche Röntgendiagnostik als Entscheidungshilfe erforderlich ist oder nicht, aber sicher wünschenswert und hilfreich. Eine solche Klarstellung könnte auch – im Sinne des Themas dieser Veranstaltung – der Verminderung des Restrisikos dienen.

Literatur

Albert (1899) Über die Verwertung von Röntgenstrahlen in der Geburtshilfe (mit Demonstration von Röntgenaufnahmen). Zentralbl Gynaekol 23:418–419
Flaskamp W (1930) Über Röntgenschäden und Schäden durch radioaktive Substanzen. In: Meyer H (Hrsg) Sonderbände zur Strahlentherapie, Bd XII. Urban & Schwarzenberg, Berlin
Freund H (1905) Die Bedeutung der Röntgenstrahlen für die Geburtshilfe und Gynäkologie. Zentralbl Gynaekol 29:1376
Frischkorn R (1986) Die Geschichte der gynäkologischen Radiologie. In: Beck L (Hrsg) Zur Geschichte der Gynäkologie und Geburtshilfe. Springer, Berlin Heidelberg New York Tokyo
Kepp RK (1952) Grundlagen der Strahlentherapie. Thieme, Stuttgart
Langnickel D (1984) Dokumentation der Schwangerschaftsüberwachung in der Praxis. Der Frauenarzt 25:1–12
Leopold G, Leisewitz T (1908) Geburtshilflicher Röntgenatlas. 100 Tafeln im Lichtdruck, 1. Lieferung. Zahn & Jaensch, Dresden 1908. Zentralbl Gynaekol 32:1391–1392
Levy M, Thumin L (1898) Beitrag zur Verwertung der Röntgenstrahlen in der Geburtshilfe. Zentralbl Gynaekol 22:248
Martius H (1927) Beckenmessung mit Röntgenstrahlen. Archiv Gynäkol 132:239–243
Seiffahrt (1897) Nachweisung einer Haarnadel in der weiblichen Blase durch X-Strahlen. Zentralbl Gynaekol 21:7–10

3.2.7 Röntgenologische Pelvimetrie

B. Westin (Solna)

Die Verengung des Beckeneingangs ist ein großes Problem in den Entwicklungsländern und führt zu einer erheblichen Gefahr für das Überleben sowohl der gebärenden Frauen als auch des Feten.

Allein in Addis Abeba werden jedes Jahr mehrere Hunderte von Vesikorektovaginalfisteln operiert. Frauen, die nicht zur Operation kommen können, werden sozial ausgestoßen. In hochentwickelten Ländern wie Schweden treten dank verbesserter Nutrition und Vitamin-D-Prophylaxe aller Kleinkinder Verengungen des Beckeneingangs fast nicht mehr auf. Eine Verengung des Beckenausgangs ist mehr als 12mal häufiger als die des Beckeneinganges (Ohlsén 1980). Die Verengungen des Beckenausgangs waren ein ernstes Problem vor 20 Jahren (Borell u. Fernström 1960), nicht nur weil sie relativ häufig waren, sondern vielmehr wegen der Gefahr für den Feten.

Inzwischen hat sich die Möglichkeit der elektronischen Überwachung und vor allem der Mikroblutuntersuchung des Feten ergeben. Nach EEG-Studien (Wilson et al. 1979) scheint die Wehenarbeit nicht schädlich für den Feten zu sein, so lange keine fetale Azidose vorliegt. Der Fortschritt der Geburt wird auf ein Partugramm aufgezeichnet (Referenzen in Westin 1981), wodurch Geburtshindernisse im Beckeneingang und Verzögerungen der Dilatation der Zervix einfach diagnostiziert werden können. Die verbesserten Methoden der maternalen und fetalen Überwachung während der Geburt haben zu einer kritischen Einstellung gegenüber der Pelvimetrie geführt. Diese kritischen Ansichten sind auf *retrospektive* Analysen gegründet. Das American College of Obstetricians and Gynecologists hat in Übereinstimmung damit geäußert, daß eine Pelvimetrie a priori für das geburtshilfliche Management nicht notwendig ist, es sollte individuell entschieden werden (FDA 1980). Es gibt sehr wenige *prospektive* Untersuchungen und – mit Ausnahme einer schwedischen Untersuchung (Floberg 1986) – keine, die einwandfrei ist.

Röntgenologische Pelvimetrie

Einteilung des Beckens

Im englischen Sprachraum spricht man von "Pelvic inlet", "Mid Pelvis" und "Pelvic outlet". Die beiden letzteren bilden eine funktionelle Einheit (Kaltreider 1954; Borell u. Fernström 1960). Wir sprechen deshalb nur von Beckeneingang bzw. Beckenausgang.

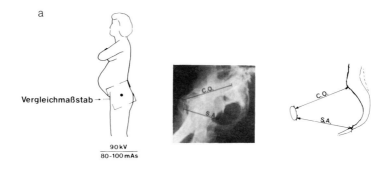

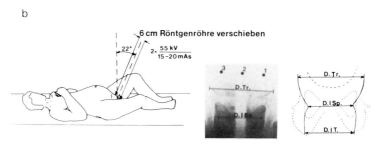

Abb. 1 a, b. Die Röntgenpelvimetrie wird in Rückenlage ausgeführt. **a** Bildfeld in lateraler Projektion. Conjugata obstetrica (*CO*), kürzester Abstand zwischen der Rückseite der Symphyse und dem Promontorium sowie sagittaler Beckenausgang (*SA*) werden entweder durch einen Vergleichsmaßstab aus Metall oder durch Bestimmung des Vergrößerungsgrades gemessen. **b** Frontale Projektion mit Technik der Bestimmung der transversalen Beckenmaße: Diameter transversa (*DTr*), Diameter interspinalis (*DISp*) bzw. Diameter intertubaris (*DIT*). Zwei Belichtungen erfolgen auf demselben Film, wobei man die Röntgenröhre verschiebt. Die Abständen können direkt auf dem Feld abgemessen werden. (Aus [20])

Pelvimetrie in 2 Ebenen

Die „orthodiagraphische" Technik, die in Schweden angewandt wird, ist von Borell und Fernström (1960), Borell und Rådberg (1964) und Diehl und Fernström (1966) beschrieben werden.

Lateraler Film: In dieser Projektion wird der sagittale Beckeneingang (Conjugata obstetrica oder S. E.) resp. Ausgang (S. A.) gemessen (Abb. 1 a). Meßfehler sind maximal ±2 mm.

„Orthodiagraphischer" frontaler Film: Durch ein anterioposteriores Bild (Abb. 1 b) wird erst die eine Hälfte, danach die andere Hälfte des Films, nach Verschieben (±5 cm) des Röntgenrohres, exponiert. Dadurch kann man die 3 querverlaufenden Durchmesser Diameter transversus, Diameter interspinalis (I.S.) und Diameter intertubaris (I.T.) direkt auf dem Film bestimmen. Die durchschnittlichen Maße des Beckeneinganges gehen aus Tabelle 1 hervor. Wenn der sagittale Beckeneingang größer als der transversale ist (androide Beckenform), auch wenn die beiden normal sind, ist das Risiko einer hinteren Hinterhauptslage erhöht (Caldwell et al. 1938). Wenn die Conjugata Obstetrica kleiner als normal ist, ist ein größerer Transversaldurchmesser erforderlich.

Tabelle 1. Röntgenpelvimetrie bei Schädellage. (Nach Borell u. Fernström 1967)

Maß des Becken-Eingangs	Mittelwert [cm]	Erforderliche Diam. Transversa bei verschiedenen C. o. [cm]		
Conjugata obstetrica	12	11	10,5	10
Diam. Transv.	13,5	12	12,5	13

Tabelle 2. Röntgenpelvimetrie bei Schädellage. (Nach Borell u. Fernström 1967)

Maß des Becken-Ausgangs	Mittelwert [cm]	Grenzwert [cm]	Gefahr [cm]
Interspinalabstand	10,5	9,5–8,5	8,0
Intertubarabstand	11,5	10,5–10,0	9,5
Sagittaler Ausgang	12,0	10,5–9,5	9,0
Summe der Ausgangsmaße	33,5	31,5–29,5	<29,5

Tabelle 3. Pelvimetrie mit niedriger Strahlenbelastung. (Nach Axelsson u. Ohlsén 1979)

Organ	Frontale Aufnahme [mGy]	Laterale Aufnahme [mGy]
Maternelle Ovarien	0,01	0,90
Fetale Gonaden		
Schädellage	<0,01	0,01
Steißlage	0,30	0,45
Fetale Körperdosis		
Schädellage	0,05	0,60
Steißlage	0,10	0,90

Die Normalmaße des Beckenausganges gehen aus Tabelle 2 hervor. Bei Grenzwerten muß jeder Fall individuell unter Berücksichtigung von Lage und Größe des Feten beurteilt werden. Bei einer Summe der Ausgangsmaße von weniger als 29,5 cm liegt in diesem Material (1940–1957) das Risiko für zerebrale Schäden oder intrapartalen Tod bei 50%.

Pelvimetrie mit niedriger Strahlenbelastung

Václavinková (1974) fand eine sehr gute Korrelation zwischen Interspinal- bzw. Intertubarabstand und der Summe der Ausgangsmaße. Diese Befunde wurden bei Ohlsén (1980) zur Entwicklung der vereinfachten Methode mit niedrigerer Strahlenbelastung benutzt. Nur *ein* frontaler orthodiagraphischer Film wird belichtet. Durch moderne Verstärkerfolien und schnelle Filme konnte somit die Strahlenbelastung 5fach im Vergleich zur Standardtechnik reduziert werden. Die Strahlenbelastung der neuen Methode sowohl für frontale als für laterale Projektion geht aus Tabelle 3 hervor.

Wie man nach den Meßwerten der vereinfachten Methode vorgeht, wird in der Tabelle 4 dargestellt.

Tabelle 4. Pelvimetrie mit niedriger Strahlenbelastung bei Schädellage. (Nach Ohlsén 1980, und vom Verfasser)

Summe IS+IT [cm] Kopflage	Lateraler Film	Geburt
>21,5	Nicht notwendig	Vaginal
<18,5	Nicht notwendig	Sektio
18,5–21,5	Notwendig	*Summe Ausgang* >30,5 cm vaginal <30,5 cm „Trial" oder Sektio <29,5 cm Sektio

Tabelle 5. Beckenendlageindex

Parameter RTG-Maße	0	1	2
Sagitt. Beckeneingang	<11,5	11,5–12	>12
Transv. Beckeneingang	<12,5	12,5–13	>13
Interspinaler Abstand	<10	10–10,5	>10,5
Intertub. Abstand	<10	10–11	>11
Sagitt. Beckenausgang	<10,5	10,5–11	>11
Summe Ausgang	<32,5	32,5–33,5	>33,5
Fetales Gewicht	< 1,5 kg > 4,0 kg	1,5– 2,0 3,5– 4,0	2,0–3,5 kg
Lage	Vollkommene Fußlage	Unvollkommene Fußlage-, Steiß-Fuß-Lage	Reine Steißlage
Zervixpunkte Beckenboden	Unreife Zervix und rigider Beckenboden	Unreife Zervix oder rigider Beckenboden	Reife Zervix und weicher Beckenboden
Frühere Entbindung per via naturalis	Keine, unkompl. Steißlage <2 kg, unkompl. Kopflage <3 kg	Unkompl. Steißlage 2–3 kg, unkompl. Kopflage >3 kg	Unkompl. Steißlage >3 kg

BEL-Index

Für eine sichere vaginale Geburt der Extremitäten und des fetalen Kopfes bei Steißlage sind viel größere Beckenmaße nötig. Ein Punktsystem – gebräuchlich in Schweden – ist in der Tabelle 5 dargestellt (Westin 1974, 1977). In einer prospektiven Studie wurde dieses Punktsystem bei 226 Beckenendlagen benutzt (Barlöw u. Larsson 1985). Die korrigierte perinatale Mortalität war Null, und es gab keine Morbidität bei geplanten Vaginalgeburten. Der fetale Biparietaldurchmesser kann als Ausdruck für die Größe des fetalen Kopfes benutzt werden (Westin 1984). Minima für die Differenz zwischen den verschiedenen Beckenmaßen und dem fetalen Kopf bei unkomplizierten Vaginalgeburten sind in der Tabelle 6 dargestellt.

Tabelle 6. Vaginalgeburt bei Beckenlage, Differenz Beckenmaß–BPD. (Nach Westin 1984)

Beckenmaße	Minimalwert [cm]
Conjugata obstetrica	2,0
Transv. Durchmesser	2,5
Interspinaler Abstand (IJ)	0,5
Intertubarer Abstand (IT)	1,0
Sagittaler Beckenausgang (SA)	1,0

Tabelle 7. Prävalenz der Beckenausgangsverengung. (Nach Floberg 1986)

Pelvimetrie des Beckenausgangs	Verteilung [%] $n = 798$
Verengung IS + IT < 18,5 cm oder IS + IT + SA < 29,5 cm	1,3
Grenzwerte IS + IT + SA = 29,5–31,4 cm	5,8

Absorbierte Strahlendosen

Bei früheren röntgenologischen Pelvimetrien waren die fetalen Strahlendosen etwa 10- bis 100mal größer als bei den jetzt in Schweden gebräuchlichen (Axelsson u. Ohlsén 1979; Harvey et al. 1985). Die Erhöhung der Frequenz von kindlicher Leukämie durch Pelvimetrie kann vernachlässigt werden (Spontanfrequenz 47 Fälle/Jahr, nach niedrig dosierter Pelvimetrie 50 Fälle/Jahr).

Geburtsverlauf bei Erstgebärenden mit Schädellage

Prävalenz von Beckenausgangsverengung

In einem nichtselektierten Material von Erstgebärenden, die alle röntgenologisch untersucht wurden (Floberg 1986), wurde die Prävalenz für einen engen Beckenausgang bzw. Grenzwerte im Beckenausgang bestimmt (Tabelle 7).

Geburtsverlauf

Es fand sich bei insgesamt 640 Patientinnen eine Frequenz niedriger Beckenausgangswerte von 7,6%. Mit Grenzwerten im Beckenausgang dauert die Geburt länger, die Häufigkeit von Oxytocinstimulation wegen Wehenschwäche und von Schmerzlinderung mit EDA nimmt wesentlich zu (Tabelle 8). Bei Grenzwerten des Beckenausgangs kommt die Spontangeburt seltener vor. Instrumentelle Assistenzen und Kaiserschnitte sind wesentlich häufiger (Tabelle 9).

Tabelle 8. Spontaner Beginn der Geburt in Schädellage – normale bzw. Grenzwerte des Beckenausgangs. (Nach Floberg 1986; Floberg et al. 1987)

Geburtsverlauf	Beckenausgangsmaße		
	Normal $n = 1516$	Grenzwerte $n = 124$	Signifikanz p-Wert
Medianwert der Geburtsdauer ab MM 4 cm	4,2 h	6,0 h	<0,001
Oxytocinstimulation	40%	57%	<0,001
Bedarf von Epiduralanästhesie	43%	72%	<0,001

Tabelle 9. Spontaner Beginn der Geburt in Schädellage – normale bzw. Grenzwerte des Beckenausgangs. (Nach Floberg 1986; Floberg et al. 1987)

Geburtsverlauf	Beckenausgangsmaße		
	Normal $n=1516$	Grenzwerte $n=124$	Signifikanz p-Wert
Spontane Geburt	69%	35%	<0,001
Instrumentelle Vaginalgeburt	26%	43%	<0,001
Akute Sectio (Asphyxie und Dystokie)	5%	23%	<0,001

Tabelle 10. Spontaner Beginn der Geburt in Schädellage – normale bzw. Grenzwerte des Beckenausgangs. (Nach Floberg 1986; Floberg et al. 1987)

Geburtsverlauf	Beckenausgangsmaße		
	Normal $n=1516$	Grenzwerte $n=124$	Signifikanz p-Wert
Vordere Hinterhauptslage	94%	86%	<0,01
Hintere Hinterhauptslage	5%	14%	<0,001
Neonatale Morbidität	5%	10%	<0,05

Tabelle 11. Diagnostischer Voraussagewert. (Nach Floberg 1986; Floberg et al. 1987)

Diagnostische Voraussage	Dystokiesectio vs. Pelvimetrie	Pelvimetrie vs. instrum. vag. Geburt und akuter Sectio
Sensitivität	7%	15%
Spezifität	98%	96%
Prädiktionswert eines positiven Tests	32%	65%

Die Frequenz der hinteren Hinterhauptslage und der neonatalen Morbidität ist ebenfalls signifikant erhöht (Tabelle 10). Es wurde gezeigt, daß die erhöhte Frequenz von hinteren Hinterhauptslagen zu den engen Verhältnissen in dem Becken, aber nicht zu EDA korrelierte (Floberg 1986). Die Größe des Beckens, Lage und Größe des Kindes und die Effektivität der Wehen sind Faktoren, die den Geburtsverlauf bestimmen. In der letzten Zeit hat man "Trial of labour" (Stewart et al. 1979) als Ersatz für eine Pelvimetrie vorgeschlagen.

Ein akuter Kaiserschnitt wegen Geburtsstillstand und Wehenschwäche kann als eine Art von "Trial of labour" angesehen werden. Aus Tabelle 11 erkennt man, daß die Sensitivität und der Prädiktionswert eines positiven Tests viel

Tabelle 12. Maternelle und operative Mortalität. (Nach Högberg 1985)

Maternelle Mortalität	0,4/1000 Eingriffe
Davon operative Mortalität	40%

Tabelle 13. Postoperative Infektionen nach Sectio. (Nach Ekerydh-Andalen et al. 1987)

Elektive Sectio ($n=166$)	6%
Akute Sectio Geburtsdauer <16 h ($n=127$)	19%
Akute Sectio Geburtsdauer >16 h Antibiotikaprophylaxe ($n=30$)	3%

schlechter ist für die Dystokie-Sectio gegenüber der Pelvimetrie als für die Pelvimetrie gegenüber der operativen Entbindung. Je kleiner das Becken im Grenzbereich ist, desto mehr operative Entbindungen sind nötig. Im oberen Teil des Grenzbereichs kann man ein "Trial of labour" versuchen, aber nur, wenn die Überwachung optimal ist. Bei dysfunktioneller Wehentätigkeit muß die Sectio erwogen werden.

Im Alter von 18 Monaten wurden die Kinder nachuntersucht. Bei Grenzwerten des Beckenausgangs ($n=124$) gab es einen unnötigen Todesfall durch Mekoniumaspiration (Kaiserschnitt zu spät ausgeführt), einen Fall mit verspäteter und einen Fall mit vorübergehender psychomotorischer Entwicklungsstörung. Bei normalen Beckenmaßen gab es nur einen Fall mit verzögerter Entwicklung (Chromosomenanomalie). Alle Kinder wurden operativ entbunden. Die Zahlen sind zu klein für eine statistische Bearbeitung. Es ist also notwendig, größeres Material zu sammeln, ehe die Frage endgültig gelöst werden kann.

Meiner Auffassung nach spricht vieles für einen elektiven Kaiserschnitt im unteren Teil des Grenzbereichs. Die oben erwähnte Untersuchung (Floberg 1986) hat nicht die Behandlung des engen Beckens (Summe Ausgang <29,5 cm) berücksichtigt. In Schweden machen wir in diesen Fällen wegen des Risikos des Kindes einen elektiven Kaiserschnitt.

Elektiver gegen akuten Kaiserschnitt

Die maternelle Mortalität in Schweden geht aus Tabelle 12 hervor. Der Beitrag des operativen Eingriffs zur maternellen Mortalität ist relativ hoch und steigt erheblich nach einem akuten Kaiserschnitt. Die postoperative maternelle Morbidität nach elektivem bzw. akutem Kaiserschnitt (Ekeryd-Andalen et al. 1987) geht aus Tabelle 13 hervor. Nach Blasensprung vor mehr als 16 h und einem Stand des fetalen Kopfes in Interspinalebene oder niedriger kommen maternelle Komplikationen in mehr als 90% vor.

Zusammenfassung

Bei Grenzwerten im Beckenausgang nimmt die Geburtsdauer zu. Wehenstimulation, Epiduralanästhesie, hintere Hinterhauptslage, operative Entbindungen und neonatale Morbidität sind häufiger als wenn das Becken normal ist. Die Wahl zwischen elektivem und akutem Kaiserschnitt im Grenzbereich ist schwer. Die mütterliche Mortalität bei Kaiserschnitt ist 10mal größer als bei einer vaginalen Geburt. Die erhöhte maternelle und operative Mortalität sowie Morbidität nach einem akuten Kaiserschnitt muß ebenfalls erwogen werden. Die Spätfolgen für die Kinder, die innerhalb des Grenzgebietes vaginal entbunden wurden, sind noch nicht klar beleuchtet. Bei Ausgangsmaßen unterhalb des Grenzbereichs ist ein elektiver Kaiserschnitt zu empfehlen. Bei Beckenendlagen ist eine Pelvimetrie indiziert, um Patientinnen für eine Vaginalentbindung auszuwählen.

Literatur

1. Axelsson B, Ohlsén H (1979) Radiation doses in low dose pelvimetry using rare-earth screens. Acta Radiol Oncol 18:470
2. Barlöw K, Larssen G (1986) Results of a five-year prospective study using a feto-pelvic scoring system for term singleton breech delivery after uncomplicated pregnancy. Acta Obstet Gynec Scand 65:315–319
3. Borell U, Fernström I (1960) Radiologic pelvimetry. Acta Radiol [Suppl] 191
4. Borell U, Fernström I (1967) Das weibliche Becken. In: Käser O, Friedberg V (Hrsg) Gynäkologie und Geburtshilfe, Bd II. Thieme, Stuttgart, S 214
5. Borell U, Rådberg C (1964) Orthodiapgraphic pelvimetry with special reference to capacity of distal part of pelvis and pelvic outlet. Acta Radiol (Diagn) 2:273
6. Caldwell WE, Moloy HC, d'Esopo DA (1938) Studies on pelvic arrests. Am J Obstet Gynecol 36:928
7. Diehl J, Fernström I (1966) Radiologic pelvimetry with special reference to widest transverse diameter of pelvic inlet. Acta Radiol (Diagn) 4:557
8. Ekerydh-Andalen, Moldin P, Nielsen T (1987) Profylax och behandling med antibiotika värdefullt vid vissa akuta kejsarsnitt. Läkartidningen 84(14):1159
9. FDA (1980) The pelvimetry examination. HHS publ. (FDA), 8128
10. Floberg J (1986) Bäckenutgångens inverkan på förlossningens förlopp hos förstföderskor. Akademische Abhandlung, Stockholm, Karolinska Institutet, pp 25–26
11. Floberg J, Belfrage P, Broberger U, Dahlström K, Ohlsén H (1987) Förlossningens förlopp vid borderlinemått i bäckenutgången. Läkartidningen 84(24):2108
12. Harvey E, Boice J, Honeyman M, Flannery J (1985) Prenatal X-ray exposure and childhood cancer in twins. N Engl J Med 312:541
13. Högberg U (1985) Maternal mortality in Sweden. Umeå Univ Med Dissertations. New Series 156
14. Kaltreider D (1954) The prediction and management of outlet dystocia. Am J Obstet Gynecol 67:1049
15. Ohlsén H (1980) Radiologic low dose pelvimetry. Acta Radiol (Diagn) 21:747
16. Stewart K, Cowan D, Philpott R (1979) Pelvic dimensions and the outcome of labour in Shona and Zuhr primigravidas. S Afri Med J 55:847
17. Václavinková V (1974) Ultraljudsmätning av interspinalavståndet. Akad. Abhandlung. Tommy Tryckeri AB, Stockholm
18. Westin B (1974) Handläggning av sätesändläge. Symposium, S. Gynekol Fören, Växjö, 39
19. Westin B (1977) Evaluation of a feto-pelvic scoring system in the management of breech presentations. Acta Obstet Gynecol Scand 56:505
20. Westin B (1980) Beckenendlagen. Bremer Fortbildungsseminar 4:89
21. Westin B (1981) Aktive Geburtsleitung mittels Partogramm. Bremer Fortbildungsseminar 5:7
22. Westin B (1984) Breech presentations. In: Perinatal medicine. Praeger, New York, p 143
23. Wilson P. Philpott R, Spies S, Ahmer Y, Kadickza M (1979) The effect of fetal head compression and fetal acidemia during labour on human fetal cerebral function as measured by the fetal electroencephalogram. Br J Obstet Gynacol 86:269

3.2.8 Neue Möglichkeiten der geburtshilflichen Beckenmessung

M. Bauer, K. Henne, H. Friedburg, H.-A. Ladner, R. Schultz-Wendtland, B. Windelen (Freiburg)

Die Entscheidung „vaginale Entbindung oder Kaiserschnitt" ist für den Geburtshelfer häufig schwer und kann folgenschwer sein. Die röntgenologische Beckenmessung (Abb. 1), deren Indikationen in der Tabelle 1 zusammengestellt sind, war hierfür jahrzehntelang eine wichtige diagnostische Entscheidungshilfe [1]. Die Beckenmaße lassen bei Kenntnis der sonographisch ermittelten kindlichen Größenparameter auf ein relatives oder absolutes Mißverhältnis zwischen kindlichem Kopf und mütterlichem Geburtskanal schließen. Darüber hinaus kann durch die Beurteilung der Beckenform eine Aussage über ein mögliches geburtshilfliches Problembecken gemacht werden.

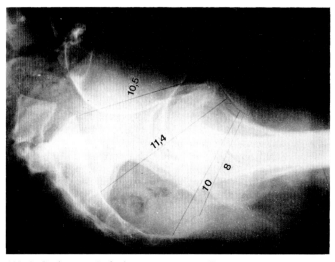

Abb. 1. Guthmann-Aufnahme „ante partum"

Tabelle 1. Indikation der Beckenmessung

Klinisch	Kurze „Conjugata vera"
	Enger Schambeinbogen
	Fehlende Krümmung des Kreuzbeins
Anamnestisch	Kaiserschnitt
	Stark protrahierte Geburt
	Mütterliches Trauma

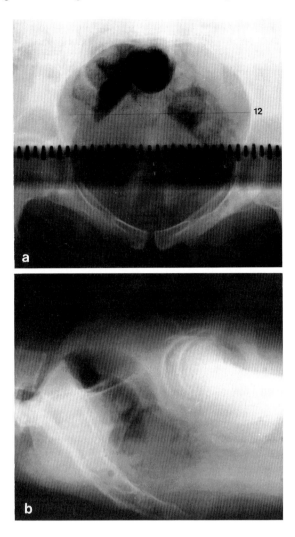

Abb. 2 a, b. Röntgenologische Beckenmessung. **a** Sitzaufnahme nach Martius, **b** Seitaufnahme nach Guthmann

Die röntgenologische Beckenmessung, die in mehreren Varianten klinische Anwendung findet (Verfahren nach Vanier [11], Chassard-Lapiné [3], Colcher/ Sussmann [4], Guthmann/Martius [6] (Abb. 2 a, b), Westin [12]), zeichnet sich durch gute Meßgenauigkeit und gute Beurteilbarkeit der Beckenform bei geringem technischem Aufwand aus. Trotzdem wurde sie in den vergangenen Jahren zunehmend seltener „ante partum" indiziert und zum Teil ganz verlassen. Der Grund ist überwiegend in der Strahlenexposition des Feten zu sehen, auch wenn diese bei optimaler Röntgentechnik mit 1–5 mSv/Aufnahme als gering anzusehen ist. Allgemeine Strahlenangst und nur wenige stichhaltige Daten über die Wirkung kleinster ionisierender Strahlendosen auf das ungeborene Kind haben die Geburtshelfer daran gehindert, weiterhin breit von dieser Methode Gebrauch zu machen [8].

Von mehreren Zentren wird die Computertomographie [9] für die Pelvimetrie favorisiert. Die Meßgenauigkeit ist gut, eine Beurteilbarkeit der Beckenform jedoch nur eingeschränkt möglich, da die Schichtebene überwiegend nicht exakt als Beckeneingangsebene dargestellt werden kann. Eigene experimentelle Dosismessungen (Thermoluminiszensdosimetrie/Alderson-Rando-Phantom) konnten darüber hinaus gegenüber optimierter Röntgentechnik keine Reduzierung der Strahlenexposition bestätigen. Der vorliegende Beitrag soll den Wert der Kernspintomographie für die geburtshilfliche Beckenmessung darlegen.

Das MRI-Verfahren und die Methode der MRI-Beckenmessung

Bei der magnetischen Resonanztomographie (MRI: magnetic resonance imaging) entstehen Bilder aus der Darstellung der Wasserstoffkerne (Protonen) des Patientenkörpers. Physikalische Grundlage dieser neuen Methode ist das sogennante Kernresonanzphänomen. Hier wird der Effekt ausgenutzt, daß in einem starken Magnetfeld die Kerne der Wasserstoffatome (Protonen) bei Anregung durch einen Hochfrequenzimpuls ihrerseits – nach gewebespezifischen Erholungszeiten (T_1 und T_2) – bei der Rückkehr in die Ausgangslage mit einem hochfrequenten Radiowellensignal antworten. Diese Signale werden mittels einer Radioantenne und nachgeschaltetem Radioempfänger aufgenommen. Nach mathematischer Transformation (Fourrier-Transformation) werden von einem Computer aus diesen Daten Schnittbilder des Patientenkörpers berechnet. Der Grauwert eines Bildpunkts dieser Schnittbilder ist im Gegensatz zur CT abhängig sowohl von den Aufnahmen wie von gewebsspezifischen Parametern. Die Schichtrichtung ist ohne Umlagerung beliebig wählbar.

Für die Beckenmessung können im medianen Sagittalschnitt die sagittalen Beckenmaße (Conjugata vera, Beckenausgang, ev. Beckenmitte) exakt ausgemessen werden (Abb. 3). Weiterhin können im medialen Sagittalschnitt die Beckeneingangsebene sowie beliebig wählbare Ebenen im Geburtskanal definiert und entsprechend individuell dargestellt werden. Dadurch wird es möglich, dem Geburtshelfer jede gewünschte Beckenebene im queren und geraden Durchmesser abzubilden (Abb. 4). Die Untersuchungsdauer beträgt ca. 20 min. In Schnellbildtechnik kann diese Zeit bei ausreichender Meßgenauigkeit auf etwa 10 min reduziert werden.

Erste klinische Erfahrungen

Die Beckenmessung „ante partum" ist nach wie vor eine Entscheidungshilfe für den Geburtshelfer, die u. U. auch forensische Bedeutung haben kann. Die MRI-Beckenmessung zeichnet sich dabei durch hohe Meßgenauigkeit und sehr gute Beurteilbarkeit des Geburtskanals aus, der aus mehreren Schichtbildern dem Geburtshelfer nahezu wie im Film dargestellt werden kann. Im Gegensatz zur Computertomographie und zur herkömmlichen röntgenologischen Meßmethode besitzt dieses Verfahren den großen Vorteil der fehlenden Strahlenexposition. Darüber hinaus können im Gegensatz zur CT und zur röntgenologischen Beckenmessung auch die kindlichen Größenparameter bestimmt werden.

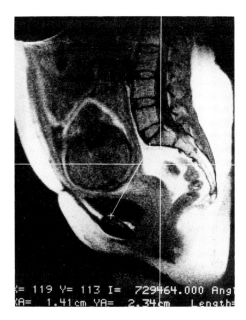

Abb. 3. MRI-Beckenmessung „ante partum": mediane Sagittalebene, eingezeichnet die Conjugata vera

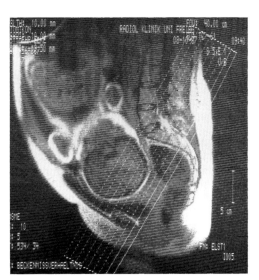

Abb. 4. MRI-Beckenmessung: mediale Sagittalebene, Wahl der gewünschten Schnittebene des Geburtskanals

Die MRI-Beckenmessung wurde bislang bei 63 Patientinnen der Universitäts-Frauenklinik Freiburg i. Br. eingesetzt, davon bei 48 Frauen „ante partum". Bei allen Patientinnen konnten sowohl die Beckenmaße exakt bestimmt wie auch die Beckenform mit gewünschter Ebene des Geburtskanals eindeutig beurteilt werden (Abb. 5). Die Messungen „ante partum" gestatten darüber hinaus die Bestimmung der kindlichen Größenparameter (BIP, SSL) und ermöglichen die Diagnose eines relativen oder absoluten Mißverhältnisses anhand ein und derselben bildgebende Methode.

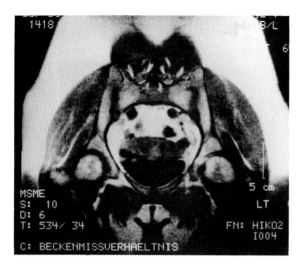

Abb. 5. MRI-Beckenmessung: Beckeneingangsebene

Tabelle 2. Radiologische Methoden der Beckenmessung im Vergleich

	Röntgen	CT	MRI
Meßgenauigkeit	+ +	+ +	+ +
Beurteilung von Beckenform/Geburtskanal	+ +	+	+ + +
Strahlenexposition	Gering 1–10 mSv	Gering 5 mSv/Scan	Keine
Kosten	Gering	Hoch	Sehr hoch

Als Ausblick stellt sich damit das MRI-Verfahren (Magnetfeldstärken unter 0,5 Tesla) für die Pelvimetrie „ante partum" als ein sehr gutes Meßverfahren dar, obwohl einschränkend bisher noch die hohen Kosten bedacht werden müssen. Zudem ist diese Untersuchungsmethode zur Zeit noch an die wenigen Zentren gebunden, die einen Kernspintomographen zur Verfügung haben.

Die Beckenmessung „post partum" bzw. „post sectionem" kann aufgrund der sehr geringen Strahlenbelastung weiterhin unbedenklich in röntgenologischer Standardtechnik durchgeführt werden (Tabelle 2).

Literatur

1. Bauer M, v Fournier D, Kubli F, Campos N (1985) Geburtshilfliche Röntgendiagnostik und spezielle Röntgendiagnostik des weiblichen Beckens. Röntgenpraxis 38:209–213
2. Büchner H (1954) Und noch einmal Beckenmessung. ROFO 80:653
3. Chassard-Lapiné M (1923) Etude radiographique de l'aréade pubienne chez la gemme enceinte. J Radiol Electrol 7:113
4. Colcher AE, Sussmann W (1944) Practical technic for roentgen pelvimetry with new positioning. AJR 51:207
5. Fochem K (1967) Einführung in die geburtshilfliche und gynäkologische Röntgendiagnostik. Thieme, Stuttgart

6. Martius H (1948) Lehrbuch der Geburtshilfe. Thieme, Stuttgart
7. Oppenheim BE, Griem ML, Maier P (1975) The effects of diagnostic x-ray exposure on the human fetus: an animation of the evidence. Radiology 114:525–534
8. Rathjen M, Ewen K, v Endt H (1981) Berechnung von Organdosen bei Röntgenaufnahmen und Röntgendurchleuchtung. Röntgenblätter 34:363–370
9. Reisner K, Fettig O, Bartscher K-H, Kneppscheider (1985) Die geburtshilfliche Beckenmessung mittels digitaler Radiographie. ROFO 142:566–569
10. Stark DD, McCarthy SM, Filly RA, Parer JT, Hricak H, Celle PW (1985) Pelvimetry by magnetic resonance imaging. AJR 114:947–950
11. Vanier H (1898) Pelvimetry by means of X-rays. Trans Int Med Cong Moscou 13:173
12. Westin B (1977) Evaluation of a feto-pelvic score system in the management of breech presentation. Acta Obstet Gynecol Scand 56:505–508

3.3 Geburtseinleitung

3.3.1 Einleitungsprogramm bei Gefahrenzuständen des Feten

P. Saling (Berlin)

Wird im Verlauf der pränatalen Überwachung eine Verschlechterung des fetalen Versorgungszustands erkannt, muß – je nach Gefährdungsgrad und Schwangerschaftsalter – eine vorzeitige Beendigung der Schwangerschaft in Betracht gezogen werden.

Handelt es sich nicht um eine akute fetale Gefährdung, wie z. B. eine vorzeitige Plazentalösung, wird in dem von uns beschriebenen Einleitungsprogramm zunächst versucht, eine Lungenreife zu bestätigen oder zu erreichen. Bestehen Zweifel, ob eine Lungenreife vorhanden ist – wie zum Beispiel bei frühen Schwangerschaftswochen oder Zustand nach Langzeittokolyse oder bei Gestationsdiabetes – erfolgt eine Lungenreifediagnostik. Nach abgeschlossener Lungenreifetherapie sowie bei nachgewiesener Lungenreife hängt es erneut vom Grad der Gefährdung des Feten ab, wann die Geburt eingeleitet wird.

Unser Ziel ist es, eine möglichst schonende vaginale Entbindung zu erreichen. Bei allen schwer hypotrophen Kindern (< 3. Perzentile) wird eine Entbindung mit 38/0 SSW angestrebt, wenn nicht andere Gefährdungskriterien vorliegen, die ein früheres Eingreifen nötig machen. Dieser Zeitpunkt ist gewählt worden, weil man zum Termin eine zunehmende Gefährdung des Feten annimmt. Außerdem ist in diesem Schwangerschaftsalter zumeist mit dem Vorhandensein einer Lungenreife zu rechnen. Schließlich kann bei Verschlechterung des fetalen Zustands die Geburt operativ ohne größere Gefahr für das Kind vollzogen werden. Zugleich sind noch Zeitreserven vorhanden, um die Zervix durch Prostaglandingel schonend reifen zu lassen, ohne den Termin zu überschreiten.

Ein schonendes *Stufenreifungs- und Einleitungsprogramm* sieht bei uns folgendermaßen aus:

Zunächst erfolgt alle 12–24 h eine intrazervikale, gelegentlich auch extraamniale Prostaglandingabe. Ist nach der 3. Gelgabe noch keine ausreichende Zervixreife vorhanden (Bishop-Score ≤ 7), dann wird über einen intrazervikal gelegten Ballonkatheter (Foley-Typ), der von sich aus noch einen gewissen mechanischen Wehenreiz ausübt, erneut Prostaglandingel instilliert. Weitere Gelgaben über den Katheter erfolgen ebenfalls alle 12–24 h bis der Foleykatheter von alleine ausgestoßen wird. Meist ist dann auch eine ausreichende Zervixreife vorhanden, so daß nun mit einer vorsichtig gesteigerten intravenösen Prostaglandininfusion eine Zervixreifung und Wehenstimulation fortgesetzt werden kann.

Die Fruchtblase wird nur beim Vorliegen einer medizinischen Indikation eröffnet, z. B. bei suspektem oder pathologischem CTG. Eine hypoxische Ursache der Herzfrequenzveränderungen kann *nur* durch eine Fetalblutanalyse abgeklärt werden. Der Nachteil der Amniotomie besteht darin, daß die begonnene Einleitung der Geburt nicht mehr rückgängig gemacht werden kann. Aus Erfahrung wissen wir, daß nach einer zunächst nicht ausreichenden Zervixreifung nach Prostaglandingelgaben eine Pause den nächsten Reifungsversuch mit dem Gel erfolgreicher gestalten kann. Deshalb ziehen wir, wenn es medizinisch vertretbar ist, eine „Gelpause" von 24 h einer Amniotomie, die von manchen Geburtshelfern nur zur Geburtsbeschleunigung angewandt wird, vor.

Handelt es sich um einen vorzeitigen Blasensprung, wird das gleiche Einleitungsschema angewendet. Wegen der Gefahr einer aszendierenden Infektion wird jedoch auf das schonende Zeitintervall von 12–24 h zwischen 2 Gelgaben verzichtet. Bei vorzeitigem Blasensprung mit Unreife der Zervix werden die Gelgaben alle 4 h vorgenommen, sofern noch nicht ausreichend intensive Wehen vorliegen.

Zusammenfassung

Ist im Schwangerschaftsverlauf eine Verschlechterung des Versorgungszustands des Feten zu erkennen, dann wird zunächst – je nach Schwangerschaftsalter – eine Lungenreifediagnostik und falls nötig eine Lungenreifetherapie durchgeführt. Je nach Grad der Gefährdung des Feten wird ein Stufenzervixreifungs- und Einleitungsprogramm eingesetzt.

Wichtigste Punkte dieses Einleitungsschemas sind:

– Einsatz von intrazervikal appliziertem E2-Prostaglandingel alle 12–24 h. Bei vorzeitigem Blasensprung erfolgt die Gelgabe alle 4 h.
– Möglichst kein invasives Vorgehen, d. h.: Amniotomie nur, falls die fetale Zustandsdiagnostik es zwingend erforderlich macht.
– Bei Kindern mit schwerer Hypotrophie wird die Geburt ab der 38/0 SSW eingeleitet.

3.3.2 Prostaglandine und Geburtsinduktion

H. P. Zahradnik (Freiburg)

Jede Maßnahme, die den Uterus oder die Zervix alteriert, führt zu einer endogenen Prostaglandinsynthesesteigerung. Die digitale Dehnung des Muttermunds ist z. B. mit einer meßbaren Zunahme der Prostaglandine verbunden.

Ferner muß eine gewisse Ansprechbarkeit und somit Wehenbereitschaft des uterinen Gewebes vorhanden sein, um spontan oder induziert eine Geburt zu ermöglichen.

Bei dem in Abb. 1 aufgeführten Fall fanden wir nach spontanem Wehenbeginn einen überwiegenden Anstieg der Prostaglandin-E-Synthese, der PGF-Spiegel fiel sogar ab. Die spontan begonnene Wehentätigkeit sistierte nach einiger Zeit von allein, die Prostaglandin-E-Synthese ging zurück, die PGF-Rate erreichte wieder die Größenordnungen, die wir vor Wehenbeginn fanden.

Die Abb. 2 zeigt die PGE- und PGF-Konzentrationen über den dargestellten Zeitraum. Bei dieser Patientin war eine kurzfristige PGE-Synthesesteigerung nach spontanem Wehenbeginn zu sehen, und ein Maximum war kurz vor dem spontanen Blasensprung zu beobachten. Aber erst als die regelmäßige Wehentä-

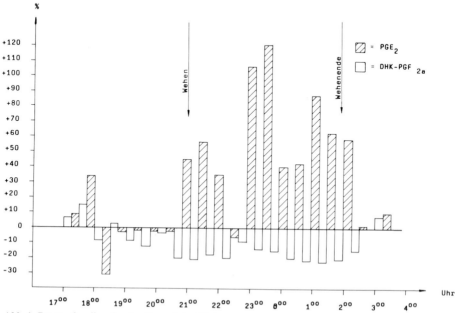

Abb. 1. Prostaglandinspiegel während der Wehen

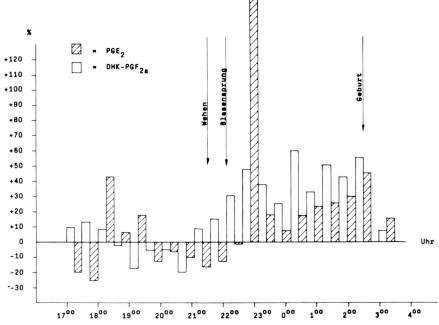

Abb. 2. Prostaglandinspiegel während der Geburt

tigkeit eine rasch ablaufende Spontangeburt andeutete, überwog die PGF-Synthese.

Wenn der Quotient aus PGF und PGE hoch ist und ein relatives Überwiegen des PGF aufzeigt, so sind die meßbaren Wehen effektiv, und es kommt zur Geburt. Wenn allerdings das Verhältnis zwischen PGF und PGE ein relatives Überwiegen des PGE andeutet (Quotient unter <1), dann führen die Wehen *nicht* zur Geburt (Abb. 3, 4).

Drei Dinge sollen mit den bisher aufgezeigten Beispielen vor Augen geführt werden:

1. Prostaglandine sind zentral bei Zervixreifung und Wehentätigkeit beteiligt.
2. Physiologischer Vermittler der Kontraktion auf zellulärer uteriner Ebene ist das PGF. Das PGE ist wahrscheinlich in vivo eine Art Vorstufe für das PGF, das dann für eine effektive Wehentätigkeit verantwortlich ist.
3. Aufgrund ihrer natürlichen Bedeutung leitet sich folgerichtig der medikamentöse Einsatz der Prostaglandine ab. Geburtsvorbereitung, Geburtseinleitung und sekundäre Wehenschwäche sind die Indikationen zur Anwendung von Minprostin E2.

Eine Geburtsvorbereitung – auch „Priming", „Softening", oder „Ripening" der Zervix genannt – wird am ehesten durch die intrazervikale Applikation von 0,2–0,5 mg PGE_2-Gel erreicht (Tabelle 1). Es besteht allerdings derzeit noch der äußerst gravierende Nachteil, daß Gel und PGE_2 vom Anwender selbst gemischt werden müssen. Dies führt verständlicherweise zu erheblichen Schwankungen der

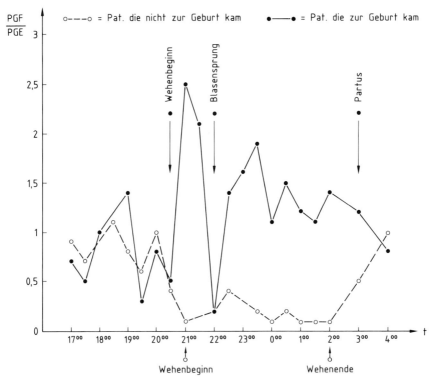

Abb. 3. Verhältnis von PGF und PGE in Abhängigkeit von der Effektivität der Wehen

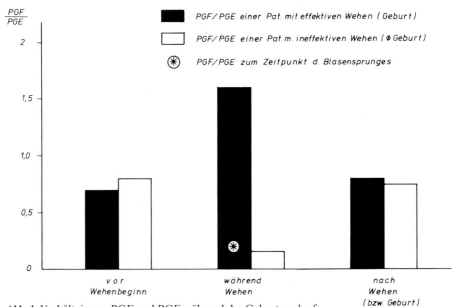

Abb. 4. Verhältnis von PGF und PGE während des Geburtsverlaufs

Tabelle 1. Geburtsvorbereitung mit Prostaglandin

1. *Minprostin E_2 als Lösung*
   Applikation: 0,2–0,5 mg PGE_2 mit 2–3 ml Gel
   Erfolg: In 60–80% Bishop-Score-Zunahme nach 3–6 h >3 Punkte
   Nebenwirkungen: Minimal
2. *PGE_2-Fertiggel (Prepidil)*
   Applikation: 0,5 mg PGE_2 in 3 ml Triacetongel i.z.
   Erfolg: In mehr als 80% Bishop-Score-Zunahme nach 3–6 h >3 Punkte

▶ *Beachte:* – Niemals Nalador zur Geburtsvorbereitung bei lebendem Kind!
              – Niemals PGE_2-3-mg-Tablette zur Geburtsvorbereitung i.z.

Haltbarkeit und des Mischungsverhältnisses und im Endeffekt auch zu erheblichen individuellen Schwankungen des klinischen Erfolgs. Es wäre äußerst wünschenswert, wenn die bereits ausführlich klinisch geprüften Fertiggele mit 0,5 mg PGE_2 in den Handel kämen. Substanz- und applikationsbedingte Unsicherheiten wären dann beseitigt. Diese geburtshilflich äußerst wertvolle Methode könnte dann viel gefahrloser angewandt werden. Die Erfolgsraten bei den selbst hergestellten Gelen schwanken erheblich und es gibt darüber hinaus deutliche Unterschiede zwischen Erst- und Mehrgebärenden. Eindrucksvoll ist die einheitliche Zunahme des Bishop-Score bei Verwendung des industriell hergestellten PGE_2-Fertiggels, dessen Applikation gefahrlos und problemlos über einen Katheter möglich ist.

Es ist nochmals ausdrücklich zu betonen, daß *niemals* das PGE_2-Derivat *Nalador* zur Geburtsvorbereitung *bei lebendem Kind* verwandt werden darf. Bei Beginn der Anwendung dieses Medikamentes tritt nämlich kurzfristig eine Kontraktur des Uterus auf. Hierdurch wird eine regelrechte plazentare Durchblutung in Frage gestellt. Ferner muß nochmals davor *gewarnt* werden, die *3 mg PGE_2-Vaginaltablette* ganz oder teilweise zur Geburtsvorbereitung *intrazervikal* zu applizieren. Die pharmakologischen Voraussetzungen sind dann nicht mehr mit den kalkulierbaren Größenordnungen bei vaginaler Applikation vergleichbar. Diese unsachgemäße Anwendung ist häufig der Grund für massive Überstimulationen, die diese Methode dann insgesamt in Mißkredit bringen können.

Die *Wehenauslösung oder Wehenunterstützung* durch eine i.v.-Infusion von Minprostin E_2 ist eine allgemein anerkannte Methode (Tabelle 2). Medizinisch notwendige Geburtseinleitungen vor dem Endtermin sind so eher möglich. Primär festgestellte oder sekundär auftretende Dystokien stellen nicht mehr von vornherein eine Indikation für die Schnittentbindung dar.

Wie eingangs deutlich wurde, steigert der spontane oder artifizielle Blasensprung die körpereigene PGE-Produktion. Folgerichtig muß die Wehenmitteldosis beim Blasensprung bzw. Eröffnung kurzfristig reduziert werden. In vielen Fällen kann dadurch eine Überstimulation verhindert werden. Ferner hat sich im Laufe der jahrelangen kritischen Beobachtung von PGE_2-Einleitungen gezeigt, daß trotz regelmäßiger Wehentätigkeit und trotz Tiefertreten des Kopfes die Eröffnung des Muttermunds spät, dann aber sehr rasch zu beobachten ist. Was die Ursache für diese geburtsmechanische Besonderheit ist, weiß man nicht.

Tabelle 2: Geburtseinleitung mit Prostaglandin

1. *Unabhängig vom Bishop-Score*	
Applikation:	Infusion von Minprostin E_2 0,2–0,4 µg/min, nach Bedarf alle 30 min um 0,2–0,4 µg/min steigern
▶ **Beachte:**	– Bei Blasensprung zunächst PGE_2-Dosis reduzieren, – Relativ späte, aber dann rasche Öffnung des Muttermundes ist typisch!
Nebenwirkungen:	– Phlebitis am Infusionsarm (deshalb besser Venenkatheter) – Bisweilen Übelkeit, Brechreiz, Diarrhö
2. *Bei reifer Zervix (Bishop-Score >4)*	
Applikation:	1 Tbl. PGE_2 (3 mg) ins hintere Scheidengewölbe
Erfolg:	Bei ca. 80% aller Frauen kommt es nach 6–12 h zur Geburt oder effektiven Wehen
Nebenwirkungen:	– 1–3% Überstimulationen – Gastrointestinale Nebenwirkungen gegenüber i.z.-Anwendung leicht erhöht

Beträgt der Bishop-Score 4 oder mehr, so bietet sich die Anwendung der 3 mg PGE_2 enthaltenden Vaginaltablette zur Geburtseinleitung an. Bei reifer Zervix kommen dann innerhalb von 6–12 h etwa 80% der Frauen zur Geburt. Mit etwa 60% ist dieser Erfolg deutlich geringer bei einem Bishop-Score <4. In 3% der Anwendungen sieht man Überstimulationen, gastrointestinale Nebenwirkungen sind relativ selten. Vergleicht man die Akzeptanz der Geburtseinleitung durch die Vaginaltablette mit der von Oxytocin, so fällt auf, daß Frauen mit reifer Zervix häufiger die Prostaglandineinleitung der Oxytocininduktion vorziehen.

Bietet die PGE-Vaginaltablette gegenüber den herkömmlichen *Einleitungsmethoden* mit Oxytocin Vorteile?

Bei reifer Zervix am Endtermin und unkomplizierter Schwangerschaft sind beide Methoden gleichwertig. Wegen einer gewissen Mobilitätsverbesserung der Gebärenden wird die Tablette bisweilen favorisiert. Die Begründungen sind meist subjektiv. Objektivierbar ist allerdings, daß es nach Geburtseinleitung mit PGE seltener zu atonischen Nachblutungen und zu Subinvolutionen im Wochenbett kommt als nach Geburtseinleitung mit Oxytocin. Welche endgültige Bedeutung dieser Vorteil der PGE_2-Einleitung gegenüber der Oxytocininduktion hat, muß noch näher untersucht werden.

Bei *sekundärer Wehenschwäche* ohne vorherige Wehenmittel, aber auch nach Oxytocinzufuhr sollte auf jeden Fall die Infusion von PGE_2 oder die Applikation der 3 mg-PGE-Vaginaltablette in der angegebenen Dosierung versucht werden (Tabelle 3). Obwohl neuere exakte Zahlen fehlen, können Geburtshelfer, die seit Jahren mit der PG-Anwendung vertraut sind, bestätigen, daß durch dieses Vorgehen häufig eine sekundäre Sectio vermeidbar ist. Es ist zu betonen, daß die Anwendung der 3 mg-Vaginaltablette bei dieser Indikation bisher selten praktiziert wurde. Meines Erachtens müßte es jedoch bei den angegebenen Vorsichtsmaßregeln möglich sein, manche Geburt spontan zu beenden.

Die effektivste medikamentöse Maßnahme zur Behandlung einer *postpartalen atonischen Nachblutung* ist die Anwendung von Prostaglandinen (Tabelle 4). Als

Tabelle 3. Prostaglandin bei sekundärer Wehenschwäche

PGE_2-Infusion

Applikation:	Infusion von Minprostin E_2 0,4 µg/min
	Je nach Bedarf alle 30 min um 0,4 µg/min steigern
Erfolg:	Eine operative Entbindung läßt sich häufig verhindern
Nebenwirkungen:	– Phlebitis
	– Übelkeit
	– Selten Fieber

PGE_2-Vaginaltablette

Applikation:	1 Tbl. PGE_2 (3 mg) ins hintere Scheidengewölbe
▶ **Beachte:**	– Bisher wenig Erfahrung
	– Bei ersten Anzeichen einer Überstimulation Tablettenrest entfernen
	– Betamimetikum zur i.v.-Tokolyse bereithalten

Tabelle 4. Prostaglandin bei postpartaler Atonie

Minprostin $F_{2\alpha}$

Applikation:	5 mg Minprostin $F_{2\alpha}$ in 1000 ml Vollelektrolytlösung
▶ **Beachte:**	Bei anhaltender Blutung nach Verletzung fahnden!
	Nicht zu lange warten!
Nebenwirkungen:	– Bronchokonstriktion bei mehr als 150 µg/min (= 30 ml/min oder 600 Tr.
	– Allergien und Asthma
	(Bei Nebenwirkungen Infusionsmenge reduzieren. Inaktivierung von PGF_2 bei einer Lungenpassage)

Nalador

Applikation:	5–6 µg/min Infusion
Erfolg:	In 12 von 13 Fällen nach 10 min (eigene Untersuchungen)
Nebenwirkungen:	Wie Minprostin $F_{2\alpha}$

Pharmaka stehen Minprostin $F_{2\alpha}$ und Nalador zur Verfügung. Zur gleichen Gruppe der gestörten Wochenbettverläufe gehört die *Subinvolution* des postpartalen Uterus. Auch bei dieser Indikation hat sich nach Versagen der herkömmlichen und billigen Methoden (Oxytocin oder Methergin) die Anwendung von Prostaglandinen bewährt.

Am Anfang einer massiven postpartalen Blutung muß die Abklärung der Blutungsursache stehen. Parallel dazu kann die sehr rasche Infusion von Minprostin $F_{2\alpha}$ beginnen. Gefürchtet wird hierbei die mögliche Bronchokonstriktion. Ich möchte betonen, daß bei der zwischenzeitlich über 10jährigen Erfahrung mit dem in Tabelle 4 aufgezeigten Vorgehen trotz maximaler Infusionsgeschwindigkeit nie eine bronchokonstriktorische Reaktion beobachtet wurde. Nutzen und Gefahren des aufgeführten Vorgehens müssen an der lebensbedrohlichen Situation für die Patientin und der Notwendigkeit eines raschen Handelns gemessen werden. Die Risikoabwägung muß deshalb immer individuell vorgenommen werden.

Es soll nochmals betont werden, daß *nicht zu lange mit einer chirurgischen Intervention gewartet werden darf*, falls die massive Blutung nicht zum Stillstand kommt.

Es sei ferner erwähnt, daß neben der systemischen i. v.-Anwendung von PGF auch die intrauterine Applikation von 2–4 mg Minprostin $F_{2\alpha}$, gelöst in etwa 5 ml, möglich ist. Sollte allerdings auch hierbei nach 2- bis 3maligen Versuchen im Abstand von etwa 30–60 min die Blutung nicht endgültig zum Stillstand kommen, muß unbedingt chirurgisch interveniert werden.

In gleicher Weise kann Nalador in einer Dosierung von 5–6 µg/min bei massiven postpartalen Blutungen eingesetzt werden. Die Kontraindikationen und Vorsichtsmaßregeln gelten hier wie bei der Anwendung von Minprostin $F_{2\alpha}$.

Es ist anzumerken, daß Minprostin $F_{2\alpha}$ bei einer Lungenpassage zu über 95% inaktiviert wird. Wenn also Nebenwirkungen auftreten, müßten sie bei Beendigung der Infusion auch umgehend verschwinden. Die Halbwertzeit von Nalador ist deutlich länger. Dies könnte in manchen Fällen von ausschlaggebender Bedeutung sein. Ferner erfolgt nach eigener Erfahrung der Wirkungseintritt bei der i. v.-Applikation von $PGF_{2\alpha}$ in Minuten, während der Wirkungseintritt nach Naladorinfusion etwas länger dauert. Die Unterschiede sind nachgewiesenermaßen gering, aber wer je eine massive postpartale atonische Nachblutung erlebt hat, wird zustimmen, daß in diesen Situationen eine Verzögerung von 1–2 min eine „Ewigkeit" sein kann. Bei allen geäußerten Bedenken muß jedoch betont werden, daß sowohl aufgrund der Literaturangaben als auch aufgrund des eigenen Untersuchungsgutes Minprostin $F_{2\alpha}$ wie auch Nalador bei dieser Indikation an Effektivität nicht zu übertreffen sind.

Zur Behandlung einer *Subinvolution im Wochenbett* hat sich die i. m.-Anwendung von Nalador 100 µg bis zu 3mal tgl. hervorragend bewährt (Tabelle 5). Auch die postpartale Atonie kann nach Beendigung der Infusion hiermit weiter behandelt werden. In 5–10% der Fälle werden Nebenwirkungen in Form von Übelkeit, Brechreiz oder leichten Temperaturerhöhungen angegeben. Bei dieser relativ hohen Nebenwirkungsrate ist jedoch zu bedenken, daß Nalador üblicherweise erst bei Versagen der bisher eingesetzten Methoden angewandt wird. Um so bemerkenswerter ist die Erfolgsrate von über 85% und die Feststellung, daß durch dieses Medikament weder die Stilleistung noch das Wohlbefinden und die

Tabelle 5. Prostaglandin bei Subinvolution im Wochenbett

Nalador	
Applikation:	100 µg i.m. bis zu 3mal tgl. – bei Bedarf 500 µg i.m.
Erfolg:	Innerhalb 1–2 h in 85%
	Wenn nicht: – Wundinfektion?
	– Endometritis?
	– Mastitis?
Nebenwirkungen:	– Übelkeit, Brechreiz, Temperatur 37,5 °C in 5–10% der Anwendungen
	– Nicht behandlungsbedürftiges „Ziehen" in 50–60% der Anwendungen
▶ **Beachte:**	Falls Spätatonie mit Blutung evtl. Naladorinfusion (5–6 µg/min)
	oder Minprostin $F_{2\alpha}$-Infusion (bis max. 150 µg/min)

Entwicklung des Kindes ungünstig beeinflußt werden. Nach unserer Erfahrung ist die Nebenwirkungsrate akzeptabel.

Was die atonische Nachblutung insgesamt anbetrifft, können aufgrund unserer Analysen folgende Thesen aufgestellt werden:

– Wenn Wehenmittel zur Geburtseinleitung oder zur sekundären Wehenunterstützung notwendig werden, so kann die primäre Anwendung von Minprostin E2 eher eine spätere Atonie verhindern als andere Wehenmittel.
– Es wird sogar bei PGE_2-behandelten Frauen seltener zu atonischen Nachblutungen kommen als bei Frauen mit einer Spontangeburt ohne Wehenmittel.
– Der Blutverlust ist niedriger, wenn die Atonie primär mit Prostaglandinen behandelt wird, der nachfolgende Wochenbettsverlauf ist problemloser.

Bei der medikamentösen Anwendung von Prostaglandinen ist stets zu bedenken, daß diese Substanzen das effektivste Prinzip der Stimulation einer Muskelzelle darstellen. Insbesondere durch $PGF_{2\alpha}$ kontrahiert sich das Myometrium übermäßig und in manchen Fällen werden dadurch Wehenmuster produziert, die das Kind gefährden.

PGE_2 ist zwar ähnlich effektiv, sein klinischer Einsatz hat aber bestimmte Vorteile. Die körpereigene Umwandlung von PGE zu PGF räumt dem Organismus einen endogenen Kontrollmechanismus ein, der dafür verantwortlich ist, daß es bei PGE-Behandlung sehr selten zu Überstimulationen kommt.

3.4 Geburtsüberwachung

3.4.1 Kreißsaalorganisation – computergestützte Risikobewältigung

D. Langnickel (Bremen)

Die Qualität geburtshilflicher Betreuung hängt wesentlich vom *Personal und den Geräten* ab, die in einer Klinik verfügbar sind. Die Bereitstellung von beidem orientiert sich vor allem an der jährlichen Geburtenrate, dem Prozentsatz an Risikoschwangerschaften und -geburten sowie der Geburtsleitung. Die Geburtenrate an der Frauenklinik des Zentralkrankenhauses St.-Jürgen-Straße in Bremen schwankte von 1974 bis 1986 zwischen rund 2000 und 1000 Geburten/Jahr. Hierdurch wurden Analysen bei unterschiedlichen Geburtenzahlen möglich (Abb. 1).

Im Gefolge der Entwicklung zu einem perinatalen Zentrum nahm auch bei rückläufigen Geburtenzahlen die Rate an *Risikoschwangerschaften* und -geburten zu, 1986 betrug sie 80,9% bei 1425 Geburten. Die Zahl der Kinder mit einem Geburtsgewicht unter 2500 g lag bei 10,9%, die der Mehrlingsgeburten betrug 3,3%. Die zirkadiane Verteilung der Geburten über die Früh-, Spät- und Nachtschicht war in den letzten Jahren gleichmäßiger als Mitte der 70er Jahre. Damals hatte

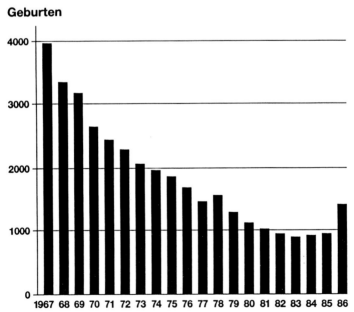

Abb. 1. Geburtenraten in der Frauenklinik des Zentralkrankenhauses St.-Jürgen-Straße, Bremen

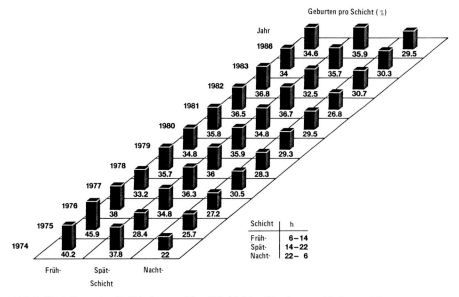

Abb. 2. Verteilung der Entbindungen über 3 Schichten/Tag in verschiedenen Jahren

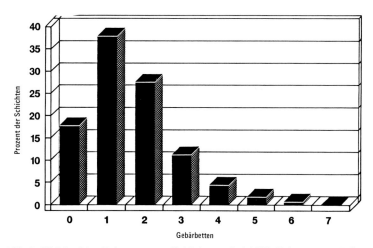

Abb. 3. Gleichzeitige Belegung von Gebärbetten bei 1000 Geburten pro Jahr

eine aktivere Geburtsleitung dazu geführt, daß in den Nachtschichten prozentual weniger Geburten anfielen (Abb. 2).

Für die Bereitstellung von Personal und Geräten spielt aber nicht nur die Zahl der Entbindungen/Schicht, sondern auch die Zahl der maximal gleichzeitig zu betreuenden Frauen unter der Geburt eine Rolle. Bei 1000 Geburten waren unsere Geburtsräume in 16% der Schichten leer, in 35% war mindestens ein Geburtsraum, in 25% waren mindestens 2 Geburtsräume gleichzeitig belegt (Abb. 3).

Bei 1000–2000 Geburten/Jahr haben viele Kliniken 2 Hebammen gleichzeitig im Dienst. Nach den Empfehlungen der Deutschen Krankenhausgesellschaft von 1978 soll eine Hebamme maximal 2 Geburten gleichzeitig überwachen. Die gleichzeitige Belegung von 4 Gebärbetten steigt von 4,1% bei 1000 Geburten/Jahr auf 12,3% bei 1900/Jahr. Legt man den Schlüssel der Deutschen Krankenhausgesellschaft zugrunde, wäre die angemessene Überwachung der Patientinnen in Frage gestellt, wenn mehr als 4 Frauen gleichzeitig gebären. Das ist bei 1000 Geburten/Jahr in 2,4%, bei 1300 Geburten/Jahr in 5,3%, bei 1600 Geburten/Jahr in 8,5% der Schichten der Fall.

Das hier erkennbare organisatorische Risiko kann durch die Anzahl der sonst verfügbaren Mitarbeiter relativiert werden. Tabelle 1 zeigt die für die perinatologische Akutversorgung *minimal verfügbaren Mitarbeiter* in der Frauenklinik des Zentralkrankenhauses St.-Jürgen-Straße.

Wollte man die *Zahl der Hebammen* so großzügig bemessen, daß bei 1900 Geburten/Jahr (Abb. 4) auf jeden Fall in jeder Schicht für jedes der 8 Gebärbetten eine Hebamme zur Verfügung steht, müßten für die Besetzung von 3 Schichten ca. 40 Hebammen eingestellt werden. Auf jede dieser Hebammen würde dann jährlich die Überwachung von knapp 48 Geburten entfallen. Das heißt, ihre Erfahrung und Routine würden sich auf weniger als 1 Geburt/Woche gründen. 1974 befanden sich in 8% der Schichten mehr als 4 Frauen gleichzeitig unter der Ge-

Tabelle 1. Mitarbeiter im Dienst in der Frauenklinik (Minimum [a])

2 Hebammen
3 gebh.-gyn. Assistenzärzte (I Rufbereitschaft)
1 gebh.-gyn. Oberarzt
1 pädiatr. Assistenzarzt

[a] Von 16.00 Uhr bis 6.00 Uhr und an Wochenenden.

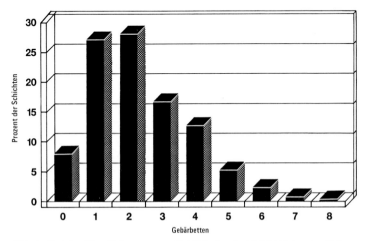

Abb. 4. Gleichzeitige Belegung von Gebärbetten bei 1900 Geburten/Jahr

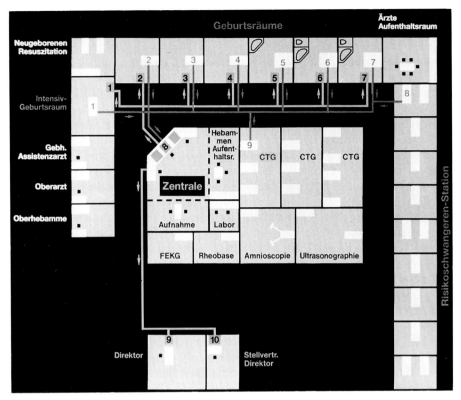

Abb. 5. Anlage der mitarbeiterbegleitenden zentralen Kardiotokographieüberwachung

burt. Um unbemerkte fetale Gefährdungen zu vermeiden, wurden die Kardiotokogramme in eine Zentrale mit einem automatischen Alarmsystem übertragen [2]. Wenn zum Beispiel bei 7 belegten Geburtsräumen eine Hebamme eine Frau entbunden hat, konnten die übrigen 6 Kardiotokogramme mit diesem System zentralisierter Kardiotokographieüberwachung nur dann kontinuierlich überwacht werden, wenn sich die zweite Hebamme in der Zentrale – d. h. von den Patientinnen entfernt – aufhielt. Dem Mehr an fetaler Überwachung stand ein Weniger an menschlicher Zuwendung gegenüber.

Anfang 1986 wurde in dem Neubau der Frauenklinik eine mitarbeiterbegleitende *zentralisierte Kardiotokographieüberwachung* eingerichtet (Abb. 5). Gleichzeitig wurden *Geburtsräume, Pränataldiagnostik und Risikoschwangerenstation auf einer Ebene* zusammengefaßt, um Interaktion und Austausch von Mitarbeitern und Geräten zu verbessern und zu beschleunigen sowie Mehrfachinvestitionen einzusparen.

Von 6 Geburtsräumen, einem Intensivgeburtsraum, einem Raum für antepartale CTG-Aufzeichnung und einem Zimmer der Risikoschwangerenstation können bis zu 9 Kardiotokogramme eingegeben werden. Die 10 zentralen Sichtgeräte, die bis zu 9 CTG von je 20 min Dauer abbilden, stehen den Mitarbeitern in 12 Räumen gleichzeitig zur Verfügung, da die Sichtgeräte in der Zentrale durch große Glasscheiben auch von dem Hebammenaufenthaltsraum und der Patientenaufnahme aus eingesehen werden können. Mit Rücksicht auf diejenigen Frauen, die durch Geräte irritiert werden, wird die Technik im Hintergrund gehalten. Dies gilt besonders für die Wohn-Geburtsräume, die mit einem 1,35 m breiten Bett, einem Schaukelstuhl, einem Radio mit Kassettendeck, einer farbigen Eckbadewanne, kirscholzfurnierten Wandschränken – die störungsfrei auch vom Flur aus ver- und entsorgt werden – eine anheimelnde Atmosphäre vermitteln. Überwiegend verfügen sie über eine eigene Toilette, so daß das Steckbecken auf dem Gebärbett entfällt. Die Neugeborenen können in kleinen Plastikwannen auf dem breiten Gebärbett neben der Mutter gebadet werden. In den Geburtsräumen sind die zentralen CTG-Sichtgeräte in Holzgehäusen mit Rolläden untergebracht. Wenn eines oder mehrere der Kardiotokogramme *Alarmgrenzen* überschreiten, leuchtet in einer Wandleiste ein grünes Licht von 4 mm Durchmesser auf und ein Summer ertönt, so daß anwesende Mitarbeiter den Rolladen hochschieben und nachsehen können, welche Veränderungen die betreffenden Kardiotokogramme zeigen. Wenn die fetale Herzfrequenz programmierte Grenzwerte überschreitet, blinkt das Bild dieses Kardiotokogramms invers – das heißt, die normalerweise hellgrüne Kurve wird schwarz und der normalerweise schwarze Hintergrund wird hellgrün abgebildet (Abb. 6). Bei dem fetalen Kardiotachygramm ist die Basisalarmgrenze z. Z. für die Tachykardie 160 Schläge/min über eine Zeit von mehr als 180 s. Der Bradykardiealarm beginnt bei Unterschreitung von 110 Schlägen/min über mehr als 50 s. Diese Basisalarmgrenzen können generell sowie für jedes einzelne Kardiotachygramm jederzeit individuell geändert werden. Eine Umfrage an 8 Kliniken, die dieses System inzwischen ebenfalls einsetzen, ergab die in Tabelle 2 aufgeführten Mittel- und Medianwerte, die Grenzen für Tachy- und Bradykardiealarm. Wenn während einer Geburt Höhenstand und Muttermundsweite innerhalb von 2 h nicht in den Computer eingegeben werden, blinkt die unter dem betreffenden Kardiotokogramm befindliche Nummer des Geburtsraums invers.

In der Zentrale sowie in den Dienstzimmern des Direktors und seines Stellvertreters kann jeweils auf einem zweiten Monitor die Belegung der Geburtsräume oder das Partogramm nach Westin [3] mit den Grenzwerten für die kürzeste und längste Geburtsdauer (bezogen auf Höhenstand und Muttermundsweite zu Geburtsbeginn) dargestellt werden. In dem Partogramm (Abb. 7) zeigen weiße Kreuze jeweils Höhenstand und Muttermundsweite, darunter können Konfiguration,

Tabelle 2. Alarmgrenzen für die Basalfrequenzen des Kardiotachygramms in 9 Frauenkliniken

Alarmgrenzen[a]		Mittelwert	Median
Tachykardie	Frequenz [min^{-1}]	168 (160–180)	160
	Dauer [s]	93 (10–180)	120
Bradykardie	Frequenz [min^{-1}]	109 (100–120)	110
	Dauer [s]	49 (10–120)	50

[a] Alarmgrenzen an 9 Frauenkliniken. In einer Frauenklinik wird das Zeitintervall zwischen Grenzwertüberschreitung und Alarmauslösung von 10 s in der frühen auf 20 s in der späten Geburtsphase geändert.

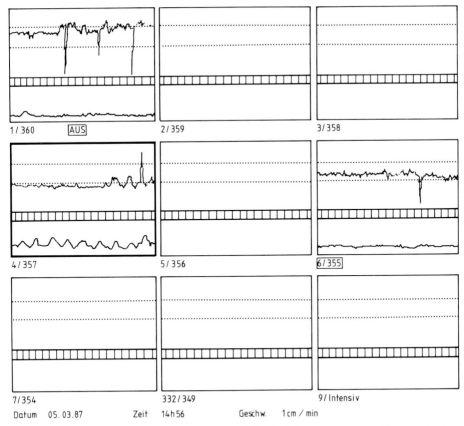

Abb. 6. Zentrales Sichtgerät. Darstellung des CTG im 4. Geburtsraum wegen Grenzwertunterschreitung im Kardiotachygramm. Darstellung der Nummer des 6. Geburtsraums, da hier seit über 2 h keine neuen Werte für Höhenstand und Muttermundsweite eingegeben wurden

Länge des Zervikalkanals und die Stärke der Kontraktionen eingetragen werden. Ein auffälliges Kardiotokogramm kann vergrößert werden, wobei neben Höhenstand und Muttermundsweite bei der letzten Untersuchung auch die Gesamtdauer dieser Geburt auf dem Bildschirm erscheint. Die zentralisierte Übertragung der Kardiotokogramme in die Diensträume des Direktors und seines Stellvertreters ermöglicht diesen, ggf. akut zu intervenieren, anstatt ihre Erfahrungen nur bei der Stabsbesprechung am nächsten Morgen einzubringen, wenn die schwierigen Fälle vom vorausgegangenen Tag berichtet werden. Das Überwachungssystem wird von einer Software gesteuert, die neueren Erkenntnissen angepaßt werden kann.

Für eine humane und sichere Geburt ist den Forderungen von O'Driscoll und Myerscough nach *ständiger Anwesenheit einer betreuenden Person* im Gebärraum und eines Facharztes für Frauenheilkunde in der Entbindungsklinik heute hinzuzufügen, daß kein Kardiotokogramm unbemerkt Grenzwerte überschreiten darf. Dazu kann die 3. Stufe kardiotokographischer Überwachung, d. h. die mitarbeiterbegleitende zentralisierte kardiotokographische Überwachung beitragen, die

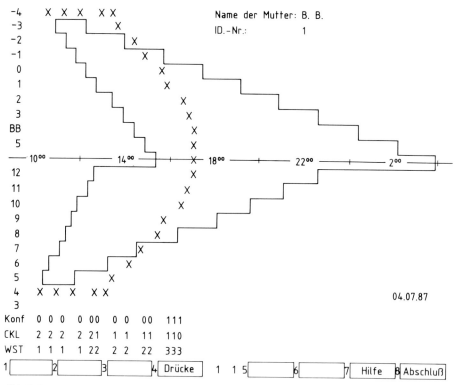

Abb. 7. Partogramm nach Westin: Die Kreuze zeigen zunächst einen Geburtsstillstand bei −4 und einer Muttermundsweite von 3 cm. Nach Wehenverstärkung liegt der Geburtsfortschritt im Normbereich. Unter der graphischen Darstellung sind die Werte für Konfigurationen (0 = keine; 1 = Nähte schließen; 2 = reponible Stufenbildung; 3 = irreponible Stufenbildung), Länge des Zervikalkanals (cm) und Wehenstärke (1 = leicht; 2 = mittel; 3 = stark) eingetragen

sich nach der Stufe 1 (bettseitige Kardiotokographie) und der Stufe 2 (zentralisierte kardiotokographische Überwachung) seit 1986 in der Frauenklinik des Zentralkrankenhauses St.-Jürgen-Straße bewährt hat.

Die *mitarbeiterbegleitende zentralisierte kardiotokographische Überwachung* reduziert das bei hohem Geburtenaufkommen und limitierter Mitarbeiterzahl deutlich werdende organisatorische Risiko, welches zu einem organisatorischen Kunstfehler werden kann, wenn es vermeidbare intrapartale Schädigungen zur Folge hat. Allein aufgrund nicht vorhersehbarer, jederzeit möglicher Nabelschnurkomplikationen gibt es keine risikofreie Geburt. Der Geburtshelfer muß jederzeit mit plötzlichen kritischen Situationen rechnen. Elser [1] hat an einer großen Geburtenzahl gezeigt, daß auch nach risikofreier Schwangerschaft und fehlendem Risiko bei der Klinikaufnahme in 4,7% Risikofaktoren unter der Geburt auftreten. Diese führten in 20,4% zu einer abdominalen und in 43,6% zu einer vaginalen operativen Entbindung. Die perinatale Mortalität war 3fach höher als in dem Kollektiv ohne Risiken unter der Geburt. Das heißt, nach einer normalen Schwangerschaft ist jeder 21. Fetus unter der Geburt einem deutlichen Risiko, das einen fatalen Ausgang implizieren kann, ausgesetzt.

Literatur

1. Elser H, Baldmann C (1982) Unvorhergesehene Geburtsrisiken nach risikofreier Schwangerschaft. Geburtshilfe Frauenheilkd 42:431
2. Langnickel D (1975) Geburtshilfliche Intensivüberwachung in einem kommunalen Zentralkrankenhaus. Dtsch Arztbl 72:2049–2056
3. Westin B (1964) Aktiv förlossningsledning medels partogram. Symposium Ann Meeting Swed Gyn Soc 1963. Nord Med 72:913

3.4.2 Die Messung des Sauerstoffpartialdrucks sub partu

R. Schuhmann, E. Halberstadt (Frankfurt)

Die Akzeptanz seitens der Gebärenden für invasive Überwachungsmethoden, wie Skalpelelektroden, zusätzliche Meßaufnehmer für pH, pCO_2 oder pO_2, unterliegt publizistischen, emotionellen und sonstigen Einflüssen, die teilweise logisch nicht nachvollziehbar sind. Trotzdem wird erwartet, die Geburt absolut sicher für die Mutter und das Kind zu leiten. In den letzten Jahren haben wir uns intensiv mit der Entwicklung und dem Aufbau eines intrakutanen pO_2-Meßsystems beschäftigt, das u. a. bei Risikogeburten eingesetzt werden kann.

Die Messung des Sauerstoffpartialdrucks beruht auf dem *Phänomen der Polarisation* (Clark). Das bedeutet, daß Sauerstoffmoleküle, die an eine Platinkathode gelangen, einen elektrischen Strom erzeugen, der der Anzahl der Sauerstoffmoleküle proportional ist. Der pO_2-Sensor liegt an einer Polarisationsspannung und ist so aufgebaut, daß der Sauerstoff aus dem Gewebe durch eine dünne, elektrisch isolierende aber gasdurchlässige Membran zur Platinkathode diffundiert. Die Membrandicke selbst wird hierbei nach unserer Entwicklung durch eine elektrisch induzierte Rezessionsstrecke definiert. Der fließende Strom wird mittels eines Ampèremeters gemessen.

Die *Elektrode* selbst besteht aus einem Kunststoffkörper – ähnlich der normalen ECG-Skalpelektrode –, aus dem eine hohle metallische Spirale (Meßelektrode) herausragt. Von der Außenfläche der Meßelektrode können die elektrischen kardialen Potentiale zur Registrierung der fetalen Herzfrequenz abgeleitet werden. Im Inneren der Spirale befindet sich der pO_2-Sensor. Die erreichte Miniaturisierung der Elektrode macht es möglich, unter der Geburt bei regelmäßiger Wehentätigkeit und einer Muttermundsweite von 2–3 cm nach gesprungener Fruchtblase die Elektrode mittels einer Einführhilfe in das kindliche Hautgewebe „einzudrehen" und danach kontinuierlich sowohl die FHR als auch den Gewebe-pO_2 zu registrieren.

Zur weiteren Abklärung biophysikalischer und biochemischer Vorgänge bei dieser intrakutanen pO_2-Messung wurden eine Reihe *tierexperimenteller Untersuchungen* an exterritorisierten Schafsfeten während kompletter Nabelschnurkompressionen von 1–2 min Dauer durchgeführt.

Neben der Registrierung der fetalen kardiodynamischen Parameter wurden arterielle Blutentnahmen zur Katecholaminbestimmung und zur Bestimmung des Säure-Basenhaushalts (SBH) vorgenommen (Abb. 1). Hierbei zeigte sich ein enger Zusammenhang zwischen der streßbedingten (O_2-Mangel) Erhöhung der Katecholamine – daraus resultierend eine periphere Vasokonstriktion – und dem Verhalten der Gewebe-pO_2-Kurven. Außerdem bestand eine gute Korrelation zu den blutig gemessenen SBH-Werten.

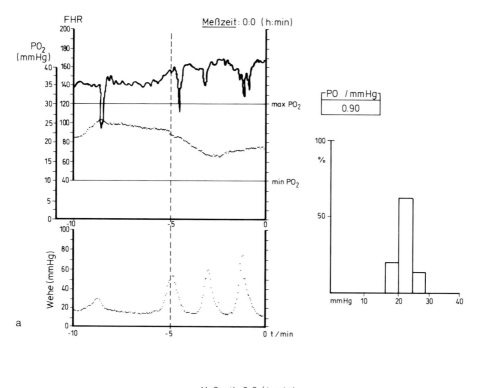
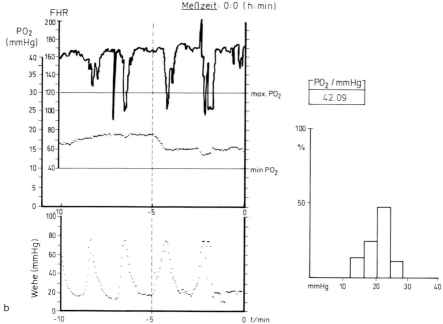

Abb. 1 a, b. Meßsystem mit Aufzeichnung von fetaler Herzfrequenz (*FHR*), Sauerstoffpartialdruck (*pO₂*) und Wehendruck (*WEHE*). *Rechts* Diagramm des pO₂ übre die Registrierzeit

Das Meßsystem selbst besteht aus der pO_2-Signalaufbereitung und aus einer computergestützten Weiterverarbeitung und Darstellung der FHR- und Wehenkurven, die von einem Kardiotokographen übernommen werden. An dem Bildschirm werden in einem äquidistanten Muster für 10 min die FHR, pO_2 und die Wehenaktivität on line aufgezeigt (Abb. 1 und 2). Über eine Tastatur lassen sich zu Beginn der Registrierung Patientendaten und Alertgrenzen für den pO_2 eingeben. Außerdem können mittels Tastendruck die registrierten CTG am Bildschirm „geblättert" werden. Alle Meßdaten (FHR, pO_2 und Wehen) werden auf Disketten gespeichert (Speicherkapazität ca. 64 h/Diskette) und können off line jederzeit wieder am Bildschirm dargestellt werden. Hierbei können klinisch relevante Teile eines CTG markiert und an einem Drucker ausgeschrieben werden.

Da auf dem Bildschirm nur 10 min der Kurven zur Darstellung kommen (der aktuelle Wert wird links hinzugefügt), besteht die Möglichkeit, für den pO_2 ein Histogramm der vergangenen Registrierzeit oder einer zu wählenden Zeit zu zeigen. Dies ist in der Abb. 1 und 2 für die On-line-pO_2-Kurve dargestellt.

Neben dieser Anwendung unter der Geburt kann das Meßsystem auch als Speichergerät der extern registrieten FHR- und Wehenkurven eingesetzt werden (z. B. 24-h-CTG).

Zusammenfassung

Durch die gleichzeitige kontinuierliche Messung der fetalen Herzfrequenz und des Gewebe-pO_2 ist eine Möglichkeit gegeben, früh- und rechtzeitig fetale Gefahrenzustände zu erkennen.

Bei diesem Meßverfahren kommt weder der rein arterielle noch der rein venöse pO_2-Wert zu Registrierung. Vielmehr kann über den Verlauf der Gewebe-pO_2-Kurven indirekt eine Aussage über die periphere Katecholaminwirkung (Vasokonstriktion) und damit über fetale kreislaufdynamische Parameter gegeben werden. Der Vorteil des Systems liegt in der einfachen Handhabung, einer guten Akzeptanz seitens der Gebärenden, der Ablage der Meßdaten auf Disketten und einer damit verbundenen einfachen Datenverwaltung.

Literatur

1. Hartl R, Kirsten A, Schuhmann R, Halberstadt E (1987) Das Verhalten von Katecholaminen während Nabelschnurkompressionen. Arch Gynakol 242:728
2. Hoyer L, Schuhmann R, Halberstadt E (1987) Das Verhalten des intracutanen pO_2 während Nabelschnurkompressionen. Arch Gynakol 242:765

3.4.3 Die transkutane Messung des Kohlendioxid-Partialdrucks sub partu

S. Schmidt (Bonn)

Durch konsequenten Einsatz der kombinierten Überwachung des Feten während der Geburt mittels der Kardiotokographie (CTG) und der Fetalblutanalyse (FBA) kann die Gefahr für Mutter und Kind während der Geburt weitgehend reduziert werden [4–8]. Die transkutane Messung des Kohlendioxidpartialdrucks (tcpCO_2) mit einer neuentwickelten Severinghaus-Elektrode bietet durch die kontinuierliche und weniger invasive Erfassung eines biochemischen Parameters potentiell eine sinnvolle Ergänzung der Überwachung des Feten sub partu [3, 6, 10–12].

Methode

Im Rahmen der vorliegenden Arbeit wurde die tcpCO_2-Messung mit einer in eigener Entwicklungsarbeit modifizierten Elektrode in 224 Fällen durchgeführt. Die Meßgrößen der tcpCO_2-Registrierung wurden mit den Daten der kombinierten fetalen Überwachung (CTG und FBA), den Daten der Zustandsdiagnostik des Neugeborenen und den klinischen Daten der Patienten verglichen.

Der Normalbereich des tcpCO_2 wurde aus den Meßwerten beim Geburtsverlauf ohne Hypoxie festgelegt [1, 2, 9]. Dieses erfolgte durch Bestimmung des Mittelwerts und der 2fachen Standardabweichung in Abhängigkeit von der Muttermundsweite. Mit Fortschreiten der Geburt ergab sich eine langsame Zunahme des tcpCO_2. Aufgrund der methodisch bedingten pCO_2-Erhöhung lagen die transkutanen Meßdaten höher als die im Blut gemessenen pCO_2-Werte. Nach Korrektur der transkutanen Meßdaten hinsichtlich der durch die Temperaturerhöhung im Meßareal und die CO_2-Bildung des Gewebes hervorgerufene pCO_2-Abweichung mit einer von Severinghaus angegebenen Formel ergab sich eine Angleichung an das Blutgasniveau [9, 12].

Zur Überprüfung der Meßgenauigkeit wurden die zeitsynchronen Meßdaten von transkutaner pCO_2-Messung und dem pCO_2 der Fetalblutanalyse hinsichtlich einer statistisch signifikanten Korrelation überprüft. In diesem Zusammenhang wurde der Einfluß der vorgewählten Elektrodenkerntemperatur anhand der Meßdaten zweier Kollektive von jeweils mehr als 100 Fällen mit einer Meßtemperatur von 39 bzw. 44 °C überprüft. Es zeigte sich, daß in beiden Kollektiven eine signifikante Korrelation zwischen transkutanen und im Blut gemessenen pCO_2-Werten besteht. Der Vergleich der Korrelationskoeffizienten mit der z-Transformation ergab bei 44 °C keine signifikant bessere Meßgenauigkeit als bei reduzierter Elektrodenkerntemperatur.

Anhand der Meßdaten wurde weiterhin der Einfluß der Meßdauer auf die Meßgenauigkeit untersucht. Hier ergab sich insbesondere bei Verwendung einer Meßtemperatur von 44 °C eine schlechtere Übereinstimmung von transkutanen und blutig gemessenen Werten nach einer Meßdauer von mehr als 150 min.

Einen deutlichen Einfluß auf die Meßgenauigkeit der $tcpCO_2$-Messung hat auch die Entwicklung eines Caput succedaneum. Der Korrelationskoeffizient wurde bei einer Meßtemperatur von 39 ° deutlich vermindert. Bei 44 °C ergab der Vergleich der Korrelationskoeffizienten hingegen keinen so ausgeprägten Einfluß der Ausbildung einer Kopfgeschwulst auf die Meßgenauigkeit der $tcpCO_2$-Messung.

Klinische Ergebnisse

Die Analyse der Meßdaten aus den verschiedenen Geburtsphasen verdeutlichte den Einfluß des Geburtsfortschrittes auf die transkutane pCO_2-Messung. Der höchste Grad der Übereinstimmung zwischen den transkutanen Meßdaten und dem pCO_2 im fetalen Blut besteht während der Eröffnungsperiode. Für beide Meßtemperaturen ergab sich eine Erniedrigung der Korrelationskoeffizienten in der Austreibungsperiode.

Insgesamt ist jedoch festzustellen, daß trotz der Faktoren, die während der Geburt die Meßgenauigkeit beeinflussen, unter allen untersuchten Meßbedingungen eine statistisch signifikante Korrelation erhalten bleibt.

Der wichtigste zum Nachweis einer fetalen Gefährdung sub partu verwendete biochemische Parameter ist der *Aziditätsgrad* des fetalen Blutes [9]. Um den Zusammenhang zwischen dem $tcpCO_2$ und dem pH-Wert der FBA zu untersuchen, wurde zunächst der Vergleich zwischen den zeitsynchron erhobenen Meßdaten von transkutaner Messung und Fetalblutanalyse durchgeführt. Sowohl bei einer Meßtemperatur von 39 °C als auch von 44 °C ergab sich eine statistisch signifikante Korrelation. Eine kritische Aziditätssteigerung wurde bei beiden Meßtemperaturen durch einen hohen $tcpCO_2$-Wert angezeigt. Bezogen auf den Blutrealwert lag der $tcpCO_2$ beim Auftreten einer Präazidose oberhalb von 48 mmHg, bei Auftreten einer Azidose oberhalb von 55 mmHg (Abb. 1).

Die klinische Nutzbarkeit des $tcpCO_2$ zur Überwachung des Feten sub partu wurde durch Errechnung der Sensitivität und Spezifität des Verfahrens bei der *Erkennung einer Gefährdung des Feten* überprüft. Hierbei wurde eine Grenze des $tcpCO_2$-Wertes für das klinische Vorgehen festgesetzt, die nach Korrektur der methodisch bedingten pCO_2-Erhöhung einem Blutrealwert von 55 mmHg entspricht. Für diese Grenze wurde die Erkennungs- und Ausschlußwahrscheinlichkeit der fetalen Präazidose kalkuliert (Abb. 2).

Es wurde für 39 °C eine Sensitivität von 61% und eine Spezifität von 79% errechnet, hingegen bei 44 °C eine Sensitivität von 90% und eine Spezifität von 93%. Hinsichtlich des Einsatzes der $tcpCO_2$-Messung zur Überwachung des Feten sub partu in Fällen mit auffälligem CTG ergibt sich hieraus, daß bei Verwendung einer Meßtemperatur von 44 °C ein größerer klinischer Nutzen zu erwarten ist als bei reduzierter Meßtemperatur.

Mit dem Ziel, den Zusammenhang zwischen dem *Kardiotokogramm* und dem synchron gemessenen $tcpCO_2$ zu eruieren, wurde zunächst der Mittelwert des

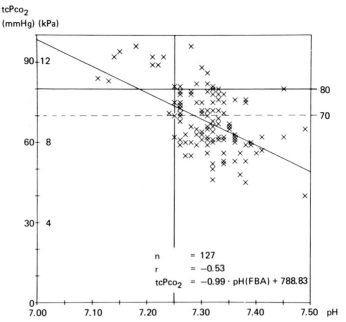

Abb. 1. Korrelation zwischen dem transkutan gemessenen Kohlendioxidpartialdruck (tcpCO$_2$) und dem Ergebnis der pH-Analyse im fetalen Blut [8, 10, 12]. 70 mmHg entsprechen 48 mmHg, 80 mmHg entsprechen 55 mmHg im Blut unter Berücksichtigung der Meßtemperatur

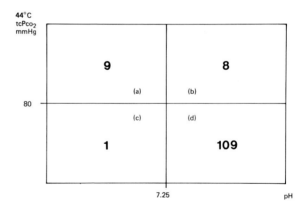

Abb. 2. Die Sensitivität beträgt bei einer Meßtemperatur von 44 °C 90%, die Spezifität 93% für die pH-Wert Grenze von 7,25 und einem klinischen Grenzwert des tcpCO$_2$ von 55 mmHg

tcpCO$_2$ in Abhängigkeit von den Hammacher-Score-Untergruppen errechnet. Während sich zwischen der Gruppe mit normalem Hammacher-Score (0–2) und suspektem Hammacher-Score (3–4) kein signifikanter Unterschied ergab, war bei Befundung des Scores mit 5 oder mehr Punkten der tcpCO$_2$ signifikant erhöht. Weiterhin ergab die Auswertung der Neun-Felder-Tafel zum Vergleich des tcpCO$_2$ mit dem CTG neben dem Nachweis eines statistisch signifikanten Zusammenhangs mittels des Tests die potentielle Möglichkeit des Ausschlusses einer tat-

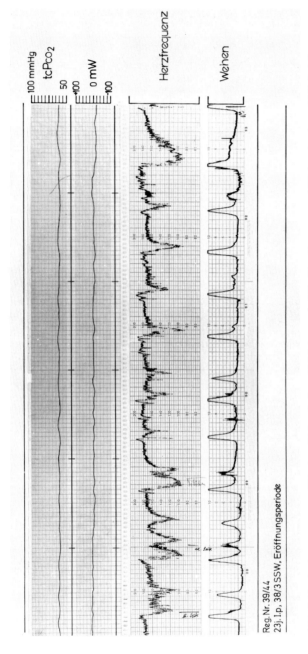

Abb. 3. Registrierung von tcpCO$_2$ (mmHg), relativer Heizleistung (mW), Herzfrequenz und Wehen in einem Fall, bei dem trotz irregulärem Herzfrequenzmuster eine fetale Störung über Stunden ausgeschlossen werden konnte

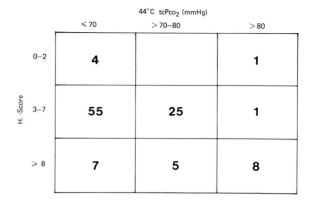

Abb. 4. Relation zwischen dem Befund des Hammacher-Scores und dem Wert des tcpCO$_2$

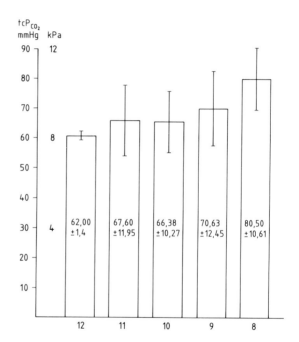

Abb. 5. Mittelwert und Standardabweichung des tcpCO$_2$ der Austreibungsperiode in den Untergruppen des Salmy-Scores (10–12 = optimal lebensfrisch, 8 und 9 = noch lebensfrisch)

sächlich vorliegenden fetalen Gefährdung in der Mehrzahl der Fälle mit suspektem und pathologischem CTG (Abb. 3 und 4).

Die Validität der tcpCO$_2$-Messung zur Voraussage des *Zustands von Neugeborenen* nach der Geburt wurde durch den Vergleich der transkutanen Meßdaten aus der Austreibungsperiode mit dem Neugeborenenstatus nach Saling-Wulf, dem Nebenschema nach Saling und dem Apgar-Schema verglichen. Zu diesem Zweck wurden die Mittelwerte und Standardabweichungen in den Untergruppen der Score-Systeme errechnet und hinsichtlich des Vorliegens von signifikanten Unterschieden überprüft. Hierbei ergab sich, daß das tcpCO$_2$-Niveau in Fällen mit Nachweis einer Azititätssteigerung bzw. Azidose im Nabelschnurarterienblut signifikant höher ist als in Fällen ohne Azititätssteigerung.

Tabelle 1. Vor- und Nachteile der transkutanen tcpCO$_2$-Messung beim Feten

+	−
• Kontinuierliche Information	• Voraussetzung: offene Blase
• Nicht traumatisierendes Vorgehen	• Demobilisierung der Kreißenden
• Zuverlässige subpartuale Registrierung (im Vergleich zu tcpO$_2$)	• Thermisch bedingte Hautalterationen (selten)
• Hohe Spezifität Häufiger Ausschluß einer fetalen Gefährdung ohne FBA, Einsparen operativer Entbindungen	• Apparativer Aufwand (geschultes Personal erforderlich)
• Hohe Sensitivität Frühzeitiges Erkennen von Gasstoffwechselstörungen dadurch: Vermeidung von klinischem Depressionszustand beim Neugeborenen	

Darüber hinaus war das tcpCO$_2$-Niveau der Austreibungsperiode bei Kindern, die postpartual einen optimal lebensfrischen Zustand aufwiesen, signifikant niedriger als bei Kindern mit reduzierter Punktzahl im jeweiligen Score-System (Abb. 5).

Als Hinweis auf einen potentiellen Schaden bei klinischem Einsatz von beheizten transkutanen Elektroden trat neben einer in der Mehrzahl der Fälle nachweisbaren, jedoch nicht anhaltenden Hautrötung im Meßareal in einem Fall eine Verbrennung II. Grades nach einer Messung mit 44 °C auf.

Zusammenfassung

Der potentielle Nutzen des Verfahrens liegt in der im Vergleich zur Kardiotokographie besseren Ausschlußwahrscheinlichkeit. In der Mehrzahl der Fälle mit auffälligem Herzfrequenzmuster wird die Fetalblutanalyse zum Ausschluß einer fetalen Gefährdung überflüssig. Ein weiterer klinischer Nutzen liegt darin, daß das Auftreten einer tatsächlichen fetalen Gefährdung frühzeitig erkannt und ein klinischer Depressionszustand des Kindes nach der Geburt durch rechtzeitiges Eingreifen verhindert werden kann (Tabelle 1).

Insgesamt stellt die tcpCO$_2$-Messung ein Verfahren dar, daß im Rahmen der erweiterten Überwachung des Feten sub partu zur zuverlässigen, nichtinvasiven Registrierung eines zusätzlichen biochemischen Parameters, insbesondere in Fällen mit auffälligem bzw. nicht befundbarem Kardiotokogramm und erhöhtem Hypoxierisiko eingesetzt werden sollte.

Literatur

1. Bartels H, Wulf H (1965) Physiologie des Gastausches in der Plazenta des Menschen. In: Linneweh F (ed) Fortschritte der Pädologie, Bd 1. Springer, Berlin Heidelberg New York
2. Bauer C, Ludwig M, Ludwig I, Bartels H (1969) Factors governing the oxygen affinity of human adult and foetal blood. Respir Physiol 7:271

3. Hansen TN, Sonoda Y, McIlroy MB (1980) Transfer of oxygen, nitrogen, and carbon dioxide through normal adult human skin. J Appl Physiol 49:438
4. Huch A, Huch R, Schneider H, Peabody J (1980) Experience with transcutaneous pO_2 ($tcpO_2$) monitoring of mother, fetus and newborn. J Perinat Med 8:51
5. Huch R, Huch A, Lübbers PH (1981) Transcutaneous pO_2. Thieme, New York
6. Löfgren O (1981) Continuous transcutaneous carbon dioxide monitoring of the fetus during labor. Crit Care Med 9:750
7. Metcalfe J, Bartels H, Moll W (1967) Gas exchange in the pregnant uterus. Physiol Rev 47:782
8. Saling E (1962) Neues Vorgehen zur Untersuchung des Kindes unter der Geburt. Einführung, Technik und Grundlagen. Arch Gynäkol 197:108
9. Saling E (1963) Die Blutgasverhältnisse und der Säure-Basen-Haushalt des Feten bei ungestörtem Geburtsablauf. Z Geburtshilfe Gynäkol 161:262
10. Schmidt S, Langner K, Dudenhausen JW, Saling E (1983) Kombinierte Messung von transkutanem pCO_2 und pO_2 des Feten sub partu. Arch Gynecol 235:657
11. Schmidt S, Langner K, Rothe J, Saling E (1982) A new combined non-invasive electrode for $tcPCO_2$ measurement and fetal heart rate recording. J Perinat Med 10:297
12. Severinghaus JW, Stafford M, Bradley AF (1978) $tcpCO_2$ electrode design, calibration and temperature gradient problems. Acta Anaesthiol Scand 68:118

3.5 Organisation der Neonatologie

3.5.1 Realisierbare Organisationsformen der Neonatologie in geburtshilflichen Einheiten

K. Betke (München)

Vor 30 Jahren betreute ich hier in Freiburg als Oberarzt der Kinderklinik die Neugeborenen der Frauenklinik. Das bestand schlicht in Visiten auf der Neugeborenenstation. In den Kreißsaal kam ich nur, wenn meine Frau ihre Kinder bekam. Den großen Aufbruch der Neonatologie in den 60er Jahren mit der Integrierung der Pädiater in die perinatale Betreuung machte ich dann als Klinikchef in Tübingen und in München mit; dies zusammen mit Klaus Riegel bei seiner erfolgreichen Arbeit. Ihm verdanke ich auch eine eingehende Beratung für diesen Beitrag.

Nach der gemeinsamen Empfehlung der 4 mit der Neonatologie befaßten deutschen Fachgesellschaften von 1984 [1] sind auf 1 000 Lebendgeborene neben 25 Normalpflegeplätzen für gestörte Kinder vorzuhalten: 1,7 Intensivbehandlungsplätze, 2,2 Intensivbeobachtungsplätze und 5 Spezialpflegeplätze [1]. Die Gewährleistung dieses Intensiv- und Spezialdienstes ist eine Aufgabe, die zu bewältigen nicht nur finanziell, sondern auch organisatorisch anspruchsvoll ist.

Für *Intensivmedizin* sind wegen des Dienstes um die Uhr mindestens 5 Ärzte notwendig, und diese reichen bei Krankheit, Stoßbetrieb oder Transportdienst noch nicht einmal aus. Ferner müssen für die Neonatologie pädiatrische Fachleute für Spezialgebiete wie Kardiologie, Hämatologie, Immunologie und Kinderchirurgie erreichbar sein. Schließlich muß die Intensiveinheit groß genug sein, nicht nur, um einigermaßen wirtschaftlich zu arbeiten (6–12 Intensivplätze gelten als am wirtschaftlichsten), sondern auch um genügend Routine und Erfahrung halten zu können. Bei weniger als 50 Beatmungsfällen/Jahr können die Ergebnisse ungünstig werden, wie aus Feststellungen der Arvo-Ylppö-Studie hervorgeht [2]. Das sind personelle und materielle Erfordernisse, die eine leistungsfähige Kinderklinik als Träger einer neonatologischen Intensiveinheit voraussetzen.

Für ihre Zusammenarbeit mit der Geburtshilfe ist maßgebend, daß der Neonatologe jederzeit 15–30 min vor seiner Risikogeburt, spätestens aber mit dem Durchtritt des Kindes da sein soll, um die kritischen ersten Minuten des extrauterinen Lebens überwachen zu können. Dabei ist zu bedenken, daß in etwa 15–17% der Risikofälle das Risiko unerwartet und nicht vorhersehbar unter der Geburt auftritt und die Zeit für die Herbeirufung des Neonatologen sehr knapp werden kann. Wenn Geburtshilfe und Kinderklinik unter einem Dach oder eng benachbart sind, wie das im Perinatalzentrum der Fall ist, ergeben sich in dieser Hinsicht

---

[1] Deutsche Gesellschaft für Gynäkologie und Geburtshilfe, Deutsche Gesellschaft für Kinderheilkunde, Deutsche Gesellschaft für Perinatale Medizin, Deutsch-österreichische Gesellschaft für Neonatologie und Pädiatrische Intensivmedizin.

Tabelle 1. Neugeborenentransporte 1979–1981, II. Kinderklinik Augsburg. (Nach Saule 1987 [3]). 27 Geburtshilfliche Abteilungen, 8900 Geburten/Jahr; Entfernungen: 4–103 km, Median 45 km

	n	[%]	[%]
Einsätze	938	100	
„Fehlalarme"/Leerfahrten	87	9,3	
Transporte	851		100
Ankunft im Kreißsaal			
– Mehr als 30 min vor der Geburt			6,5
– Zeitgerecht vor der Geburt			25,0
– Bis 10 min nach der Geburt			4,6
– 10–30 min nach der Geburt			13,1
– Später als 30 min			45,8
Spätere Transporte (nach 1 Tag)			5,1

keine Schwierigkeiten, auch bleibt die Weiterversorgung der Kinder, die verlegt werden müssen, in der Hand derer, die die Primärversorgung leisten.

Sind die Kliniken nicht benachbart, muß für gefährdete Kinder ein *Transportdienst* eingerichtet werden. Transportdienste dieser Art sind in den letzten Jahren in großer Zahl entstanden, so daß mittlerweile eine flächendeckende Versorgung auch kleiner geburtshilflicher Abteilungen in der Peripherie gegeben ist. Die Forderung jedoch, daß bei einer Risikogeburt der Neonatologe zeitgerecht vor der Geburt zugegen ist, wird dabei nur in einem Teil der Fälle erfüllt; in einer Untersuchung von Saule (1987) im Raum Augsburg nur in einem knappen Drittel der Fälle (Tabelle 1). Das wirkt sich zweifellos auch auf die Ergebnisse aus. Die Frühsterblichkeit von Frühgeborenen <2000 g war z.B. in München bei Verlegung durch Transport doppelt so hoch wie bei der Verlegung innerhalb des Hauses [2]. Zweifellos kann der Transport selbst Schäden verursachen. So stellte v. Loewenich (1984) eine 3fach so hohe Inzidenz von Ventrikelblutungen bei transportieren Kindern fest [4].

Trotz aller Verdienste des Transportdienstes muß daher weiter darauf gedrungen werden, daß Risikoschwangere vor der Geburt in ein *Perinatalzentrum* kommen, so daß der Transportdienst nur für die unerwartet auftretenden Risikofälle da ist. Der Nutzen dieses Konzepts der sog. Regionalisierung der Perinatalmedizin ist zwar durch zahlreiche Studien gesichert, doch ist es in den einzelnen deutschen Bundesländern ganz unterschiedlich weit gediehen. Wenn das Regionalisierungskonzept funktioniert, müßten sich z.B. Mütter mit kleinen Frühgeborenen vornehmlich nur in Perinatalzentren finden, während eine große Zahl von geburtshilflichen Abteilungen keine solchen Entbindungen hat. Das trifft in Bayern und Baden-Württemberg zu, nicht aber z.B. bisher in Nordrhein-Westfalen [5]. Einer Zeitungsnotiz war jedoch kürzlich zu entnehmen, daß NRW auf dem Verordnungswege die Perinatalmedizin regionalisieren will.

Eine besondere Situation besteht bei größeren geburtshilflichen Abteilungen der Versorgungsstufe II oder III, bei denen sich die *Kinderklinik* nicht mit einer neonatologischen Einheit in wünschenswerter Nachbarschaft befindet. Bei hohen

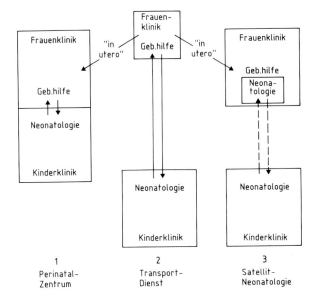

Abb. 1. Organisatorische Möglichkeiten der Versorgung gefährdeter Neugeborener

Geburtenzahlen, vor allem bei einem hohen Anteil an Risikoschwangeren, kann es nicht nur aus Gründen der Effektivität, sondern auch, um die aufgezeigte Problematik des Transports zu vermindern, angezeigt sein, in der Frauenklinik selbst eine Neonatologieeinheit als *Satelliten der Neonatologie* der Kinderklinik einzurichten. Entsprechende Überlegungen sind etwa ab 1 200–1 500 Geburten/Jahr am Platz. In München haben wir aus diesem Grund in der Frauenklinik Großhadern, die durch 8 km Großstadtverkehr von der Kinderklinik getrennt ist, eine solche Neonatologieeinheit in die geburtshilfliche Abteilung inkorporiert.

Die organisatorischen Möglichkeiten der Neonatologie laufen also auf 3 Grundmodelle hinaus (Abb. 1): 1. Perinatalzentrum, 2. Transportdienstsystem für peripher gelegene geburtshilfliche Einheiten, 3. Satellitneonatologie in der Geburtshilfe, wenn die Kinderklinik zu weit entfernt ist. Das „Restrisiko", um das es in diesen beiden Tagen geht, ist bei Modell 1 von der Organisation her am geringsten. Im Modell 3 sind auf jeden Fall die Frühgeborenen – als wichtigste Gruppe für die perinatale Mortalität – gut aufgehoben. Vor allem sie sind es, die, wir wir sahen, nach Möglichkeit nicht transportiert werden sollen. Ein Mangel ist, daß die pädiatrischen Subspezialisten und die Kinderchirurgen nicht direkt greifbar sind. Man muß ferner Vorsorge treffen, daß Kontakt und Austausch zwischen Kinderklinik und Satellit wirksam sind, um die Entwicklung einer Schmalspurneonatologie zu vermeiden. Im Transportdienst, dem Modell 2, ist das Restrisiko, wie gezeigt, naturgemäß am größten, wenn es sich auch bei stärkerer Beachtung des Prinzips, Risikoschwangere vor der Geburt an ein Perinatalzentrum abzugeben, und bei Inkaufnahme von „Fehlalarmen" des Transports verringern läßt.

Unbefriedigend ist, daß wir derzeit das Restrisiko nur nach der *Mortalität* beurteilen. Zweifellos muß auch beachtet werden, wieviele Kinder perinatal bedingte Schäden und spätere Behinderungen davontragen. Die in den 70er Jahren gesichert erscheinende Meinung, daß mit dem Rückgang der Neugeborenensterblichkeit quasi gesetzmäßig auch die Zahl der *Schäden bei Überlebenden* zurückgeht, ist nach neueren sorgfältigen Untersuchungen von Hagberg et al. (1984) in Frage gestellt worden [6]. Sie stellten im Überblick über 20 Jahre (1959–1978) in Schweden nach dem zunächst vorhandenen Rückgang der Zerebralparesen in den Jahren seit 1971 trotz weiterem Absinken der Mortalität wieder einen Anstieg dieser Schäden fest. Der Anstieg ist mit der Zahl beatmeter Kinder korreliert. Wenn auch die „Bilanz" für Kinder, die durch Intensivbehandlung ungeschädigt überleben, im Vergleich mit den geschädigt Überlebenden positiv ist, sind dies doch Feststellungen, die uns zwingen, die Erfolge der Neonatologie noch differenzierter zu untersuchen, als es bisher geschehen ist.

Literatur

1. Riegel K (1984) Betreuung von kranken und gefährdeten Neugeborenen. Monatsschr Kinderhlkd 132:877
2. Riegel K, Selbmann HK, Österlund K (1985) Perinatalrisiken und kindliche Mortalität und Morbidität. Ges. Strahlen- u. Umweltforschung, BPT-Bericht 5/1985, München
3. Saule H, Riegel K, Baltinger C (1987) Effectiveness of neonatal transport. J Perinatal Med 15:515
4. Bielicki M, v. Loewenich V, Halberstadt E, Grau H (1984) Intraventrikuläre Blutungen bei sehr kleinen Frühgeborenen. Einfluß des Transports. In: Kowalewski S (Hrsg) Pädiatrische Intensivmedizin IV. Thieme, Stuttgart
5. Kubli F, Berg D, Koschade E, Riegel KP, Linderkamp O (1987) Das Risikoneugeborene im Spannungsfeld von Geburtshilfe und Pädiatrie. 46. Tag. Dtsch. Ges. Gynäkol. Geburtsh., Düsseldorf. Arch Gynecol 242:825
6. Hagberg B, Hagberg G, Olow I (1984) The channing panorama of cerebral palsy in Sweden. Acta Paediatr Scand 73:433

3.5.2 Theorie und Praxis der Regionalisierung in der Geburtshilfe und Neonatologie

K. Riegel (München)

Die Regionalisierung in der Perinatalmedizin will nicht mehr, als jeder Schwangeren und jedem Neugeborenen in einer Region die ihren jeweiligen Bedürfnissen angemessene medizinische Versorgung bieten. Das Konzept unterstellt, durchaus begründet, zweierlei: Erstens können Schwangere und Neugeborene mit unterschiedlich schwerwiegenden Risiken belastet sein, die unterschiedlichen diagnostischen und therapeutischen Aufwand erfordern. Zweitens wird man dem unterschiedlichen Aufwand am wirtschaftlichsten und effektivsten gerecht, indem man 3 Versorgungsebenen mit gestuftem Leistungsniveau vorhält. Regionalisierung bedeutet folglich *Aufgabenteilung gemäß Notwendigkeiten* (Tabelle 1), und Not-

Tabelle 1. Regionalisierungskonzept – Prinzip. (Nach [1])

Jede Schwangere und jedes Neugeborene sollen die ihren individuellen Bedürfnissen angemessene medizinische Versorgung erhalten
Die jeweilig notwendige Versorgung wird über Vorsorgeuntersuchungen ermittelt

Die verschiedenen Bedürfnisse erfordern

3 klinische Versorgungsebenen:
  I Normale Schwangerschaft und (wahrscheinlich) komplikationsfreie Geburt; Erstversorgung unerwarteter Zwischenfälle
  II (Wie I plus) Versorgung von Schwangeren mit ausgewählten Risiken gemäß vorhandenen Möglichkeiten, z. B.
    drohende Frühgeburt >30 Wochen Tragzeit,
    Zwillingsgeburt >34 Wochen,
    EPH-Gestose, „grünes" Fruchtwasser, Verdacht auf Amnioninfektion, Blutgruppeninkompatibilität,
    Placenta praevia, pathologische Kindslage
  Versorgung von Neugeborenen mit „unproblematischen" Störungen
  Qualifizierter Patiententransport (Einzugsgebiet etwa 2000–3000 Geburten/Jahr)
  III (Wie II plus) Versorgung von Schwangeren mit hohem Risiko (ca. 1% aller Schwangeren), insbesondere mit
    drohender Frühgeburt <31 Wochen,
    drohender Zwillingsfrühgeburt <35 Wochen,
    Drillings- und Mehrschwangerschaft,
    anstehender Geburt eines Kindes mit akut operationspflichtiger Fehlbildung,
    Hydrops fetalis,
    insulinpflichtigem Diabetes mellitus u. a.
      seltenen gravierenden (Einzel-)Risiken für Mutter und/oder Kind
  Regionale Koordination der Patientenversorgung
  (Einzugsgebiet etwa 3500–7000 Geburten/Jahr)

Tabelle 2. Regionalisierungskonzept – Medizinische Dienste. (Nach [1])

A	Praxis/niedergelassene Ärzte für die Betreuung gemäß „Mutterschaftsrichtlinien" „Kinderrichtlinien"
	Zur Konsultation und Überweisung sind verfügbar:
B	(Klinische) Spezialambulanzen für spezifische genetische, reproduktive, organische, entwicklungsneurologische Probleme etc.
C	Klinisch-stationäre Bereiche (vgl. Tabelle 1)
D	Transportdienste materno-fetal neonatal Rückverlegung

wendigkeit ist definier- und erfaßbar. So gesehen ist Regionalisierung die letzte Stufe der Präventivmedizin, deren Grundlagen Screening bzw. Vorsorgeuntersuchungen sind. Es versteht sich, daß Regionalisierung erst propagiert werden kann, wenn das Instrumentarium der Vorsorge greift (es gibt nichts Effektiveres als Schwangerenvorsorge), angemessene Risikointerventionen möglich und entsprechende Spezialeinrichtungen bzw. Versorgungsstrukturen vorhanden sind. Regionalisierung beinhaltet somit ein Netzwerk ambulanter und stationärer Dienste (Tabelle 2). Aus allem wird ersichtlich, daß das Regionalisierungskonzept erst jüngeren Datums sein kann.

Entwicklung des Konzepts

Die Regionalisierungsidee scheint allerdings schon länger zu existieren. Sie war ursprünglich wohl mit „Frühgeburtenaufzucht" verknüpft. Teure Geräte (Inkubatoren) und personalintensive Pflege ließen in den USA, offensichtlich auf öffentlichen Druck hin [5] bis in die 40er Jahre immer mehr Frühgeburtenzentren entstehen, nachdem Hess Anfang der 20er Jahre mit seinen Inkubatoren und mit Sauerstoff als Therapeutikum erstaunliche Erfolge vorgewiesen hatte [4]. Bedauerlicherweise hatte diese Entwicklung katastrophale Folgen: Sauerstoff und Vitamin K, unkontrolliert angewendet, führten zu „epidemischer" Erblindung und Hyperbilirubinämie, d.h. zu zahlreichen Behinderten. Es versteht sich, daß eine an sich gute Idee in Verruf kam, und es dauerte bis etwa 1970, bis der Regionalisierungsgedanke, unter Einbeziehung der antenatalen Betreuung, in den USA wieder ernsthaft aufgegriffen und dann auch, bei inzwischen besseren technischen Voraussetzungen, rasch akzeptiert wurde [1, 11]. Es wundert nicht, daß die Regionalisierung vor allem in dünn besiedelten Gebieten Fuß faßte: Hier ist die Patientenversorgung auch und gerade eine organisatorische Aufgabe [3]. Bemerkenswert ist jedoch, daß sich Ärzte und nicht Behörden dieser Aufgabe annahmen, was rückblickend als Erfolgsgarant gewertet wurde [5]. In die Programme flossen dann auch Erfahrungen aus Skandinavien ein, wo die medizinische Versorgung schon lange regionalisiert ist.

Tabelle 3. Regionalisierung – Konzeptvermittlung. (Nach [1])

A Allgemeine Gesundheitserziehung,
   Weckung des „Vorsorgebewußtseins"
      Unterrichtspläne, Medien
B Unterrichtung der „Erzieher" (Lehrer) in Studium und Ausbildung
C Schulung des medizinischen Personals
      Studium und Ausbildung
      Regionale Fortbildung
D Unterrichtung der Institutionen
      Krankenhaus(-träger)
      Kassen
      (Planungs-)Behörden

Tabelle 4. Regionalisierung – organisatorische Komponenten. (Nach [1])

A *(Selbst-)Verwaltung:*
      Programmentwicklung und -management
      Beratung/fachliche Auskünfte/Vermittlung von Diensten
      Datensammlung und -auswertung, Bedarfsermittlung
      Krankenhausüberprüfung
B *Leistungsnachweis und -kontrolle* (epidemiologische) Forschung:
      Kontrolle der Strukturqualität
      Kontrolle der Prozeßqualität (Projektforschung)
      Kontrolle der Ergebnisqualität, einschließlich Nachuntersuchungen (Projektforschung)

Regionalisierung gründet sich auf Einsicht und Eigenverantwortung, wozu Unterrichtung auf allen Ebenen Voraussetzung ist (Tabelle 3). Regionalisierung gründet sich ferner auf intensive interkollegiale und interdisziplinäre Kontakte. Solche lassen sich unter wenigen Beteiligten leichter realisieren, und man versteht die bevorzugte Verbreitung in dünn besiedelten Gebieten: Trotz größeren Entfernungen kennt man sich untereinander besser. Im übrigen „lebt" Regionalisierung von ärztlicher Eigeninitiative und Selbstverwaltung, die Leistungskontrolle einschließt (Tabelle 4). Regionalisierung kann nicht verordnet werden.

Praxis

Wo perinatalmedizinische Regionalisierung einmal etabliert ist, wird sie nicht mehr in Zweifel gezogen – die Vorteile sind zu offenkundig (Übersicht bei [5]): Verringerte neonatale und postneonatale Morbidität, weniger Notfalltransporte, bessere Nutzung von Ressourcen und damit niedrigere Kosten, fallende Sterblichkeitsziffern. Der Kosten-Nutzen-Faktor ist relevant: Allein die Aufenthaltsdauer von Neugeborenen in südfinnischen Kinderabteilungen auf südbayerische Verhältnisse übertragen [10] läßt einen jährlichen „Nettogewinn" von rund 30 Mio DM schätzen, die für dringend notwendige Investitionen bereitstünden.

Wo Regionalisierung proklamiert werden kann, findet sie rasch breite Zustimmung [9]. Wichtig ist die Erkenntnis, daß Regionalisierung nicht mit Zentralisierung gleichzusetzen ist. Regionalisierung ist keine Einbahnstraße zum teuren Perinatal-/Tertiärzentrum hin, sondern beinhaltet den Weg zurück. Die „Verpflanzung" von Mutter und Kind aus vertrauter Umgebung, die Einschränkung der Freizügigkeit, muß und kann kurz und auf das Nötigste begrenzt gehalten werden.

Regionalisierung der Perinatalmedizin in der Bundesrepublik Deutschland

Angesichts niedriger Sterblichkeitsziffern und eines allgemein hohen medizinischen Standards ist es schwierig, bei uns über Regionalisierung zu reden. Aber es ist der einzige Weg, Subspezialisierung besser zu nutzen und die Ergebnisse weiter zu verbessern. Wo bei uns Regionalisierung möglich, d. h. ein regionales Tertiärzentrum vorhanden ist, wie z. B. in Tübingen [7], Ulm [2] und Frankfurt, läßt sich dies mit Zahlen belegen (Tabelle 5). Das Regionalisierungskonzept ist auch durchaus bei der „Basis" schon angekommen. Die Bayerische Perinatalerhebung (BPE) weist z. B. bereits 1982 20 geburtshilfliche Abteilungen mit weniger als 300 Geburten/Jahr mit 0% perinataler Sterblichkeit aus, 42 weitere dieser Kategorie hatten dagegen im Durchschnitt 1,11% (BPE gesamt 168 Kliniken 0,79%). Die „Präsenz eines Pädiaters bei Frühgeburt" – Indikator interdisziplinärer Kontakte – nimmt jährlich deutlich zu. Eine Hochrisikoschwangere nicht zu verlegen, wird unter Frauenärzten bereits als mögliches juristisches Problem diskutiert.

Regionalisierung in der Perinatalmedizin ist Thema der Krankenhausplanungsbehörden der Länder. Sie können jedoch nur so gut entscheiden, wie sie beraten werden. Bedauerlicherweise haben ihre Gutachter oft noch unterschiedliche Vorstellungen. Insbesondere Pädiater, die Promotor der Regionalisierung sein sollten, scheinen noch sehr am „Althergebrachten" und an Neugeborenennotarzttransporten zu hängen. Solche Transportdienste sind zweifellos weiterhin nötig, mehr noch aber regional gegliederte Versorgungsebenen und vor allem genügend Perinatalzentren.

Tabelle 5. Versorgung von Neugeborenen mit Geburtsgewicht < 2000 g in Südbayern 1980/81. (Nach [12])

	Primäre Intubation im Kreißsaal [%]	Atemnot (Silverman > 2) bei Aufnahme [%]	Frühsterblichkeit [%]
Perinatalzentren	58,8	25,8	6,0
Geburtshilfe-Abteilungen ohne Neonatologie			
Region München (zentraler NNAD)	44,7	13,2	12,5
Südbayern ohne München	21,7	31,0	15,6

Literatur

1. American Academy of Pediatrics/American College of Obstetricians and Gynecologists (1983) Guidelines for Perinatal Care. Evanston, Washington
2. Burghard R, Töllner U (1981) Transport des Risikoneugeborenen oder der Risikoschwangeren? Dtsch Med Wochenschr 106:1019
3. Hein HA, Christopher C, Ferguson NN (1975) Rural perinatology. Pediatrics 55:769
4. Hess JH (1953) Experiences gained in a thirty year study of prematurely born infants. Pediatrics 11:425
5. Johnson JG (1982) The promise of regional perinatal care as a national strategy for improved maternal and infant care. Publ Health Report 97:134
6. McCarthy JT, Butterfield LJ (1978) Newborn country USA revisited. Rocky Mt Med J 75:208
7. Mentzel H, Michaelis R (1978) Die Säuglingssterblichkeit in der Bundesrepublik als Problem der regionalen Neugeborenen- und Säuglingssterblichkeit. Kinderarzt 9:303
8. Paneth N, Kiely JL, Wallenstein S et al. (1982) Newborn intensive care and neonatal mortality in low-birth-weight infants. A population study. N Engl J Med 307:149
9. Pearse WH, Fielden J (1979) Manpower planning in obstetrics and gynecology: changing maternity care patterns – regional planning. Amer Coll Obstet Gynecol, Chicago
10. Riegel K, Selbmann HK, Österlund K (1985) Perinatalrisiken und kindliche Mortalität und Morbidität. Arvo-Ylppö-Studie. BPT-Bericht 5. GSF München
11. Ryan GM (1975) Toward improving the outcome of pregnancy: recommendations for the regional development of prenatal health services. Obstet Gynecol 46:375
12. Saule H (1986) Unveröffentlichte Ergebnisse der Arvo-Ylppö-Studie. Effectiveness of neonatal transport systems

3.5.3 Der Neonatologe und das perinatale Risiko

H. Mentzel (Tübingen)

In den vergangenen 2 Jahrzehnten wurden bei der Versorgung von hochgradig gefährdeten Neugeborenen große Fortschritte gemacht. Die eindrucksvolle Senkung der Säuglingssterblichkeit gibt hiervon Zeugnis. Die günstigen Ergebnisse werden von vielen Seiten als überaus befriedigend angesehen. Dies darf aber nicht darüber hinwegtäuschen, daß es nach wie vor Hochrisikoneugeborene gibt, die mit einem unverhältnismäßig hohen Sterbe- und Schädigungsrisiko belastet sind.

Zur Darstellung des perinatologischen Risikos haben wir eine Neugeborenengruppe ausgewählt, die in besonders hohem Maß einem Risiko ausgesetzt ist. Es handelt sich um *extrem unreife Frühgeborene* mit einem Geburtsgewicht zwischen 500 und 1 500 g oder um Frühgeborene, die aus einem Schwangerschaftsalter von 24–34 Wochen stammen. An dieser Gruppe soll aufgezeigt werden, wie hoch das perinatale Risiko nach wie vor ist und in welchem Ausmaß es durch Neonatologen in enger Kooperation mit dem Geburtshelfer erheblich vermindert werden kann.

Die *Mortalität* von Frühgeborenen mit einem Geburtsgewicht zwischen 1 001 und 1 500 g im 1. Lebensjahr schwankte im Jahre 1984 in verschiedenen Bundesländern zwischen 15% im Land Baden-Württemberg und 25% im Land Nordrhein-Westfalen (Mentzel 1986). Die deutlichen Differenzen zwischen den Sterberaten werden noch deutlicher, wenn wir diese Ergebnisse mit der Mortalitätsrate in einzelnen Kliniken vergleichen. So betrug die Mortalität in dieser Gewichtsgruppe in der Universitäts-Kinderklinik Gießen von 1985 bis 1986 nur 12% (Wolf 1987), in der Kinderpoliklinik München betrug sie für die Jahre 1981–1985 7% (Lipowski 1987), im Perinatalzentrum Tübingen konnte sie 1985–1986 auf 4,5% gesenkt werden. Selbst wenn man berücksichtigt, daß die Klinikergebnisse nur bis zum Entlassungstag der Patienten berechnet werden, ergibt sich ein gravierender Unterschied zum generellen Risiko in den Bundesländern. Hierzu muß daran erinnert werden, daß bekanntlich alle Frühgeborenen dieser Gewichtsgruppe in Kinderkliniken medizinisch versorgt werden. Die Ergebnisse der Länder stellen demnach nur die Summe der Einzelergebnisse aus den Kinderkliniken dar. Die Gründe für die erheblichen Differenzen können nur in schwerwiegenden Qualitätsunterschieden bei der medizinischen Versorgung liegen.

Ähnliche Statistiken zur Beurteilung der *zerebralen Morbidität* von überlebenden Frühgeborenen mit einem Geburtsgewicht zwischen 1 001 und 1 500 g existieren weder bundes- noch landesweit. Nur von wenigen Kliniken wurden gut kontrollierte Nachuntersuchungsergebnisse mitgeteilt. Allein aus der Beobachtung, daß eine niedrige Mortalität in führenden Perinatalzentren auch mit einer geringen Häufigkeit schwerer zerebraler Schäden einhergeht, darf umgekehrt gefolgert werden, daß die prozentuale Anzahl von Frühgeborenen mit schweren zerebralen Behinderungen in den Ländern erheblich höher liegt als in Perinatalzentren.

Das überaus hohe perinatale Risiko der *Frühgeborenen mit einem extrem niedrigen Geburtsgewicht* unter 1 000 g hat viele Jahrzehnte lang bewirkt, daß diese Kinder bei der Geburt als nicht lebensfähig angesehen und als Abort eingestuft wurden. Dieses Vorgehen ist auch heute noch durchaus üblich. Bei Frühgeborenen mit einem Geburtsgewicht unter 800 g wird in der Regel nach wie vor von einer Nichtlebensfähigkeit ausgegangen. Landesweit beträgt die Mortalität der Frühgeborenen mit einem Geburtsgewicht zwischen 800 und 1 000 g ca. 60–80%. Von einzelnen Zentren werden Zahlen von 40–50% angegeben. Die Häufigkeit schwerer zerebraler Schädigungen dürfte über 40% liegen. Bei Frühgeborenen unter 800 g Geburtsgewicht liegt die Sterblichkeit entsprechend der passiven medizinischen Versorgung bei ca. 100%.

Durch die Einführung einer speziellen peri- und neonatologischen Versorgung konnten in den vergangenen Jahren auch bei dieser Hochrisikogruppe große Fortschritte gemacht werden. In Tübingen sank die Mortalität von Frühgeborenen mit einem Gewicht von 751–1 000 g auf 24%, bei einem Gewicht nur von 500–750 g auf 66% in den Jahren 1982 bis Mai 1986 ab (Mentzel 1988).

Da die überaus günstigen Erfolge in den vergangenen Jahren Erstaunen, Ungläubigkeit, ja Argwohn ausgelöst haben, werden die neuesten Tübinger Ergebnisse im folgenden mit den kürzlich publizierten Durchschnittszahlen aus 26 Perinatalzentren für das Jahr 1978 und aus 40 Perinatalzentren für das Jahr 1983 in den Vereinigten Staaten verglichen (Abb. 1). Die Mortalität in diesen Zentren lag 1978 bei 49% bei Frühgeborenen mit einem Geburtsgewicht zwischen 751 und 1 000 g und konnte auf 34% im Jahre 1983 gesenkt werden (Sell 1986). Im Vergleich hierzu fiel die Sterberate im Perinatalzentrum Tübingen im Jahr 1982 bis Mai 1986 auf 24% ab und erreichte in den vergangenen 2½ Jahren 18%.

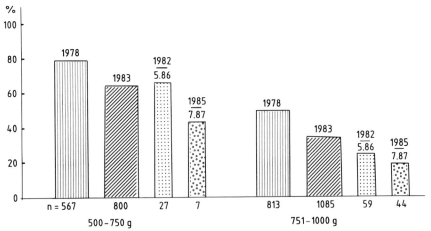

Abb. 1. Mortalität von extrem unreifen Frühgeborenen mit 500–1 000 g Geburtsgewicht. Vergleich der Durchschnittswerte in Perinatalzentren 1978 und 1983 nach Sell mit Ergebnissen im Perinatalzentrum Tübingen 1982–Juli 1987

Diese Beispiele belegen, daß das hohe Sterberisiko in Perinatalzentren auch für diese Frühgeborenengruppe zu einem hohen Prozentsatz beseitigt werden konnte. Hohe Überlebensraten bei diesen extrem unreifen Frühgeborenen gehören heute zum Standard in voll funktionsfähigen Perinatalzentren. Die Grenzen der Lebensfähigkeit Frühgeborener werden in der Bundesrepublik Deutschland bis heute bei einem Geburtsgewicht von 800 g und weniger gezogen. Die untere Grenze des Schwangerschaftsalters liegt in der Regel bei der 27.–26. Woche. Diese Festlegung wurde 1983 in einer Literaturzusammenstellung von Ewerbeck und Groneck empfohlen, da sich aus internationalen Publikationen deprimierende Ergebnisse hinsichtlich Mortalität und zerebraler Morbidität ergaben. Bei einem genauen Studium der Publikationen ist festzustellen, daß es sich bei den meisten Patienten dieser Gruppe um Frühgeborene handelte, die postnatal keine optimale Versorgung erhalten haben. In verschiedenen Perinatalzentren in den Vereinigten Staaten, Kanada, Australien und Tübingen wurde vor ca. 10 Jahren damit begonnen, auch bei Frühgeborenen mit einem Geburtsgewicht zwischen 500 und 750 g eine aktive peri- und neonatologische Intensivversorgung einzuführen. Die Ergebnisse gehen aus der Abb. 1 hervor. Während die Mortalität 1978 in den Perinatalzentren noch 80% betrug, fiel sie im Jahr 1983 auf 66% ab. In Tübingen erreichte die Mortalität in den letzten 2½ Jahren 43%. Die gefürchtete zerebrale Dauerschädigung bei den überlebenden Frühgeborenen wurde nach Behandlung in anerkannten Perinatalzentren nur noch bei ca. 15% der Überlebenden beobachtet. In Tübingen betrug die Inzidenz von schweren Zerebralschäden in den letzten Jahren auch bei diesen extrem unreifen Gruppen nur noch 5% (Haas et al. 1986).

Im folgenden soll kurz dargestellt werden, durch welche *Änderungen, Maßnahmen und Faktoren* eine drastische Verringerung des perinatalen Risikos selbst bei extrem unreifen Frühgeborenen ermöglicht wurde. Die wichtigste Änderung betraf die Einrichtung von Spezialbehandlungskliniken für Hochrisikoneugeborene, den sog. Perinatalzentren. Ein spezielles geburtshilfliches Management und eine aktive Reanimation und Erstversorgung durch einen Neonatologen erwiesen sich als grundlegende Voraussetzung für eine niedrige Mortalität und Morbidität. Als beispielhaft für Perinatalzentren sollen die eindrucksvollen Verbesserungen nach der Einführung einer perinatalen Intensivmedizin in Chicago dargestellt werden (Abb. 2). Unter perinataler Intensivmedizin verstehen wir die Durchführung folgender Maßnahmen: Pränatal wird eine meist kontinuierliche CTG-Überwachung des bedrohten Feten zur rechtzeitigen Identifizierung einer beginnenden intrauterinen Asphyxie durchgeführt. Beim Auftreten entsprechender Anzeichen entschließt sich der Geburtshelfer, genauso wie bei einem Reifgeborenen, zur sofortigen Beendigung der Geburt, falls notwendig durch Sectio. Hierdurch kann erreicht werden, daß die große Mehrzahl der Frühgeborenen nicht wie sonst bei passivem Management im Stadium einer schweren Asphyxie oder eines tiefen Schocksyndroms geboren wird, sondern im Zustand eines weitgehend ungestörten Säure-Basen-Haushalts und ohne schwere Anzeichen einer Asphyxie. Die Bedeutung der Qualität des Reanimators und der Erstversorgung im Kreißsaal wurde in einer früheren Untersuchung mit großer Eindeutigkeit festgestellt (Mentzel 1982). Die Mortalität betrug bei Frühgeborenen unter 1 000 g 88%, wenn sich das Reanimationsteam aus weniger routinierten Ärzten zusam-

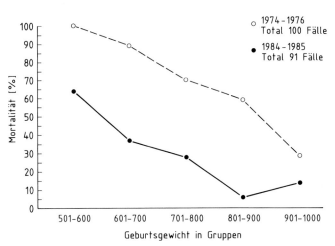

Abb. 2. Neonatale Mortalität bei Frühgeborenen <1 000 g vor (1974–1976) und nach (1984–1985) Einführung einer Regionalisierung und perinatalen Intensivmedizin. (Nach Bhat u. Zikos-Labropoulou 1986)

mensetzte. Beim Einsatz eines hauptamtlichen Neonatologen betrug die Mortalität nur noch 37%. Aus diesen Ergebnissen ging eindeutig hervor, welch hohes Risiko der wenig trainierte Arzt mit seltener Exposition für Hochrisikoneugeborene darstellt, gleichgültig ob es sich dabei um einen Geburtshelfer oder um einen Pädiater handelt.

Einem neonatologischen Team, bestehend aus routiniertem Neonatologen, Assistenten und Intensivschwester, gelingt es bei der überwiegenden Mehrzahl der sehr unreifen Frühgeborenen durch eine *rasche und effektive Reanimation* mit anschließender Stabilisierung der vitalen Funktionen eine Hypoxämie, Hyperkapnie, Hypoglykämie, Hypothermie sowie Schockzustände zu vermeiden. Reanimation und Erstversorgung darf auf keinen Fall notfallmäßig durch einen sog. „Baby-Notarzt" überstürzt oder verspätet erfolgen. Sie muß gut vorbereitet von dem bereitstehenden Neonatologen mit der Sicherheit der Erfahrung und der Zuverlässigkeit der Routine durchgeführt werden. Bei Frühgeborenen unter 1 000 g wird in der Regel nach zügigem Absaugen und kurzem Maskenbebeuteln mit 100% Sauerstoff die Intubation vorgenommen und eine künstliche Beatmung eingeleitet. Bei Frühgeborenen über 1 000 g Geburtsgewicht richtet sich das Vorgehen nach der Effektivität der vorhandenen Spontanatmung. Gleichzeitig mit der Intubation beginnt die kontinuierliche Überwachung der Sauerstoffsättigung, des Atemminutenvolumens und der applizierten Beatmungsdrücke bzw. Beatmungszeitwerte. Durch eine Blutgasanalyse wird der Ausgangsstatus identifiziert. Falls erforderlich erfolgen jetzt bereits Korrekturen der Beatmungsparameter. Das Hinüberfahren des Transportinkubators zur etwa 50 m entfernten Neugeborenenintensivstation benötigt in Tübingen ca. 10 min.

Es sei hier ausdrücklich darauf hingewiesen, daß auch dieser Weg viel zu weit ist. Eine Neuplanung der Frauenklinik und der Neonatologie sieht vor, daß die Neugeborenenintensivstation zukünftig unmittelbar neben den Kreißsälen lokalisiert ist.

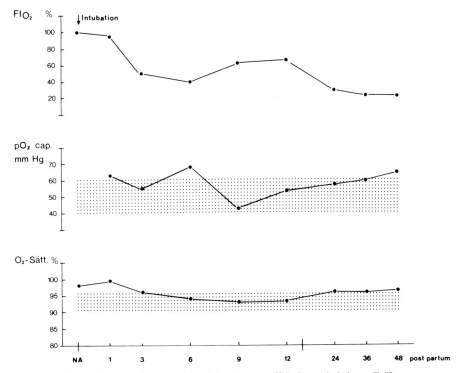

Abb. 3. Verlauf der kapillären Werte des O_2-Drucks und der Sauerstoffsättigung bei einem Frühgeborenen von 680 g und 25 SSW unter Beatmung von der Geburt ab

Mit welcher Präzision es heute mit nichtinvasiven Überwachungsmethoden möglich ist, die initial bedeutendsten Parameter wie Blutgaswerte, pH und Sauerstoffsättigung selbst bei extrem unreifen Frühgeborenen über Stunden und Tage innerhalb der physiologischen Schwankungsbreiten zu halten, wird aus den Verlaufskurven bei einem Frühgeborenen mit 680 g aus der 25. SSW deutlich (Abb. 3 und 4). Das dargestellte Verlaufsprotokoll ist mittlerweile beispielhaft für die Mehrzahl der extrem unreifen Frühgeborenen. Es bleibt bisher die Frage offen, ob sich durch die Applikation dieser kontinuierlichen minutiösen Intensivüberwachung und die daraus abgeleiteten Feinkorrekturen der Blutgase, der Sauerstoffsättigung u. a. eine zerebrale Schädigung bei diesen extrem kleinen Kindern vermeiden läßt. Die niedrige Mortalität geht bereits aus der Abb. 1 hervor. Die Untersuchungen von Leidig (1987) an unserer Abteilung bestätigen, daß sich bei diesem Vorgehen die Inzidenz von Hirnblutungen auch bei extrem unreifen Frühgeborenen ganz erheblich reduzieren läßt. Auch die Häufigkeit schwerer zerebraler Dauerschädigungen bei Frühgeborenen aus der 24.–27 SSW hat in den letzten Jahren in Tübingen weiter abgenommen und liegt zur Zeit bei etwa 5% (Haas et al. 1986).

Der große Erfolg bei der Versorgung von Hochrisikofeten und Hochrisikoneugeborenen in voll funktionsfähigen Perinatalzentren ist mittlerweile so deutlich, daß Zweifel nicht mehr gerechtfertigt erscheinen. Perinatalzentren sind heute

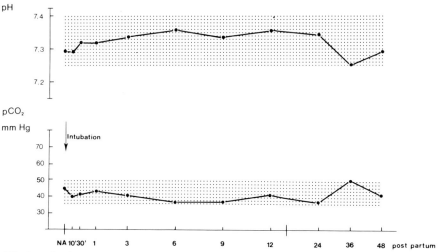

Abb. 4. Verlauf von pH und CO_2-Druck im kapillären Blut bei demselben Frühgeborenen

Voraussetzung für eine verantwortungsvolle Versorgung von Hochrisikoneugeborenen. Aus den Erfahrungen in den USA, in Kanada, Australien und in Tübingen müssen die *folgenden Forderungen* zur dringend notwendigen Reduktion des perinatalen Risiko auch bei Frühgeborenen mit einem Geburtsgewicht zwischen 500 und 1 500 g abgeleitet werden:

1. Schwangere mit drohender Frühgeburt in der 24.–34. SSW müssen zur Geburt in ein Perinatalzentrum verlegt werden.
2. Das beste geburtshilfliche Management bei einem Hochrisikofeten wird durch eine unzureichende Reanimation und Erstversorgung mit Nottransport zunichte gemacht.
3. Die Mehrzahl der zerebralen Dauerschädigungen oder der Todesfälle ist heute durch ein optimales Geburtsmanagement und eine neonatologische Intensivbehandlung zu vermeiden, vorausgesetzt, daß die neonatologische Intensivbehandlung unmittelbar bei Geburt im Kreißsaal beginnt und nicht erst nach einem mehr oder weniger langen Transport zur Neugeborenenintensivstation.
4. An die Qualität der Reanimation und Erstversorgung von extrem unreifen Frühgeborenen im Kreißsaal müssen heute hohe Anforderungen gestellt werden, die in der Regel nur von voll ausgebildeten, routinierten Neonatologen erfüllt werden können.
5. Geburtshelfer und pädiatrische Assistenten sind aufgrund einer nicht mehr ausreichenden Ausbildung und mangelhaften Exposition nicht in der Lage, eine sichere und zuverlässige Reanimation bei Hochrisikoneugeborenen zu gewährleisten.
6. Der heutige Neugeborenen-Notarzt-Transportdienst, der fast ausschließlich von pädiatrischen Assistenten wahrgenommen wird, ist mit einer hohen Fehlpräsenz im Kreißsaal verbunden. Alleine hierdurch erhöht sich das perinatale Risiko in erheblichem Maß.

7. Gegenüber einigen Ländern besteht in der Bundesrepublik bereits heute in der optimalen medizinischen Versorgung der extrem unreifen Frühgeborenen ein deutlicher Entwicklungsrückstand.
8. Zur Sicherstellung einer bundesweiten Einführung von neonatologischen Abteilungen in Perinatalzentren muß eine besondere Ausbildung in der Neonatologie durchgeführt werden, wie sie bereits seit Jahrzehnten in Ländern wie den USA, Kanada, Australien u. a. existiert. Unabdingbare Grundlage für die Neonatologie ist eine Erstausbildung in Kinderheilkunde.
9. In einer zentralen Frauenklinik, die bisher vom pädiatrischen Abholdienst betreut wurde, ist die Einrichtung einer neonatologischen Intensiveinheit in unmittelbarer Nähe des Kreißsaales erforderlich. Zur ökonomischen Ausnutzung des neonatologischen Teams (rund um die Uhr) ist ein Minimum von 6 Intensivbehandlungsbetten vorzusehen.
10. Das Einzugsgebiet für ein Perinatalzentrum sollte eine jährliche Gesamtgeburtenzahl von ca. 6000–8000 Lebendgeborene als Minimum umfassen. Kleinere Perinatalzentren arbeiten extrem unwirtschaftlich. Die Qualität der medizinischen Versorgung von Hochrisikoneugeborenen kann hier in der Regel nicht das Optimum erreichen.

Literatur

1. Bhat R, Zikos-Laborpoulou E (1986) Resuscitation and respiratory management of infants weighing less than 1000 grams. Clin Perinatol 13:285–297
2. Ewerbeck H, Groneck P (1983) Das extrem unreife Frühgeborene – ein Dilemma für Geburtshelfer und Pädiater. Geburtshilfe Frauenheilkd 43:99
3. Haas G, Buchwald-Saal M, Leidig E, Mentzel H (1986) Improved outcome in very low birth weight infants from 1977 to 1983. Eur J Pediatr 145:337–340
4. Leidig E (1987) Abnahme der Hirnblutungen bei sehr kleinen Frühgeborenen durch präventive Intensivversorgung 1981–1987. Vortrag V. Internationale Arbeitstagung über perinatale-neonatale Medizin, Tübingen
5. Lipowski G, Wörnle R (1987) Spätergebnisse der Entwicklung kleiner Frühgeborener. In: Spieß H (Hrsg) Prophylaxe in der Schwangerschaft, Stillen und Kinderernährung. Dtsch Grünes Kreuz, Marburg
6. Mentzel H (1982) Erstversorgung im Kreißsaal und auf der Neugeborenenintensivstation. In: Huch A, Huch R, Duc G, Rooth G (Hrsg) Klinisches Management des „kleinen" Frühgeborenen. Thieme, Stuttgart, S 152–158
7. Mentzel H (1986) Prävention bei Frühgeborenen und Neugeborenen. In: Schindler HE (Hrsg) Prävention in Gynäkologie und Geburtshilfe. Terramed, Überlingen, S 561–573
8. Mentzel H (1988) Improved outcome of very low birthweight infants 1977–1986. In: Kubli F, Patel N, Schmidt W, Linderkamp O (eds) Perinatal events and brain damage in surviving children. Springer, Berlin Heidelberg New York Tokyo, pp 273–281
9. Sell EJ (1986) Outcome of very low birth weight infants. Clin Perinatol 13:451–459
10. Wolf H (1987) Überlebensrate und Überlebensqualität „kleiner" Frühgeborener. In: Benedum J, Rupp JP, Wolf H (Hrsg) Festschrift zum 100. Geburtstag von Arvo Ylppö. Schmidt-Römhild, Lübeck, S 93–100

Schlußwort

H. G. Hillemanns (Freiburg)

Überblicken wir abschließend die Entwicklung der Geburtshilfe in neuerer Zeit, so erkennen wir *bis 1965* eine traditionsgebundene, exspektative, streng konservative Einstellung. Es bestand ein hohes operatives Risiko für die Mutter, es war vorrangig gegenüber dem kindlichen Schicksal. Abwarten war die Tugend des Geburtshelfers. Es war eine risikoreiche Geburtshilfe.

Etwa *von 1965 bis 1980* erkennen wir eine Übergangsphase. Schwangerenvorsorge wurde intensiv aufgebaut. Die Geburt fand zu nahezu 100% im Krankenhaus oder in der Klinik statt. Die Perinatalmedizin brachte die große Erneuerung. Die Kaiserschnittrate stieg, die vaginal riskante Entbindung trat demgegenüber zurück. Es gelang eine aktive Geburtshilfe zum Schutze des Neugeborenen mit starkem Rückgang der perinatalen Mortalität.

In der Periode *nach 1980,* also heute, wurde die familienbezogene, die spontane und nahezu medikamentenlose Geburt angestrebt – unter selbstverständlich gewordener Überwachung beim unverdächtigen sog. Normalfall. Auf der anderen Seite gelang jetzt die prospektive Erfassung der *Risikofälle*. Die prophylaktische Führung der Schwangerschaft und die präventive Indikationsstellung wurden vorrangig. Es ist die Phase der prophylaktischen aktiven Geburtshilfe. Die perinatale Mortalität in industriell entwickelten Ländern Europas glich sich allmählich an.

Die Grundfrage der *Geburtsleitung im Risikofall* scheint mir gegenwärtig zu sein: Geben uns die heutigen Methoden der apparativen und biochemischen Überwachung mit ihrer Spezifität und Sensitivität, gibt uns die Erfassung der „totalen fetalen Aktivität" die Sicherheit des Zuwartens bis zum Auftreten von Gefahrenzuständen? Oder ist die prophylaktisch aktive, präventive Geburtshilfe im Risikofall sicherer?

Die eigenen Erfahrungen zeigen, daß wir im Risikofall bessere Ergebnisse bei aktiver Geburtsleitung erzielen als bei expectativem Vorgehen, daß bei Risikoschwangeren in Intensivbetreuung die Ergebnisse besser sind als bei überraschender Geburt, daß bei Resectio bessere Ergebnisse als bei primärer Sectio erzielt werden, ja daß die Einleitung bei Geburtsreife bessere Ergebnisse erbringt als die spät eingewiesene „Spontangeburt".

So ist die Geburtshilfe seit 1984 geprägt durch eine strenge Risikoselektion in der Schwangerenbetreuung eine aktive Geburtsleitung im Risikofall und durch eine sensibel gehandhabte prophylaktisch-präventive Strategie.

Das immer noch drohende *geburtshilfliche Restrisiko* betrifft heute einige wesentliche Kardinalprobleme.

Der Anteil der Früh- und Mangelgeburten an der perinatalen Mortalität beträgt in geburtshilflichen Zentren über 50%. Bei einem Geburtsgewicht über 1 500 g gelingt heute das Überleben ohne Handicap in hohem Maß. In der Grenzzone um 1 000 g Geburtsgewicht ist die Zentralisierung der Risikofälle entscheidend, d. h. die Verlegung des Risikokindes in utero in das perinatologische Zentrum. Diese „inborn babies" haben gegenüber „outborn babies" aber nur dann eine Chance, wenn bestmögliche neonatologische Versorgung am Ort der Geburt verfügbar ist, wie Fred Kubli unablässig mahnte und in seiner letzten Publikation (Kubli 1987) eindrucksvoll und überzeugend darstellte. Rufbereitschaft und Verlegung im Notarztwagen sind heute keine verantwortbaren Alternativen mehr. Neonatologische Abteilungen, zumindest ein „Splitting" im Sinne von neonatologischen Satelliteneinheiten in geburtshilflichen Zentren sind unerläßlich – von der nicht tragbaren Trennung von Mutter und Kind bei Verlegung gar nicht zu sprechen.

Wir sehen die *Vermeidbarkeit perinataler Mortalität*, die weit mehr als ein Viertel aller Sterbefälle betrifft. Ganz im Vordergrund steht die Nichterkennung des Risikos in der Schwangerenvorsorge, die mangelnde Übergabe der Verantwortung. Das andere, nicht nur spezifisch deutsche Problem ist die „kleine" Entbindungsklinik ohne qualifiziertes Team in permanenter Präsenz. Die durchschnittliche Geburtenzahl je Krankenhaus beträgt in Schweden ca. 1 200, in der Bundesrepublik 400. Das Restrisiko heutiger Geburtshilfe hat hier einen sensiblen, in Zukunft wohl auch forensisch nicht mehr vertretbaren Schwerpunkt. Die oft resultierende sekundäre Überweisung in das regionale Zentrum ist, wie wir seit langem wissen, von hoher perinataler Gefährdung begleitet.

Die *dominierenden Zusammenhänge zwischen Schwangerenvorsorge, Risikoerkennung und Zentralisierung* der Risikofälle erkannte die *WHO* als das übergeordnete Problem weltweiter Geburtshilfe. Der Fortaleza-Report (1985) hält fest, daß Qualität und Organisation der Schwangerenbetreuung und Geburtshilfe wie Mutterpaß, Risikokatalog, Überweisung und Regionalisierung der Risikofälle Vorrang haben vor einer Steigerung des Technisierungsgrads.

Für das *geburtshilfliche Zentrum*, das heute die differenziertesten Situationen zu bewältigen hat, kommt wissenschaftlichem, methodischem und apparativtechnischem Standard und dem Können des perinatologischen Teams in der Erfassung und Beherrschung des kindlichen und mütterlichen Restrisikos die höchste und entscheidende Bedeutung zu.

Literatur

American Academy of Pediatrics/American College of Obstetricians and Gynecologists (1983) Guidelines for Perinatal Care. Evanston-Washington

Fortaleza-Report und Stellungnahmen (1985) Konferenz der WHO über bedarfsgerechte Geburtstechnologie in Fortaleza (Brasilien). In: Deutsche Gesellschaft für Perinatale Medizin. Mitteilungsblatt 4/86, S. 3–9. de Gruyter, Berlin

Hillemanns HG, Quaas L, Steiner M (1986) Perinatalmedizinische Möglichkeiten und Grenzen des geburtshilflichen Zentrums – eine Analyse der Ursachen perinataler Mortalität 1982–1985. Z Geburtshilfe Perinatol 190:215–219

Hillemanns HG, Steiner H, Richter D (1983) [Hrsg]: Die humane, familienorientierte und sichere Geburt. Thieme, Stuttgart

Kubli F (1986) Zur Versorgung des Neugeborenen in der Bundesrepublik. Geburtshilfe Frauenheilkd 46:404
Kubli F (1987) Das Risikoneugeborene im Spannungsfeld zwischen Geburtshilfe und Kinderheilkunde – Problemstellung. Gynäkologie Geburtshilfe 1:14
Kubli F, Patel N, Schmidt W (eds) (1988) Perinatal events and cerebral damage. Pathogenesis and prevention. Springer, Berlin Heidelberg New York Tokyo